Lehrbuch der Manuellen Medizin

H.-P. Bischoff, H. Moll

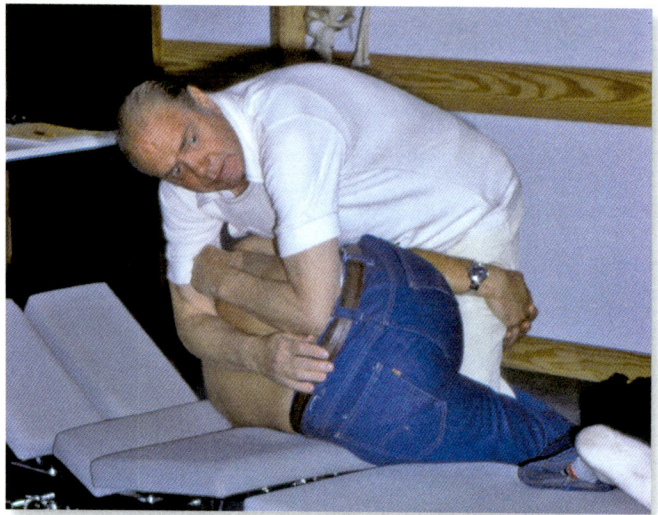

Dr. Karl Sell bei einer SIG-Behandlung
(dieses Bild verdanken wir Herrn Dr. Heinz Walch, Stubai)

Lehrbuch der Manuellen Medizin

H.-P. Bischoff, H. Moll

7., überarbeitete Auflage

Spitta GmbH · Ammonitenstraße 1 · 72336 Balingen · www.spitta.de

Korrespondenzadressen:
Dr. med. Hans-Peter Bischoff
Am Moos 63
88316 Isny

Dr. med. Horst Moll
Blaichstraße 10
88299 Leutkirch

Bibliografische Information der Deutschen Bibliothek
Die Deutsche Bibliothek verzeichnet diese Publikation in der Deutschen Nationalbibliografie; detaillierte bibliografische Daten sind im Internet über http://dnb.ddb.de abrufbar.
ISBN 978-3-946761-74-7

Copyright 2018 by Spitta GmbH
Ammonitenstraße 1, D-72336 Balingen
www.spitta.de, www.spitta-medizin.de

Das Werk ist urheberrechtlich geschützt. Die dadurch begründeten Rechte, insbesondere die der Übersetzung, der Entnahme von Abbildungen, der Funksendung, der Wiedergabe auf fotomechanischem oder ähnlichem Wege und der Speicherung in Datenverarbeitungsanlagen, bleiben, auch bei nur auszugsweiser Verwendung, vorbehalten. Die Wiedergabe von Gebrauchsnamen, Handelsnamen, Warenbezeichnungen usw. in diesem Werk berechtigt auch ohne besondere Kennzeichnung nicht zu der Annahme, dass solche Namen im Sinne der Warenzeichen- und Markenschutz-Gesetzgebung als frei zu betrachten wären und daher von jedermann benutzt werden dürften.

Projektleitung: Christian Koch
Covergestaltung: Michael Schwarte, Balingen
Coverfoto: Shutterstock, Autoren
Lektorat: Hannelore Stix, Nürnberg
Satz: Banholzer Mediengestaltung, Rottweil
Printed in Germany

Inhalt

Vorwort zur 7. Auflage ... 9

1	**Einleitung**	10
2	**Historische Entwicklung der Manuellen Medizin**	13
3	**Allgemeine Grundbegriffe**	19
3.1	Manuelle Einwirkungsmöglichkeiten auf die Haltungs- und Bewegungsorgane	25
3.1.1	Kontraindikationen	29
3.2	Mögliche Störungen im Bewegungsablauf eines Segmentes oder Gelenkes	31
3.2.1	Physiologische Bandbreite der Bewegung	31
3.2.2	Pathologische Bandbreite der Bewegung	33
3.3	Blockierungsgrade und entsprechende Therapie	35
3.3.1	„Ausgeprägte" Blockierung	35
3.3.2	„Normale" Blockierung	35
3.3.3	Blockierung im hypermobilen Segment	35
3.4	Ätiopathogenese der Blockierung	36
3.4.1	Fehlstatik	37
3.4.2	Fehlbelastung	37
3.4.3	Wechselwirkung Wirbelsäule – Psyche	38
3.4.4	Vertebroviszerale/viszerovertebrale Wechselbeziehungen	39
3.4.5	Wechselwirkung zwischen Wirbelblockierung und Insertionstendinosen	42
3.5	Statische und funktionelle Störungen an der Wirbelsäule	43
3.6	Diagnose des blockierungsbedingten Irritationssyndroms	45
3.7	Pseudoradikuläre Syndrome	48
3.7.1	Grundlagen	49
3.7.2	Klinisches Bild	49
4	**Diagnostik und Therapie an den Wirbelsäulenabschnitten**	53
4.1	Manualtherapeutische Grundtechnik	54
4.1.1	Paravertebrale kraniokaudale Tiefenmassage im BWS/LWS-Bereich	54
4.2	Grundsätze der manualmedizinischen Untersuchung und Behandlung	55
4.2.1	Drei-Schritt-Diagnostik	55
4.2.2	Regeln der sanften atraumatischen Manipulation	57

4.2.3	Ärztliche Zuständigkeit	60
4.2.4	Risikoaufklärung und Dokumentation	61

5	**Diagnostik und Therapie am Sakroiliakalgelenk**	**63**
5.1	Befunderhebung	63
5.1.1	Prüfung der Beckenstatik	63
5.1.2	Hyperabduktionsaußenrotationstest	65
5.1.3	Dreistufen-Hyperextensionstest	65
5.1.4	Speziellere Gelenkspieluntersuchungen	66
5.1.5	Prüfung der variablen Beinlängendifferenz	68
5.1.6	Federungstest	69
5.1.7	Bänderzeichen	71
5.1.8	Funktionelle Irritationspunktuntersuchung	72
5.2	Therapeutische Möglichkeiten	75
5.2.1	Therapie – unspezifische Techniken	76
5.2.2	Gezielte Behandlungstechniken in tangentialer Richtung	79
5.2.3	Ventralisierende Behandlungsmöglichkeiten am Patienten in Bauchlage	90
5.2.4	Grifftechniken am Patienten in Seitenlage	94
5.2.5	Technik zur Behandlung der Kokzygodynie	98
5.2.6	Therapie der variablen Beinlängendifferenz	99
5.2.7	Muskelenergie- und myofasziale Techniken	100

6	**Diagnostik und Therapie an der Lendenwirbelsäule**	**105**
6.1	Manualmedizinische Befunderhebung	105
6.1.1	Funktionsuntersuchung	105
6.1.2	Irritationspunktdiagnostik im LWS-Bereich	111
6.2	Einsatz der Manualtherapie an der Lendenwirbelsäule	115
6.2.1	Unspezifische Techniken	116
6.2.2	Spezifische Techniken	122
6.2.3	Muskelenergietechniken und myofasziale Behandlungen	129

7	**Diagnostik und Therapie im Thorakalbereich**	**131**
7.1	Manualmedizinische Diagnostik an der Brustwirbelsäule	131
7.1.1	Prüfung auf Hypermobilität	134
7.2	Therapeutische Techniken an der Brustwirbelsäule	135
7.2.1	Unspezifische Techniken	135
7.2.2	Spezifische Techniken	137
7.2.3	Muskelenergietechniken und myofasziale Behandlung im Thorakalbereich	144
7.3	Manualmedizinische Diagnostik an den Rippenwirbelgelenken	147
7.4	Behandlungstechniken an den Rippenwirbelgelenken	150
7.4.1	Unspezifische Techniken	150
7.4.2	Spezifische Manipulationen	152

8	**Diagnostik und Therapie an der Halswirbelsäule**	161
8.1	Manualmedizinische Befunderhebung	161
8.1.1	Segmentale Bewegungsprüfung	161
8.1.2	Aufsuchen der Irritationspunkte, Irritationspunktdiagnostik	167
8.2	Therapeutische Techniken an der Halswirbelsäule	171
8.2.1	Unspezifische Techniken	173
8.2.2	Spezifische Techniken	180
8.3	Muskelenergietechniken und myofasziale Behandlungen	196
8.3.1	Muskelenergietechniken	196
8.3.2	Myofasziale Behandlung der oberen Kopfgelenke	197
8.3.3	Myofasziale Behandlung der HWS	198
8.4	Beteiligung der Kiefergelenke	199
8.4.1	Funktionsprüfung	200
8.4.2	Therapie	202
9	**Befunderhebung und Behandlung funktioneller Störungen an den Extremitätengelenken**	205
9.1	Befunderhebung	205
9.2	Behandlungsgrundsätze	206
9.3	Untersuchungs- und Behandlungstechniken an den oberen Extremitäten	211
9.3.1	Gelenke der Hand und Handwurzel	211
9.3.2	Ellenbogenbereich	227
9.3.3	Schulterbereich	234
9.4	Untersuchungs- und Behandlungstechniken an der unteren Extremität	249
9.4.1	Fuß	249
9.4.2	Unteres und oberes Sprunggelenk	257
9.3.4	Kniegelenkbereich	263
9.4.4	Hüftgelenk	271
10	**Manuelle Muskelbehandlungen**	275
10.1	Grundlagen	275
10.2	Muskeldehntechniken	277
10.3	Triggerpunktbehandlung	277
10.4	Fasziales Ausstreichen	278
10.5	Behandlungstechniken für einzelne Muskeln bzw. Muskelgruppen	279
10.5.1	Muskeln der oberen Extremitäten	279
10.5.2	Stammmuskulatur	299
10.5.3	Muskeln der unteren Extremitäten (einschließlich Becken)	313
11	**Viszerale Mobilisationen**	329
11.1	Grundlagen	329
11.2	Diagnose- und Therapiebeispiele	332
11.2.1	Viszeraler Screening-Test für den oberen GI-Trakt	332
11.2.2	Leber	332

11.2.3	Dickdarm	333
11.2.4	Dünndarm	334
11.2.5	Magen	335
11.2.6	Lunge	335
11.2.7	Nieren	336
11.2.8	Organe des kleinen Beckens	336
12	**Ergänzende bildgebende Diagnostik der Wirbelsäule**	**339**
12.1	Röntgenfunktionsuntersuchung der HWS	340
12.2	Röntgenfunktionsdiagnostik an der Lendenwirbelsäule	344
12.3	Besonderheiten bei Kindern	346
13	**Injektionsverfahren**	**347**
13.1	Quaddeltherapie	348
13.2	Muskuläre Überflutung	348
13.3	Infiltrationstherapie bei Ansatz- und Ursprungstendinosen	349
13.3.1	Hals- und Brustwirbelsäule	349
13.3.2	Obere Extremitäten	350
13.3.3	Untere Extremitäten	352
13.4	Infiltrationstherapie bei Ligamentosen	354
13.5	Therapeutische Lokalanästhesie der Wirbelgelenke	355
13.6	Therapeutische Lokalanästhesie der Sakroiliakalgelenke	357
13.7	Infiltrationstherapie bei entzündlicher Reizung der Nervenwurzeln	358
13.8	Epidurale Infiltration (Kaudalanästhesie)	358
13.9	Prolotherapie	360
14	**Grundlagen der Manuellen Medizin bei Kindern**	**363**
14.1	Kindliche Entwicklung	364
14.2	Anwendungsgebiete der Manuellen Medizin bei Kindern	365
14.3	Manualmedizinische Diagnostik bei Kindern	366
14.4	Manualmedizinische Behandlungsmethoden im Kindesalter	367
15	**Rezidivprophylaxe – Verkettungssyndrome**	**369**
15.1	Verkettungssyndrome	370
16	**Schlusswort**	**375**
17	**Wichtige Prüfungsfragen**	**376**
18	**Über die Autoren**	**380**
19	**Literatur**	**381**
20	**Sachregister**	**386**

Vorwort zur 7. Auflage

Auch die neue Auflage soll wieder Ihr Begleiter in der Weiterbildung im Bereich Manuelle Medizin/Chirotherapie sein. Sie ist aber auch als Nachschlagewerk für die Tätigkeit nach Erwerb der Bereichsbezeichnung geeignet. Das Lehrgebäude der von *Karl Sell* begründeten und von seinem Nachfolger *Peter Bischoff* zu seiner jetzigen Form weiterentwickelten Schule wird umfassend dargestellt. Gegenüber der Vorauflage wurde der theoretische Teil aktualisiert und der praktische Teil überarbeitet. Es war auch bei der jetzt erfolgten Überarbeitung unser Bestreben, das bewährte Grundkonzept des Buches beizubehalten, die Benutzerfreundlichkeit noch zu verbessern und neuere Entwicklungen zu berücksichtigen.

Die aus den Wurzeln Chiropraktik und Osteopathie entstandene europäische manuelle Medizin wird wiederum mit ihren Möglichkeiten zur Behandlung von Funktionsstörungen und Schmerzsyndromen als Einheit dargestellt. Im theoretischen Eingangsteil wurden die neurophysiologischen Grundlagen noch dezidierter dargestellt, im praktischen Teil wurden Weiterentwicklungen der Grifftechniken berücksichtigt. Das Kapitel über Prüfungsfragen wurde wiederum mit Unterstützung von *H. Stahlhofer* erweitert.

Für die Unterstützung bei der Formulierung der Kapitel Manuelle Medizin bei Kindern, Mobilisation an den inneren Organen und Röntgendiagnostik danken wir *Frau M. Habring, Herrn M. Fleischhauer* und *Herrn R. Klett*. Unser Dank gilt auch allen anderen Mitgliedern des Lehrkörpers der MWE, die uns Anregungen gaben.

Der Spitta-Verlag, besonders Herr Koch und sein Lektorat, haben die Entstehung dieser Auflage wieder mit viel Verständnis begleitet und gefördert, wofür wir ihm sehr danken.

Wir wünschen, dass auch diese Auflage wieder an die Erfolge ihrer Vorgänger anknüpft und den Lernenden und auch den nach Abschluss der Weiterbildung manualmedizinisch Tätigen eine wertvolle Hilfe sein wird.

Isny und Leutkirch 2018

Hans-Peter Bischoff
Horst Moll

1 Einleitung

Das vorliegende Lehrbuch soll nicht nur Ihr Begleiter während der Weiterbildung im Bereich Manuelle Medizin/Chirotherapie sein, sondern auch nach Abschluss der Grundweiterbildung zur Repetition und Vertiefung des Stoffes dienen. Es wird zunächst das von Karl Sell entwickelte diagnostische und therapeutische System der Manuellen Medizin dargestellt, einschließlich der in seiner Nachfolge von *Hans-Peter Bischoff*, dem Ausbildungsleiter, und dem Lehrerkollegium eingeführten Ergänzungen und Änderungen. Wer dieses mit dem ausgezeichneten Skriptum von *Hans Caviezel* aus dem Jahre 1965 vergleicht, wird feststellen, dass nicht nur die Teile mit den Extremitäten- und Muskelbehandlungen, den myofaszialen und Muskelenergietechniken, den viszeralen Mobilisationen, der Prolotherapie und der Röntgendiagnostik eingefügt wurden. Auch im Wirbelsäulenteil wurde eine Reihe zusätzlicher Behandlungstechniken aufgenommen und andere Techniken im Sinne einer gefahrlosen Behandlung verfeinert. Die Diagnostik wurde mit der von *Bischoff* in das Lehrgebäude der Manuellen Medizin eingeführten Drei-Schritt-Diagnostik ebenfalls dem heutigen Stand angepasst und teilweise modifiziert. Die früher bereits von *Sell* und *Frisch* gelehrten Druckpunkttechniken, die jetzt u. a. in der Strain-Counterstrain-Technik der osteopathischen Richtung der Manuellen Medizin wiederzufinden sind, finden ebenfalls Erwähnung.

Die Details der einzelnen Grifftechniken werden so ausführlich wie möglich dargestellt. Aber auch eine solche Darstellung darf nicht dazu verführen, dieses Lehrbuch als Anleitung zum Selbstunterricht anzusehen. Die Manuelle Medizin wird dann eine Erweiterung der diagnostischen und therapeutischen Palette ihres Anwenders sein, wenn dieser unter immer wiederkehrender Überprüfung und unter Anleitung eines erfahrenen Lehrers die einzelnen diagnostischen und therapeutischen Techniken so erlernt hat, dass ein vermeidbarer Schaden für die ihm anvertrauten Patienten ausgeschlossen werden kann. Wesentlich für den Anwender ist aber nicht nur das Erlernen der technischen Fertigkeiten, sondern es sind auch die Hinweise auf die erforderlichen differenzialdiagnostischen Erwägungen, auf klinische Zusammenhänge und auf den Einbau der Manuellen Medizin in ein therapeutisches Gesamtkonzept sowie besonders auch auf die Rezidivprophylaxe zu erkennen. Der verantwortlich tätige Manualmediziner sieht immer den ganzen Menschen und berücksichtigt sowohl die Zusammenhänge zwischen den einzelnen Abschnitten des Bewegungssystems als auch die vertebroviszeralen und viszerovertebralen und sowohl die psychosomatischen als auch die somatopsychischen Zusammenhänge. Dieses in Anbetracht der Stofffülle möglichst kurzgehaltene Lehrbuch beinhaltet auch die wesentlichen theoretischen Grundlagen, wobei besonders die Neurophysiologie und die Forschungsergebnisse der Algesiologie berücksichtigt wurden.

Die genaue Darstellung der einzelnen Techniken und die abschnittsweise Zusammenstellung im Wirbelsäulenteil sorgen nicht nur für die im Rahmen der Qualitätssicherung erforderliche Einheitlichkeit der Weiterbildung durch die einzelnen Lehrkräfte, sondern bieten auch eine verbesserte Möglichkeit für die Benutzung als Nachschlagewerk für die Absolventen aller manualmedizinischen Schulen. Wir fühlen uns unserem Lehrer *Karl Sell* dahingehend verpflichtet, die von ihm gegründete Schule mit ihrem lückenlos verzahnten System von funktioneller Diagnostik, Indikationsstellung und funktioneller manueller Therapie sowie der gefahrlosen Technik der „sanften atraumatischen Manipulation mit Minimalimpuls" (*Bischoff*) weiterzuführen. Dabei wurden und werden selbstverständlich neue Erkenntnisse und Entwicklungen im Bereich der Manuellen Medizin berücksichtigt und – soweit erforderlich – in den Lehrstoff einbezogen.

Die Qualitätssicherung und die Patientensicherheit werden durch die Prüfung bei den Ärztekammern und durch die dem Kompetenzerhalt dienenden seminareigenen und seminarübergreifenden Fortbildungen gesichert.

Die Gewährleistung der Patientensicherheit beruht
1) auf einer klaren, auf neurophysiologischer Grundlage beruhenden Diagnose, die zur Indikationsstellung führt, aber auch Kontraindikationen soweit möglich ausschließt und
2) auf einer breiten Palette manueller Behandlungstechniken, die befundspezifisch und der Konstitution sowie dem Alter der Patienten entsprechend zur Anwendung kommen.

Zur Patientensicherheit dienen weiterhin die von der MWE erarbeiteten Dokumentationsrichtlinien ebenso wie die Risikoaufklärung. Diese ist zu dokumentieren. Der Text des von uns empfohlenen Aufklärungsbogens wurde gemeinsam mit im Medizinrecht spezialisierten Juristen erarbeitet.

Einleitung

Historische Entwicklung der Manuellen Medizin

Die Manuelle Medizin war bereits uralter Bestandteil der Naturmedizin vieler Völker. Sie ist eine jahrtausendealte Heilmethode. Die ältesten überlieferten Berichte reichen bis ins 3. Jahrtausend v. Chr. zurück. Diese Berichte stammen aus Mesopotamien aus der Zeit des Hammurabi (2113–2081 v. Chr.). Im Palast des assyrischen Königs San Herib ist ein Alabasterrelief gefunden worden, auf dem Manipulationen am Rücken dargestellt sind. Aus etwa der gleichen Zeit gibt es Zeugnisse aus Ägypten (Edwin-Smith-Papyrus) und Thailand (Skulpturen mit manuellen Techniken).

Der griechische Geograf Strabo (ca. 50 v. Chr.) erwähnt in seinem 4. Buch, dass den Indern schon damals Manipulationen an der Wirbelsäule bekannt waren. Bei den antiken Griechen wurden entsprechende Abbildungen gefunden, die in das 5. vorchristliche Jahrhundert (Zeit des Hippokrates) zu datieren sind. *Hippokrates* beschreibt die Rolle der Wirbelsäule als zentrales reflektorisches Steuerungsorgan in seiner Schrift über die Gelenke, in der es heißt: „Die Wirbelsäule trägt Ursache und Wirkung in Eins." Sein Begriff der „Parathremata" soll in etwa genauso dem Begriff der späteren chiropraktischen Subluxation wie dem ursprünglichen (heute anders definierten) Begriff der osteopathischen Läsion entsprechen. Er schreibt, dass das geringe „Abrücken" eines oder mehrerer Wirbel von Hand wieder in Ordnung gebracht werden sollte.

Von dem griechischen Arzt *Apollonius von Kitium* ist eine Reihe von Darstellungen mit Wirbelsäulenbehandlungen erhalten, die mit der Hand, den Füßen, durch Setzen auf den Rücken des Kranken und mittels Geräten durchgeführt werden.

Gerade die griechischen Ärzte der Antike sowie die auf deren Wissen aufbauenden arabischen Ärzte des frühen Mittelalters sahen aber bereits die Notwendigkeit der Behandlung des ganzen Menschen, die auch die geistige und seelische Beschaffenheit eines Leidenden zu umfassen hat. Das belegen auch die Werke von *Galen* (129–169 n. Chr.), dessen Schriften im 9. Jahrhundert ins Arabische übersetzt wurden. *Galen* spricht nicht mehr von einem geringen Abrücken eines Wirbels von seiner Ausgangslage, sondern von einer „Störung der Harmonie zwischen den Wirbeln". Das entspricht in etwa dem heutigen Begriff der Wirbelblockierung.

Weitere Aufzeichnungen aus mittelalterlicher Zeit finden sich bei *Avicenna* und *Hildegard von Bingen*. Ausgangs des Mittelalters verliert sich die Kenntnis der manuellen Behandlungsmöglichkeiten in der ärztlichen Ausbildung, und es sind Laienbehandler wie die „Bonesetters" in England, die „Algebristas" in Spanien, die „Renunctores" in Italien und die Schäfer in Deutschland und den Alpenländern, die diese Techniken pflegen.

In den Bereich ärztlichen Handelns wurde die Manuelle Medizin im 19. Jahrhundert wieder durch den amerikanischen Arzt *Atkinson* (ca. 1860 in Davenport) gerückt. *Palmer*, der Begründer der chiropraktischen Schule, wurde zu seinen Schülern gezählt. Unabhängig von beiden entwickelte der Schweizer Landarzt *Otto Naegeli* ein System von Handgrifftherapien, das er 1884 in einem Buch unter dem Titel „Therapie von Neuralgien und Neurosen durch Handgriffe" veröffentlichte. Dieses Buch erlebte mehrere Auflagen und seine Techniken waren bei vielen Ärzten seiner Zeit beliebt und wurden auch an Nichtärzte weitergegeben. So ist bekannt, dass seine Handgriffe noch bis zum ersten Weltkrieg von den Masseuren der Berliner Charité gelernt und angewendet wurden. *Still* (1838–1917) entwickelte eine Lehre, der zufolge die Wirbelsäule bei allen Erkrankungen eine Schlüsselstellung einnehme. Er glaubte, dass es durch eine geringe Fehlstellung eines Wirbels über eine Kompression der Blut- und Lymphgefäße und damit über eine örtliche Minderdurchblutung zu einer Verteidigungsschwäche des Organismus und dadurch zur Krankheit komme. Die manuelle Beseitigung dieser Fehlstellung (als solche wurde die osteopathische Läsion anfangs verstanden) sollte über eine Normalisierung der Durchblutung und damit über einen Wiederaufbau der Abwehrkräfte zur Heilung führen. Es wird von den Osteopathen die Legende gepflegt, dass *Still* schon als Jugendlicher damit Erfahrung gemacht habe. Er habe schon als Zehnjähriger unter migräneartigen Kopfschmerzen gelitten, die er dadurch bei sich selbst immer wieder heilte, dass er ein Lasso einige Zentimeter hoch über dem Erdboden an zwei Bäumen befestigte und sich mit dem Nacken auf dieses Lasso legte. Andere berichten, dass er sich von der damaligen Universitätsmedizin nach dem Tod von Angehörigen während einer Meningitisepidemie abwandte.

In der zweiten Hälfte des 20. Jahrhunderts erfuhr die Osteopathie vor allem in den USA, aber auch in Europa eine wesentliche Erweiterung. Es kamen zu den nur an der Wirbelsäule ansetzenden Techniken auch die Muskelenergietechniken, die myofaszialen Behandlungen und die viszeralen Behandlungen hinzu. Für die ebenfalls neu hinzugekommenen kraniosakralen und Teile der viszeralen Behandlungen gibt es bisher noch keine ausreichende wissenschaftliche Grundlage.

Palmer, ein amerikanischer Gemischtwarenhändler, der als Laientherapeut wirkte, blieb beim Begriff der Subluxation, den er wie folgt definierte „Der Wirbel bleibt an der Grenze normaler Beweglichkeit fixiert und erreicht nicht spontan den Nullpunkt des Ruhestadiums. Die Verschiebung der Wirbel ist allerdings gering, doch bedingt sie eine Einengung des Foramen intervertebrale mit Kompression des Inhaltes, vor allem der Ganglien und der Nervenwurzeln. Die Kompression löst Schmerzen als Folge veränderter Leitfähigkeit des Nerven aus."

Auf dem Weg nach Europa kam die Manuelle Medizin zunächst nach England, wo vor allem *Stoddard* und *Mennel* die osteopathische Schule weiter entwickelten.

In Deutschland setzte eine wesentliche Entwicklung erst nach 1945 ein. Vor 1945 waren es in Deutschland fast ausschließlich Laientherapeuten (Schäfer, „Knochenbrecher"), die Behandlungen mit Handgrifftechniken durchführten. Diese gaben ihr Wissen – auch aus wirtschaftlichen Gründen – in aller Regel nur innerhalb der Familie weiter. Ärzte, die mit manualmedizinischen Techniken arbeiteten, waren die Ausnahme und hatten ihre manualmedizinische Ausbildung auch durch Laientherapeuten wie z. B. *Gustav Adolf Zimmer* („Zimmer von Ulbersdorf") erhalten. Dieser hatte die Methode während seiner Tätigkeit als evangelischer Pastor in den USA bei Chiropraktoren und Osteopathen erlernt und in Deutschland sowohl durch Bücher als auch in Kursen vermittelt.

Sell, der spätere Gründer der MWE, hatte nach seinen Berichten die Methode erstmals bei der Olympiade 1936 in Berlin kennengelernt, als sich amerikanische Olympiateilnehmer durch ihre Chiropraktoren auf die Wettkämpfe vorbereiten ließen.

In Deutschland bildeten sich nach 1945 zunächst zwei Schulen:
- In Süddeutschland war es eine Gruppe um den Orthopäden *Karl Sell*. Sell begann nach dem 2. Weltkrieg während seiner vorübergehenden Tätigkeit als kommissarischer Leiter der orthopädischen Universitätsklinik Gießen, sich genauer mit der Manuellen Medizin zu befassen. Er bekam Mittel zum Studium von Außenseitermethoden in der konservativen Orthopädie bewilligt. Mit diesen Mitteln holte er sich einen amerikanischen Chiropraktor, dessen Namen er aber seinen späteren Schülern nicht nannte. Die Sell´sche Schule (MWE) in Isny-Neutrauchburg entwickelte in kritischer Weise und unter laufender Berücksichtigung empirischer und neurophysiologischer Erkenntnisse die chiropraktische Technik u. a. in Richtung der „sanften atraumatischen Manipulation" (*Bischoff*) weiter.
Ihre Grundlage ist vor allem die Lehre von der Irritationspunktdiagnostik und der Manipulation in die „freie Richtung". Der „segmentale Irritationspunkt" wurde von *Bischoff* als nozireaktiver Hypertonus der kurzen autochthonen Rückenmuskulatur definiert. In den letzten Jahren wurde auch hierbei die Arbeit an den theoretischen Grundlagen vertieft, wobei sich einerseits die Argentalklinik als Forschungs- und Arbeitszentrum etablierte und andererseits *H. Locher* sich durch seine Zusammenarbeit mit den Grundlagenforschern Verdienste erwarb.
- In Norddeutschland war es die Gruppe um *Gutmann* und *Cramer*, die sich der Hilfe des Chiropraktors *Sandberg*, eines Vertreters der HIO-Methode, versicherte. Den ersten Kurs für Ärzte in Deutschland hielt allerdings der früher als Sanitätsunteroffizier an der Ostfront tätige *Werner Peper*. Daran nahmen zwölf Ärzte („die zwölf Apostel") teil, die später größtenteils als Lehrer der FAC tätig waren. Die daraus hervorgehende Schule der FAC – zunächst in Hamm, jetzt in Boppard – baute zunächst auf der osteopathischen Lehre von *Stoddard* auf, dessen Lehrbuch der osteopathischen Technik sie auch in ihren Kursen verwendete. Ihr heutiges Lehrgebäude beruht im Wesentlichen auf der Arbeit ihrer langjährigen Lehrer *Gottfried Gutmann* und *Albert Cramer* sowie ihres Nachfolgers *Herbert Frisch*. Bei der FAC wurden von *Hans-Dieter Wolff* schon zeitig die neurophysiologischen Grundlagen der Manuellen Medizin dargestellt, die aber im Lehrgebäude nicht sonderlich berücksichtigt wurden.

Die Zusammenarbeit mit den beiden Chiropraktoren verschiedener Richtungen bzw. das Arbeitsgebiet erklären auch die zunächst verschiedenen Schwerpunkte der beiden Arbeitsgruppen und der aus ihnen hervorgegangenen Schulen. *Sell*, der sich schon in Gießen mit der Rehabilitation der damals durch die Kriegsfolgen sehr häufigen Oberschenkelamputationen befasste und danach als Leiter des Versehrtensanatoriums in Isny tätig war, machte wegen der bei dieser Patientengruppe auftretenden Probleme das Sakroiliakalgelenk zu seinem Arbeitsschwerpunkt. *Gutmann* stellte die Kopfgelenke in den Mittelpunkt seiner Arbeit. Während *Sell* sich bei der manuellen Diagnostik voll auf die nach ihm benannten Irritationspunkte stützte, ging die Gruppe um *Gutmann* und *Cramer* nur von der segmentalen und artikulären Bewegungsstörung aus. Die Drei-Schritt-Diagnostik, die neben den Irritationspunkten auch die segmentale Bewegungsprüfung mit einbezog, wurde erst vom Sell-Nachfolger *Bischoff* eingeführt.

Im Jahre 1953 begannen die beiden späteren Gründungsseminare der DGMM mit ihrem Kursbetrieb. Die entsprechenden Vereinsgründungen der FAC und der MWE erfolgten 1954, *Karl Sell* gründete mit seinen Schülern die MWE (Ärztegesellschaft für manuelle Wirbelsäulen- und Extremitätentherapie) in Neutrauchburg bei Isny im Allgäu. Wenige Monate später wurde in Hamm/Westfalen durch die Gruppe um *Gottfried Gutmann* die FAC (Forschungs- und Arbeitsgemeinschaft für Chirotherapie) ins Leben gerufen. 1966 erfolgte der Zusammenschluss beider Seminare in der Deutschen Gesellschaft für Manuelle Medizin (DGMM), damit auch Deutschland in der internationalen Gesellschaft (FIMM) vertreten sein konnte. 1975/76 wurde die Zusatzbezeichnung „Chirotherapie" (heute wahlweise „Chirotherapie" oder „Manuelle Medizin") durch die deutschen Ärztekammern eingeführt. Vorgeschrieben wurden in der Weiterbildungsordnung ein 12-stündiger Einführungs-(Informations-)Kurs und eine 240-stündige Weiterbildung in von den beiden deutschen Ärzteseminaren verschieden gestalteten Technikkursen. Mit der neuen Weiterbildungsordnung von 2004 entfiel der Einführungskurs. Die theoretischen Grundlagen wurden in die auf 320 Stunden erweiterten Technikkurse eingegliedert, die nun zusätzlich die Muskelbehandlungen, Muskelenergietechniken, myofaszialen Behandlungen und Teile der viszeralen Mobilisationen enthalten.

In der Schweiz gründete der Sell-Schüler *Hans Caviezel* die Schweizerische Ärztegesellschaft für Manuelle Medizin (SAMM), die er gemeinsam mit seinen Mitstreitern *Sutter* und *Baumgartner* lange Jahre prägte. Sein Team trug auch viel zur Entwicklung der theoretischen Grundlagen bei. Später wurde der Lewit-Schüler *J. Dvorak* zum Ausbildungsleiter, der insbesondere die aus der Osteopathie entlehnten neuromuskulären Techniken betonte.

In Österreich war es *Hans Tilscher* in Wien, der auch große Teile des Ausbildungssystems der damaligen FAC prägte, der die Österreichische Gesellschaft für Manuelle Medizin (ÖÄMM) ins Leben rief. Er veröffentlichte zusammen mit *M. Eder* viele Bücher zur konservativen Orthopädie und zur manuellen Wirbelsäulenbehandlung.

In Graz gründeten *R. Lackner*, *M. Pommer* und *H. Mengemann* die auf der von *Sell* gegründeten Isnyer Schule aufbauende Österreichische Arbeitsgemeinschaft für Manuelle Medizin (ÖAMM). Zwischen beiden österreichischen Gesellschaften hat sich eine gute Zusammenarbeit entwickelt.

Im Gebiet der damaligen DDR fanden auf Anregung von *J. Sachse* 1956 erste Kurse unter der Leitung von *H.-D. Wolff* statt. *Sachse* hatte mit der Veranstaltung dieser Kurse, die er anfangs in kirchlichen Einrichtungen durchführte, im damaligen Umfeld Probleme. 1962 trat *Karel Lewit* als Lehrer in diese Kurse ein und bestimmte fortan weitgehend die dortigen Lehrinhalte. *Lewit*, der Begründer der tschechischen Schule, war anfänglich ein Vertreter der Manipulationstherapie, wandte sich aber später immer mehr mobilisierenden Techniken zu. 1966 wurde die

Sektion Manuelle Therapie in der Gesellschaft für Physiotherapie der DDR gegründet. Die Ausbildungsleitung wurde bald von *J. Sachse* übernommen, der die Schwerpunkte seiner Behandlung vor allem in der manuellen Behandlung der Extremitätengelenke und in der Behandlung und den Kriterien einer Hypermobilität sah. Am Ende der DDR-Zeit wurde das selbstständige „Ärzteseminar Berlin" (ÄMM) gegründet. Als Nachfolgerin von *Sachse* übernahm *Carla Schildt-Rudloff* die Ausbildungsleitung. Sie erwarb sich besondere Verdienste in der Weiterentwicklung der Mobilisationsbehandlung vor allem auch unter Einbeziehung der Muskelenergietechniken.

Die DGMM hat sich die Aufgabe gestellt, die Manuelle Medizin unter ständiger kritischer Überprüfung weiterzuentwickeln und hat sie in ein auch für die moderne naturwissenschaftlich orientierte Medizin akzeptables Lehrgebäude eingefügt. Sie ist bestrebt, den Ärzten eine echte Erweiterung ihrer diagnostischen und therapeutischen Möglichkeiten zu bieten. Es soll eine sachliche Information über die Wirkungsweise und die Möglichkeiten der Manuellen Medizin für alle Ärzte ermöglicht werden. Diese Möglichkeiten wurden in den letzten Jahren durch die Vergabe von Lehraufträgen an den orthopädischen Lehrstühlen deutscher Universitäten deutlich erweitert. Auch wurde dadurch betont, dass es sich bei der Anwendung der manuellen Techniken letztlich um eine konservativ-orthopädische Behandlung handelt. Ein wesentlicher Schritt in Richtung Hochschulmedizin wurde auch seitens der Bertelsmann-Stiftung durch die Schaffung der Akademie für Manuelle Medizin an der Universität Münster getan.

Die Instruktion in den Techniken der Manuellen Medizin soll für jeden Arzt geboten werden, der sich mit den Störungen der Haltungs- und Bewegungsorgane sowie deren Auswirkungen auf den gesamten Menschen befasst. Dabei ist in erster Linie an die Orthopäden zu denken, die den Erwerb von Kenntnissen in Chirotherapie als Erste in ihre Facharztweiterbildung aufgenommen haben. Der Erwerb der Bereichsbezeichnung „Chirotherapie" war anfangs noch für Allgemeinmediziner und Chirurgen vorgesehen. Inzwischen wurden weitere Fächer hinzugenommen, wobei sich die Handhabung durch die einzelnen Landesärztekammern teils unterscheidet. Die Fachärzte für Physikalische und Rehabilitative Medizin haben den Erwerb eingehender Kenntnisse in den Grundlagen der Manuellen Medizin in ihrem neuen Facharztkatalog.

Mit der vom Deutschen Ärztetag 2004 beschlossenen Weiterbildungsordnung hat sich der Inhalt der Kurse deutlich erweitert, u. a. durch die Hereinnahme wesentlicher Grundtechniken aus dem osteopathischen Bereich der Manuellen Medizin sowie der Grundzüge der manuellen Therapie bei Kindern. Erstmals wurden die erforderlichen Kursinhalte auch in Zusammenarbeit mit der Bundesärztekammer unter der Federführung von *H.-P. Bischoff* in einem Kursbuch festgelegt. Durch die Tätigkeit einer Konsensuskommission, deren Tätigkeit die Bertelsmann-Stiftung ermöglicht hatte, wurde eine weitgehend einheitliche Nomenklatur im Bereich der deutschsprachigen Manualmedizin geschaffen. Der Arbeitskreis Manuelle Medizin der Deutschen Gesellschaft für Orthopädie und orthopädische Chirurgie hat Dokumentationsrichtlinien erarbeitet und veröffentlicht, die sich im Gegensatz zur osteopathischen Dokumentation an den allgemein in der internationalen Universitätsmedizin üblichen Richtlinien orientieren. In den letzten Jahren wurde besonders auch das Wissen über die neurophysiologischen Grundlagen der Manuellen Medizin durch die Hereinnahme neuer Ergebnisse der Grundlagenforschung erweitert.

Unabhängig von den zentraleuropäischen Schulen begründete *Maigne* in Frankreich eine eigene manualmedizinische Schule und veröffentlichte mit seinem Buch über „Wirbelsäulenbedingte Schmerzen und ihre Behandlung durch Manipulationen" eines der ersten umfassenden Lehrbücher.

Allgemeine Grundbegriffe 3

Unbedingte Voraussetzung zur Ausübung der Manuellen Medizin ist naturgemäß eine genaue Kenntnis der anatomischen und physiologischen Grundlagen (Wirbelsäulen- und Gelenkanatomie, Kenntnisse der Funktionsabläufe und Zusammenhänge in Vertebron und Arthron, Aufbau des neuralen Segmentes und Grundkenntnisse der Muskel- und Neurophysiologie). Dazu gehören weiterhin die Kenntnis der orthopädischen Krankenuntersuchung einschließlich der peripher-neurologischen Befunderhebung sowie die Beherrschung einer guten Erhebung der Schmerz- und Funktionsanamnese. In den letzten Jahren wurde auch – wie bereits betont – zunehmend die Arbeit an den theoretischen Grundlagen der Manuellen Medizin vertieft.

Die Definitionen der Grundbegriffe wurden vereinheitlicht. Es herrscht heute allgemein Einigkeit darüber, dass es sich bei der manuellen Deblockierung nicht nur um eine Wiederherstellung der Funktion, sondern auch um die Unterbrechung eines pathologischen Reflexgeschehens handelt. Deshalb haben *Caviezel* und *Lewit* die manuelle Behandlung auch als Reflextherapie an den Bewegungsorganen angesehen.

Für das Verständnis der diagnostischen Grundlagen und der Wirkungsweise der verschiedenen Behandlungstechniken in der Manuellen Medizin ist die Kenntnis der neurophysiologischen Grundlagen von großem Nutzen.

Dem wurde durch die Einführung der „Neurophysiologischen Zeichenstunde" in das Kurssystem der MWE Genüge getan.

Deren wesentliche Inhalte werden hier in kompakter Form und kurz kommentiert bzw. ergänzt dargestellt:

Thermische und mechanische Reize an Nozizeptoren werden über C- und A-Delta-Fasern zum ersten Neuron geleitet und nach Verarbeitung unter Vermittlung der Neurotransmitter Glutamat und Substanz P zum Rückenmarkshinterhorn und dort zum WDR-Neuronenpool (Wide dynamic range neuron; anatomisch spinothalamisches Projektionsneuron) weitergereicht. Von dort werden sie über den Tractus spinothalamicus auf der Gegenseite (v. a. Lemniscus medialis) zur „Sortierstation" Thalamus geleitet. Bei starker oder lang anhaltender Nozizeption werden die Reize nicht nur über den Tractus spinothalamicus weitergeleitet, sondern auch zu WDR-Neuronen anderer (benachbarter) Segmente. Das erklärt neben der Tatsache, dass Nozizeptoren aus den Wirbelgelenken schon präsynaptisch Verbindungen 2–3 Segmente aufwärts und abwärts eingehen, auch die Entstehung pseudoradikulärer Syndrome, bei denen sich die segmentale Zuordnung nur noch über die Palpation des (später erklärten) Irritationspunktes ergibt. Auf dem Weg zum Thalamus durchlaufen sie bereits den Hirnstamm und kontaktieren das Hypothalamus-Hypophysen-System, wo sie bereits vegetative und endokrine Reaktionen auslösen können.

Vom Thalamus aus erfolgt die Weiterleitung zum Gyrus postcentralis mit der Folge der bewussten Wahrnehmung und topischen Zuordnung der betreffenden Reize. Der Weg dorthin geht über das limbische System, das (vor allem absteigend) modulierend einwirkt.

Doch bereits in der segmentalen Ebene besteht eine Verbindung des WDR-Neuronenpools zum Rückenmarksvorderhorn. Die Eingänge von den freien Nervenendigungen werden nicht nur zum gleichseitigen Vorderhorn, sondern über das Neuron commissurale auch zum motorischen Vorderhorn der Gegenseite weitergeleitet. Vom motorischen Vorderhorn der gleichen Seite kann eine Erregung der Alpha- und Gamma-Motoneurone erfolgen, die einen Schutz-(Flucht)Reflex initiiert. Die Antagonisten der betroffenen Muskeln werden ebenfalls auf der segmentalen Ebene durch ein inhibitorisches segmentales Interneuron gehemmt,

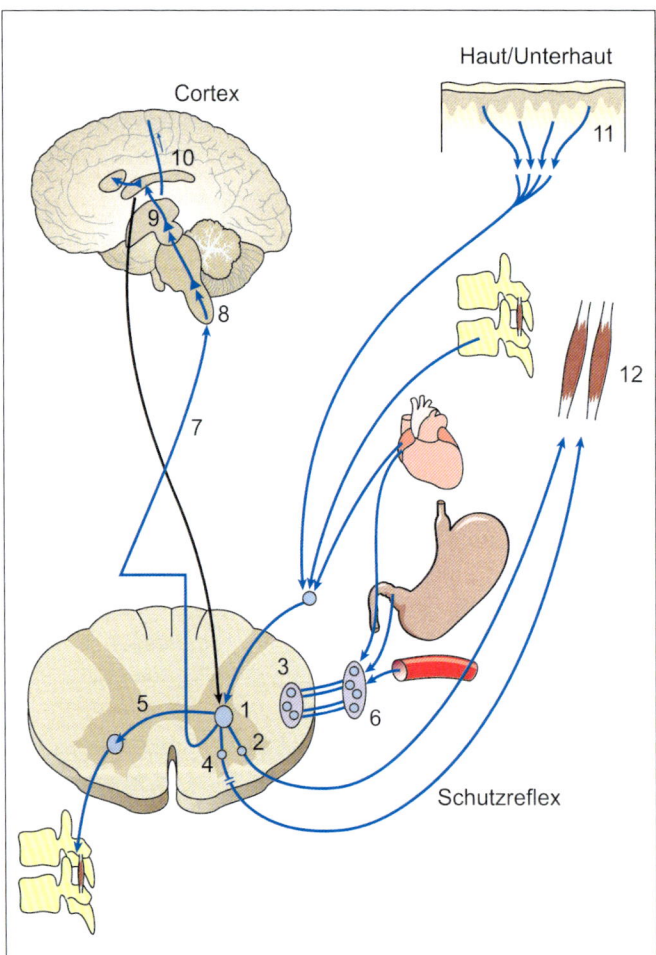

Abb. 3.1:
Neurophysiologische Grundlagen, Erläuterungen siehe Text
1. WDR-Neuron
2. Motorisches Vorderhornneuron
3. Seitenhornneurone
4. Renshaw-Neuron
5. Neuron commissurale
6. Grenzstrang
7. Tractus spinothalamicus
8. Medulla oblongata
9. Thalamus
10. Limbisches System
11. Oberflächensensoren
12. Muskelspindeln

wodurch der genannte Schutzreflex gefördert wird. Bereits auf dieser Ebene wird auch das sympathische Nervensystem beteiligt.

Das WDR-Neuron sammelt als multirezeptives Neuron ankommende Afferenzen aus Haut, Muskeln, Gelenken, Viszera und auch Vegetativum, die dort konvergieren, aber auch konkurrieren können. Wenn eine ausreichende Reizsumme erreicht ist, erfolgt die schon beschriebene Weiterleitung nach zentral und die direkte Umschaltung im Segment zum Vorderhorn. Die dafür erforderliche Reizschwelle erniedrigt sich bei chronischer Noziafferenz, was wir mit unserer Therapie – die auch die Vermeidung der Chronifizierung zum Ziel hat – zu verhindern suchen.

Die für unseren Diagnostik und Therapie wichtigen Wirbelgelenke werden direkt durch akute oder chronische Überlastung, Fehlstatik, muskuläre Dysbalance in Mitleidenschaft gezogen. Sekundär werden sie muskulär über Rückwirkung aus dem WDR-Neuronenpool (über die geschilderte segmentale Umschaltung auf Alpha-Motoneurone) bei Nozizeption u. a. auch aus inneren Organen und bei akuter oder chronischer psychischer Stresssituation (durch Steigerung der muskulären Reaktionsbereitschaft über zentrale absteigende Bahnen) in eine Blockierungssituation gebracht.

Aus dem Bereich eines Wirbelsäulensegmentes wirken vielfältige Afferenzen auf den WDR-Neuronenpool als zentrale Schaltstelle im Rückenmarkshinterhorn ein. Sie kommen nicht nur von den Nozizeptoren der Wirbelgelenkkapsel, sondern auch von der kurzen autochthonen Muskulatur, dem Bandapparat und dem Faserring der Bandscheibe. Dazu kommen auch noch die ektopischen Afferenzen von geschädigten peripheren Nerven.

Die Bedeutung des WDR-Neuronenpools wird durch die Arbeiten von *Sandkühler* allerdings deutlich relativiert. Dieser betont die Bedeutung der „Neuroinflammation". Die erste Synapse im Rückenmark ist eingebettet in eine Vielzahl von immunkompetenten Zellen, vor allem im Bereich der Astrocyten-Glia. Dazu ist zu beachten, dass die durch eine Blockierung hervorgerufene vermehrte nozizeptive Erregung Entzündungsförderer freisetzt und damit zu einer „neurogenen Neuroinflammation" führen kann. Das belegt auch die Bedeutung der Lösung einer Blockierung, da dadurch die vermehrte Nozizeptorenaktivität beseitigt oder zumindest gemindert wird. Die Neuroinflammation verstärkt die aufsteigenden Erregungen und schwächt die im Anschluss beschriebenen erregungshemmenden Mechanismen ab.

Auf ein Blockierungsgeschehen reagiert lokal als erstes der jedem einzelnen Wirbel zugeordnete muskuläre Irritationspunkt. Dabei liegt dann ein sog. „gerichteter Rezeptorenschmerz" vor. Das bedeutet, dass mindestens eine freie Richtung (Richtung der nachlassenden Nozireaktion) gegeben sein muss. Diese freie Richtung kann auch nur die kyphosierende Traktion sein.

Eine länger bestehende Blockierung verstärkt naturgemäß die Noziafferenz, die im weiteren Verlauf u. a. durch verstärkende oder hemmende Aktivierung des limbischen Systems moduliert wird. Die von dort absteigenden Bahnen erreichen die Gamma-Motoneurone im Rückenmarksvorderhorn. Von dort aus werden Muskelspindeln aktiviert und damit die Spannung der kurzen Wirbelsäulenmuskeln verstärkt. Durch die einseitige Aktivierung kommt es mit der Zeit zur Ausbildung einer muskulären Imbalance. Dieser Vorgang wird als motorische Systemaktivierung bezeichnet. Muskelspindeln wirken bei diesen Steuerungsvorgängen gewissermaßen gleichzeitig als Sinnes- und als Steuerungsorgane.

Von den WDR-Neuronen führen auch Axonkollateralen zu den sympathischen Neuronen im Rückenmarksseitenhorn. Die dort auf diesem Weg ankommenden Reize werden über den Ramus communicans albus zu den Grenzstrangganglien und von dort weiter über den Ramus communicans griseus weitergeleitet (zu inneren Organen). Das führt zur sog. „sympathischen Systemaktivierung".

Wenn die sympathische Systemaktivierung lange anhält, kann es zu den heute als CRPS1 bzw. CRPS2 bekannten Krankheitsbildern des M. Sudeck, der Kausalgie oder auch einer Fibromyalgie kommen.

Wenn u. a. durch eine aktivierte Arthrose oder entzündliche Gelenkerkrankung eine lokale entzündliche Reizung hinzukommt, wird durch eine vermehrte Freisetzung von Histamin, Bradykinin und Serotonin an den ubiquitären freien Nervenendigungen, die als Nozizeptoren fungieren, Substanz P ausgeschüttet, was zu einer neurogenen Entzündung führt. Diese führt wiederum zu einer Hyperalgesie.

Ein neuropathischer Schmerz und auch eine länger bestehende neurogene Entzündung führen (über vermehrte Protaglandin-E2-Synthese) zur Aktivierung von Gliazellen in der Nähe von WDR-Neuronen und dadurch zur sekundären zentralen Sensibilisierung. Das erhöht die Spontanaktivität dieser Neurone und kann damit zu einer nozizeptiven Wahrnehmung propriozeptiver Reize führen.

Für unsere Therapie versuchen wir, den inhibitorischen nozizeptiven Input zu nutzen. Dieser ist multirezeptiv, was bedeutet, dass die inhibitorischen Afferenzen auch aus anderen Strukturen des Segments – oder seiner Umgebung – kommen können. Diesen Umstand nutzen z. B. auch Akupunktur, Dry-needling oder Neuraltherapie.

Bei Veränderungen der Schmerzwahrnehmung durch neuroplastische Veränderungen können sich die erregenden rezeptiven Felder so weit vergrößern, dass sie die inhibitorischen rezeptiven Felder überdecken. Diese sind dann für unsere Therapie nicht mehr nutzbar.

Wir versuchen die vorhandenen inhibitorischen Systeme für unsere Therapie zu nutzen.

Diese sind
1) Das GABAerge inhibitorische System der propriozeptiven inhibitorischen Afferenzen (über die A-beta-Afferenzen).
2) Das opioiderge inhibitorische System. Über A-delta-Fasern und über absteigende Fasern aus der Formatio reticularis werden opioiderge inhibitorische Neurone zur Endorphin-Ausschüttung angeregt.
3) Das serotoninerge inhibitorische System. Dabei wird vom limbischen System Serotonin ausgeschüttet, was über absteigende Bahnen eine hemmende Wirkung am WDR-Neuronenpool entfaltet.

Zusammenfassend kann also festgestellt werden, dass der die Blockierung auslösende bzw. von ihr ausgehende Reiz sowohl eine motorische als auch eine sympathische Antwort auslöst. Deshalb wird die Blockierung als eine Sonderform des Schutzreflexes angesehen. Sie kann aber auch von sich aus einen solchen Schutzreflex auslösen. Der durch die Blockierung erzeugte oder unterhaltene nozireaktive muskuläre Hypertonus soll das Wirbelsäulensegment bzw. das Gelenk davor bewahren, sich in eine die Nozizeptorenaktivität und damit die Nozireaktion verstärkende Richtung zu bewegen. Es muss allerdings klargestellt werden, dass auch durch außerhalb des Segments gelegene Nozizeptoren ein solcher nozireaktiver Hypertonus ausgelöst und dieser dann seinerseits eine reaktive Blockierung auslösen kann. Die tiefe segmental zugeordnete Rückenmuskulatur kann dabei auch selbst zum Störfaktor („Nozigenerator") werden und Triggerpunkte bilden. Man sollte sich aber davor hüten, jede muskuläre Verhärtung zum Triggerpunkt zu erklären. Das ist im Rahmen der Rezidivprophylaxe (s. S. 369) zu berücksichtigen. Es sollte bedacht werden, dass die o. g. Reizkonvergenz nicht immer zu einer Reizsummation führt, sondern dass verschiedene Reize auch „konkurrieren" und sich damit gegenseitig im Sinne der Minimierung beeinflussen können („Gate-Control"; therapeutisches Prinzip des „Gegenschmerzes").

Es wird auch davon ausgegangen, dass es durch manipulative Techniken neben der Trennung der blockierten Gelenkflächen auch zur Emission summatorischer A-beta-Potenziale kommt, die zum kurzzeitigen Zusammenbruch des Schmerzspannungskreislaufs führen. Das bedeutet u. a., dass die „Königsdisziplin" der Manuellen Medizin, die Manipulation, am schnellsten und sichersten wirkt und weniger rezidivbelastet ist als mobilisierende und neuromuskuläre Techniken. Es muss hinsichtlich der Antwort auf den am Hinterhorn ankommenden Reiz auch beachtet werden, dass schon auf der gleichen Segmenthöhe eine Umschaltung zum Vorderhorn und damit zur Efferenz erfolgen kann. Genauso können bei ausreichender Reizintensität Verschaltungen zur Gegenseite und auch auf WDR-Neurone in benachbarten Segmenten wirksam werden. Die Möglichkeit der Umschaltung zur Gegenseite (über das Neuron commissurale) erklärt für uns auch die Tatsache, dass wir immer wieder auf beiden Seiten des betroffenen Wirbels einen (wenn auch in seiner Intensität variierenden) Irritationspunkt finden.

Das Schwergewicht in den Weiterbildungskursen der qualifizierten Ärzteseminare liegt in der praktischen Anwendung, vor allem der manuellen Untersuchungstechnik, der Differenzialdiagnose der zu behandelnden Krankheitsbilder, der Differenzialindikation der zur Anwendung kommenden Therapieverfahren, der Röntgendiagnostik und in erster Linie im Erlernen einer atraumatischen, gefahrlosen Behandlungstechnik.

Mit dem bisher Gesagten ist die Frage, was tut bzw. was ist die Manuelle Medizin, nicht beantwortet. Von der Deutschen Gesellschaft für Manuelle Medizin wird sie wie folgt definiert: „Die Manuelle Medizin (MM) ist die medizinische Disziplin, in der unter Nutzung der theoretischen Grundlagen, Kenntnisse und Verfahren weiterer medizinischer Gebiete die Befundaufnahme am Bewegungssystem, am Kopf, an viszeralen und bindegewebigen Strukturen sowie die Behandlung ihrer Funktionsstörungen mit der Hand unter präventiver, kurativer und rehabilitativer Zielsetzung erfolgt. Diagnostik und Therapie beruhen auf biomechanischen und neurophysiologischen Prinzipien."

Es ist letztlich davon auszugehen, dass die Indikationsstellung zur manuellen Behandlung auf der Feststellung der neurophysiologisch bedingten Folgen der Blockierung mit ihrem gerichteten Rezeptorschmerz beruht, eine mobilisierende oder manipulative Therapie sich aber eindeutig an den biomechanischen Gegebenheiten im segmentalen oder artikulären Bereich orientieren muss.

Bei der Manuellen Medizin handelt es sich somit um eine auf einer gezielten Diagnostik aufbauende funktionelle Therapie, die mithilfe von

Manipulationen, Mobilisationen und anderen neuromuskulären Behandlungstechniken geeignete Wirbelsäulen- und Gelenkerkrankungen sowie spondylogene Irritationssyndrome – insbesondere solche, die mit einer Funktionsstörung im Sinn einer Blockierung einhergehen – behandelt. Auch die Störungen im Rahmen von viszerovertebralen Wechselbeziehungen und die reflektorischen myogenen (auch psychogenen) Blockierungen gehören hierzu.

Sie wird im Rahmen eines therapeutischen Gesamtkonzeptes häufig unterstützt durch vorbereitende, begleitende oder nachfolgende physikalisch-therapeutische Maßnahmen, besonders durch physiotherapeutische und orthopädietechnische – oder auch medikamentöse Therapieverfahren (z. B. Gabe von NSAR oder begleitende Infiltrationstherapie) sowie in vielen Fällen auch durch begleitende verhaltenstherapeutische Einflussnahme.

Die direkte Einwirkung durch Manipulation oder Mobilisation erfolgt auf den in seiner Funktion reversibel gestörten Wirbel bzw. auf das in seiner Funktion reversibel gestörte Gelenk. Indirekt kann mittels der neuromuskulären Techniken in Form der Muskelenergietechnik, der postisometrischen Relaxation und Dehnung, der Druckpunkttechniken und der myofaszialen Behandlungen eingewirkt werden. Diese Behandlungstechniken können sowohl als Manipulationsvorbereitungs- oder -erleichterungstechniken als auch – vor allem durch Physiotherapeuten – im Rahmen der Mobilisationsbehandlung als eigenständige Technik zur Deblockierung oder Wiederherstellung des Gelenkspiels eingesetzt werden. Diesen Techniken ist gemeinsam, dass sie zum großen Teil nicht direkt an den Wirbelgelenken, sondern an der die Blockierung begleitenden bzw. diese auslösenden oder unterhaltenden Muskelverspannung ansetzen, um mit der Beseitigung derselben den muskulären Pressdruck vom betroffenen Segment oder Gelenk zu nehmen. Ein Teil dieser Behandlungen kann auch bei für Manipulationen oder Mobilisationen kontraindizierten Fällen angewandt werden.

Man muss sich aber darüber im Klaren sein, dass bei ihrer Anwendung nicht nur die einzelne Behandlung mehr Zeit in Anspruch nimmt, sondern dass nach allgemeiner manualmedizinischer Erfahrung auch längere Behandlungsserien erforderlich sind und die Rezidivneigung größer ist als bei manipulativer Deblockierung. Außerdem muss klargestellt werden, dass es sich dabei nicht – wie immer wieder fälschlich dargestellt – um eine kausale, sondern um eine symptomatische Therapie handelt. Muskelhartspann, Muskelverkürzung und Triggerpunkt (auch im Rahmen einer muskulären Dysbalance) entstehen reflektorisch (reaktiv) durch Blockierung, Fehlbelastung, Fehlstatik, Fehlhaltung, innere Organerkrankung oder im Rahmen psychosomatischer Störungen. Deshalb reicht es auch bei einer durch muskulären Pressdruck entstandenen (myogenen) Blockierung nicht aus, die Verspannung oder Verkürzung des betroffenen Muskels oder einen zugehörigen muskulären oder faszialen Triggerpunkt anzugehen. Dann wäre das Rezidiv vorprogrammiert. Die Rezidivprophylaxe besteht in diesen Fällen vielmehr in der Erforschung und Beseitigung der Ursachen des muskulären Hypertonus und seiner Folgen. Eine dabei eingesetzte Muskelbehandlung wirkt immer auch auf die zugehörigen Faszien ein. Kausal wirken die im Anschluss an eine Deblockierung eingesetzten Muskeldehntechniken und Triggerpunktbehandlungen nur dann, wenn es gilt, einen inzwischen auch strukturell verkürzten Muskel und ggf. seine Triggerpunkte als letztes Rezidivpotenzial in der pathogenetischen Kette anzugehen.

Bei den im Rahmen der Manipulationsvorbereitung, zur Rezidivprophylaxe oder bei für Manipulationen und Mobilisationen kontraindizierten Fällen zum Einsatz kommenden Druckpunkttechniken macht es erfahrungsgemäß wenig Unterschied, ob diese Therapieform sich an Akupunkturpunkten, Counterstrainpunkten, Sell'schen Irritationspunkten oder Triggerpunkten orientiert. Die Wirkungsweise dieser Druckpunkttechniken wird über die Aktivierung inhibitorisch-rezeptiver Felder bzw. über einen (modifizierten) Gate-Control-Effekt erklärt.

3.1 Manuelle Einwirkungsmöglichkeiten auf die Haltungs- und Bewegungsorgane

Folgende manuelle Einwirkungsmöglichkeiten auf die Wirbelsäule, Extremitätengelenke, Muskeln und Faszien stehen zur Verfügung: Druckpunkttherapie, Massage, Dehnung. Mobilisation, Manipulation. Alle anderen immer wieder genannten Einwirkungen sind diesen zuzuordnen oder bestehen aus Kombinationen der genannten.

Druckpunkttherapie

Bei der Druckpunkttherapie (nach dem Strain-Counterstrain-Prinzip aus dem osteopathischen Zweig der Manuellen Medizin oder als Triggerpunktbehandlung in ihren verschiedenen Formen) handelt es sich um direkte Einwirkungen auf hypertone Muskelareale, Faszien (auch Triggerpunkte) mit dem Ziel der Tonusminderung. Auch taktile Techniken, z. B. im trigeminalen Bereich können letztlich dazu gerechnet werden.

Massage

Bei der Massage in Form klassischer Massagen, Bindegewebsmassagen, sog. Periostmassagen, Querfriktionen, manuellen Lymphdrainagen usw. handelt es sich um direkte Einwirkungen auf ein weiches Gewebe (Haut, Unterhaut, Muskulatur, Bindegewebe, Sehnen, Bänder) einschließlich der in diesen Geweben liegenden Nervenendorgane und Blutgefäße. Eine Massage wirkt vor allem auf Berührungs- und Dehnungsrezeptoren. Sie hat letztlich das Ziel, die intramuskuläre Organisation, die fasziale Beweglichkeit und die Perfusion aller Strukturen zu verbessern. Sie kann sowohl tonusmindernd als auch tonussteigernd eingesetzt werden. Zur Massage gehört auch ein beträchtlicher Teil der myofaszialen Techniken.

Dehntechniken

Dehntechniken werden an bindegewebigen und vor allem an muskulären Strukturen angewendet. Das ist mit kontinuierlichen passiven, myofaszialen und postisometrischen Dehnungen möglich.

Mobilisation

Manuelle Mobilisationen sind Einwirkungen auf die Wirbelsäule und die Extremitätengelenke mit dem Ziel, ihre Beweglichkeit durch verschiedene passive Einwirkungen zu verbessern und das freie Gelenkspiel wieder herzustellen (Anwendungsgebiet der Physiotherapie und der Mobilisierungsbehandlung in der Manuellen Medizin einschließlich der Muskelenergietechniken und eines Teils der myofaszialen Behandlungen). Die Mobilisationsbehandlungen wirken nicht direkt auf die gegeneinander

Allgemeine Grundbegriffe

bewegten Gelenkflächen ein, sondern auf die gelenkbegleitenden Weichteile. Es sind letztlich sanft dehnende Maßnahmen, die auf Kapseln, Bänder, Sehnen, Faszien und gelenknahe Muskelansätze und -ursprünge einwirken.

Bei den manuellen Mobilisationen handelt es sich in der Regel um weiche, repetitiv angewandte Techniken mit langsamer Bewegung, die den freien Weg bis zur Blockierung nutzen und bei denen die Gesamtenergie fraktioniert eingesetzt wird. Jeder einzelne Mobilisationsschub oder -zug ist gewissermaßen die Probebehandlung für den nachfolgenden, da Intensität und Weg des nachfolgenden Schubes oder Zuges sich nach der erfühlten Gewebereaktion des vorhergehenden richten. Bei der Mobilisation wird bis an die erste Barriere, die sich durch eine beginnende Spannungszunahme darstellt, herangegangen. Ein Arbeiten vor dieser Spannungsgrenze bringt keinen Gewinn, ein Überschreiten derselben führt zur unerwünschten Verstärkung der Nozireaktion. Die Mobilisation führt mit ihrer Verbesserung des Gelenkspiels auch zu einer Verbesserung der Funktionsbewegungen. Zur Mobilisation zählen auch die Muskelenergietechniken. Die postisometrische Relaxation als praktische Anwendung der Sherrington-Gesetze der reziproken Innervation beinhaltet mit ihrer postisometrischen Dehnung letztlich auch eine mobilisierende Komponente. Die Längs- und Querdehnungen der am Blockierungsgeschehen beteiligten Muskulatur sind je nach Technik mehr der Mobilisation (häufiger) oder der Massage (seltener) zuzuordnen.

Manipulation

Nach *Maigne* handelt es sich bei der manipulativen Behandlung um orthopädische Behandlungen, die mit einem schnellen Impuls an den (Wirbel-)Gelenken vorgenommen werden. In seinem Buch „Wirbelsäulenbedingte Schmerzen und ihre Behandlung durch Manipulationen" hat er die Bewegungsmöglichkeiten eines Gelenkes eingeteilt in:

A: Aktive Beweglichkeit

Sie ist durch die anatomischen Gegebenheiten (knöchern, kapsulär, ligamentär, muskulär) vorgegeben. Die in einem Gelenk aktiv durchführbaren Bewegungen werden als Funktionsbewegungen bezeichnet.

B: Passive Beweglichkeit

Sie ist ebenfalls durch anatomische Gegebenheiten (knöchern, kapsulär, ligamentär) vorgegeben. Die passive Beweglichkeit erfasst alle Bewegungsmöglichkeiten eines Gelenkes, die ohne dessen Schädigung möglich sind. Deshalb werden bei der Prüfung der passiven Beweglichkeit auch die Bewegungen berücksichtigt, die aktiv als Einzelbewegungen nicht möglich sind, obwohl sie Voraussetzung und notwendiger Bestandteil der Funktionsbewegungen sind. Hierunter fallen vor allem die Gelenkspielbewegungen mit ihren Möglichkeiten der Distraktion und der Parallelverschiebung der Gelenkflächen.

Unter Gelenkspiel wird die Gesamtheit der nur passiv durchführbaren Bewegungen eines Gelenkes verstanden.

Neben der Traktion und den translatorischen Bewegungen gehört dazu auch die nur passiv mögliche Prüfung des Bewegungsendes bei der Prüfung des Bewegungsendgefühls. Die Möglichkeiten der Distraktion und der Parallelverschiebung der Gelenkflächen gegeneinander sind die Voraussetzung für die Durchführbarkeit der aktiven Bewegungen, ohne dass es zu einem traumatisierenden Aufreiben von Gelenkflächen kommt.

26

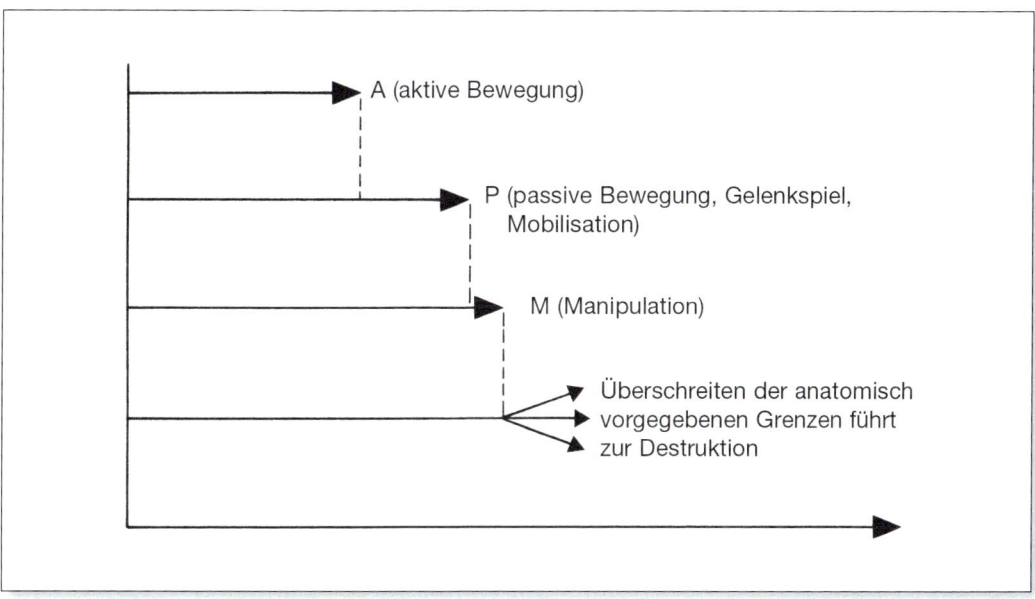

Abb. 3.2: Bewegungsmöglichkeiten eines Gelenkes (verändert n. *Maigne*)

Es handelt sich bei ihnen also um einen unabdingbaren Bestandteil der physiologischen Bewegungsmöglichkeiten eines Gelenkes. In den Fingergelenken beispielsweise gehört zur Prüfung des Gelenkspiels die Beurteilung der Traktion (Distraktion der Gelenkflächen voneinander), der palmaren, dorsalen, radialen und ulnaren Parallelverschiebung der Gelenkflächen sowie die Rotation des distalen Gelenkpartners um seine Längsachse bei fixiertem proximalen Gelenkpartner.

Die passiven Bewegungsmöglichkeiten werden bei der Mobilisationsbehandlung genutzt, vor allem Traktion und translatorische Gleitbewegungen. Es wird dabei jeweils eine rhythmische, kontinuierliche Dehnung bis zur ersten Barriere (nicht in den Schmerz hinein!) durchgeführt. Im Gegensatz zu *Maigne* gehen wir also bei der Mobilisation nicht bis an die zweite Barriere (anatomischer Endanschlag), sondern nur bis an die erste Barriere heran.

C: Manipulation
Hier wird wie bei der Mobilisation mit einer dosierten Dehnung am Gelenk zur Aufnahme einer notwendigen Vorspannung begonnen. Die bei der Herstellung dieser Grundspannung vor allen Dingen zu vermeidende Endstellung lässt sich am besten durch eine Kombination von Traktion, Rotation und Seitneigung vermeiden.

Nach der Herstellung der Grundspannung, die gleichzeitig eine Verriegelung der Umgebung (durch Facettenschluss der benachbarten Wirbelgelenke) und die Aufnahme eines festen Tiefenkontaktes (Definition folgt später) beinhaltet, erfolgt der Einsatz des manipulativen Impulses. Dieser ist zwar ein Hochgeschwindigkeitsimpuls, ist aber mit möglichst geringer Energie auf möglichst kurzem Weg aus optimal gehaltenem Tiefenkontakt sowie optimaler Vorspannung und erst nach Durchführung einer später noch genau erläuterten diagnostischen Probemobilisation einzusetzen. Im Gegensatz zu *Maigne* sind wir nicht der Meinung, dass es dabei häufig zu einer allerdings geringen Überschreitung der bei der passiven Prüfung festgestellten Grenzen kommen soll. Das könnte unnötige Gefährdungen provozieren. Die für die Manipulation erforderliche Vorspannung wird in aller Regel dicht hinter der ersten Barriere zu erreichen sein und auch beim manipulativen Impuls wird nicht die zweite Barriere erreicht.

Der bei der Manipulation eingesetzte Minimalimpuls beinhaltet meist auch eine geringe Rotationskomponente. Diese ist aber mit den heute zu Recht abgelehnten Rotationsmanipulationen, die früher von verschiedenen Schulen gelehrt wurden, nicht zu vergleichen. Vor allem im Bereich der Halswirbelsäule werden Gefahren durch die Kombination von Rotation zur einen und Lateralflexion zur anderen Seite ebenso vermieden wie durch die geringen Rotationsgrade (s. später 15/15-Regel).

Das bei der Lösung einer Blockierung durch einen manipulativen Impuls (mitunter schon während der Vorspannung) auftretende knackende Geräusch wird durch eine plötzliche Lösung der Gelenkflächenadhäsion mit Entstehung eines Unterdruckes im Gelenk hervorgerufen. Wenn diese gleitend geschieht, tritt es meist nicht auf. Man geht heute davon aus, dass die Manipulation neben der mechanischen Lösung einer Blockierung durch den atraumatischen Minimalimpuls intensive inhibitorische Impulse erzeugt, die den i. S. einer motorischen Systemaktivierung entstandenen Hypertonus der tiefen kurzen autochthonen Rückenmuskulatur zur Auflösung bringen.

Bei der Manipulation ist mit dosierter, möglichst geringer Kraft zu arbeiten. Auch beim Hochgeschwindigkeitsimpuls ist es durchaus erlernbar, den Impulsweg genau vorherzubestimmen. Der optimale Impuls zur Lösung einer Blockierung ist der, der gerade zur Deblockierung ausreicht.

Die Manipulation an der Wirbelsäule erfolgt in der MWE nach der Vorgabe von *Karl Sell* immer in die „freie Richtung". Diese zur Manipulation freigegebene Richtung zeichnet sich bei der Provokation durch Bewegungstests (spezielle Chirodiagnostik, siehe dort) dadurch aus, dass die Zeichen der die Blockierung begleitenden Nozireaktion (Schmerz und nozireaktiver Muskelhypertonus im Irritationspunkt) bei der Bewegung in diese Richtung nachlassen. Die Einstellung und Vorspannung für eine Manipulation wird dabei immer so durchgeführt, dass der Dornfortsatz des zu behandelnden Wirbels zur Seite der Rotationsempfindlichkeit hin bewegt wird.

Der anatomisch vorgegebene Bewegungsspielraum eines Wirbelsäulensegmentes oder eines Gelenkes darf bei der manuellen Therapie auf keinen Fall überschritten werden!!

Das Vorgehen bei der Manipulation gliedert sich in folgende fünf Abschnitte:
1. Lagerung: Das beinhaltet die entspannte und möglichst stressfreie Lagerung des Patienten je nach zu behandelndem Wirbelsäulenabschnitt oder Gelenk, einzuschlagender Therapierichtung und vorgesehener Behandlungstechnik. Weiterhin beinhaltet sie die für die jeweilige Behandlungstechnik optimale Positionierung des Therapeuten.
2. Aufnahme des Tiefenkontaktes mit dem eingesetzten Teil der Manipulationshand. Unter dem Tiefenkontakt wird das feste Anmodellieren der Therapeutenhand am zu bewegenden Skelettanteil verstanden. Das erfordert eine präzise anatomische Orientierung. Bei der Aufnahme des Tiefenkontaktes werden die Weichteile über diesem Anteil soweit komprimiert und/oder ausgestrichen, dass bei Verstärkung dieses Druckes die artikuläre Einwirkung beginnt. Dadurch wird gesichert, dass die Hand im

Manipulationsmoment nicht verrutscht und wirklich der vorgesehene Anteil eines Gelenkes oder Segmentes in der beabsichtigten Weise bewegt wird.
3. Herstellung der Vorspannung in die beabsichtigte Manipulationsrichtung. Diese stellt die erste artikuläre Einwirkung dar.
4. Diagnostische Probemobilisation: Diese vor jeder Manipulation an der Wirbelsäule unbedingt durchzuführende Probemobilisation ist der letzte Schritt zum Ausschluss von bis dahin nicht erkannten Kontraindikationen. Dies wird an späterer Stelle noch genauer erläutert. Damit die diagnostische Probemobilisation ihre Warnfunktion erfüllen kann, dürfen die Nozizeptoren nicht durch eine Lokalanästhesie im Behandlungsgebiet oder gar durch eine Vollnarkose ausgeschaltet werden.
An der Halswirbelsäule ist nach der Probemobilisation – mit Ausnahme der Traktionsmanipulation nach *Frederick* – zur 15°/15°-Ausgangsstellung vor der Manipulation zurückzukehren.
5. Manipulativer Impuls: Dieser ist wege- und zeitmäßig möglichst kurz und auch im Hinblick auf die Kraft möglichst klein zu halten (Regel von den „drei K", Abb. 3.3) Der Erfolg des manipulativen Impulses beruht vor allem auf seiner Geschwindigkeit. Diese ist nur bei möglichst geringer Kraft und möglichst kurzer Wegstrecke gefahrlos einzusetzen.

Kurze Zeit
Kurzer Weg
Kleine Kraft

Abb. 3.3: Regel von den „drei K"

Maigne definiert die Manipulation wie folgt: „Die Manipulation ist eine erzwungene Bewegung, die direkt oder indirekt auf ein Gelenk oder Gelenksystem angewandt wird, ohne die durch die Anatomie gesetzten Grenzen zu überschreiten."

Für uns gilt diese Definition nur eingeschränkt, da sie nicht zu Unrecht Assoziationen zu der früher anderenorts gelehrten „Stoßmanipulation" weckt, die von uns wegen der in ihr schlummernden Gefahrenmomente abgelehnt wird.

Der angestrebte Minimalimpuls wirkt wesentlich weniger durch seine Kraft und seinen Weg als durch seine Geschwindigkeit. Es kann bereits vorausgeschickt werden, dass der gezielte manipulative Eingriff bei Beachtung des oben Gesagten und bei exakter Indikationsstellung dem Patienten keinen Schaden zufügt.

3.1.1 Kontraindikationen

Bei den Kontraindikationen für eine manipulative oder mobilisierende Therapie wird zwischen absoluten und relativen Kontraindikationen unterschieden.

Absolute Kontraindikationen stellen Irritationssyndrome und Blockierungen bei spezifischer und unspezifischer Spondylitis infectiosa, floride rheumatische Entzündungen (insbesondere auch die instabile Halswirbelsäule der Patienten mit rheumatoider Arthritis oder Arthropathia psoriatica), aktivierte Spondylarthrose, Bandscheibenvorfälle mit neurologischen Ausfällen (für Manipulationen) oder gar Kauda-Syndrom, Knochentumoren im Behandlungsgebiet, Luxationen oder Subluxationen traumatischer Genese, traumatische Gelenkkapsel- oder Bandläsionen, frische HWS-Distorsionen, raumbeengende Prozesse und instabile Veränderungen besonders am okzipitozervikalen Übergang (z. B. instabile Situation bei Os odontoideum, basiläre Impression, vergrößerte atlantodentale Distanz), Osteoporose oder Osteomalazie mit Spontanverformungen dar. Hierher gehören selbstverständlich auch alle noch nicht ausreichend gefestigten postoperativen oder posttraumatischen Zustände. Nach Einsatz einer Palacos- oder Sulfix-Plombe darf der betreffende Wirbelsäulenabschnitt wegen der Gefahr einer Dislokation des Implantats nicht einmal in eine dehnende Vorspannung zur Behandlung in anderen Abschnitten einbezogen werden. Zu den absoluten Kontraindikationen zählen auch Myositiden im Behandlungsbereich.

Wenn anamnestische oder klinische Hinweise für eine frische oder zurückliegende Spontandissektion hirnzuführender Gefäße, eine TIA oder ein Apoplex in der Anamnese vorliegen, gilt das bis zum Ausschluss dieser Veränderungen durch eine farbkodierte Dopplerunteruntersuchung oder eine Magnetresonanztomografie ebenfalls als Kontraindikation. Besondere Vorsicht ist bereits bei den Fällen geboten, in denen eine familiäre Disposition zu solchen Veränderungen gegeben ist. Eine generelle Kontraindikation ist eine aktuelle Hypermobilität im zu behandelnden Segment oder Gelenk.

Bei den relativen Kontraindikationen ist neben technischer Sorgfalt eine besonders kritische Indikationsstellung zu fordern. Hier sind vor allem mobilisierende Maßnahmen und der Einsatz neuromuskulärer Techniken anzuraten. Zu den relativen Kontraindikationen gehören Osteoporose und Osteomalazie ohne Spontanverformungen und hypermobiles Segment. Letzteres deshalb, weil es im Stadium der Blockierung (hypermobile Segmente blockieren besonders leicht) doch eine Indikation darstellt. Bei bekanntem Prolaps ohne neurologische Ausfälle ist eine absolut beschwerdefreie durchführbare diagnostische Probemobilisation unabdingbare Voraussetzung für eine manipulative Therapie. Zu den relativen Kontraindikationen gehört auch eine Blockierung bei psychosomatischem Syndrom (psychovertebrale Verkettung). Hierbei ist es wichtig, dass die Patienten diesen Zusammenhang erkennen können und akzeptieren. Bei der früher unter Kontraindikationen mit aufgeführten Antikoagulantientherapie bestehen bei Beachtung der Kriterien der sanften atraumatischen Manipulation keine Bedenken mehr. Bei einem Quickwert unter 30% bzw. INR über 2,3 empfiehlt sich für Anfänger aber die Anwendung vorsichtig mobilisierender oder myofaszialer Techniken.

Absolute Kontraindikationen:
1) Floride bakterielle oder rheumatische Spondylitiden
2) Gelenkinfektionen
3) Rheumatische Arthritis oder Spondylitiden im Akutstadium
4) Tumoren oder Tumormetastasen im Behandlungsbereich
5) Fortschreitende radikuläre Symptomatik
6) Instabilität (traumatisch, degenerativ oder postoperativ)
7) Aktuelle Hypermobilität
8) Osteoporose oder Osteomalazie mit Spontanverformungen
9) Spontandissektion hirnzuführender Gefäße
10) Raumbeengende und instabile Veränderungen am Kopf-Hals-Übergang
11) Floride Myositis
12) Blockierung bei psychosomatischem Syndrom ohne Einsicht in die Psychogenese

Bei Verdacht auf das Vorliegen der genannten Kontraindikationen können vor dem Entschluss zur manuellen Therapie Röntgenaufnahmen des zu behandelnden Wirbelsäulenabschnittes in zwei Ebenen angefertigt werden. Das kann selbstverständlich durch andere bildgebende Verfahren mit gleichem oder im speziellen Fall sogar höherem Aussagewert ersetzt werden. Bei hinweisenden anamnestischen oder klinischen Verdachtsmomenten ist das durch geeignete Labor- oder szintigrafische Untersuchungen zu ergänzen. Bei entsprechendem klinischen Verdacht (z. B. keine freie Richtung bei der diagnostischen Probemobilisation) oder anamnestischen Anhaltspunkten (z. B. Trauma oder Mammaneoplasma) sind radiologische Untersuchungen aus den letzten vier Wochen (bei Trauma zeitnah nach dem Ereignis) erforderlich. Den Autoren sind Fälle bekannt, bei denen Röntgenkontrollen nach sechs Wochen bei absolut unauffälligen Voraufnahmen eindeutige neoplastische Veränderungen zeigten.

3.2 Mögliche Störungen im Bewegungsablauf eines Segmentes oder Gelenkes

Wenn auch für die Indikationsstellung und die Wirkungsweise der manualmedizinischen Anwendungen die Erkenntnisse der Neurophysiologie und der Algesiologie von grundlegender Bedeutung sind, worauf die Sell'sche Lehre von der Irritationspunktdiagnostik schon immer fußte, sind doch für die therapeutische Anwendung die Kenntnisse der funktionellen Anatomie, der artikulären und segmentalen Bewegungsebenen sowie der funktionellen Störungen insgesamt ebenso erforderlich.

Caviezel liefert folgende Arbeitshypothese zur Bestimmung der Möglichkeiten im Bewegungsablauf in einem Bewegungssegment oder Gelenk:

3.2.1 Physiologische Bandbreite der Bewegung

1. Normobilität
Physiologische individuelle Beweglichkeit gemäß Konstitution, Geschlecht und Alter

2. Hypermobilität
Darunter wird eine Ausweitung der physiologischen Beweglichkeit, u. a. durch Übung oder Training, verstanden.

Die Konsensuskommission des Projektes Manuelle Medizin der Bertelsmann-Stiftung hat die Hypermobilität als „vermehrte Beweglichkeit durch angeborene, konstitutionelle, erworbene strukturelle oder funktionelle Abweichungen an den Gelenken oder im Weichteilmantel" definiert. Eine Erläuterung der Gelenkhypermobilität geben *Weingart* und *Bischoff*: „Die Hypermobilität eines Gelenkes ist gegeben, wenn eine physiologische Belastung und/oder physiologische Bewegung eine normüberschreitend große Bewegung der Gelenkpartner zulässt und dieser Vorgang nicht direkt zu akuten oder chronischen klinischen Symptomen führt".

Im FIMM-Glossar wird die Hypermobilität wie folgt definiert: „Vermehrte Beweglichkeit durch angeborene, konstitutionelle, strukturelle oder funktionelle Abweichungen an den Gelenken oder im Weichteilmantel. Sie kann lokal, regional oder generalisiert sein".

Allgemeine Grundbegriffe

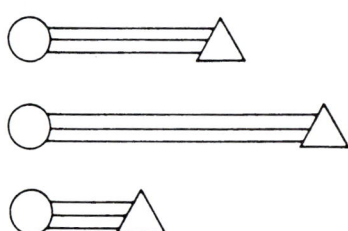

Physiologische Möglichkeiten

Normobilität: Physiologische individuelle Beweglichkeit

Hypermobilität: Ausweitung der physiologischen individuellen Beweglichkeit

Hypomobilität: Einschränkung der physiologischen individuellen Beweglichkeit

Abb. 3.4: Physiologische Bandbreite der Bewegung (nach *Caviezel*)

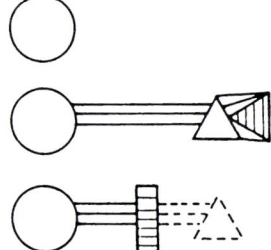

Pathologische Varianten

1. Stabile Verhältnisse

Amobilität: Irreversible Bewegungslosigkeit
Wirbelversteifung: Synostose, Ankylose

Destruktion: Zerstörung des Gewebes

Blockierung: Reversible Sperre des Bewegungsablaufes:
— Hindernis auf dem Weg zum Bewegungsziel, vorgegeben durch das Bewegungskonzept des Gesamtorgans
— Relative Fehlstellung bezüglich des Bewegungsfortschrittes des Gesamtorgans

Abb. 3.5: Pathologische Bandbreite der Bewegung bei stabilen Verhältnissen (nach *Caviezel*)

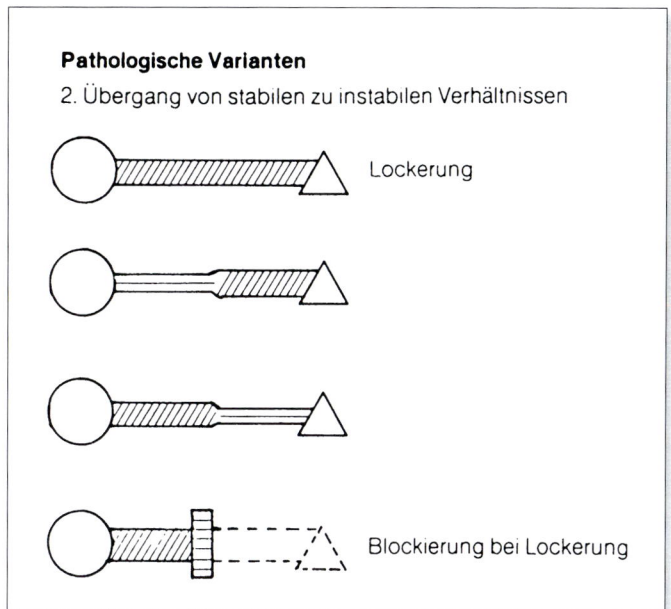

Abb. 3.6: Pathologische Bandbreite der Bewegung bei Lockerung (nach *Caviezel*)

Die nicht durch Übung oder Training entstandene Hypermobilität bezeichnete *Caviezel* als Lockerung, die den Übergang zur Instabilität darstellt. Es ist aber im Gegensatz zur Instabilität das Bewegungsleitsystem noch partiell erhalten. Dabei ist immer die große physiologische Bandbreite der Bewegung zu beachten. Was bei einem Individuum noch als normobil anzusehen ist, kann bei einem anderen schon hyper- oder hypomobil sein. Das ist u. a. vom Konstitutionstyp abhängig. Hypermobilität kann alle Bewegungsrichtungen betreffen. Sie nur auf rotatorische Komponenten zu beschränken ist ein Fehler. Auch nicht rotatorische translatorische Bewegungen sind häufig betroffen.

Die Hypermobilität – gleich welcher Genese – vermehrt die Möglichkeit zur Entstehung von Blockierungen.

3. Hypomobilität

Damit wird die Einschränkung der physiologischen individuellen Beweglichkeit, u. a. durch den normalen Alterungsprozess, verstanden. Die genannte Konsenuskommission hat auch diesen Begriff weiter gefasst und als „eingeschränkte Beweglichkeit durch strukturelle und/oder funktionelle Veränderungen in den Gelenken oder im Weichteilmantel" bezeichnet. Genau das Gleiche sagt auch die derzeit gültige FIMM-Definition. Damit werden streng genommen auch Blockierungen und Kontrakturen unter diesen Begriff subsumiert.

3.2.2 Pathologische Bandbreite der Bewegung

1. Amobilität

Völlige Aufhebung der Bewegung z. B. bei Ankylose, Arthrodese, Blockwirbelbildung oder Spondylodese.

Allgemeine Grundbegriffe

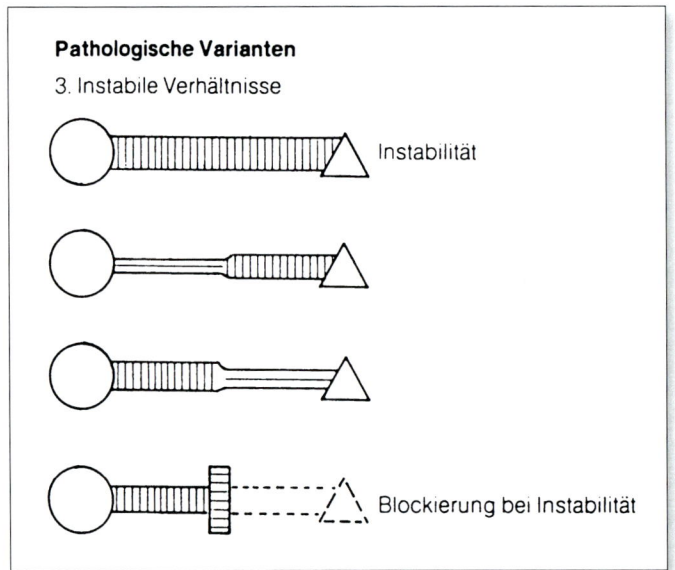

Abb. 3.7: Pathologische Bandbreite der Bewegung bei Instabilität (nach *Caviezel*)

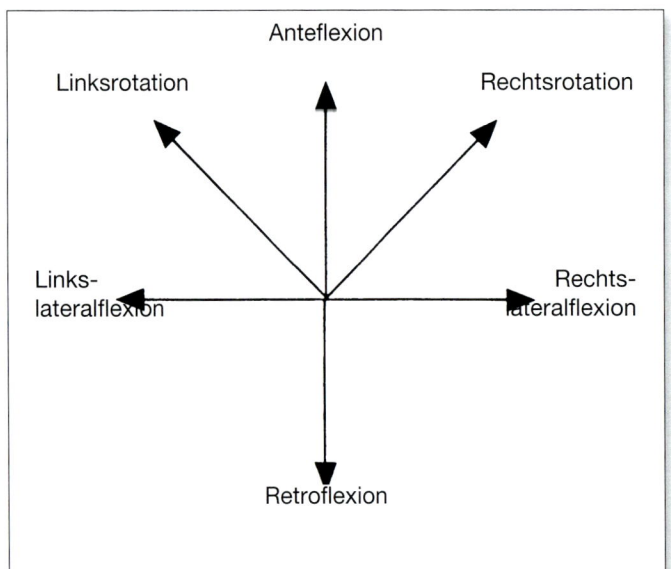

Abb. 3.8: Bewegungsrichtungen eines Wirbelsäulensegmentes

2. Blockierung

Bei ihr liegt eine reversible Behinderung des Bewegungsablaufs im Gelenk vor, die eine oder mehrere Bewegungsrichtungen betrifft und die nicht durch eine Kontraktur bedingt ist. Es handelt sich dabei um ein Hindernis auf dem Weg zum Bewegungsziel, welches durch das Bewegungskonzept des Gesamtorgans vorgegeben ist. Sie wird heute definiert als reversible hypomobile segmentale oder artikuläre Dysfunktion. Eine Blockierung ist durch einen gerichteten Rezeptorschmerz gekennzeichnet.

3. Instabilität

Die Instabilität ist durch eine Insuffizienz des Bewegungsleitsystems (ossär, kartilaginär, ligamentär bzw. osteochondroligamentär, myofaszial oder bei Paresen) gekennzeichnet. Es bildet sich wie bei der Hypermobilität eine breite „Bewegungsstraße" (pathologische Bandbreite der Bewegung), die bei Verlust der Kontrollmöglichkeit des Organismus über die Bewegung u. U. über den Bewegungszielpunkt hinausgehen kann.

Weingart und *Bischoff* sehen eine Gelenkinstabilität gegeben, wenn eine normalerweise physiologische Bewegung eine normüberschreitend große Bewegung der Gelenkpartner zulässt und dieser Vorgang zu akuten oder chronischen Symptomen – einschließlich struktureller Veränderungen – führt.

Hypermobilität und Instabilität stellen nur insofern einen scheinbaren Gegensatz zur Blockierung dar, als die pathologische Zunahme des Bewegungsspielraumes zwangsläufig auch zu einer Zunahme der Blockierungsmöglichkeiten führt. Das erklärt die Häufigkeit von Blockierungen in hypermobilen Segmenten. Besonders bei der degenerativen Instabilität mit ihrer Störung des segmentalen Spannungsgleichgewichts infolge Tonusverlust der kurzen tiefen segmentalen Rückenmuskulatur bzw. Spannungsverlust des Bandapparates durch die Verschmälerung des Zwischenwirbelraumes bei der Bandscheibendegeneration sind viele blockierungsbedingte lokale oder pseudoradikuläre Schmerzsyndrome zu beobachten.

> Blockierungen im hypermobilen Segment neigen besonders oft zu Rezidiven.

3.3 Blockierungsgrade und entsprechende Therapie

Es werden verschiedene Grade einer Blockierung unterschieden, nach denen sich in aller Regel auch die Therapie richtet, ausgehend von den sechs Bewegungsrichtungen (Abb. 3.8) und der Intensität des muskulären Pressdruckes, dem das blockierte Segment ausgesetzt ist.

3.3.1 „Ausgeprägte" Blockierung

Dabei ist häufig nur die (kyphosierende) Traktion frei. In diesen Fällen wird zunächst meist durch kyphosierende Traktionsmobilisationen und neuromuskuläre Techniken wie z. B. Druckpunkttechniken und myofasziale Behandlungen versucht, weitere Richtungen für die Manipulation frei zu bekommen und den nozireaktiven Hypertonus am Segment zu mindern, was häufig gelingt.

3.3.2 „Normale" Blockierung

In diesen Fällen sind ein bis drei Richtungen blockiert. Sie stellen den „Idealfall" für eine manuelle (meist manipulative) Therapie dar.

3.3.3 Blockierung im hypermobilen Segment

In diesen Fällen kann die Therapie durch eine mobilisierende oder manipulative Behandlung nur eingeleitet werden. Anschließend ist dringend die Stabilisierung u. a. durch isometrische Übungen mit segmentalem Gegenhalt, Orthesen, Prolotherapie (s. Injektionsverfahren) oder in schweren Fällen sogar durch Spondylodese erforderlich.

Vor allem bei frischen traumatischen Schäden, Tumoren, Entzündungen und Massenprolaps führt in der Regel jeder Bewegungsversuch zu Schmerzen und nozireaktiver Abwehrspannung.

> Das Fehlen einer freien Richtung (im Sinne der abnehmenden Nozireaktion) – auch bei kyphosierender Traktion – ist immer als Zeichen einer Kontraindikation für eine Manipulation anzusehen.

3.4 Ätiopathogenese der Blockierung

Der funktionelle Begriff der Blockierung wird unter ätiopathogenetischen Gesichtspunkten wie folgt unterteilt:

Die spondylogene Blockierung (Wirbelgelenk, arthrogen oder sog. intradiskale Blockierung), die derzeit als häufigste Blockierung, zum Teil aber auch in Kombination oder als Folge einer myogenen Blockierung angesehen wird. Letztere kommt zustande durch einen auf das Gelenk oder Segment einwirkenden muskulären Hypertonus infolge Fehl- oder Überlastung oder auch Nozizeption aus anderen Organen oder Geweben. Hierzu gehören letztlich auch die über die Muskulatur reflektorisch ausgelösten viszerogenen oder durch muskuläre Fehlspannung ausgelösten psychogenen Blockierungen (s. Kap. 3.4.3). Die Möglichkeit der myogenen Blockierung an der Wirbelsäule wird mit den besonders parallelen Gelenkflächen und den engen Kapseln der Wirbelgelenke erklärt.

Als eine Form der spondylogenen Blockierung wird die intradiskale Blockierung mit Verformungssperre der Bandscheibe angesehen. Sie ist gekennzeichnet durch einen diskogenen Segmentschmerz. Dabei wird von der Vorstellung ausgegangen, dass sich ein (oder mehrere) Anteil(e) des Nucleus pulposus bei degenerativ veränderten Bandscheiben in Spalten der Bandscheibe festsetzen (einklemmen) und damit das Segment blockieren.

Das erklärt auch, dass dabei eine vorsichtig kyphosierend-extendierende manuelle Therapie – oft mit einer geringen Rotationskomponente kombiniert – zur Lösung dieser Blockierungen führt. Eine solche intradiskale Blockierung kann auch über einen muskulären Hypertonus (s. o.) entstehen, z. B. durch eine nächtliche Unterkühlung, die zu einer Verspannung der Rückenmuskulatur führen kann. Der beschriebene positive Behandlungseffekt bei der intradiskalen Blockierung erklärt auch die immer wieder berichteten guten Ergebnisse entsprechender Anwendungen (dosierte kyphosierende Traktion unter Einsatz leichter Rotation) bei Bandscheibenprotrusionen. Über den klinisch manifesten Bandscheibenvorfall mit zunehmender radikulärer Symptomatik als Kontraindikation wurde bereits berichtet.

Es ergibt sich aber immer wieder gutachterlich die Frage, ob und wie weit ein klinisch relevanter Bandscheibenvorfall Folge einer lege artis durchgeführten Manipulationstherapie sein könnte. Entsprechende Fragestellungen lagen bereits einer Reihe von Gutachtern vor.

Seit den Untersuchungen von *Nachemson* ist bekannt, welche Kräfte z. B. beim Anheben eines Wassereimers (mit 10 Litern Inhalt) aus gebückter Haltung auf die Bandscheiben der unteren Lendenwirbelsäule einwirken. Entsprechende Einwirkungen, z. B. das Anheben eines Getränkekastens auch unter Rotation oder starkes Pressen beim Stuhlgang, plötzliches Ansteigen des intradiskalen Druckes beim Niesen oder bei einem unvermittelten Hustenstoß, werden aber (zu Recht) von den einschlägigen Gutachtern im Auftrag von Unfallversicherungen auch bei bisher asymptomatischen Patienten als Gelegenheits- oder gar als Bagatellursache eingestuft.

Über die Krafteinwirkung bei einem kunstgerecht durchgeführten manualmedizinischen Eingriff liegen erstmals durch die Untersuchungen von *Neef*, *Moll*, *Claes* und *Hoogland* Ergebnisse vor, die klar belegen, dass die Vorspannung zur Manipulation und der manipulative Impuls selbst zu einer deutlichen Minderung des intradiskalen Druckes führen. Über die Auswirkung dabei auftretender Scherkräfte auf den hinteren Faserknorpelring der Bandscheibe in vivo liegen allerdings noch keine Ergebnisse vor.

Bis diese Lücke geschlossen ist, müssen sich aber die Gutachter, die bei Gutachten im Auftrag von Unfallversicherungen möglichst viel zur Gelegenheitsursache erklären, fragen lassen, warum sie zum Teil andererseits deutlich geringere Krafteinwirkungen bei einer lege artis durchgeführten manuellen Therapie als kausale Ursache einstufen.

Ein Expertengremium der Deutschen Gesellschaft für Manuelle Medizin, des Berufsverbandes der Fachärzte für Orthopädie und der Deutschen Gesellschaft für Medizinrecht hat sich im Dezember 1994 auf der Grundlage des (in dieser Sache auch heute noch gültigen) damaligen Wissensstandes darauf festgelegt, dass bei der Risikoaufklärung vor einer Manipulation an der Wirbelsäule die klinische Manifestation eines bandscheibenbedingten radikulären Syndroms die Manipulation als Bagatellursache zu werten ist.

3.4.1 Fehlstatik

Selbstverständlich sind in die Behandlung auch außerhalb der Wirbelsäule liegende und auf diese und ihre Muskulatur einwirkende Ursachen einzubeziehen. Vor allem darf die Bedeutung einer von den Extremitäten ausgehenden Fehlstatik nicht unterschätzt werden (Fußfehlstatik, anatomische Beinlängendifferenz, Kontrakturen z. B. bei Kox- oder Gonarthrose, Amputationsfolgen, Paresen).

3.4.2 Fehlbelastung

In ähnlicher Weise wirken sich Fehlbelastungen bei der Arbeit, z. B. infolge einseitiger Dauerhaltungen oder beim Sport (u. a. durch Übertraining oder hohe Belastung ohne entsprechende Aufwärmung) als Ursache spondylogener oder myogener Blockierungen aus.

3.4.3 Wechselwirkung Wirbelsäule – Psyche

Auch die Einwirkung psychischer Faktoren und die Wechselwirkung zwischen psychischen Erkrankungen und Wirbelsäulensyndromen bzw. auch Schmerzen und Verspannungen an anderen Stellen der Bewegungsorgane sind zu eruieren und in das Behandlungskonzept einzubeziehen. Wir gehen davon aus, dass die über den Tractus spinothalamicus in die höheren Zentren geleiteten Reize auf ihrem Weg zum Neocortex moderierende (verstärkende oder dämpfende) Einwirkungen aus dem limbischen System erhalten, was sowohl die Intensität der Empfindung als auch die Reizantwort wesentlich beeinflusst. Das erklärt den Umstand, dass unter der Einwirkung einer länger dauernden psychischen Stresssituation oder einer psychischen Fehlhaltung auch echte Wirbelsäulenleiden klinisch manifest werden können, länger bestehende Schmerzsyndrome aber auch ihre Spuren im limbischen System hinterlassen und damit eine klare Wechselbeziehung besteht. Es ist zu bedenken, dass die Wirbelsäule und die ihr zugeordnete Muskulatur häufig die Erfolgsorgane psychosomatischer Störungen sind, andererseits aber länger bestehende Schmerzsyndrome auch zu somatopsychischen Störungen führen und somit auch in diesen Fällen nicht von einer Einbahnstraße auszugehen ist. Deshalb ist vom therapeutischen Ansatz her zwischen psychosomatischen und somatopsychischen Symptomenkomplexen zu unterscheiden. Wenn bei einem psychosomatischen Krankheitsbild zu lange nur die somatische Seite gesehen wird, besteht die Gefahr der Entstehung einer Konversionsneurose.

Wenn die psychosomatische Erkrankung und das blockierungsbedingte Wirbelsäulensyndrom schon jahrelang nebeneinander bestehen, ist es für die Therapie ohne Bedeutung, welche Störung als primär anzusehen ist. Es hat sich dann entweder die Wirbelsäulenblockierung aus der primär psychosomatischen Erkrankung oder das somatopsychische Syndrom aus der primären Wirbelsäulenerkrankung „ausgeklinkt" (*Derbolowsky*) und sich damit verselbstständigt. In diesen Fällen muss grundsätzlich von beiden Seiten her therapiert werden, da sonst das Rezidiv der jeweils nur einzeln behandelten Störung im Sinne eines Rückkoppelungseffektes vorprogrammiert ist. Es ist dabei zu klären, ob ein Psychotherapeut herangezogen werden sollte oder ob ein verhaltenstherapeutisch erfahrener Manualmediziner das im konkreten Fall selbst übernimmt.

Es hat sich leider gezeigt, dass der moderne Trend zur Psyche dazu führt, dass eine rezidivierende Blockierung zu häufig als psychogen eingestuft oder mangels Kenntnis der diagnostischen Möglichkeiten als „unspezifischer Kreuzschmerz" angesehen wird. Die psychosomatischen Krankheitsbilder führen an der Wirbelsäule fast immer zu einem komplexen Blockierungsgeschehen mit wechselnder Lokalisation der Blockierungen. Sie sind überdies häufig bei generalisiert Hypermobilen zu finden. Die dann entstehenden generalisierten Wirbelsäulensyndrome bei komplexem Blockierungsgeschehen mit ihren resultierenden multilokulären Myalgien werden dann oft unter der (Fehl-)Diagnose „Muskelrheumatismus" einer letztlich insuffizienten symptomatischen Therapie zugeführt. Nur wenn klar erkennbar ein locus minoris resistentiae vorliegt, wird dieser auch bei letztlich psychogenen Blockierungen immer wieder zum Erfolgsort.

In der Regel sind es organische (innere Organerkrankung, Fehlstatik) oder funktionelle (sich wiederholende identische Fehlbelastung am Arbeitsplatz oder beim Sport) Ursachen und nicht psychische Störungen, die zu Rezidiven einer Blockierung immer am selben Ort führen.

3.4.4 Vertebroviszerale/ viszerovertebrale Wechselbeziehungen

Mindestens ebenso wichtig wie die Wechselwirkung mit der Psyche ist die Beachtung vertebroviszeraler und viszerovertebraler Wechselbeziehungen, die auch als vertebroviszerale Verkettung bezeichnet werden und durch das Zusammenlaufen der verschiedensten Erregungen am Rückenmarkshinterhorn und die dadurch bedingte komplexe Reizantwort erklärt werden. Hierher gehören zum einen die rein spondylogenen viszeralen Syndrome. Dazu zählen funktionelle Organbeschwerden ohne fassbaren Befund am Erfolgsorgan, z. B. pektanginöse Beschwerden bei pseudoradikulärem Irritationssyndrom Th5 oder Oberbauchbeschwerden, die zunächst an ein Ulcus duodeni denken lassen, bei einer Blockierung in Höhe Th11.

Es handelt sich dabei um Krankheitsbilder, die durch eine von einer funktionellen oder morphologischen Störung am Bewegungssegment ausgehenden Irritation hervorgerufen werden. Sie sind als eine pseudoradikuläre Symptomatik aufzufassen, bei der Störungen in bestimmten Höhen der Wirbelsäule immer wieder in dieselben Endorgane hineinwirken. Dafür gibt es eine Reihe verschiedener Segmenttabellen. Die Verschiedenheit dieser Tabellen erklärt sich einmal durch die Eingangsbreite der Nozizeptoren und zum anderen durch die auch noch im Rückenmarksbereich stattfindende vertikale Ausbreitung (besonders nach kranial). Es handelt sich also um zwar vom Achsenorgan ausgehende, aber fern davon wahrgenommene Beschwerden.

Diese rein spondylogenen viszeralen Symptome sind gekennzeichnet durch Haltungs-, Belastungs- und Bewegungsabhängigkeit. Sie sind ferner gekennzeichnet durch den fehlenden pathologischen Organbefund. Die Beschwerden treten meist intermittierend, teilweise sogar anfallsartig auf. Es ist aber zu bedenken, dass eine lang anhaltende funktionelle Störung auch zu strukturellen Veränderungen am Erfolgsorgan und damit zu einem echten viszeralen Krankheitsbild führen kann.

Weiterhin gehören in den Bereich der viszerovertebralen Wechselbeziehungen Begleitblockierungen an der Wirbelsäule, die im Verlauf einer echten inneren Organerkrankung auftreten. Dabei wirkt also das erkrankte innere Organ als Nozigenerator. Auch hier können der an der Wirbelsäule auftretende Schmerz und die Lokalisation einer solchen Begleitblockierung das Augenmerk auf das betroffene Organ lenken.

Sell hat die dabei von ihm beobachteten Zusammenhänge in einer sog. empirischen Segmenttabelle zusammengefasst (Tab. 3.1). Diese stimmen aber mit vielen anderen solchen Tabellen sowie eigenen Beobachtungen nur teilweise überein. Auch in diesen Fällen ist zu bedenken, dass die Begleitblockierung über den segmental zugeordneten Muskel entsteht und wie jeder ausreichende nozizeptive Reiz die Antwort in verschiedenen Segmenten hervorrufen kann (s. a. pseudoradikuläre Syndrome). Letztlich fehlen dazu noch große, die einzelnen Schulen übergreifende Studien. Als

Allgemeine Grundbegriffe

	WS-Segmente	Häufigkeitszahl von 1–6 fallend		für zugehörige Körperteile
		anatom. Fehlstellg.	klinischer Befunde	
ZERVIKAL	1	6	2	Hirn, Tractus opticus, Atlas, oberer Kopfteil und Gesichtsknochen, Stirnbein
	2			Verbindung mit dem Atlas, Hirn, Ohren, Teile des Gesichtes; hinterer Halsbezirk
	3			Verbindung mit dem 4. Zervikalwirbel, Trigeminus, Nasenhöhle, Retina, Zähne und Wangen
	4	1	4	Nervus opticus vor dem Chiasma, Retina, Hornhaut, Nasenhöhle, Gesichtsknochen, Mund, Zähne, Gaumen, Gesichtsgewebe, nasaler Pharynx, hintere Nasenöffnung, Tube, Kiefer, äußerer Gehörgang und Zungenbein
	5			Überschneidung mit 4. Segment, Auge, Nase, Gesicht, Zähne Kiefer, hintere und seitliche Halsmuskeln, Zungenbein
	6			Larynx und anliegende Gewebe, untere Halspartie, Schultern, Schilddrüse, hintere Gaumenpartie, Mandeln, Stimmbänder, Gegend des Kopfnickers, Vorderseite des Arms, obere Bronchien
	7			Hintere Halsmuskeln, oberer Teil der Arme, Deltoideus, Luftröhre, Radius
THORAKAL	1			Schulter, Armmuskeln, Humerus, Bronchien, Schulterbein, Schlüsselbein, Manubrium, 1. Rippe, Elle, Mittelhandknochen, Pupillen
	2			Herz, Perikard, Aorta, Unterarm und Handmuskeln, Bronchien, Radius und Ulna, Mittelhandknochen, 2. Rippe
	3			Lunge, Pleura, untere Herzgegend, 3. Rippe, unteres Brustbein, Brust, Brustwarzen und Brustkorb
	4			Leber, Galle, Gallengänge, 4. Rippe, untere Lungenpartie
	5	4	3	5. Rippe, Temperaturzentrum, Hirn, Rückenmark, Nerven, Sonnen-Geflecht
	6			„Vorderseite des Körpers"
	7			Magen, Oesophagus, Pharynx, Omentum, Zäpfchen, Tonsillen, Gaumen, Zunge (vorderer Rückenteil), Munddrüsen, 7. Rippe, Auge, Iris, Pupille, Hornhaut, Speicheldrüse, Mund- und Magenschleimhäute, Magendrüsen
	8			Pankreas, obere Milzgegend, Zwerchfell, Duodenum, Überschneidung mit 7. und 9., Omentum, 8. Rippe
	9			9. Rippe, Milz, Zwölffingerdarm, Omentum, überschneidet sich mit 8. Segment
	10			Nebennieren, Nieren, Augenlider, 10. Rippe
	11			Nebennieren, Nieren, Augenlider, 11. Rippe
	12	2	1	12. Rippe, untere Nierengegend, Ende des Rückenmarks, Ureteren, Flüssigkeitsumsatz, überschneidet sich mit 11. Zone

Tab. 3.1: „Empirische Segmenttabelle" nach *Sell* (*Fortsetzung siehe nächste Seite*)

WS-Segmente		Häufigkeitszahl von 1–6 fallend		für zugehörige Körperteile
		anatom. Fehlstellg.	klinischer Befunde	
LUMBAL	1			Oberer Dünndarm, Bauchfell, Lenden, Harnleiter, überschneidet sich mit 2. Lendensegment
	2			Dünndarm, vordere Beinmuskeln, Wurmfortsatz, Bauchfell, Eierstöcke, Mastdarm
	3	5	5	Sexualorgane, Blase, Hoden, Eierstöcke, unterer Dünndarm, Wurmfortsatz, Dickdarm, Mastdarm, Leber- und Milzflexuren, Bauchmuskeln, vordere Oberschenkelmuskeln, Knie, Ligamenta lata
	4			Dickdarm, hinterer Oberschenkel, Beine, Füße, Femur, Tibia, Fibula, Becken, Kolon, Blase, Hüftbein, Uterus, Rektum, Vagina, Prostata, Nates
	5			Rektum, Blase, Uterus, Glutaeen, überschneidet sich mit 4. Lendensegment
SAKRAL	1	3	6	Rektum, Anus, Glutaeen, Uterus, hinterer Oberschenkelteil

Tab. 3.1: »Empirische Segmenttabelle« nach *Sell* (*Fortsetzung*)

Beispiele eigener Beobachtungen seien genannt: Th1 mit tachykarden Herzrhythmusstörungen, C3 und C4 mit dem Larynx (zervikale Dysphonie), Th5 links und Costalgelenk VI links mit pektanginösen Beschwerden, Th10 mit der Gallenblase (nach *Lackner* auch Ursache von sonst nicht zuzuordnenden Postcholezystektomiesyndromen), Th11 mit Ulcus duodeni, L1 mit der Niere und S1 mit der Prostata und dem Enddarm.

Rezidivierende, immer im selben Segment lokalisierte Blockierungen sollten den Blick auf die damit in Verbindung zu bringenden inneren Organe lenken. Die eigenen klinischen Beobachtungen vor allem im Bereich der Thorax- und Bauchorgane sprechen dafür. Der Therapeut darf sich nicht dadurch täuschen lassen, dass die Lösung der Blockierung zu einer vorübergehenden Besserung der Beschwerden von Seiten der Grunderkrankung führt. Es kommt unter der Wirkung der Grunderkrankung zum Rezidiv der Wirbelblockierung. Wenn diese Tatsachen nicht beachtet werden, kann eine bis dahin nicht erkannte Grunderkrankung (einschließlich Tumoren der inneren Organe) einen für den Patienten nachteiligen, u. U. sogar verhängnisvollen Verlauf nehmen. Die Begleitblockierungen bei inneren Organerkrankungen können aber auch nach Abheilen derselben weiter bestehen und dadurch die Symptomatik der Erkrankung weiter unterhalten. In diesen Fällen wird die manuelle Deblockierung zu einer dauerhaften Beschwerdefreiheit führen.

> Die durch eine innere Organerkrankung ausgelösten viszerogenen Blockierungen sind ebenso wie die psychosomatisch bedingten als eine Sonderform der myogenen Blockierung anzusehen.
> Dieser Tatsache muss man sich bewusst sein, um zu vermeiden, dass während der Behandlung eines Randsymptoms eine bis dahin nicht erkannte Organerkrankung einen für den Patienten nachteiligen, unter Umständen sogar verhängnisvollen Verlauf nehmen kann.

Bei und neben der geschilderten vertebroviszeralen Wechselwirkung ist auch die Wechselwirkung zwischen einer reflektorisch-mechanischen Muskelfehlspannung und verursachender Wirbelblockierung und umgekehrt zu berücksichtigen. Auch hier handelt es sich also – wie bei den vorbeschriebenen Wechselwirkungen – nicht um Einbahnstraßen. Therapeutisch kann aus diesem Teufelskreis, der dadurch am Achsenorgan entsteht, nur durch die gleichzeitige Beseitigung der Muskelfehlspannung und der segmentalen Irritation ausgebrochen werden. Eine bloße physiotherapeutische Korrektur einer verbliebenen muskulären Dysbalance ist nur dann eine kausale Therapie, wenn die Ursache derselben vorher beseitigt wurde.

3.4.5 Wechselwirkung zwischen Wirbelblockierung und Insertionstendinosen

Eine solche Wechselwirkung ist sehr häufig bei Insertionstendinosen, wie z. B. Epikondylopathie, Levator-scapulae-Syndrom, Supraspinatussehnensyndrom oder Trochantertendinosen zu beobachten. Diese sind in einer Vielzahl von Fällen mit zuzuordnenden Blockierungen im Bereich der Wirbelsäule vergesellschaftet.

Beispielhaft seien angeführt: Levator-scapulae-Ansatztendinosen mit Blockierungen C1–C4 (je nach betroffener Ursprungsportion), Supraspinatussehnensyndrom mit Blockierungen in Höhe C5, D2 und D3. Weiterhin die Epicondylopathia humeri radialis mit Blockierung in Höhe C6, seltener D6, die Epicondylopathia humeri ulnaris mit einer solchen in Höhe C7, Insertionstendinosen am Trochanter minor mit Blockierungen am dorsolumbalen Übergang (M. psoas), peripatelläres Schmerzsyndrom mit Blockierungen in Höhe L3 und L4, Insertionstendinosen am Trochanter maior mit SIG-Blockierungen oder blockierungsbedingten pseudoradikulären Lumbalsyndromen, was sich aus der Vielzahl der dort inserierenden Muskeln ergibt.

Es ist bei längerem Nebeneinanderbestehen beider Komponenten nur noch von akademischem Interesse, sich darüber zu streiten, ob die Blockierung im entsprechenden Wirbelsäulenabschnitt über einen Hypertonus der zugehörigen Muskulatur zur Insertionstendinose geführt hat oder ob die Insertionstendinose über eine reflektorische Rückmeldung bzw. Muskelketten die Blockierung an der Wirbelsäule hervorgerufen hat. Diese Muskelketten spielen auch bei der Entstehung der später dargestellten Verkettungssyndrome die entscheidende Rolle. Nur eine Behandlung an beiden Endpunkten dieses Rückkoppelungsgeschehens führt zum Erfolg. Die Autoren konnten in der Behandlung bis dahin therapieresistenter Fälle an einem großen klinischen Krankengut immer wieder feststellen, dass dieser Circulus vitiosus bisher anscheinend nicht erkannt worden war (Abb. 3.9).

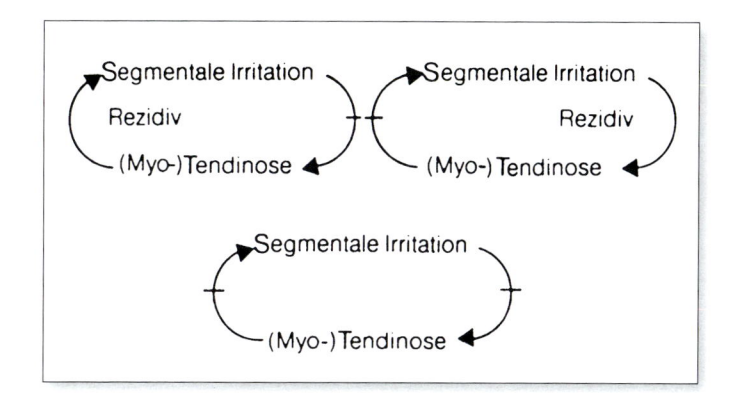

Abb. 3.9: „Rückkoppelung" zwischen Blockierung und zuzuordnender Myotendinose

Als weitere außerhalb der Wirbelsäule liegende Ursache kommen muskuläre Fehlsteuerungen oder Fehlbelastungen, u. a. durch einseitige Belastung am Arbeitsplatz, Überlastung beim sportlichen Training, ungewohnte Arbeiten oder auch falsche Haltung bei Hausarbeit, Schreibtischarbeit oder Autofahren, infrage. In diesen Fällen muss die Korrektur durch eine gezielte physiotherapeutische Übungsbehandlung zum Abbau pathologischer motorischer Stereotypien, durch entsprechende Gestaltung des Arbeitsplatzes, Umstellung des sportlichen Trainings oder auch durch eine orthopädische Rückenschule in Angriff genommen werden.

3.5 Statische und funktionelle Störungen an der Wirbelsäule

Wie bereits betont, ist die Kenntnis der anatomischen und neurophysiologischen Grundlagen eine der erforderlichen Voraussetzungen für die Anwendung manualmedizinischer Untersuchungs- und Behandlungsmethoden. Die Kenntnis der Gelenkebenen in den einzelnen Wirbelsäulenabschnitten wird in dieser Darstellung ebenso vorausgesetzt wie die Kenntnis der Bewegungsachsen.

Grundsätzlich können lokale und pseudoradikuläre Wirbelsäulensyndrome aus allen Segmenten ihren Ursprung nehmen. Als besonders anfällig für statische und funktionelle Störungen sind die jeweiligen Übergänge von einem beweglicheren zu einem festeren Wirbelsäulenabschnitt anzusehen. Insbesondere der okzipitozervikale, der zervikothorakale und der lumbosakrale Übergang sind dabei zu beachten. Wobei ersterer und letzterer noch relativ häufig durch verschiedene Anomalien und Übergangsstörungen (z. B. Atlasassimilation, Os odontoideum, Hemilumbalisation oder Hemisakralisation) belastet sind. Von den übrigen Abschnitten fallen besonders die mittlere Brustwirbelsäule (Höhe der Brustkyphose) und der dorsolumbale Übergang in dieser Hinsicht ins Gewicht (Abb. 3.10).

Im Bereich des dorsolumbalen Überganges sind immer wieder verschiedene Gelenktypen (thorakaler und lumbaler Gelenktyp) in einer Segmenthöhe anzutreffen. Von dieser Region gehen häufig pseudoradikuläre Syndrome aus. Auch eine Becken-Bein-Fehlstatik wirkt sich neben dem Sakroiliakalgelenk häufig in die-

Allgemeine Grundbegriffe

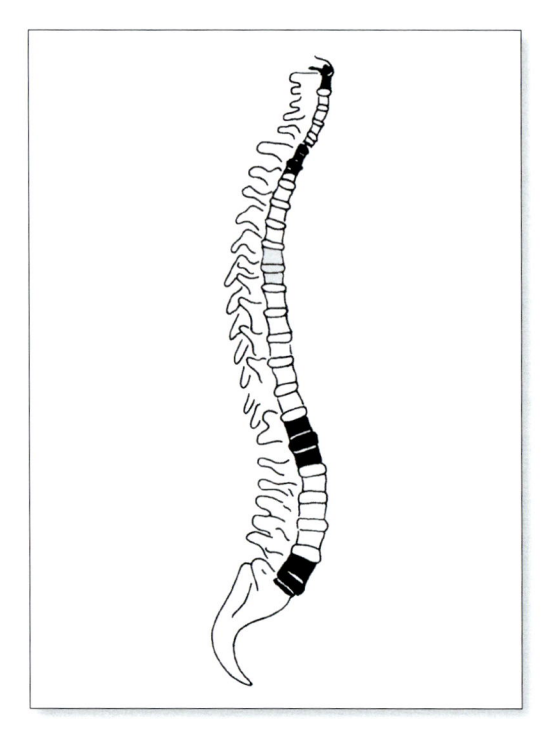

Abb. 3.10: Störanfällige Übergänge von einem beweglicheren zu einem festeren Wirbelsäulenabschnitt

sem Bereich aus. Dabei sollte allerdings die sagittale Statik besonders beachtet werden. Bei Patienten mit vertiefter Lendenlordose sind die Störungen mehr am lumbosakralen Übergang, bei Patienten mit Flachrücken mehr am dorsolumbalen Übergang lokalisiert. Ebenso verdient das Segment Th4/5 besondere Beachtung, da es nach *Lewit* den kinesiologischen Fußpunkt der Halswirbelsäule darstellt, bis zu dem sich eine endgradige HWS-Rotation verfolgen lässt. Das trifft allerdings nur bei den unwillkürlichen Alltagsbewegungen zu, bei denen die obere Thoraxapertur nicht streng fixiert ist. Bei völlig fixiertem Schultergürtel läuft die Bewegung der HWS nicht über den zervikothorakalen Übergang hinaus. Im Bereich der oberen Brustwirbelsäule lokalisierte Blockierungen stellen häufig ein (übersehenes) Rezidivpotenzial für funktionell bedingte Zervikalsyndrome dar.

Die Segmente C1/2 und C3/4 sind besonders häufig an Insertionstendinosen des von den Querfortsätzen C1–C4 entspringenden M. levator scapulae beteiligt, der Teile des Schultergürtels trägt. Beide Segmente sind häufig bei migräneartigen Beschwerden betroffen. Das Sakroiliakalgelenk und besonders die Stellung des Kreuzbeins als Basis der Wirbelsäule beeinflussen entscheidend die gesamte Wirbelsäulenstatik. Die Wirbelsäule ist als gegliederte funktionelle Einheit aufzufassen, bei der sich Störungen in einzelnen Segmenten auch auf das Ganze auswirken können. Vermittelt wird das durch den M. erector spinae mit seinen kurzen Anteilen (die langen Anteile überbrücken die großen Strecken), der vom Okziput bis in Höhe S2 herabreicht. Das erklärt die „kraniosakrale" Verbindung, auch wegen der auf der Zwischenstrecke auftretenden Störungen, wesentlich klarer als die von einigen Osteopathieschulen dafür ins Feld geführte Dura mater. Es erklärt weiterhin die immer wieder durch einzelne Blockierungen ausgelösten Sekundärblockierungen, die schließlich vor allem bei Hypermobilen (mit teilweise muskulärem Kontrolldefizit) zum Bild eines generalisierten Wirbelsäulensyndroms bei komplexem Blockierungsgeschehen führen können. Wenn ein solches lange genug besteht, reicht es nicht mehr aus, die „führende" Blockierung – soweit diese überhaupt noch zu eruieren ist – zu lösen. Dann muss zur Rezidivvermeidung eine manualmedizinische Gesamtbehandlung durchgeführt werden. Wie *Martin Schönberger* betonte, ist in solchen Fällen die ganze Wirbelsäule „von oben bis unten" zu behandeln. Dabei sind auch Störungen anzugehen, auf die der Patient in seinen Beschwerdeschilderungen nicht hinweist, sondern die nur bei einer subtilen manualmedizinischen Befunderhebung festzustellen sind. Die gesamte Wirbelsäule kann aber auch Störungen in einzelnen Segmenten kompensieren. Dann ist aber eine Über- oder Fehlbelastung in den kompensierenden Abschnitten und deren Folgen in Erwägung zu ziehen. Die nachhaltige Auswirkung einer solchen Überlastung ist bei der Osteochondrose zu beobachten.

Im Gefolge einer durch degenerative Prozesse bedingten Hypomobilität mit kompensatorischer Hypermobilität und damit Überlastung der Nachbarsegmente schreitet die Osteochondrose von Nachbarwirbel zu Nachbarwirbel fort, was besonders an Röntgenverlaufsserien der Halswirbelsäule mit dem meist vorliegenden Beginn der Osteochondrose bei C5/6 zu erkennen ist. Anfangs ist im Nachbarsegment eine kompensatorische Hypermobilität zu beobachten. Danach ist die Entstehung von (eine degenerative Instabilität abstützende) Osteophyten als Ausdruck einer Gewebereaktion auf den unphysiologischen mechanischen Reiz zu erkennen. Damit wird zwar der Reiz der Instabilität wesentlich vermindert, es kommt aber zu einem Funktionsdefizit und damit zu einer weiteren Minderung der Kompensationsfähigkeit.

3.6 Diagnose des blockierungsbedingten Irritationssyndroms

Zur Diagnose des blockierungsbedingten und damit der manuellen Therapie zugänglichen Irritationssyndroms gehören Anamnese (besonders schmerz- und funktionsbezogen), abschnittsweise und gelenk- bzw. segmentspezifische Funktionsprüfung und die Feststellung und Beurteilung einer Nozireaktion.

Die Erhebung der Anamnese legt neben Vorschäden an den Bewegungsorganen und länger bestehenden Organerkrankungen (viszerovertebrale Zusammenhänge) vor allem Wert auf die Schmerzentstehung und Schmerzausbreitung. Sie erfragt zunächst also den Beschwerdebeginn (akut, zunächst intermittierend, langsam zunehmend), die Schmerzlokalisation und Ausbreitung (radikulär, pseudoradikulär), Belastungs- und Haltungsabhängigkeit, Temperaturabhängigkeit, Abhängigkeit von Tages- und Jahreszeit, Dauer eines Morgenschmerzes bzw. einer Morgensteife. Sie erfragt ebenso Eintritt und Ausmaß von Funktionsstörungen sowie deren Zusammenhang mit den beim Schmerz genannten Faktoren.

Die klinische Untersuchung erfolgt zunächst nach den Regeln einer orthopädischen Untersuchung der Bewegungsorgane. Die klinische manuelle Untersuchung erfolgt nach den Regeln der von *Bischoff* 1994 (s. 2. Auflage dieses Buches) in das Lehrgebäude aufgenommenen Drei-Schritt-Diagnostik, die inzwischen europaweit übernommen wurde. Dazu gehört zunächst die abschnittsweise und segmentale Bewegungsprüfung zur Feststellung einer Hypomobilität bzw. zum Ausschluss einer Hypermobilität. Anschließend erfolgt die Prüfung auf das Vorhandensein einer Nozireaktion mit der Suche nach einem segmentalen Irritationspunkt. Hinsichtlich der segmentalen Bewegungsprüfung ist allerdings festzustellen, dass die individuelle Schwankungsbreite für die einzelnen Segmente erheblich ist und geringe Seitenunterschiede ohne jeden Krankheitswert sein können. Selbst eine nichtpathologische Änderung der Muskelspannung kann intraindividuell zu geringen Unterschieden führen. Auch das „Endgefühl" einer Bewegung (*Cyriax*) gibt ggf. Hinweise auf eine segmentale Nozireaktion.

Die entsprechenden segmentalen Irritationspunkte sind paravertebral, zervikal auch an der Linea nuchae, sakroiliakal auch in der Glutaealmuskulatur zu palpieren. Das Palpationsgefühl der manualmedizinisch tätigen Ärzte wird deshalb in der Weiterbildung besonders geschult. Sie sollen die Gewebe schichtweise beurteilen können (Haut, Unterhaut, Verschieblichkeit auf der Faszie, Spannungsunterschiede in der Muskulatur, Bänder, Gelenkkapsel), wobei sie wie bei jeder orthopädischen Untersuchung nicht nur die Gewebespannung, sondern unter anderem auch Temperaturunterschiede erfassen müssen.

Über das Substrat des segmentalen Irritationspunktes gab es verschiedene Vorstellungen. Es wurden diskutiert:
1) Nozireaktiver Hartspann der tiefen autochthonen Rückenmuskulatur
2) Verquellung des periartikulären Bindegewebes
3) Schmerzhafte Vorwölbung der Wirbelgelenkkapsel durch die zwischen den sehr kongruenten Wirbelgelenken im Stadium der Blockierung hervorgepressten Synovialflüssigkeit.

Nur die Muskulatur reagiert in der festgestellten Weise und Geschwindigkeit bei den Provokationstests mit einer Spannungsänderung. Das wurde auch durch Untersuchungen von *Mense* bestätigt. Dieser stellte fest, dass die tiefe autochthone Muskulatur hyperton reagiert, wenn das zugehörige WDR-Neuron (spinothalamisches Projektionsneuron) durch eine wie auch immer geartete metamere Noziafferenz in Erregung versetzt wird.

Der segmentale Irritationspunkt wird deshalb nach *Bischoff* definiert als nozireaktiver Hypertonus der tiefen kurzen Rückenmuskeln bzw. der zuzuordnenden Muskelinsertionen an der Linea nuchae (*Christ* et al. 1993) und bestimmter, dem oberen und unteren SIG-Pol zuzuordnenden Muskelareale in der Glutaealregion. An der Wirbelsäule sind es die Musculi rotatores bei der Rotation und die tiefen kurzen Anteile des M. multifidus, die auf eine überschwellige Nozizeptorenaktivität bei Kyphosierung oder Lordosierung reagieren (Abb. 3.11). Bei pseudoradikulären Syndromen spricht man unter Einbeziehung der peripheren Irritationszeichen von einer Irritationszone (s. u.).

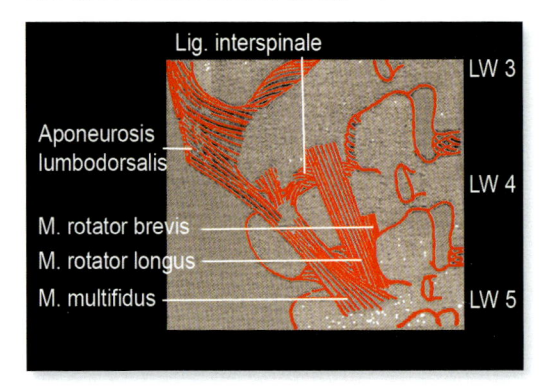

Abb. 3.11: Tiefe, kurze Rückenmuskulatur, die auf eine Blockierung nozireaktiv reagiert (nach *Putz*)

Wenn ein segmentaler Irritationspunkt als Zeichen einer segmentalen Nozireaktion festgestellt wurde, ist es ein Leichtes, mithilfe von Provokationstests die blockierte(n) Richtung(en) und somit die Richtung der erforderlichen manuellen Therapie festzustellen. Entsprechend dem Ergebnis der funktionellen Untersuchung i. S. der funktionellen segmentalen Irritationspunktdiagnostik, für die die Schmerzverstärkung bzw. -abschwächung und der Tonus des palpierten Gewebes (segmental zugeordnete autochthone Muskulatur) als Kriterium dienen, erfolgt die Bezeichnung der festgestellten Blockierung:

z. B. C5+, re, lo.

Hierbei steht das Pluszeichen neben der Höhenlokalisation für die Seite des festgestellten Irritationspunktes (Pluszeichen hinter der Zahl bedeutet Irritationspunkt rechts, Pluszeichen vor der Zahl bedeutet Irritationspunkt links). Die Abkürzung für rechts und links bezeichnen die Rotations- und damit auch die damit gesetzmäßig zusammenhängende Seitneigung, die Abkürzungen „ky" oder „lo" weisen auf die Kyphosierungs- oder Lordosierungsempfindlichkeit hin. Es werden bewusst die Begriffe der Rotations- und Flexionsempfindlichkeit gewählt, da es sich hier um rein funktionelle Befunde handelt und nicht etwa um anatomische Stellungsabweichungen.

Die Bezeichnung der Blockierung entspricht den vom Arbeitskreis Manuelle Medizin der DGOOC unter Leitung des Verfassers erarbeiteten Dokumentationsrichtlinien, die später erläutert werden.

Um die in der Minderzahl der Fälle auftretende Seitendifferenz zwischen Irritationspunktlokalisation und Rotationsempfindlichkeit zu erklären, bediente sich *Sell* der Arbeitshypothese der Konvergenz- und Divergenzreaktion, wobei er davon ausging, dass sowohl einseitige Raumenge (Druck) als auch Raumweite (Zug) als schmerzauslösende Ursache möglich sind. Die FAC (heute DGMSM/Akademie Boppard) verwendet dafür den Begriff der Konvergenz- und Divergenzblockierung. Die Konvergenzreaktion ist eindeutig häufiger. Bei einer Untersuchung zum Vergleich der Wertigkeit der verschiedenen diagnostischen Möglichkeiten an der Lendenwirbelsäule fanden sich in 85% Konvergenzreaktionen (*Bischoff*, Vortrag beim DGMM-Kongress in Münster).

Bei exakter Untersuchung stößt man immer wieder auf benachbarte Wirbel mit Irritationspunkten. Wenn diese sich bei der funktionellen Untersuchung als entgegengesetzt rotationsempfindlich erweisen, wird von einem Kontrarotationspaar gesprochen. Diese treten in aller Regel erst bei längerem Bestehen einer Blockierung auf. Ein Kontrarotationspaar erfordert oft auch eine besondere Behandlungstechnik, worauf im speziellen Teil genauer eingegangen wird. Bei identischer Rotationssituation sind dabei jeweils vier Möglichkeiten der Irritationspunktlokalisation gegeben, d. h. auch bei Lage der Irritationspunkte auf der gleichen Seite kann es sich um ein Kontrarotationspaar handeln. Bei gleicher Rotationssituation an benachbarten Wirbeln wird von einer Kettenblockierung gesprochen, die in seltenen Fällen auch mehr als zwei benachbarte Wirbel betreffen kann.

Einen Hinweis auf das Vorliegen bis dahin nicht erkannter Kontrarotationspaare gibt die Schmerzempfindlichkeit bei reiner (nicht kyphosierender) Längstraktion des betreffenden Wirbelsäulenabschnittes. Eine Schmerzempfindlichkeit bei leicht kyphosierender Traktion ist fast immer ein Hinweis auf das Vorliegen einer Kontraindikation für eine manuelle Therapie.

> Nach dem Gesagten sind als Zeichen einer funktionsbedingten Irritation zu werten:
> - Funktionseinschränkung (auch Schmerzen bei der Bewegungsprüfung
> - Spontan- oder Druckschmerz (Hypertonus der zum Segment gehörenden Muskulatur, Gelenkkapselirritation)
> - Auswirkungen in der peripheren, zur pseudoradikulären Symptomatik dieses Segmentes gehörenden Irritationszone

a) Muskulatur
Die segmentale Erhöhung des Muskeltonus ist ein konstantes Symptom der Blockierung.

Schon leichtere Läsionen verursachen die bei den Irritationspunkten beschriebene Tonuserhöhung der kurzen autochthonen Muskulatur an der Wirbelsäule. Bei ausgeprägten akuten Blockierungen können sich auch ganze Muskelgruppen kontrahieren. Selbstverständlich müssen in diesen Fällen andere Ursachen ausgeschlossen werden. Gelegentlich – besonders bei längerem Bestehen einer Blockierung – finden sich Tonuserhöhungen auch segmentüberschreitend und in der peripheren (Extremitäten-)Muskulatur, die bei Rezeptorenreizungen an der Gelenkkapsel, dem Bandapparat, dem hinteren Faserknorpelring der Bandscheibe oder dem Periost nach Umschaltung aus der Afferenz in die Efferenz der betreffenden Segmente reagiert. Dabei handelt es sich – wie später beim pseudoradikulären Syndrom erklärt wird – nicht nur um die von der einzelnen Nervenwurzel versorgte Muskulatur.

b) Veränderungen in den zugehörigen Dermatomen durch sympathische Systemaktivierung

1) Hyper- oder Hypästhesie oder -algesie, Parästhesien
2) Änderungen der Hauttemperatur (meist bei Blockierungen erniedrigt, nach Deblockierung Temperaturanstieg)
3) Änderung der Schweißsekretion

Caviezel definiert die segmentale Irritationszone als
1) segmental limitiert
2) örtlich definiert
3) spontan oder auch druckschmerzhaft
4) zeitlich und quantitativ in unmittelbarer Beziehung zur verursachenden Gelenk-(Wirbel-)Irritation stehend.

Bei Letzterem ist aber zu bedenken, dass die Stärke der Beschwerden und der Funktionseinschränkung nicht nur von der Stärke des Reizes abhängt. Sie wird auch wesentlich beeinflusst von der individuellen und momentanen Reagibilität des Nervensystems (s. Grundlagenkapitel). Es besteht damit eine Möglichkeit, durch den Vergleich der mechanischen Störung im Segment mit den reflektorischen Auswirkungen (Intensität der hyperalgetischen Zone, Muskelverspannung usw.) die nervale bzw. vegetative Reaktion der Patienten zu beurteilen.

3.7 Pseudoradikuläre Syndrome

Unter den blockierungsbedingten Schmerzsyndromen stellen die radikulären Syndrome seltene Ausnahmen dar. In einer Untersuchung an stationären Patienten (*Bischoff* 1982) machten sie nur knapp über 2% aus. Nicht bewertet wurden dabei die Patienten mit einer Begleitblockierung bei prolapsbedingten radikulären Syndromen. In derselben Untersuchung betrug der Prozentsatz der lokalen Schmerzsyndrome 38% und der Anteil der pseudoradikulären Syndrome 60% (302 von 503 Fällen). Im ambulanten Bereich ist auch nach eigenen Erfahrungen der Anteil der lokalen Schmerzsyndrome höher anzusetzen.

Pseudoradikuläre Syndrome treten akut bei stärkerer Reizintensität oder häufiger im Verlauf länger bestehender Blockierungen bei chronisch verstärkter Noziafferenz auf, die zunächst nur eine lokale Symptomatik hervorriefen. Wegen der besonderen Bedeutung pseudoradikulärer Syndrome für den manualmedizinisch tätigen Arzt seien die wichtigsten Grundlagen und die klinische Symptomatik dieser Krankheitsbilder an dieser Stelle kurz skizziert.

3.7.1 Grundlagen

Im Gegensatz zu den durch Reizung einer Nervenwurzel entstehenden radikulären Syndromen, die sich im sensiblen und/oder motorischen Versorgungsgebiet dieser Wurzel auswirken, entsteht das pseudoradikuläre Syndrom durch länger andauernde Nozizeptorenreizung (s. Kap. Neurophysiologie). Die betreffenden Nozizeptoren finden sich nicht nur in den Kapseln der Wirbelgelenke, sondern beispielsweise auch im Bandapparat, dem hinteren Faserknorpelring der Bandscheibe oder am Dornfortsatzperiost. Von außerhalb der Wirbelsäule kommende Nozizeption kann erst nach Reaktion an diesen Orten zur Entstehung pseudoradikulärer Syndrome führen. Da z. B. die Nozizeptoren der Wirbelgelenke nicht nur Verbindung zum jeweiligen Ramus inferior und Ramus superior des N. articularis haben (womit sie Eingang in zwei benachbarte Nervenwurzeln bekommen), sondern bereits präsynaptisch Verbindungen 2–3 Segmente nach kaudal und nach kranial eingehen, werden sie je nach Eingangssituation an den Hinterwurzeln (Bahnung oder Hemmung) eine Efferenz in einer unterschiedlichen Zahl von Segmenten hervorrufen. Am in der Hinterwurzel gelegenen WDR-Neuron (spinothalamisches Projektionsneuron) konkurrieren sie oder summieren sie sich noch mit den Afferenzen aus Haut, Muskeln und inneren Organen. Je nach Intensität und Einwirkungsdauer des Reizes kann das WDR-Neuron auch direkt eine Umschaltung auf benachbarte Segmenthöhen vornehmen. Diese Tatsachen erklären, dass man ein pseudoradikuläres Syndrom, das von einer Störung in einem Segment ausgeht, nicht schon von seiner peripheren Symptomatik her auf dieses Segment beziehen kann. Ein solches aus einem Nachbarsegment kann in der Schilderung des Patienten praktisch das gleiche Bild ergeben. Es muss versucht werden, den lokalen Ursprung u. a. durch eine topografische Schmerzpalpation zu eruieren.

Ein pseudoradikuläres Syndrom kann deshalb als nozireaktives supraradikuläres (spondylogenes) Schmerzsyndrom definiert werden, das eine plurisegmentale Antwort auf einen länger anhaltenden monosegmentalen Reiz darstellt.

- Segmentale Funktionsstörung
- Segmentaler Irritationspunkt (*Sell*)
- Pseudoradikuläre Schmerzausbreitung
- „Bindegewebszone" (*Sutter*) besonders schmerzhaft bei Scherbewegung
- Myotendinotische Reaktion
- Nicht an das neurologische Segment gebundene flächenhafte Sensibilitätsstörungen und Missempfindungen

Tab. 3.2: Klinische Symptomatik des pseudoradikulären Syndroms

3.7.2 Klinisches Bild

Das klinische Bild eines voll ausgeprägten pseudoradikulären Syndroms (Tab. 3.2) birgt bei der Kenntnis dieser Sachlage keine wesentlichen diagnostischen Schwierigkeiten. Die klinische Untersuchung zeigt die Kriterien der segmentalen Funktionsstörung, sie führt zum Nachweis des „segmentalen" Schmerz- bzw. Irritationspunktes, und vom Patienten wird die typische, sich nicht an das radikuläre Schmerzband haltende pseudoradikuläre Schmerzausbreitung angegeben. Es findet sich eine Zone erschwerter und schmerzhafter Verschieblichkeit lateral des betroffenen Wirbelsäulenabschnittes.

Bei längerem Bestehen kommt es auch zur Ausbildung der häufig mit dem unklaren Begriff „Weichteilrheumatismus" fehlgedeuteten myotendinotischen Reaktionen. Diese Myotendinosen an Ansätzen und Ursprüngen sind auch eine Ursache dafür, dass häufig kein durchgehend ausstrahlender Schmerz vorhanden ist, sondern dass sich nach schmerzfreien Strecken wieder spontan- oder druckschmerzhafte Areale finden. Eine durch (schmerzbedingte) Schonung oder lange bestehenden Hypertonus entstandene Verkürzung der ischiokruralen Muskulatur führt beispielsweise zum Pseudo-Lasegue, der kein Nervendehnungs- sondern ein Muskeldehnungsschmerz ist, worauf *Brügger*, der den Begriff des pseudoradikulären Syndroms prägte, bereits 1962 hinwies.

Die durch Ansatz- und Ursprungstendinosen bedingten Schmerzen können so im Vordergrund stehen, dass sie zu Fehldiagnosen Anlass geben. Die Tendinosen in der Umgebung des Trochanter maior, die sich vor allem bei pseudoradikulären Syndromen finden, die ihrerseits wieder ihren Ursprung in von der Lendenwirbelsäule oder den SIG ausgehenden Störungen haben, werden häufig als Periarthrosis coxae oder Bursitis trochanterica fehlgedeutet. Fast ebenso häufig ist die Verkennung der bei pseudoradikulären Syndromen, die aus dem Segment L3/4 herrühren, auftretenden Schmerzen als Chondropathia patellae. Gleiches gilt für den Leistenschmerz bei pseudoradikulärer Symptomatik aus dem Segment L1/2 und dem SIG, die als „Leistenzerrung" firmieren.

Die für ein pseudoradikuläres Syndrom typische Sensibilitätsstörung ist eine nicht an das neurologische Segment gebundene, in ihrer Lokalisation mitunter wechselnde flächenhafte Sensibilitätsstörung vor allem in Form von Parästhesien. Reflektorische Tonusminderungen, geringe Abschwächung der groben Kraft – auch verbunden mit einem gelichteten Aktivitätsmuster im EMG – und geringe Reflexdifferenzen infolge einer schmerzbedingten Hemmung können ebenso zur „Neurologie des pseudoradikulären Syndroms" gehören. Reflexausfälle und Paresen gehören dagegen nie zur pseudoradikulären Symptomatik.

> Es ist zu beachten, dass ein pseudoradikuläres Geschehen auch radikuläre Syndrome begleiten kann. Vor allem im Bereich der Halswirbelsäule bedarf es deshalb besonderer Sorgfalt, solche in einer pseudoradikulären Symptomatik versteckten radikulären Zeichen aufzuspüren, um ggf. Kontraindikationen für eine manuelle Behandlung sicher auszuschließen.

Anatomische Orientierung am Stammskelett

Voraussetzung für die korrekte Durchführung einer manuellen Diagnostik und Therapie ist die anatomische Orientierung. Deshalb werden die tastbaren Merkpunkte am Körperstamm aufgezählt und in der Abbildung 3.12 dargestellt.

Diese sind (von kranial nach kaudal):
1) Protuberantia occipitalis externa
2) Atlasquerfortsatz
3) Axisdornfortsatz
4) Dornfortsatz C7
5) Costotransversalgelenk I
6) Spina scapulae und damit Dornfortsatz Th3 (bei herabhängendem Arm)
7) Schulterblattspitze und damit Dornfortsatz Th7 (bei herabhängendem Arm)
8) 12. Rippe und damit Th12
9) Crista iliaca und damit L4
10) Spina iliaca posterior superior (Höhe Dornfortsatz L5).

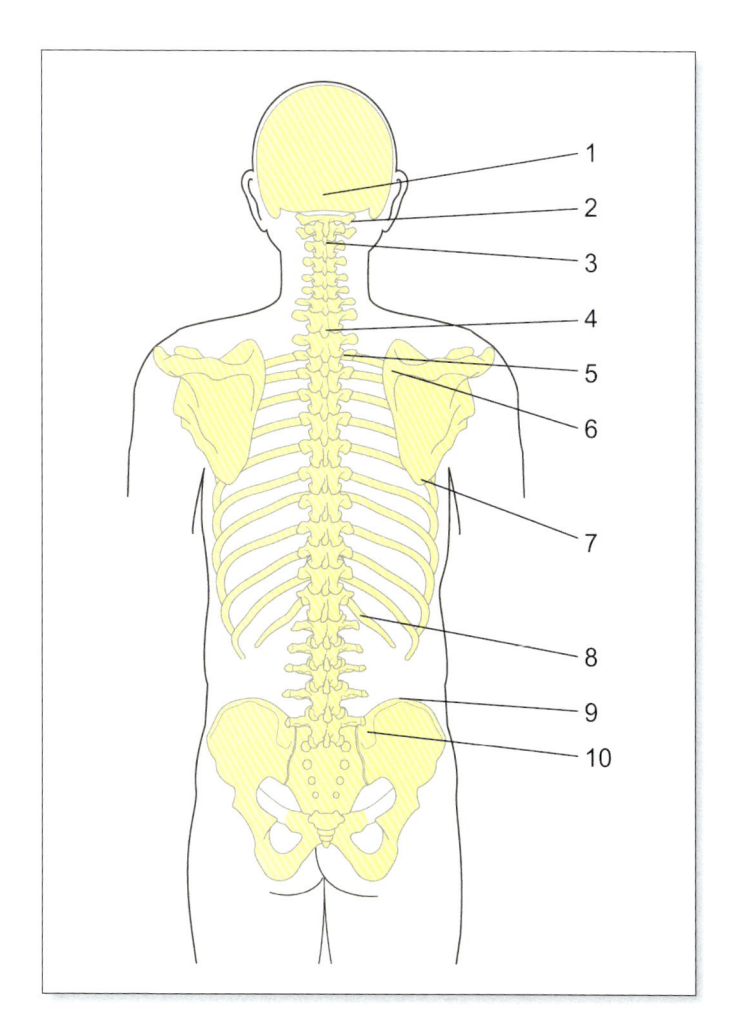

Abb. 3.12: Tastbare Merkpunkte am Stammskelett

Allgemeine Grundbegriffe

Diagnostik und Therapie an den Wirbelsäulenabschnitten 4

In den folgenden Abschnitten werden die Drei-Schritt-Diagnostik als Voraussetzung für den Einsatz der manualmedizinischen Therapie sowie die unspezifischen und gezielten Lockerungs-, Mobilisations- und Manipulationstechniken und die neuromuskulären Techniken für die gesamte Wirbelsäule beschrieben. Wesentlicher Bestandteil ist deshalb die Untersuchung der segmentalen Bewegung einschließlich des Bewegungsendgefühls sowie die funktionelle segmentale Irritationspunktdiagnostik.

Die gelehrten Behandlungstechniken werden am besten auf der Chirotherapieliege nach *Sell* durchgeführt, die am zweckmäßigsten in der fünfteiligen Ausführung mit der Möglichkeit der Höhenverstellung aller Teile benutzt wird (Abb. 4.1 a und b). Sie ist – vor allem in der breiteren Ausführung – nach der Erfahrung der Autoren auch für die Durchführung aller wesentlichen Muskelenergie- und myofaszialen Techniken sowie der viszeralen Mobilisationen geeignet.

Die Besonderheiten dieser Behandlungsliege sind:
a) Möglichkeit der federnden Lagerung des Beckens für die Behandlung der Sakroiliakalgelenke
b) Möglichkeit der Kyphosierungslagerung mit Einzelverstellung des Brustteils
c) Achselaussparung am Brust- bzw. Schulterteil für die sog. labile Seitenlagerung, für die Lateralisierung der Skapulae bei Patienten in Bauchlage und für die Mobilisierung des Schultergelenkes in Bauch- und Rückenlage des Patienten
d) Auf- und Abwärtsneigbarkeit des Kopfteils und Möglichkeit der gesamten Höhenverstellung.

Die einzelnen Grifftechniken erfordern einen den jeweiligen Gegebenheiten angepassten Einsatz der Therapeutenhand. Folgende Teile der Hand werden bei den diagnostischen und therapeutischen Techniken hauptsächlich eingesetzt (Abb. 4.2):
a) Palpationsdiagnostik: Kuppen von Mittel- und Zeigefinger
b) Therapie:
   1) Daumenballen
   2) Kleinfingerballen bzw. Os pisiforme
   3) ulnare Handkante
   4) radiale Kante von Zeigefinger und Mittelhand
   5) Beugeseite der Zeigefinger- und Mittelfingerend- und Mittelphalanx
   6) Daumen- und Mittelfingerkuppe

Diagnostik und Therapie an den Wirbelsäulenabschnitten

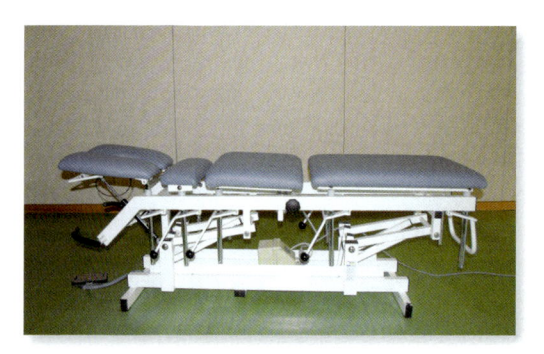

Abb. 4.1 a: Chirotherapieliege (nach *Sell*)

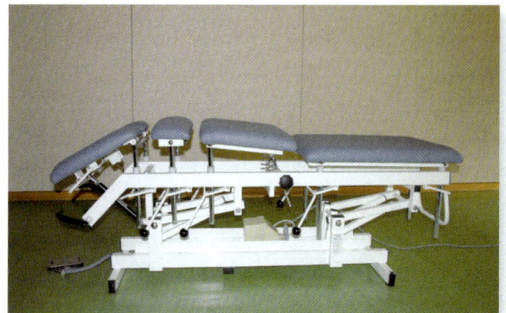

Abb. 4.1 b: Chirotherapieliege (nach *Sell*) in Kyphosierungseinstellung

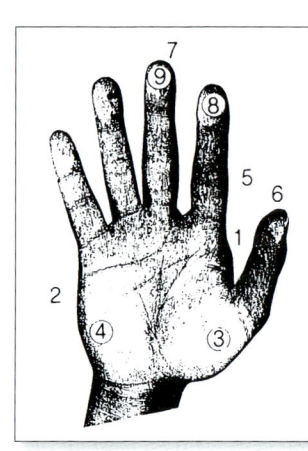

1 = Radialkante
2 = Ulnarkante
3 = Thenar
4 = Hypothenar
5 = Zeigefingerradialkante
6 = Daumenkuppe
7 = Mittelfingerkuppe
8 = Beugeseite der Zeigefingerendphalanx
9 = Beugeseite der Mittelfingerendphalanx

Abb. 4.2: Zur Chirodiagnostik bzw. Chirotherapie benutzte Teile der menschlichen Hand

4.1 Manualtherapeutische Grundtechnik

Der erste Griff dient vorwiegend der Schulung der Therapeutenhand besonders bezüglich des Gewebegefühls, aber auch zur Vorbereitung weiterer Therapien und zur Beurteilung der Gewebebeschaffenheit (s. u.). Als solche wird die

4.1.1 Paravertebrale kraniokaudale Tiefenmassage im BWS/LWS-Bereich

eingesetzt (GK1) (Abb. 4.3).

Der Patient liegt dabei auf dem flach oder leicht kyphosierend eingestellten Behandlungstisch. Der Therapeut steht parallel zum Tisch mit Blickrichtung zum Kopfende desselben. Er umfasst mit seinen Händen zunächst beidseits den oberen Trapeziusrand des Patienten. Dann gleiten die dicht aneinander liegenden Fingerbeeren des 2.–4. Fingers bei gebeugtem proximalen und überstrecktem distalen Interphalangealgelenk mit gleichmäßigem, kräftigem aber nicht schmerzhaftem Druck so über die Weichteile, dass die Verschieblichkeit auf der Faszie und auch schon der Muskeltonus beurteilt werden können. Das geschieht im „Wechselrhyth-

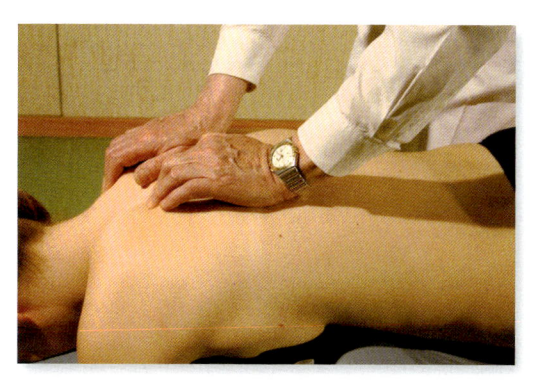

Abb. 4.3: »Wechselrhythmische« kraniokaudale paravertebrale Massage (Weichteiltechnik)

mus". Das bedeutet, dass immer eine Hand das Gewebe mit dem Handballen nach kranial entgegenschiebt, während die andere mit den Fingerkuppen entgegenzieht. Diese wechselrhythmische Tiefenmassage wird bis zum lumbosakralen Übergang durchgeführt. Es wird zunächst einseitig, dann beidseitig synchron und schließlich im Wechselrhythmus geübt. Es ist darauf zu achten, dass keine Weichteile zwischen Fingerbeeren und Handballen gequetscht und keine Fingernägel eingesetzt werden. Der richtige Abstand von der Wirbelsäule wird dadurch gewährleistet, dass die beiden adduzierten Daumen über der Dornfortsatzreihe aneinander entlang gleiten. Diese auch von erfahrenen Therapeuten als Vorbereitung einer Manipulation an der Wirbelsäule genutzte Massagetechnik führt zu einer angenehmen Hyperämisierung und Entspannung. Daneben werden bei der Massage Zonen erschwerter Verschieblichkeit der Haut und Unterhaut auf der Faszie (die einer Kiblerfalte entsprechen) und Verhärtungen in der Muskulatur erfasst, die zu einer Befundüberprüfung veranlassen können.

4.2 Grundsätze der manualmedizinischen Untersuchung und Behandlung

4.2.1 Drei-Schritt-Diagnostik

Die in den folgenden Kapiteln dargestellten diagnostischen Techniken an den einzelnen Abschnitten des Stammskeletts folgen den Regeln der von *Bischoff* entwickelten und in das Lehrgebäude des Dr.-Karl-Sell-Ärzteseminars eingeführten Drei-Schritt-Diagnostik (Tab. 4.1)

Diese Drei-Schritt-Diagnostik wird heute europaweit von den meisten Manualmedizinern angewendet.

Schritt	Aufgabe
Segmentale Bewegungsprüfung	Stellt Hypo-, Normo- oder Hypermobilität fest
Aufsuchen des segmentalen Irritationspunktes	Stellt „segmentale Irritation" als Zeichen einer überschwelligen Nozizeptorenaktivität fest
Funktionelle segmentale Irritationspunktdiagnostik	Stellt als Schmerzprovokation Indikation zur gezielten Manipulationstherapie

Tab. 4.1: Drei-Schritt-Diagnostik

Segmentale Bewegungsprüfung

Der erste Schritt, die segmentale Bewegungsprüfung, schließt bereits eine aktuelle Hypermobilität als Kontraindikation aus. Es ergibt sich aber auch bei nachgewiesener Hypomobilität noch keine ausreichende Indikation zum Einsatz manipulativer oder mobilisierender Therapien. Dabei sind nicht nur die bereits beschriebene physiologische Bandbreite und die mögliche Seitendifferenz in der segmentalen Beweglichkeit zu beachten. Deutliche segmentale Bewegungseinschränkungen finden sich auch bei fortgeschrittenen degenerativen Veränderungen mit bereits ausgeprägter stabilisierender Randwulstbildung. Solche Veränderungen sind letztlich Zeichen für die Selbstheilungsbemühungen des Körpers, der damit versucht, eine degenerative Instabilität abzustützen.

Eine solche reizlose, keine Irritation verursachendo Hypomobilität stellt an sich keinerlei Indikation zur manuellen Therapie dar. Eine Indikation zur manuellen Therapie ist bei diesen Veränderungen nur dann gegeben, wenn sich in der verbliebenen Restbeweglichkeit eine Blockierung eingestellt hat, die ihrerseits ein Irritationssyndrom verursacht. Die segmentale Bewegungsprüfung stellt an sich eine verfeinerte orthopädische und rheumatologische, aber keine spezifische manualmedizinische Untersuchungstechnik dar. Letztere bezieht die blockierungsbedingte Nozireaktion voll in den Untersuchungsgang ein.

Aufsuchen der segmentalen Irritationspunkte

Als zweiter Schritt der manualmedizinischen Diagnostik erfolgt das Aufsuchen der segmentalen Irritationspunkte. Ein segmentaler Irritationspunkt ist als unspezifisches Zeichen einer vermehrten Nozireaktion naturgemäß auch bei Kontraindikationen für manuelle Therapie wie Spondylitiden, Tumoren, aktivierte Spondylarthrose oder bei prolapsbedingten radikulären Syndromen nachzuweisen. Deshalb reicht sein Nachweis allein noch nicht für die Indikationsstellung zur manuellen Therapie aus.

Funktionelle segmentale Irritationspunktdiagnostik

Erst der dritte Schritt, die eigentliche funktionelle segmentale Irritationspunktdiagnostik mit ihrer Provokation von Schmerz und Tonuserhöhung, lässt die Indikation zum manualtherapeutischen Eingriff stellen. Dabei handelt es sich um eine Provokation, die sich an der Änderung des nozireaktiven Hypertonus der kurzen tiefen autochthonen Rückenmuskulatur, an der HWS auch an den Insertionen an der Linea nuchae und am SIG an den muskulären Korrespondenzpunkten in der Glutaealmuskulatur orientiert. Hinsichtlich des SIG bringen Untersuchungen von *Christ* et al. (1999) wieder den M. piriformis mit einer Blockierung am oberen SIG-Pol (S1) in Zusammenhang. Der M. piriformis reagiert zwar auch auf stärkere Irritationen aus dem SIG mit einem nozireaktiven Hypertonus, spricht aber auch auf Störungen aus dem lumbosakralen Übergang und dem Hüftgelenk an und ist damit zu unspezifisch. Außerdem tritt er erst in Höhe des 3. Sakralwirbels unter dem Sakrum hervor und liegt damit zu weit kaudal.

Wenn der Tonus im Irritationspunkt bei dieser Untersuchung bei Bewegung in alle Richtungen zunimmt, ist von einer Kontraindikation für eine Manualtherapie auszugehen. Das ist in aller Regel auch mit einer vom Patienten angegebenen Schmerzzunahme kombiniert. Eine Indikation zur Manipulationsbehandlung liegt nur dann vor, wenn neben Richtungen mit einer Zunahme des Tonus als objektives und mit einer Zunahme des Schmerzes als subjektives

Zeichen auch Richtungen mit abnehmendem Tonus und Schmerz im Irritationspunkt nachzuweisen sind.

Zusammengefasster klinischer Untersuchungsgang für Patienten mit möglicher Indikation für eine manuelle Behandlung

a) Eine solche Untersuchung beinhaltet zunächst die Anamnese insbesondere in Bezug auf Schmerzentstehung, Schmerzausbreitung, Einflussfaktoren für den Schmerz und in Bezug auf die eingetretenen und bestehenden Funktionsstörungen und die bisherige Therapie.
b) Dann wird das Gangbild einschließlich Zehen- und Hackengang geprüft sowie auf Fehlstellung und Fehlhaltung geachtet. Ebenfalls zu beachten ist ein Tannenbaumphänomen als Hinweis auf eine Osteoporose und eine Stufenbildung in der Dornfortsatzreihe bei Spondylolisthese.
c) Bewegungsausmaß der Wirbelsäulenabschnitte (*Schober*, *Ott*. Kinn-Sternum-Abstand, Rotation LWS/BWS und HWS), Seitneigung.
d) Periphere Neurologie (Reflexe, Motorik, Sensibilität), Ausschluss einer Beteiligung langer Bahnen (Klonus, Pyramidenbahnzeichen, Spastik, Athetose).
e) Drei-Schritt-Diagnostik an Wirbelsäule und SIG.
f) Aktiv-passive Bewegungsprüfung betroffener peripherer Gelenke einschließlich Gelenkspielprüfung (Beispiel Schulter. Nackengriff, Schürzengriff, Painful arc, Prüfung der Rotatorenmanschette einschließlich Widerstandstests).

4.2.2 Regeln der sanften atraumatischen Manipulation

Sowohl Mobilisationen als auch besonders Manipulationen fordern und schulen bei ihrer Ausführung Bewegungs- und Gewebegefühl. Beides kann vor allen Dingen bei den Mobilisationen, bei denen jeder einzelne Schub oder Zug gewissermaßen die Probebehandlung für den nächsten ist, erworben werden. Der Manualmediziner muss sich stets bemühen, mit seinen Händen die Reaktion des Gewebes zu erfassen und die Intensität seines therapeutischen Griffes danach zu richten. Die Manipulation (in der Osteopathie als high-velocity-low amplitude-Technik bezeichnet) ist gewissermaßen die hohe Schule der Manualmedizin.

> Grundsätzlich können alle Manipulationsgriffe auch mobilisierend eingesetzt werden, während die Mobilisationsgriffe zu einem erheblichen Teil nicht als Manipulationstechniken geeignet sind.

Für die gezielte Manipulation an der Wirbelsäule gelten die Regeln der „sanften atraumatischen Manipulation", die sich in folgenden fünf Schritten aufbaut:

1) Korrekte Lagerung des Patienten als Voraussetzung jeder unspezifischen oder spezifischen manuellen Therapie; zum Lagerungskomplex gehört auch die optimale Positionierung des Therapeuten.
2) Aufnahme des sog. Tiefenkontaktes mit dem manipulierenden Teil der Therapeutenhand an dem Anteil des Gelenkes oder Bewegungssegmentes, auf das der manipulative Impuls einwirken soll. Dieser ist erreicht, wenn durch Anspannung der Weichteile oder Druck an die Grenze zur direkten artikulären Einwirkung herangegangen wird. Nur wenn durch einen opti-

malen Tiefenkontakt eine Verschiebung der Weichteile über diesem Skelettanteil ausgeschlossen wird, ist gesichert, dass der manipulative Impuls am vorgesehenen Ort einwirkt.

3) Aufnahme der Vorspannung in die vorgesehene Manipulationsrichtung. Eine gezielte Manipulation ist mit vertretbarem Kraftaufwand nur aus optimalem Tiefenkontakt und optimal gehaltener Vorspannung möglich. Dabei soll der Kraftaufwand beim manipulativen Impuls gering (an der Wirbelsäule höchstens 10% der Gesamtenergie) sein. Bereits bei der Vorspannung auftretende Schmerzen in Höhe des zu behandelnden Segmentes, vor allem verbunden mit Schmerzausstrahlung im Sinne von (Pseudo-)Ischialgien und Brachialgien, Sensibilitätsstörungen (Missempfindungen), auftretende Schwindelerscheinungen oder Sehstörungen bei der Arbeit an der Halswirbelsäule veranlassen zur Überprüfung der Diagnose und weisen ggf. auf bis dahin nicht erkannte Kontraindikationen hin.

4) Diagnostische Probemobilisation. Diese ist vor jeder Manipulation an der Wirbelsäule durchzuführen, da sie am zuverlässigsten vor bis dahin nicht erkannten Kontraindikationen warnt. Diese Funktion kann sie aber nur erfüllen, wenn sie genau in Richtung des vorgesehenen Manipulationsimpulses durchgeführt wird und wegemäßig deutlich über diesen hinausgeht. Bei der diagnostischen Probemobilisation ist nicht nur auf die unter Punkt 3 genannten Schmerzen und vegetativen Sensationen, sondern auch auf eine unwillkürlich auftretende Weichteilspannung als Zeichen einer dabei neu auftretenden Nozireaktion zu achten. Die Unterlassung der diagnostischen Probemobilisation ist einer der schwersten Fehler, der vor einer gezielten Manipulation an der Wirbelsäule unterlaufen kann. Ihre Durchführung ist aus forensischen Gründen zu dokumentieren. Sie setzt allerdings die Funktionsfähigkeit der Nozizeptoren voraus. Es ist deshalb als fehlerhaft anzusehen, vor einer Manipulation eine diagnostische oder therapeutische Lokalanästhesie im für die Manipulation vorgesehenen Abschnitt durchzuführen. Weiterhin ist klar zu beachten, dass auch die diagnostische Probemobilisation bei Zeichen einer aufkommenden Nozireaktion bzw. Verstärkung derselben sofort abzubrechen ist.

5) Gezielter manipulativer Impuls. Dieser wird aus der Ausgangsstellung, die vor der diagnostischen Probemobilisation (an der HWS 15/15-Position) eingenommen wurde, durchgeführt. Es handelt sich beim manuellen Impuls um eine wege- und zeitmäßig kurze elastische Einwirkung. Es ist darauf zu achten, dass Weg und Zeit kurz und die angewandte Kraft klein gehalten werden (Regel von den „drei K", Abb. 3.2). Jede zu große Kraft, jede zu große Zeit und jeder zu große Weg („durchreißen") und damit auch jedes Verharren am Impulsende bergen die Gefahr einer Traumatisierung. Diese „drei G" (große Kraft, großer Weg, große Zeit) sind unbedingt zu vermeiden. Der kleinste manuelle Impuls, der eben ausreicht, die jeweilige Blockierung zu lösen, ist optimal. Der manuelle Impuls wird immer in der zweiten Hälfte der Exspirationsphase gesetzt und kann – nicht nur bei Manipulation an der Halswirbelsäule – durch die Blickrichtung und bei starkem muskulären Hypertonus auch durch eine postisometrische Relaxation (i. S. einer Muskelenergietechnik) oder eine repetitive Vormobilisierung unterstützt werden. Es wird selbstverständlich nie am gegenspannenden Patienten manipuliert. Die am

entspannten Patienten mittels Minimalimpuls durchgeführte sanfte Manipulation ist entgegen einer von *Sachse* geäußerten Meinung durchaus gewebeschonend und patientenfreundlich. Sie führt am schnellsten zum Erfolg und ist weniger rezidivgefährdet als allein angewandte Mobilisationen und neuromuskuläre Techniken.

> **Merke**
>
> Ein manipulativer Impuls wird nur aus optimal gehaltenem Tiefenkontakt und optimal gehaltener Vorspannung gesetzt.

Der Vorgang bei der sanften Manipulation lässt sich am Kraft-Weg-Zeit-Diagramm einer ideal durchgeführten Manipulation klar aufzeigen (Abb. 4.4). In Abbildung 4.5 wird ein Kraft-Weg-Zeit-Diagramm mit den unbedingt zu vermeidenden Fehlern gezeigt. Hierbei ist nicht nur das Zurückgehen aus der Vorspannung (2) zu vermeiden, sondern auch der zu lange Manipulationsweg (3) und als weiteres traumatisierendes Moment das Verharren am Endpunkt des Impulses (4). Die in dieser Abbildung dargestellte Probemobilisation (1) ist eindeutig zu klein und deckt den Manipulationsweg nicht ab. Sie kann also ihre Warnfunktion nicht erfüllen.

Die deutlich über den Weg des vorgesehenen Impulses hinausgehende diagnostische Probemobilisation gibt zwar die gewünschte Antwort auf die Frage nach bisher nicht erkannten Kontraindikationen und Risiken in der Umgebung der Blockierung, kann aber in der Regel die Blockierung nicht lösen. Das geschieht selten und nur bei nicht ausgeprägten Blockierungen. Erst der Hochgeschwindigkeitsimpuls ist in der Lage, ohne großen Weg die Adhäsionskraft zwischen den blockierten Gelenkflächen zu lösen.

Am Stammskelett wird von uns die Manipulation immer in die als „freie Richtung" bezeichnete Richtung der abnehmenden Nozireaktion durchgeführt. Das „Durchbrechen der Barriere" wird von uns abgelehnt. An der Wirbelsäule kann sich der Therapeut auch daran orientieren, dass am Wirbel immer so gearbeitet wird, dass der Dornfortsatz zur Seite der Rotationsempfindlichkeit hin bewegt wird.

Die Mobilisationstechniken dagegen nutzen einen vorhandenen Weg bis zur ersten Barriere aus (zeigt sich am eben beginnenden nozireaktiven Widerstand) und werden deshalb in der Regel sofort in die blockierte Richtung eingesetzt. Nur wenn die erste Barriere gleich am Beginn der Bewegung festzustellen ist, wird auch

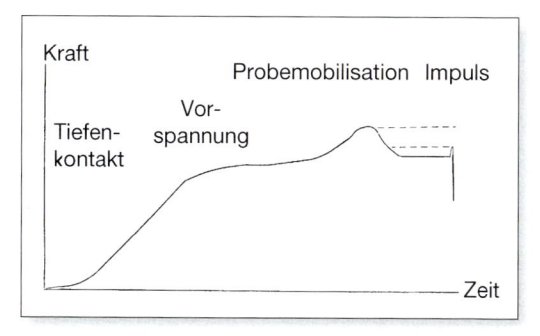

Abb. 4.4: Kraft-Weg-Zeit-Diagramm einer ideal durchgeführten Manipulation

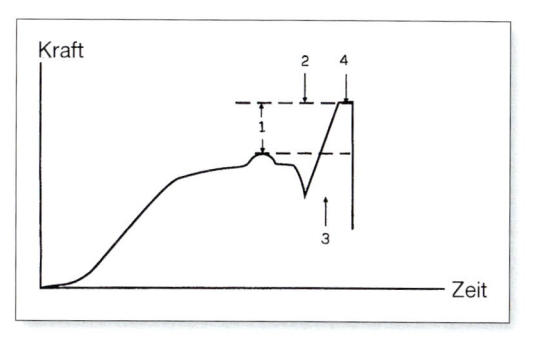

Abb. 4.5: Weg-Zeit-Kraft-Verlauf bei fehlerhafter Manipulationstechnik (1–4 s. Text)

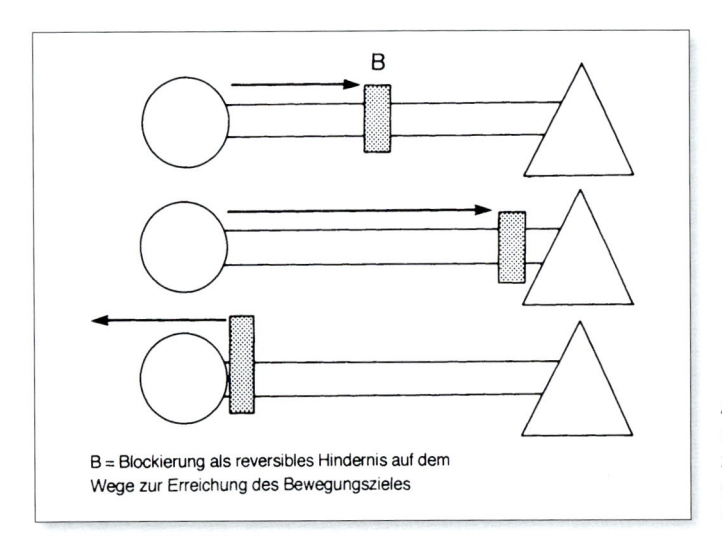

Abb. 4.6: Verschiedene Lagen des reversiblen Hindernisses auf dem Wege zur Erreichung des Bewegungsziels (Blockierung) mit den sich daraus ergebenden Mobilisierungsmöglichkeiten

B = Blockierung als reversibles Hindernis auf dem Wege zur Erreichung des Bewegungszieles

bei einer Mobilisationsbehandlung zunächst in die freie Richtung gearbeitet (Abb. 4.6).

Die manuelle Diagnostik und auch die Manipulations- und Mobilisationstherapie (einschließl. MET) erfordern ein gut und bewusst trainiertes Gewebegefühl.

> **Merke**
>
> Eine erfolgreich angewandte differenzierte manualmedizinische Diagnostik und Therapie setzt ein gut trainiertes Gewebegefühl voraus!

4.2.3 Ärztliche Zuständigkeit

Immer wieder wird versucht, an dem Grundsatz zu rütteln, dass die Manipulationsbehandlung an der Wirbelsäule ein nicht delegierbarer Bestandteil der ärztlichen Tätigkeit ist. Es ist aber klar davon auszugehen, dass die Diagnose, einschließlich der damit verbundenen differentialdiagnostischen Erwägungen, die Indikationsstellung zur Therapie und die Durchführung einer solchen Therapie grundsätzlich als Einheit anzusehen sind und von vornherein zunächst eine ärztliche Tätigkeit darstellen. Daran ändert auch die Tatsache nichts, dass ein Teil der diagnostisch- und therapeutisch-technischen Maßnahmen an entsprechend ausgebildete Angehörige medizinischer Assistenzberufe delegiert werden kann. Unter den Begriff der Manipulation fallen auch die „high-velocity-low-amplitude"-Techniken der Osteopathen.

Bei der Mobilisationsbehandlung an der Wirbelsäule wird die Gesamtenergie des therapeutischen Eingriffes bei einer Tätigkeit mit langsamer Einwirkung fraktioniert eingesetzt, und es zeigt sich während dieser langsamen Einwirkung durch das Auftreten von Schmerz und/oder Gegenspannung ein eintretendes Risiko. Dabei kann der Mobilisationsversuch auf der jeweiligen Stufe bzw. an der Grenze zum Eintritt des Risikos abgebrochen werden. Dieses Risiko kann auch von gut ausgebildeten, die Technik beherrschenden Physiotherapeuten (andere sollten von vornherein keine manuelle Therapie anwenden) erfasst und durch sofortiges Abbrechen des Behandlungsschubes oder -zuges verhindert werden. Aber auch diese Tatsache ändert nichts an der Verantwortung des behandelnden Arztes für eine korrekte Indikationsstellung, die auch den Ausschluss von Kontraindikationen beinhaltet.

Die Manipulationsbehandlung an der Wirbelsäule arbeitet hingegen mit einem einmaligen – wenn auch kleinen – Impuls von sehr hoher Geschwindigkeit. Dafür ist zuvor die genaue differenzialdiagnostische Abklärung ggf. auch durch eine umfassende neurologische Befunderhebung und unter Einsatz bildgebender Verfahren erforderlich. Diese umfassende Diagnostik ist ausschließlich ärztliche Tätigkeit.

Da der Manipulationsimpuls an der Wirbelsäule ein Eingriff ist, der bei seiner Einwirkung einen irreversiblen Effekt setzt, muss vor jedem manipulativen Eingriff an der Wirbelsäule erneut eine solche Abklärung erfolgen. Die gezielte Manipulation an der Wirbelsäule muss wie ein chirurgischer Eingriff geplant werden und kann mit gewissen Gefahren, die es auszuschließen gilt, einhergehen. Eventuell – wenn auch nur sehr selten – auftretende Komplikationen können nur durch eine unverzüglich eingeleitete ärztliche Intervention in Grenzen gehalten bzw. beherrscht werden. Diese sehr selten eintretenden Komplikationen, wie der zunächst klinisch stumme Bandscheibenvorfall, der u. U. verlagert oder gar sequestriert werden kann, oder auch Gefahren vonseiten einer vorbestehenden oder drohenden Spontandissektion hirnzuführender Gefäße verbieten es, solche Behandlungen an Angehörige medizinischer Assistenzberufe zu delegieren. Nur der Arzt kann vor der jeweiligen Behandlung entscheiden, ob und welche Zusatzuntersuchungen ggf. noch erforderlich sind. Weiterhin ist zu bedenken, dass für einen eventuellen Zwischenfall im Verlauf einer Manipulationsbehandlung die Notfallmaßnahmen beherrscht werden und das erforderliche Instrumentarium (Intubationsbesteck, Infusionszubehör) vorgehalten werden müssen.

Gegebenenfalls würde überdies sicherlich jeder Gutachter einem Arzt, der eine solche Behandlung unerlaubt delegiert hätte, einen Indikationsfehler vorwerfen. Die Haftung ginge allerdings vom Arzt auf den Physiotherapeuten über, wenn dieser ohne ausdrückliche ärztliche Verordnung eine Manipulationsbehandlung an der Wirbelsäule durchführen würde.

4.2.4 Risikoaufklärung und Dokumentation

Nachdem aufgrund von rechtskräftig gewordenen Oberlandesgerichtsurteilen eine ärztliche Aufklärungspflicht (Risikoaufklärung) vor Manipulationen an der Wirbelsäule bejaht wurde, dürfte die Frage der Delegation von Manipulationen an der Wirbelsäule noch klarer beantwortet sein. Wenn bereits für einen Arzt mit qualifizierter Bereichsweiterbildung eine Aufklärungspflicht besteht, erscheint die Delegation einer solchen Behandlung an Angehörige medizinischer Assistenzberufe von vornherein obsolet. Das gilt auch dann, wenn behauptet wird, es habe sich um eine osteopathische Behandlung gehandelt. Wie bereits betont, sind die high-velocity-low-amplitude-Techniken aus der osteopathischen Richtung der Manuellen Medizin ebenfalls Manipulationen.

Vor einer Manipulation an der Wirbelsäule ist der Arzt nach geltender Rechtsprechung verpflichtet, über die Möglichkeit einer sehr seltenen Spontandissektion hirnzuführender Gefäße und die Gefahr, dass es bei (ebenfalls sehr seltener) Nichterkennung derselben zu einer Schädigung von Hirnarealen kommen kann, aufzuklären. Weiterhin ist der Arzt im Rahmen der Risikoaufklärung gehalten, den Patienten darauf hinzuweisen, dass es bei einem präformierten, aber klinisch noch stummen Bandscheibenvorfall zu einem radikulären Syndrom kommen kann. Dies ist aber nicht der Manipulation anzurechnen, sondern als Bagatellursache zu werten, d. h., dass es in solchen Fällen auch bei geringer Alltagsbelastung (Hustenstoß, Niesen, Pressen beim Stuhlgang, schnelle Drehung, Anheben einer mittelschweren Last) über kurz oder lang ohnehin zu diesem radikulären Syndrom gekommen wäre. Die durchgeführte Risikoaufklärung ist auf jeden Fall zu dokumentieren, da der Arzt dafür immer beweispflichtig ist. Die Benutzung eines Aufklärungsbogens (z. B. procom) wird angeraten. Der mündige Patient kann von sich aus auch auf eine ärztliche Risikoaufklärung verzichten, das sollte sich der Arzt aber schriftlich bestätigen lassen.

Da es sich bei den zur Begutachtung anstehenden Fällen in der Vergangenheit gezeigt hat, dass in mehr als der Hälfte der Fälle mehr oder weniger gravierende Dokumentationsmängel festzustellen waren und diese immer zu Lasten des Arztes gehen, hat der damalige Arbeitskreis Manuelle Medizin der DGOOC unter der Leitung des Autors Dokumentationsrichtlinien erarbeitet und veröffentlicht. Diese beinhalten folgende Punkte:

a) Wesentliche anamnestische Daten (Schmerzentstehung, -ausbreitung, Funktionsstörungen, bisherige Therapie)
b) Pathologische Befunde an den Bewegungsorganen, einschließlich eines Extraktes des Ergebnisses der bildgebenden Verfahren
c) Befund der manualmedizinischen Diagnostik
d) Ausschluss von Kontraindikationen
e) Ärztliche Risikoaufklärung
f) Diagnostische Probemobilisation
g) Durchgeführte manuelle Therapie: Bei letzterer reicht es aus, zu verzeichnen, ob es sich um eine Mobilisation oder eine Manipulation gehandelt hat und ob in die freie oder die blockierte Richtung gearbeitet wurde. Alternativ kann auch die durchgeführte Behandlungstechnik angegeben werden.

Diagnostik und Therapie am Sakroiliakalgelenk 5

Funktionelle Störungen am SIG führen oft zu pseudoradikulären Lumbalsyndromen, Glutaealgie und Leistenschmerz. Von ihnen gehen bei längerem Bestehen häufig auch Verkettungssyndrome sowohl nach kaudal als auch nach kranial aus.

5.1 Befunderhebung

Die manualmedizinische Befunderhebung in diesem Bereich umfasst zunächst die Prüfungen der Statik und Funktion einschließlich der Zeichen für eine Muskelverkürzung oder eine Reizung des Bandapparates. Bereits bei diesen Prüfungen ergeben sich ggf. zwangsläufig Hinweise auf eine vermehrte Nozizeptorenaktivität. Von Bedeutung ist auch die Beschwerdeschilderung des Patienten. Es ist erstaunlich, wie viele Patienten den Schmerz direkt auf das betroffene Sakroiliakalgelenk (SIG) lokalisieren. Glutaealgien und eine pseudoradikuläre Schmerzausstrahlung im Bereich der Oberschenkelrück- und -außenseite (M. tensor fasciae latae) verbunden mit einem positiven Pseudo-Lasègue (verkürzte ischiokrurale Muskulatur) sowie Leistenschmerzen (Hypertonus der Hüftadduktoren und/oder des M. iliopsas) werden ebenfalls häufig beschrieben.

5.1.1 Prüfung der Beckenstatik

Der erste Schritt der Befunderhebung am SIG ist die Prüfung der Beckenstatik. Dabei werden am stehenden Patienten der Stand der Spinae iliacae craniales ventrales und dorsales sowie der Stand der Cristae iliacae geprüft. Dazu steht der Patient hüftbreit mit gleicher Belastung beider Beine, gleicher Hüftrotation und möglichst gestreckten Knien und Hüften vor dem Untersucher. Bei einseitiger Hüft- und/oder Kniebeugekontraktur erfolgt die Prüfung zum Vergleich auch mit beidseitig gleich gebeugten Gelenken, um den Einfluss derselben auf eine festgestellte Beckenfehlstatik abzugrenzen.

Dabei ist auf die Differenzierung zwischen Beckenschiefstand und Beckenverwringung (Abb. 5.1) zu achten. Bei einem Beckenschiefstand stehen beide hinteren Beckenkämme und vorderen oberen Darmbeinstachel auf der gleichen Seite tiefer. Bei einer Beckenverwringung steht die eine Beckenhälfte dorsal, die andere ventral tiefer.

Außerdem kann sich der Untersucher auf eine einfache, andere Weise schnell über die Beckenstatik informieren. Er legt beide Mittel-

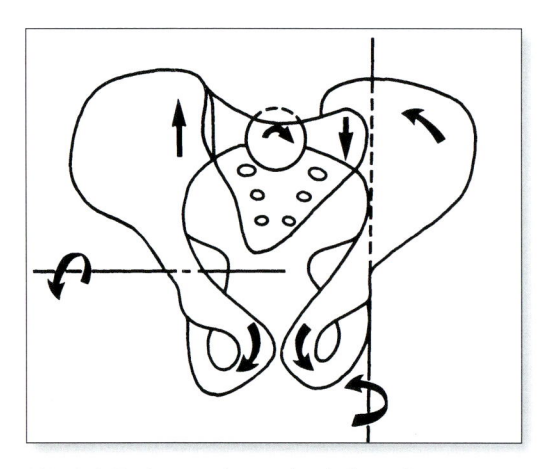

Abb. 5.1: Beckenverwringung (nach *Cramer*)

oder Zeigefingerkuppen von dorsal her auf die Beckenkämme des Patienten und folgt diesen bis zur Spina iliaca posterior superior. Diese Linie verlängert er bis zur Crista sacralis. Treffen sich die Linien beider Seiten dort, so liegt hinsichtlich der Beckenstatik ein Normalbefund vor. Bei Beckenschiefstand laufen die genannten Linien in einem Abstand aneinander vorbei, der der Höhendifferenz der Beckenkämme entspricht (Abb. 5.2). Bei der Beckenverwringung weicht der Abstand beider Linien mehr oder weniger deutlich von der Höhendifferenz der Beckenkämme ab.

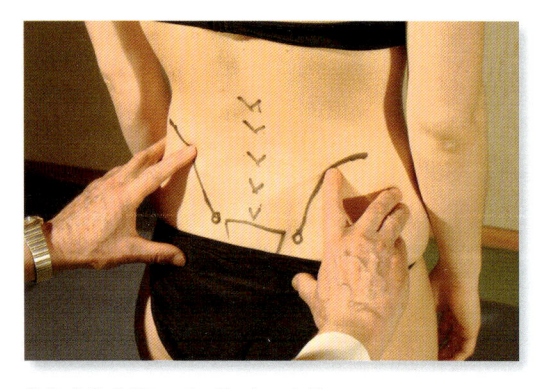

Abb. 5.2: Prüfung der Beckenstatik

Die sagittale Neigung von Becken und Sakrum gibt mehr Hinweise auf Beschwerdemöglichkeiten im Bereich der Lendenwirbelsäule, wenn auch die Blockierungsmöglichkeiten am oberen SIG-Pol bei Sacrum acutum und Hohlkreuz deutlich vermehrt sind. Bei der Inspektion des in Bauchlage auf dem Flachtisch gelagerten Patienten weisen eine Abflachung der Glutaealregion und eine verminderte Außenrotationsstellung des Beines auf eine Irritation am oberen SIG-Pol auf der betroffenen Seite hin. Dem Sakroiliakalgelenk kommt wegen der Rolle des Kreuzbeins als Basis der Wirbelsäule eine besondere Bedeutung für die Gesamtstatik zu. Anatomische Varianten im Bereich der SIG oder des lumbosakralen Überganges führen häufig zu Sekundärblockierungen im Bereich der restlichen Wirbelsäule. Diese treten hinsichtlich des Beschwerdebildes oft in den Vordergrund und werden deshalb immer wieder als primäre oder alleinige Ursache des den Patienten zum Arzt führenden lokalen oder pseudoradikulären Schmerzsyndroms angesehen. Gerade pseudoradikuläre Lumbalsyndrome, deren Ursache zunächst in der Lendenwirbelsäule vermutet wird, haben häufig ihre Ursache in funktionellen Störungen oder strukturellen Veränderungen der Sakroiliakalgelenke.

Im Rahmen der Rezidivprophylaxe sollte bei einer Wirbelblockierung deshalb nicht nur an Begleitblockierungen bei inneren Organerkrankungen oder an hypermobile Segmente gedacht werden, sondern es sollte bei Rezidiven immer auch die Situation an den SIG und den Kopfgelenken – und das nicht nur bei offensichtlich komplexem Blockierungsgeschehen – in die Überlegungen einbezogen werden. Therapeutische Misserfolge sind oft auf das Übersehen von für den Patienten stummen, d. h. von ihm nicht in Form von Schmerzen, Missempfindungen oder Funktionsstörungen wahrgenommenen Blockierungen in diesem Bereich zurückzuführen.

5.1.2 Hyperabduktions-außenrotationstest

Von den Funktionsprüfungen, die auf eine Störung am SIG hinweisen, ist zunächst das „Zeichen der Vier" nach *Maigne* (Hyperabduktionsaußenrotationstest) zu nennen (Abb. 5.3).

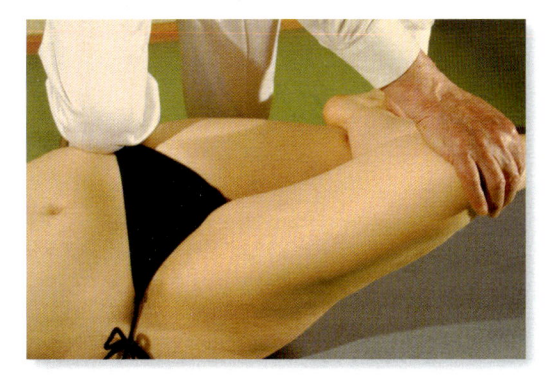

Abb. 5.3: Hyperabduktionstest („Zeichen der Vier" nach *Maigne*)

Bei der Prüfung dieses Zeichens liegt der Patient in Rückenlage auf dem Flachtisch. Das Bein auf der zu untersuchenden Seite wird in Höhe des Sprunggelenkes gefasst und damit auf die Streckseite des Tibiakopfes der kontralateralen Seite aufgelegt. In der später von *Patrick* und *Kubis* entwickelten Variante wird es mit der Fußsohle an die Innenseite des distalen kontralateralen Oberschenkels angelegt. Das Becken des Patienten wird mit einem Knie des Untersuchers auf der Unterlage fixiert, um eine Mitrotation des Beckens zu vermeiden. Anschließend führt der Untersucher am zu untersuchenden Bein eine Außenrotations-Abduktionsbewegung aus. Je nach Bewegungsausschlag sprechen wir von einem Viererzeichen Grad I (bis ca. 23°), Grad II (bis 45°), Grad III (bis ca. 67°) oder Grad IV (bis 90°). Da das Viererzeichen nicht nur bei SIG-Blockierung, sondern auch bei Koxarthrose (Adduktorenverkürzung) oder pseudoradikulären Syndromen aus dem Bereich der Lendenwirbelsäule oder dem dorsolumbalen Übergang (M. psoas) einen pathologischen Befund zeigt, werden zur Differenzialdiagnose neben dem Bewegungsausmaß auch die Schmerzlokalisation (Adduktoren, Trochanter, Leiste, SIG) sowie das Endgefühl der Bewegung als Hinweis auf Ort und Art der Störung gewertet.

5.1.3 Dreistufen-Hyperextensionstest

Einen genaueren Hinweis auf die Lokalisation(en) der Störung gibt bereits der Dreistufen-Hyperextensionstest (Abb. 5.4 a–c). Dazu liegt der Patient möglichst entspannt in Bauchlage auf dem Flachtisch. Das Kopfteil wird zur besseren Entspannung leicht abgesenkt. Der

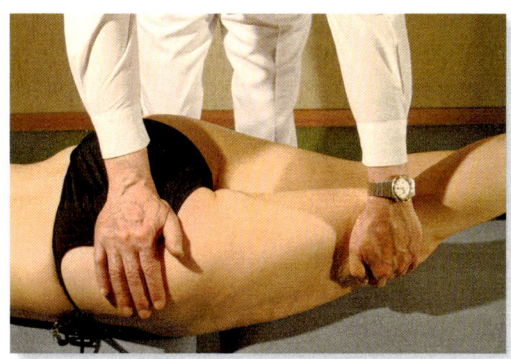

Abb. 5.4 a: Dreistufen-Hyperextensionstest mit Fixation des Iliums (Prüfung des Hüftgelenkes)

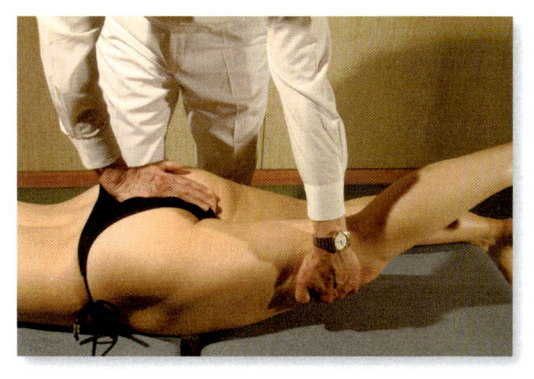

Abb. 5.4 b: Dreistufen-Hyperextensionstest mit Fixation des Sakrums (Prüfung von Hüfte und SIG)

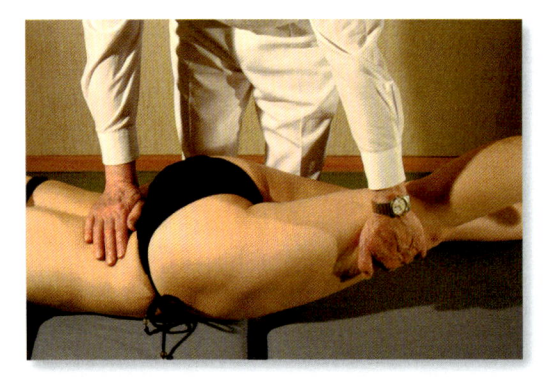

Abb. 5.4 c: Dreistufen-Hyperextensionstest mit Fixation der unteren LWS (Prüfung von Hüfte, SIG und lumbosakralem Übergang)

Untersucher führt auf der (ihm abgewandten) zu untersuchenden Seite eine Hyperextension des Patientenbeines durch. Dabei wird zunächst das Os ilium des Patienten fest auf der Unterlage fixiert (Stufe 1), so dass die Überstreckung nur im Hüftgelenk stattfindet. Ein dabei im Hüftgelenk auftretender Schmerz weist auf eine Störung hin, die dort ihren Ursprung hat. Ebenfalls zu Beschwerden führende Verkürzungen des M. rectus femoris und des M. iliopsoas lassen sich durch die Schmerzlokalisation auf diese beziehen.

In der 2. Stufe wird bei der Hyperextension das Os sacrum fixiert, so dass nun das SIG mit in die Bewegung einbezogen wird. Nun im Bereich des SIG auftretende bzw. zum Hüftschmerz hinzukommende Schmerzen weisen auf eine Beteiligung des Sakroiliakalgelenkes hin.

Bei der Prüfung der Stufe 3 wird ein Gegenhalt an der unteren LWS gegeben, so dass nunmehr auch der lumbosakrale Übergang in die Untersuchung einbezogen wird. Bei dieser Stufe wird nur noch ein gering dosierter Gegenhalt gegeben, da erstens keine kranial gelegenen Abschnitte von der Bewegung ausgeschlossen werden müssen und zweitens ein zu kräftiger Gegenhalt bei Lordosierung sich sowohl auf den hinteren Faserknorpelring der lumbosakralen Bandscheibe als auch auf die Wirbelgelenke in diesem Bereich ungünstig auswirken kann.

> **Kurzfassung:**
> - Patient in Bauchlage auf dem Flachtisch.
> - Untersucher auf der Gegenseite mit Blick zur Liege.
> - Stufe 1: Fixation Ilium – Hüftgelenk.
> - Stufe 2: Fixation Sakrum – Hüfte + SIG.
> - Stufe 3: lockerer Gegenhalt lumbosakral – alle drei Komponenten.
> - Fallstricke: ungenügende Fixierung der gegengehaltenen Partner bei Stufe 1 und 2.

5.1.4 Speziellere Gelenkspieluntersuchungen

Speziellere Gelenkspieluntersuchungen des SIG stellen die Prüfung des Vorlaufphänomens und vor allem der Spine-Test dar. Bei diesen Untersuchungen muss man sich im Klaren sein, dass die getasteten großen Bewegungsausschläge nur durch die Verlängerung des Bewegungsradius bis zur Körperoberfläche zustande kommen. Beim SIG handelt es sich um eine Amphiarthrose mit sehr straffer Bandführung und entsprechend geringen Bewegungsausschlägen. In vivo mittels Tantalmarkierung gemessene anguläre Bewegungen zwischen Ilium und Sakrum betrugen 2–3°. Bei der Nutationsbewegung um die sagittale Achse in Höhe S2 wurden Werte zwischen 0,8° und 3,2° gemessen. Aufgrund der Konstruktion des Gelenkes sind auch die translatorischen Bewegungen, die in Höhe S1 am größten sind, sehr gering. Sie betragen entgegen dem subjektiven Empfinden der meisten Untersucher nur ca. 0,5 mm.

Prüfung des Vorlaufphänomens

Bei der Prüfung des Vorlaufphänomens steht der Patient hüftbreit vor dem Untersucher (Abb. 5.5 a und b). Dabei ist auf eine gleichmäßige Belastung beider Beine, gleiche Hüftrotation beidseits und (möglichst) gestreckte Kniegelenke zu achten. Der Untersucher legt seine beiden Daumen auf die Spinae iliacae posteriores superiores des Patienten und fordert diesen auf, sich mit möglichst gestreckten Knien langsam (von oben einrollend) nach vorn zu beugen. Liegt eine einseitige Hypo- oder Amobilität in einem SIG vor, so kann das Sakrum auf dieser Seite nicht gegenüber dem Ilium nach kaudal gleiten. Deshalb wird auf der betroffenen Seite das Os ilium früher als das auf der Gegenseite mit nach kranial gezogen (es „läuft vor"), was sich am Höhertreten der Spina iliaca posterior superior der betroffenen Seite zeigt.

Bei dieser Prüfung gibt es aber eine Reihe von Fehldeutungsmöglichkeiten. Sie ist selbstverständlich bei doppelseitigen Funktionsstörungen in den SIG unzuverlässig und gibt auch bei Skoliosen Ergebnisse, die nicht i. S. der manuellen Diagnostik verwertbar sind. Weitere Fehldeutungsmöglichkeiten bestehen bei ein- oder doppelseitiger Verkürzung der ischiokruralen Muskulatur sowie bei Blockierungen in Höhe L4 und L5 (Mitnahme des Os ilium über das Lig. iliolumbale der betroffenen Seite) und im dorsolumbalen Übergangsbereich (über den M. quadratus lumborum).

> **Kurzfassung:**
> - Patient steht hüftbreit mit gleich belasteten Beinen vor dem Untersucher.
> - Untersucher legt beide Daumen auf die Spinae iliacae post. sup.
> - Patient beugt sich langsam nach vorn.
> - Spina iliaca post. sup auf der gestörten (blockierten) Seite läuft vor.
> - Fallstricke: Blockierung untere LWS, Skoliose, verkürzte ischiokrurale Muskulatur.

Spine-Test

Im Gegensatz zu den bisher aufgeführten Untersuchungen stellt der Spine-Test eine spezielle Funktionsprüfung der Sakroiliakalgelenke dar, da dieser einen Seitenvergleich der Bewegung in beiden SIG erlaubt. Dazu steht der Patient wiederum in der bei der Prüfung des Vorlaufphänomens beschriebenen Ausgangsstellung vor dem Untersucher: Der Untersucher legt einen Daumen an den unteren Rand der Spina iliaca post. sup. der zu beurteilenden Seite und den anderen Daumen in gleicher Höhe

Abb. 5.5 a: Prüfung des Vorlaufphänomens am SIG (Ausgangsstellung)

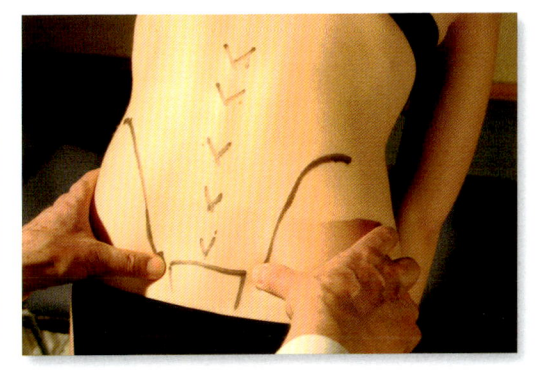

Abb. 5.5 b: Prüfung des Vorlaufphänomens am SIG (Vorlauf rechts)

auf die Crista sacralis (zwischen Dornfortsatz S1 und S2). Anschließend wird der Patient aufgefordert, bei gestrecktem Standbein das Bein auf der zu untersuchenden Seite in Hüft- und Kniegelenk anzubeugen.

Bei dieser Prüfung zeigt sich bei freiem SIG sofort bei Bewegungsbeginn ein kurzes Absinken der Spina iliaca nach kaudal. Ein Fehlen dieser kleinen Bewegung ist bereits ein klarer Hinweis auf eine Störung im SIG. Wenn bei der weiteren Flexion der Bewegungsspielraum des Hüftgelenkes erschöpft ist, tritt – außer bei Vorliegen einer Ankylose oder einer sehr ausgeprägten Blockierung – die Spina iliaca post. sup. auf der untersuchten Seite mehr oder weniger nach kaudal. Der Beginn der Mitbewegung des Os ilium ist ein Maß für die Bewegung des Hüftgelenkes, der Bewegungsweg für die Funktion des SIG.

Es ist einleuchtend, dass hierbei neben der Aussage über die Gelenkfunktion des einzelnen SIG auch ein quantitativer Vergleich beider Seiten möglich ist (Abb. 5.6 a und b). Eine entsprechende Prüfung kann auch in umgekehrter Richtung erfolgen, d. h., bei gleicher Anlage der Untersucherhände beugt sich der Patient nach vorn, wobei sich die Crista sacralis gegenüber der Spina iliaca post. sup. nach kranial bewegt. Der dabei zu messende Weg ist aber deutlich kürzer als der beim eigentlichen Spine-Test und deshalb gerade beim Seitenvergleich und bei geringem Bewegungsausschlag weniger aussagekräftig.

Kurzfassung:
- Patient steht hüftbreit mit gestreckten Beinen vor dem Untersucher.
- Untersucher legt einen Daumen an den unteren Rand der Spina iliaca post. sup., den anderen in gleicher Höhe auf die Crista sacralis.
- Patient hebt das Bein auf der zu untersuchenden Seite an.
- Fallstrick: Beckenschiefhaltung und Verdrehung bei nicht ausreichend haltungsstabilem Patienten, an der Spina zu hoch angelegter Daumen.

5.1.5 Prüfung der variablen Beinlängendifferenz

Eine mögliche Aussage bezüglich des Vorliegens einer SIG-Blockierung oder aber einer Beckenverwringung (wobei beides kombiniert sein kann) ermöglicht die Prüfung der variablen Beinlängendifferenz (*Derbolowsky*).

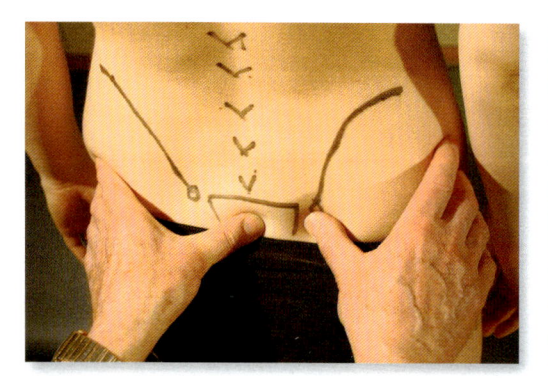

Abb. 5.6 a: Spine-Test: Ausgangslage

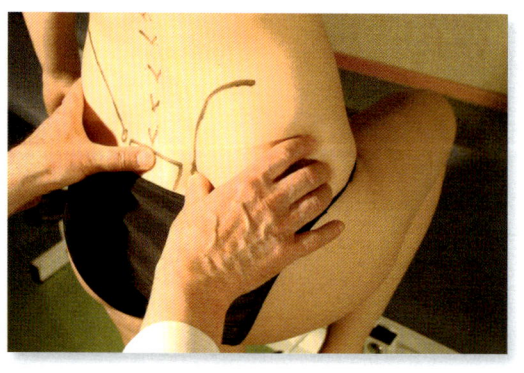

Abb. 5.6 b: Spine-Test: Ausführung

Für diese Prüfung liegt der Patient in Rückenlage auf der Untersuchungsliege. Der Untersucher steht am Fußende der Liege und umfasst beide Sprunggelenke des Patienten so, dass seine beiden Daumen an der medialen Seite des oberen Sprunggelenkes in gleicher Höhe nebeneinander liegen. Anschließend fordert er den Patienten auf, sich unter abstützender Hilfe seiner Arme zum Sitzen aufzurichten. Dabei wird ein leichter Zug an den gering angehobenen Patientenbeinen ausgeübt, um den Reibungswiderstand auszugleichen. Der Patient sollte dabei seine Augen geschlossen und seinen Mund leicht geöffnet haben. Das wird ein- bis zweimal wiederholt. Zeigt sich dabei, dass ein Fuß gegenüber der Ausgangslage nach kaudal oder kranial verschoben wird, so spricht man von einer „variablen Beinlängendifferenz". Beträgt diese mehr als 2 cm, ist immer von einer Beckenverwringung auszugehen, bei Werten darunter von einer nur gering ausgeprägten Beckenverwringung oder einer SIG-Blockierung ohne Verwringungskomponente (Abb. 5.7 a und b). Wie bereits ausgeführt, kann beides miteinander kombiniert sein. Welches Bein sich bei der Prüfung nach kaudal vorschiebt oder nach kranial zurückzieht, richtet sich nach der Ausgangslage des Hüftgelenkes, die sich bei einer Beckenverwringung ändert. Eine Gesetzmäßigkeit in der Weise, dass sich das Bein auf der blockierten Seite vorschiebt, lässt sich auf Grund eigener Untersuchungen nicht bestätigen. Das Ergebnis wird auch durch einseitige Muskelspannungen im Bereich des Stammes, der Schulter- und Hüftgelenke, der Nacken- und der Kaumuskulatur verfälscht. Daneben kann eine variable Beinlängendifferenz auch bei Blockierungen im Bereich des dorsolumbalen Überganges und bei Kopfgelenkblockierungen beobachtet werden.

Kurzfassung:
- Patient in Rückenlage.
- Untersucher steht am Fußende der Liege, fasst beide Patientenfüße in Höhe der OSG.
- Patient richtet sich zum Sitzen auf.
- Feststellung einer Verschiebung.
- Fallstricke: einseitige Muskelspannung.

5.1.6 Federungstest

Zum Ausschluss einer Hypermobilität oder Instabilität des SIG dient vor allem der Federungstest (Abb. 5.8). Dieser wird am einfachsten am in Bauchlage auf der Untersuchungsliege gelagerten Patienten durchgeführt. Bei Benutzung der Sell-Liege wird das federnde

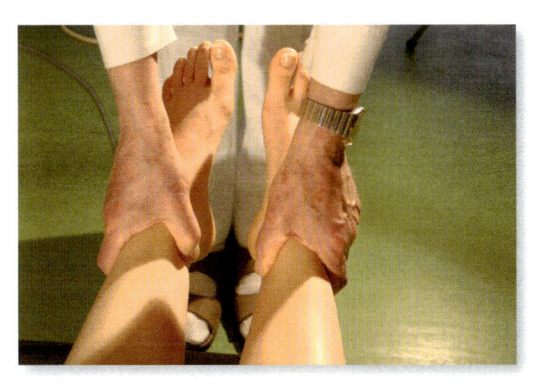

Abb. 5.7 a: Handanlage zur Prüfung der variablen Beinlängendifferenz

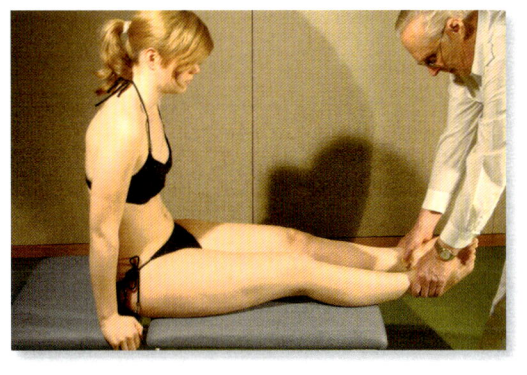

Abb. 5.7 b: Prüfung der variablen Beinlängendifferenz

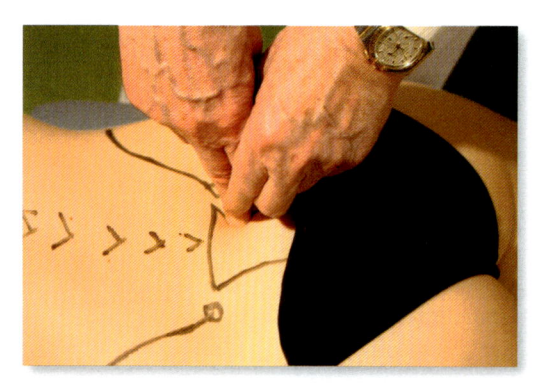

Abb. 5.8: Federungstest am SIG in Höhe S1

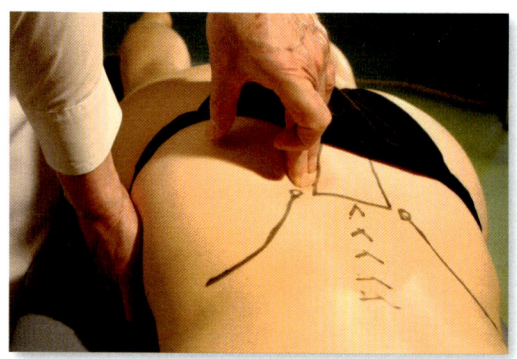

Abb. 5.9: Federungstest über Bewegung am Os ilium

Mittelteil der Liege arretiert, damit nicht durch dessen Federung ein falsches Untersuchungsergebnis vorgetäuscht wird.

Zur Befunderhebung legt der Untersucher seinen Mittelfinger je nach zu untersuchender Höhe mit der Kuppe auf den oberen oder unteren Teil des Os sacrum und mit der Beugeseite der Endphalanx an die mediale Begrenzung des Os ilium an. Mit den Fingern der anderen Hand wird dieser Mittelfinger geschient, und es wird anschließend eine federnde Bewegung nach ventral durchgeführt. Es ist bei der Prüfung am oberen SIG-Pol darauf zu achten, dass der palpierende Finger mit der Kuppe auf dem Sakrum und nicht (zu weit kranial) auf dem Lig. iliolumbale aufgelegt wird. Dadurch würde eine Instabilität vorgetäuscht werden.

Der Normalbefund ist ein festelastisches Federungsgefühl. Zeigt sich eine messbare Vergrößerung der Distanz zwischen Iliumkante und Sakrum, so liegt eine Hypermobilität oder – bei deutlicher Distanzvergrößerung – eine Instabilität vor. Eine solche stellt naturgemäß eine Kontraindikation für mobilisierende oder manipulative Eingriffe am SIG dar. Sie findet sich aber immer wieder als Komplikation einer chronischen Blockierungssituation auf der Gegenseite, die dann der Manipulation zugänglich ist und deren Lösung auch zur Beseitigung der kompensatorischen Hypermobilität führt.

Der Befund einer ausgeprägten Hypo- oder gar Amobilität ist durch einen harten Anschlag beim Federungstest gekennzeichnet. Die Federungsbewegung zwischen Ilium und Sakrum kann auch dadurch geprüft werden, dass der Untersucher am in Bauchlage befindlichen Patienten die Beckenschaufel dicht unterhalb der Spina iliaca anterior superior bei ventralisierendem Gegenhalt am Sakrum anhebt (Abb. 5.9) und dabei den Bewegungsweg und das Bewegungsgefühl prüft. Besonders bei diesem Test ist ein Seitenvergleich wegen der physiologischen Bandbreite der Bewegung erforderlich.

> **Kurzfassung:**
> - Patient in Bauchlage auf dem Flachtisch.
> - Untersucher steht in Höhe des SIG seitlich an der Liege, legt die Mittelfingerkuppe auf das Sakrum und die Beugeseite des Mittelfingerendgliedes an das Ilium.
> - Feststellung des Federungsgefühls.
> - Fallstricke: federnd eingestelltes Mittelteil, Finger beim Test am oberen Pol zu weit kranial.

Prüfung von Nutation und Gegennutation am SIG

Eine weitere Möglichkeit, den Bewegungsausschlag am oberen Sakrumpol zu prüfen, ist am in Seitenlage auf dem Behandlungstisch liegenden Patienten gegeben.

Das auf dem Tisch aufliegende Patientenbein bleibt gestreckt. Um die Nutations- und Gegennutationsbewegung zu beurteilen, legt der Untersucher den Mittelfinger seiner kopfnahen Hand in Höhe des oberen SIG-Poles auf das Os sacrum und den Zeigefinger auf die Spina iliaca posterior superior. Anschließend wird mit der fußnahen Hand das oben liegende Patientenbein gefasst und zwischen Beugung (über 90°) und Streckung bewegt. Dabei nimmt bei der Beugung der Abstand zwischen Ilium und Sakrum zu und die Spina iliaca post. sup. tritt nach kaudal. Bei der Streckung bewegt sich die Spina iliaca wieder nach kranial und ventral (Abb. 5.10).

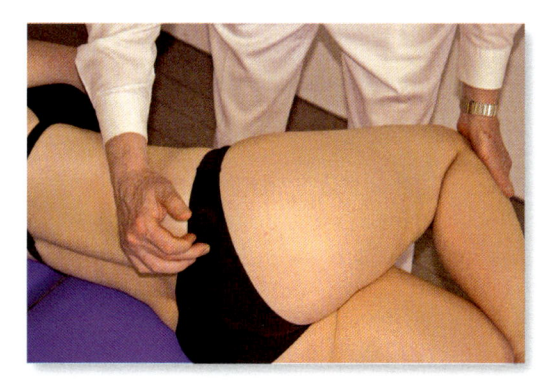

Abb. 5.10: Prüfung von Nutation und Gegennutation am SIG

Nach Umlagerung des Patienten wird das auch auf der Gegenseite zum Seitenvergleich geprüft. Diese Prüfung ist gewissermaßen eine Kombination von Federungs- und Spine-Test.

Kurzfassung:
- Patient in Seitenlage auf dem Flachtisch mit angestelltem Kopfteil, aufliegendes Bein gestreckt.
- Untersucher in Höhe des SIG vor dem Patienten. Oben liegendes Bein wird zwischen Hüftbeugung und -streckung bewegt. Tastende Finger auf Sakrum und Spina iliaca post. sup. Feststellung der Bewegung zwischen Ilium und Sakrum.
- Fallstricke: keine

5.1.7 Bänderzeichen

Die früher sehr betonten Bänderzeichen haben heute an Bedeutung verloren. Für sich allein geben sie keine Aussage zur Frage einer eventuellen Hypermobilität. Mithilfe der Bändertests wird allein das Vorliegen von Ligamentosen im SIG-Bereich geprüft. Solche Ligamentosen können sowohl hypermobilitäts- als auch blockierungsbedingt auftreten. So tritt z. B. in der Folge einer Blockierung des SIG oder des Kostotransversalgelenkes XII ein blockierungsbedingter Hypertonus des M. quadratus lumborum auf, der seinerseits wieder zu einem Dauerstress am Lig. iliolumbale und damit zu einer Ligamentose führt.

Ligamentum iliolumbale

Zur Prüfung der wichtigsten Bänder im SIG-Bereich dient ein „Bänderfächer". Der Patient liegt dafür in Rückenlage auf der Behandlungsliege. Seine Arme sind seitlich am Körper angelegt. Der Untersucher steht auf der Seite des zu untersuchenden Bandes:

Die Prüfung des Bandes erfolgt bei um 90° in Hüfte und Knie flektiertem Bein mit Gegenhalt am Os ilium der Gegenseite (Abb. 5.11).

Zur Prüfung des Dehnungsschmerzes dieses Bandes wird eine maximale Adduktion des gebeugten Beines durchgeführt. Eine das Ergebnis verfälschende Mitbewegung des Beckens wird durch den ausreichenden Gegenhalt am kontralateralen Os ilium verhindert. Ein Druck in Oberschenkellängsachse ist zu vermeiden, damit das gleichseitige Os ilium auf der Unterlage fixiert und eine Dehnung des Bandes verhindert wird. Ein bei diesem Fehler auftretender Dehnungsschmerz würde in erster Linie auf die Hüftgelenkkapsel, Trochantertendinosen oder den M. piriformis hinweisen. Auch bei korrekter Durchführung ist die Schmerzlokalisation genau zu erfragen, da u. U. auch der dorsale Bandapparat des SIG reagieren kann.

Kurzfassung:
- Patient in Rückenlage auf der Untersuchungsliege.
- Untersucher steht in Höhe des SIG neben der Liege.
- Patientenbein auf der zu untersuchenden Seite wird in Hüfte und Knie gebeugt und bei Gegenhalt am Becken adduziert.
- Fallstricke: nicht korrekte Bestimmung der Schmerztopographie; unzureichender Gegenhalt am Os ilium.

Ligamentum sacrospinale

Zur Prüfung des Dehnungsschmerzes des Lig. sacrospinale wird das Knie des gebeugten Beines in Richtung des kontralateralen Ellenbogens geführt. Der Oberschenkel des kontralateralen Beines wird unter innenrotatorischem Gegenhalt auf der Unterlage fixiert (Abb. 5.12).

Ligamentum sacrotuberale

Für die Prüfung des Lig. sacrotuberale wird bei im Übrigen gleicher Technik das Bein auf der zu prüfenden Seite in Hüft- und Kniegelenk gebeugt und in Richtung kontralaterale Schulter geführt (Abb. 5.13). Zur genaueren Differenzierung zwischen den beiden letztgenannten Bändern und zur Abgrenzung gegen einen Muskeldehnungsschmerz (ischiokrurale Mm, Gluteus maximus) ist oft eine topographische Schmerzpalpation erforderlich, da sie – wenn auch graduell unterschiedlich – auf beide Dehnungsprüfungen ansprechen.

5.1.8 Funktionelle Irritationspunktuntersuchung

Die funktionelle segmentale Irritationspunktdiagnostik orientiert sich an den Sakroiliakalgelenken an muskulären Korrespondenzpunkten in

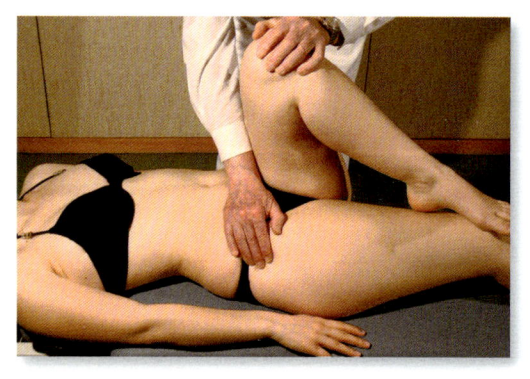

Abb. 5.11: Prüfung auf Dehnungsschmerz des Ligamentum iliolumbale

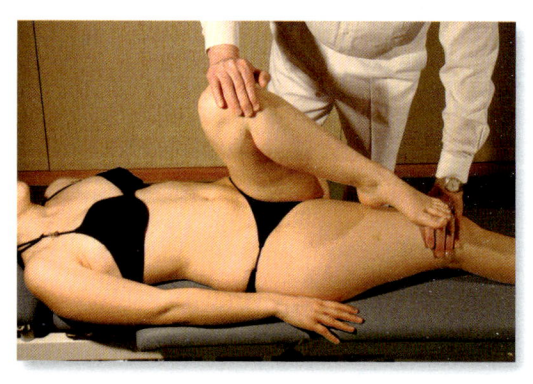

Abb. 5.12: Prüfung auf Dehnungsschmerz des Ligamentum sacrospinale

Befunderhebung

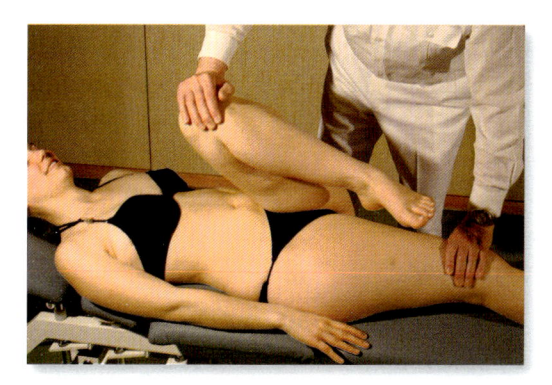

Abb. 5.13: Prüfung auf Dehnungsschmerz des Ligamentum sacrotuberale

der Glutaealmuskulatur. Zwar spricht für das obere Polgeschehen (S1-Blockierung) auch der M. piriformis an, doch ist er nicht ausreichend spezifisch, da er aus drei Segmenten (L5–S2) nerval versorgt wird und außerdem auf Affektionen aus dem Hüftgelenk anspricht. Der von *Sell* angegebene Punkt im Glutaeus medius liegt in dem Bereich, der vom S1-Anteil des N. glutaeus cranialis innerviert wird. Er entspricht in seiner Lokalisation in etwa dem von *Travell* und *Simons* angegebenen medialsten Triggerpunkt in diesem Muskel. Bei der Prüfung ist auf die topographische Abgrenzung zum deutlich kaudaler liegenden M. piriformis zu achten.

Wenn ein festgestellter Hypertonus des M. piriformis aber auf eine SIG-Blockierung zurückzuführen ist, ergibt sich beim dritten Schritt der Drei-Schritt-Diagnostik ein entsprechender Befund. Außerdem geben auch periostale Schmerzpunkte am oberen und unteren Pol des SIG Hinweise auf hier vorliegende Störungen. Die genannten muskulären Irritationspunkte finden sich bei einer S1-Blockierung im Bereich des M. glutaeus medius ca. 3 Querfinger lateral der Spina iliaca posterior superior. Bei der deutlich selteneren Blockierung in Höhe S3 findet sich eine länglich angeordnete druckdolente Verhärtung im M. glutaeus maximus ca. 1 Querfinger lateral des unteren SIG-Gelenkspaltanteiles. Außerdem erscheint bei SIG-Blockierungen die Spannung des M. tensor fasciae latae auf der betroffenen Seite gegenüber der Gegenseite vermindert (Abb. 5.14, Tab. 5.1)

Beckenstatik	Funktionelle Irritationspunktdiagnostik über muskuläre Korrespondenzpunkte
Spine-Test	
Vorlaufphänomen	
Viererzeichen	
Federungstest	
Bänderzeichen	

Tab. 5.1: Diagnostik am SIG

Befunderhebung

Die funktionelle Irritationspunktdiagnostik (Abb. 5.15–5.18) prüft unter Halten eines gleichmäßigen Druckes im segmentalen Irritationspunkt

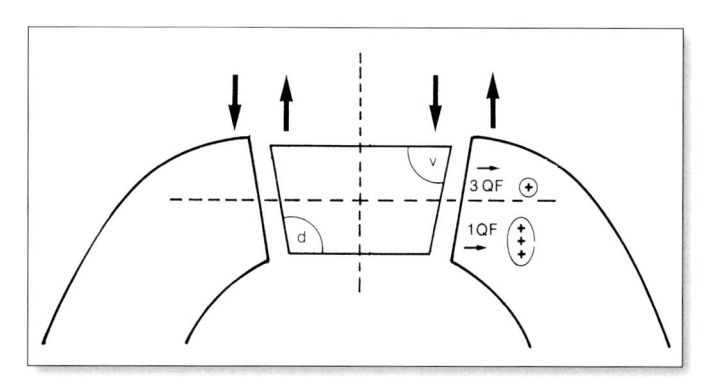

Abb. 5.14: Lage der Irritationspunkte und Irritationsrichtungen am Sakroiliakalgelenk

Diagnostik und Therapie am Sakroiliakalgelenk

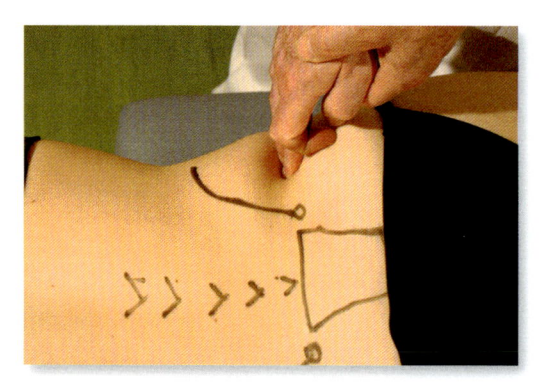

Abb. 5.15: Aufsuchen des segmentalen Irritationspunktes für den oberen SIG-Pol (S1)

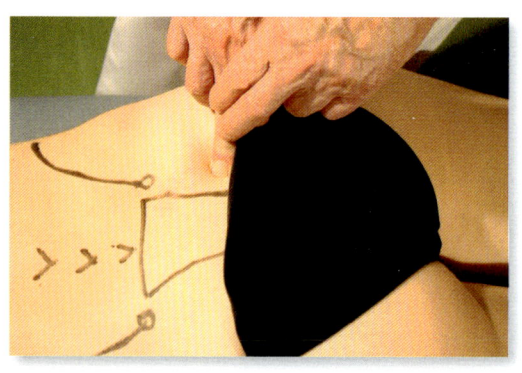

Abb. 5.16: Lage des segmentalen Irritations-punktes für den unteren SIG-Pol (S3)

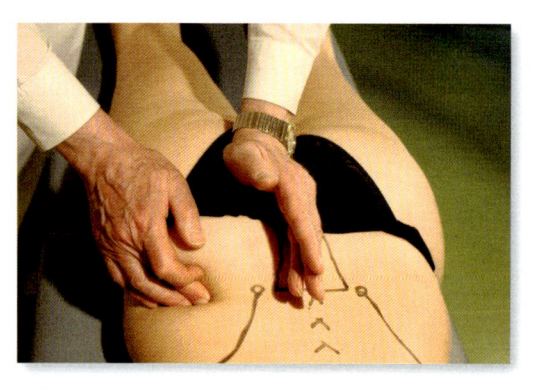

Abb. 5.17: Funktionelle Befunderhebung am segmentalen Irritationspunkt für S1 (Sakrum nach kaudal)

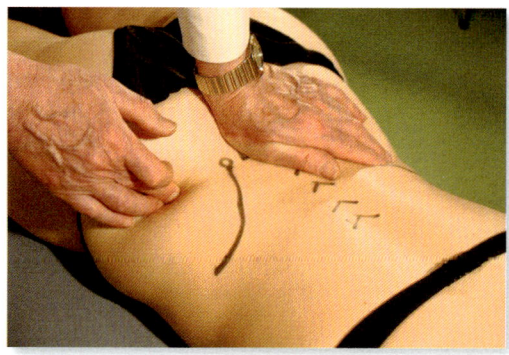

Abb. 5.18: Funktionelle Befunderhebung am segmentalen Irritationspunkt S1 (Ventralisierung S1)

auf Kaudalisierungs- und Kranialisierungs- bzw. Ventralisierungs- und Dorsalisierungsempfindlichkeit. Dieser dritte Schritt der Drei-Schritt-Diagnostik wird am entspannt in Bauchlage auf dem Flachtisch mit gering abgesenktem Kopfteil liegenden Patienten durchgeführt. Dabei ist darauf zu achten, dass der Patient seinen Kopf nicht rotiert, da das bereits zu einer Spannungsänderung im segmentalen Irritationspunkt führt und den Befund beeinflussen kann. Nach einer persönlichen Mitteilung von *Stuchly* wurde das vor allem beim gleichzeitigen Vorliegen einer Kopfgelenkblockierung beobachtet.

Die eigentliche Prüfung erfolgt dadurch, dass der palpierende Finger unter gleichbleibendem Druck in dem beschriebenen verhärteten Irritationspunkt verbleibt, während mit der anderen Hand das Os sacrum zunächst kaudalisiert und kranialisiert wird. Das kann unter Ausnutzung der Gegenbewegung zwischen Ilium und Sakrum auch über das Os ilium erfolgen. Dazu wird entweder über die Crista iliaca nach kaudal oder über den Trochanter maior bzw. den Tuber ossis ischii nach kranial geschoben oder aber der Zug bzw. Schub an dem zwischen den Therapeutenbeinen gefassten Bein des Patienten auf der blockierten Seite ausgenutzt.

Nach der Prüfung der Kaudalisierungs- und Kranialisierungsempfindlichkeit erfolgt mit ebenfalls im Irritationspunkt verbleibendem palpierendem Finger die Prüfung auf eine Ventralisierungs- und (indirekt) Dorsalisierungsempfindlichkeit. Dazu werden nacheinander beide Sakrumhälften in Höhe des oberen und unteren Sakrumpols nach ventral gedrückt.

Der am SIG am häufigsten erhobene Befund ist eine S1-Blockierung mit den Merkmalen der Kaudalisierungs- und Ventralisierungsempfindlichkeit. Kriterien sind hierbei wie bei den anderen Irritationspunkten die Zu- bzw. Abnahme des nozireaktiven muskulären Hypertonus im Irritationspunkt (palpable Konsistenzänderung = objektives Zeichen) sowie die Zu- oder Abnahme des vom Patienten bei gleichbleibendem Druck empfundenen Schmerzes (= subjektives Zeichen).

5.2 Therapeutische Möglichkeiten

Die Therapie folgt bei der Manipulationsbehandlung am Stammskelett immer in die freie Richtung (*Sell*). Diese für die Manipulation freigegebene Richtung ist die Richtung der durch Abnahme der Nozizeptorenaktivität bedingten Schmerz- und Konsistenzabnahme (Abb. 5.19). Der Begriff „freie Richtung" ist also nicht im Sinne einer uneingeschränkten Beweglichkeit aufzufassen, da eine Blockierung mit entsprechenden nozireaktiven Zeichen auch in der Restbeweglichkeit eines durch eine Spondylosis deformans oder eine Spondylarthrose eingeschränkten Segmentes auftreten kann.

SI⁺, ↓, v. daraus folgt SI⁺, ↑, d

Abb. 5.19: Regel von der Manipulation in die freie Richtung

Für die Mobilisationstherapie ist im Gegensatz dazu keine freie Richtung, sondern eine freie Wegstrecke bis zur Blockierung als reversibles Hindernis auf dem Weg zur Erreichung des Bewegungsziels erforderlich. Bei allen Blockierungen, bei denen also bis zu diesem Hindernis eine freie Wegstrecke vorhanden ist, wird diese bei der Mobilisation in die blockierte Richtung ausgenutzt. Dabei wird jeweils bis zur tastbaren ersten Barriere (Ort der beginnenden Spannungszunahme) vorgegangen und an dieser „weich-rhythmisch-federnd-repetitiv" gearbeitet.

S_{+1} ↓, v

topographisch   funktionell

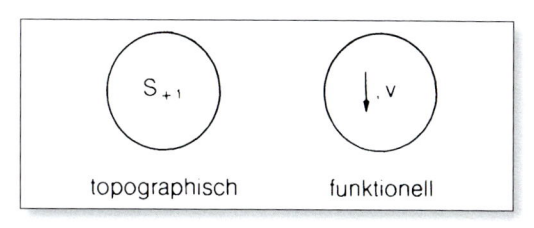

Abb. 5.20: Dokumentation SIG

Ein Arbeiten vor dieser Barriere bringt keinen Gewinn, ein Arbeiten über diese hinweg führt zur Zunahme der Nozireaktion. Nur in den Fällen, in denen die Blockierung sofort am Anfang der Wegstrecke liegt und sich damit sofort bei Bewegungsbeginn in die blockierte Richtung einstellt, wird auch bei der Mobilisationsbehandlung zunächst in die freie Richtung therapiert.

Die Dokumentation des Befundes (Abb. 5.20) gibt Höhe und Seite des Irritationspunktes als topographischen Teil und die Richtung(en) der Schmerz- und Konsistenzverstärkung als funktionellen Teil an. Bei einer nicht hypermobilitätsbedingten Blockierung wird dabei von der gegenläufigen Bewegung zwischen Ilium und Sakrum sowohl hinsichtlich der Kaudalisierungs- und Kranialisierungsempfindlichkeit als auch hinsichtlich der Ventralisierungs- und Dorsalisierungsempfindlichkeit ausgegangen. Am Os sacrum sind für die therapeutische Einwirkung auch die Längsachse und die Querachse in Höhe S2 zu beachten.

5.2.1 Therapie – unspezifische Techniken

Kaudalisierender Schub an beiden Ossa ilia (K1)

Hier ist zunächst der auf das SIG wirkende Schub an beiden Ossa ilia zu nennen (Abb. 5.21). Der Patient wird dazu in Bauchlage auf den Flachtisch gelegt. Sein Becken wird wie bei allen in Bauchlage durchgeführten Techniken am SIG auf dem gefederten Mittelteil der Behandlungsliege gelagert.

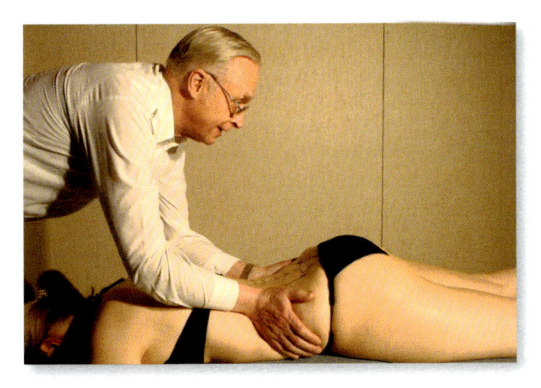

Abb. 5.21: Kaudalisierender Schub über beide Ossa ilia

Der Therapeut steht am Kopfende der Liege. Er legt seine Hände beiderseits flach auf den Thorax des Patienten auf und streicht die Weichteile nach kaudal hin bis in die „weiche Taille" aus. Dabei werden die Hände allmählich auf die ulnaren Kanten gestellt und unter Weichteilzwischenlagerung mit den Ulnarkanten beider Hände der erforderliche Tiefenkontakt über den Cristae iliacae aufgenommen. Danach wird der Impuls aus dem weit vorgelagerten Liegestütz oder (wenn es die Längenverhältnisse zwischen Arzt und Patient erfordern) dem weit vorgelagerten Ausfallschritt mit stark gebeugten Ellenbogen mittels „elastischem Beckenschwung" tangential über die Cristae iliacae nach kaudal gerichtet eingesetzt. Der beste Tiefenkontakt ist – wie auch bei später geschilderten Techniken – dann gegeben, wenn sich der Kopf des Therapeuten genau über seinen Mittelhänden befindet. Bei der Arbeit aus dem Ausfallschritt ist unbedingt auf seitengleichen Krafteinsatz zu achten; bei der Arbeit aus dem Liegestütz ergibt sich der seitengleiche Krafteinsatz quasi von selbst. Jeder harte Periostkontakt an den Cristae iliacae und jeder harte Druck an den Ansätzen der schrägen Bauchmuskeln ist wegen dabei auftretender starker Schmerzen zu vermeiden. Dieser Griff bewirkt eine Kaudalisierung beider Cristae iliacae und ist besonders für die unspezifische Mobilisierung der SIG gedacht. Von Sell wurde diesem Griff ein vagotoner Reiz auf den Plexus iliolumbalis mit gefäßdilatierender Wirkung zugeschrieben.

> **Kurzfassung:**
> - Patient in Bauchlage auf dem Flachtisch.
> - Therapeut am oder neben dem Kopfteil der Liege mit Blickrichtung zum Fußende.
> - Kaudalisierender Schub mit beiden Händen über die Cristae iliacae.
> - Fallstricke: schmerzhafter Druck auf das Periost oder Muskelansätze.

Hyperadduktionsschergriff an den SIG (K1)

Als weiterer Griff zur unspezifischen Lockerung der Sakroiliakalgelenke folgt der Hyperadduktionsschergriff an den SIG (Abb. 5.22). Dabei liegt der Patient in Bauchlage auf dem Flachtisch. Das Becken des Patienten wird auf dem gefederten Mittelteil gelagert.

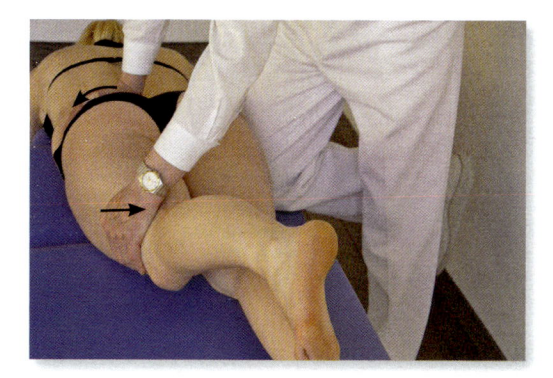

Abb. 5.22: Adduktionsschergriff am linken Sakroiliakalgelenk

Kurzfassung:
- Patient in Bauchlage auf dem Flachtisch.
- Therapeut mit Blickrichtung zum Patienten in SIG-Höhe.
- Sicherung mit kopfnahem Bein am Trochanter.
- Kopfnahe Hand von medial her an der Spina iliaca post. sup.
- Fußnahe Hand von außen her am Knie.
- Ventrolateraler Schub an der Spina. Hyperadduktion des Beines.
- Fallstricke: nicht genügend Sicherung gegen seitliches Ausweichen, zu starke Hyperextension.

Der Therapeut steht in Höhe des Beckenteils mit Blickrichtung zum Patienten. Sein kopfnahes Bein legt er an den Trochanter maior des Patienten an. Damit wird ein seitliches Abbiegen, das die Einwirkung in die LWS verlagert, vermieden. Die kopfnahe Hand des Therapeuten wird von medial her unter Tiefenkontaktaufnahme an die kontralaterale Spina iliaca posterior superior angelegt und nimmt eine Vorspannung nach ventrolateral auf. Die fußnahe Hand umfasst von lateral her das Patientenknie auf der zu behandelnden Seite. Mit seiner kopfnahen Hand führt der Therapeut einen ventrolateralen Schub am Os ilium aus. Die fußnahe Hand zieht das Bein des Patienten in eine Hyperadduktion. Dabei ist darauf zu achten, dass eine Hyperextension des Beines nur soweit vorgenommen wird, dass die geforderte Hyperadduktion gerade ermöglicht wird. Eine stärkere Hyperextension würde die Griffmechanik verändern. Es hat sich bewährt, diesen Griff beidseits anzuwenden. Er bewirkt ein unspezifisches Öffnen des oberen SIG-Poles ohne Berücksichtigung der blockierten Richtung. Mit dieser Technik ist häufig auch ohne spezifische Diagnostik bereits eine Deblockierung in Höhe S1 zu erreichen.

Aufdehnen des Sakroiliakalgelenkes aus der Seitenlage (K1)

Eine bewährte unspezifische Technik am SIG ist das Aufdehnen desselben aus der Seitenlage (Abb. 5.23). Der Patient wird in Seitenlage nahe an den dem Therapeuten zugewandten Rand der Liege gelegt. Das zu behandelnde SIG liegt oben. Das aufliegende Bein des Patienten wird nur leicht angebeugt, das andere mit der Fußspitze in die Kniekehle des aufliegenden Beines eingelegt. Der Therapeut steht mit Blickrichtung zum Patienten in Höhe des

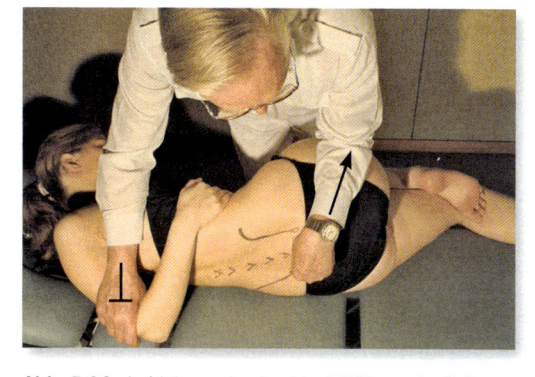

Abb. 5.23: Aufdehnen des (rechten) SIG aus der Seitenlagerung

SIG und fixiert das Os sacrum über den oben liegenden Patientenarm durch eine Gegenrotation in Richtung Rückenlage, die bis zum lumbosakralen Übergang durchlaufen muss. Bei insgesamt hypermobilen Patienten geschieht das durch direkten Gegenhalt mit der kopfnahen Hand am Sakrum. Der Therapeut legt anschließend seinen fußnahen Unterarm auf das Os ilium und nimmt damit eine nach ventrolateral gerichtete Vorspannung auf. Die Vorspannung wird dadurch unterstützt, dass das fußnahe Therapeutenknie auf das oben liegende Patientenknie aufgelegt wird und dieses fußbodenwärts drückt. Beim Auftreten eines Leistenschmerzes wird auf die unterstützende Hüftadduktion verzichtet. Diese mobilisierend durchgeführte Technik dient vor allem zur Dehnung des dorsalen Bandapparates des SIG. Sie kann auch als Muskelenergietechnik durchgeführt werden, indem der Patient aufgefordert wird, vor der Mobilisation den M. gluteus maximus isometrisch anzuspannen. Die Mobilisation wird dann in der postisometrischen Entspannungsphase durchgeführt.

Kurzfassung:
- Patient in Seitenlage auf dem Flachtisch mit Blick zum Therapeuten.
- Therapeut steht in SIG-Höhe vor dem Patienten.
- Kopfnahe Hand verriegelt am lumbosakralen Übergang durch Gegenrotation bis zum SIG.
- Fußnaher Unterarm wird unter ventrolateraler Vorspannung auf das Os ilium aufgelegt.
- Fußnahes Therapeutenknie verstärkt Vorspannung.
- Mobilisation nach ventrolateral (auch als MET).
- Fallstricke: keine.

Druckpunkttechniken (K1)

Zu den unspezifischen Behandlungsmöglichkeiten zählen auch die Druckpunkttechniken. Dafür werden von verschiedenen manualmedizinischen Schulen, einschließlich der verschiedenen Richtungen der Osteopathie, unterschiedliche Angaben gemacht. *Greenman* erwähnt die Chapman-Punkte, andere osteopathische Schulen empfehlen die auf *Jones* zurückgehenden Counterstrain-Punkte, wieder andere chirotherapeutische Schulen benutzen Akupunktur- oder Triggerpunkte. Wir empfehlen die Arbeit an den für die Diagnostik ohnehin benutzten Irritationspunkten. Die Wirkungsweise für alle diese Druckpunkttechniken wird – wie bereits im Grundlagenkapitel dargestellt – über einen Gate-Control-Mechanismus erklärt.

Bei der Arbeit über die segmentalen Irritationspunkte S1 und S3 wird der Patient entspannt in Seitenlage auf den Behandlungstisch gelegt. Der Therapeut legt seine Mittelfingerkuppe mit einem dosierten Druck (1–2 kp) auf den Irritationspunkt und sucht zwischen den Endpunkten der Nutations- und Gegennutationsbewegung die Einstellung, in der der nozireaktive Hypertonus am geringsten ist (Abb. 5.24). In dieser Stellung wird der Druck ca. eine Minute gehalten. Dabei kann unter Kontrolle der Nozireaktion auch versucht werden, nach ca. 30 Sekunden die Einstellung zu optimieren. Die

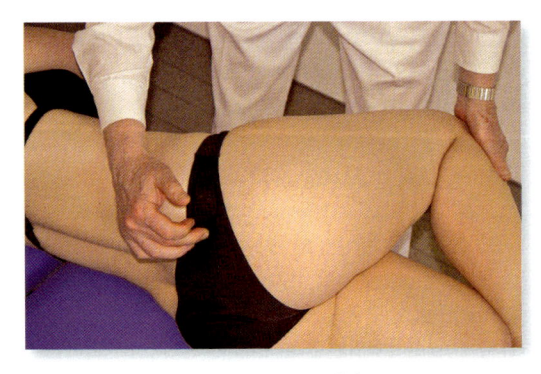

Abb. 5.24: Druckpunkttherapie am SIG

Druckpunkttechniken haben sich als schonende Schmerztherapie und auch zur Manipulationsvorbereitung bewährt.

Kurzfassung:
- Patient in Seitenlage. Behandlungsseite oben.
- Therapeut steht in Beckenhöhe vor der Liege.
- Kopfnahe Hand mit 1–2 kp Druck im Irritationspunkt.
- Fußnahe Hand bewegt oben liegendes Bein zwischen Nutation und Gegennutation.
- Fallstricke: keine.

Mobilisation in Nutations- und Gegennutationsrichtung (Refr.)

Der Patient liegt in Seitenlage auf dem Flachtisch mit hochgestelltem Kopfteil. Die zu behandelnde Seite liegt oben. Der Therapeut steht in Beckenhöhe vor dem Patienten. Das auf der Liege aufliegende Patientenbein ist fast gestreckt, die Fußspitze des oben liegenden Patientenbeines wird in die Kniekehle des aufliegenden Beines eingelegt. Bei der Ventralrotation des Darmbeines (Nutationsbewegung) legt der Therapeut seine kopfnahe Hand von dorsal her an den Beckenkamm und seine fußnahe Hand von ventral her an das Os pubis oder den Trochanter maior an, wobei die Fingerspitzen in die Bewegungsrichtung zeigen. Anschließend wird „weich-rhythmisch-federnd-repetitiv" in die Nutationsrichtung mobilisiert.

Für die Arbeit in die Gegenrichtung wird der Patient ebenso gelagert. Der Therapeut legt seine kopfnahe Hand von ventral her so an die Crista iliaca an, dass die Spina iliaca anterior superior in der Hohlhand liegt. Die fußnahe Therapeutenhand wird von dorsal her an das Os ischii angelegt. Die Mobilisation erfolgt durch Dorsalbewegung der kopfnahen und Ventralbewegung der fußnahen Hand (Abb. 5.25 a und b).

5.2.2 Gezielte Behandlungstechniken in tangentialer Richtung

Für die Behandlung der Kaudalisierungs- und Kranialisierungsempfindlichkeit haben sich besonders die Techniken am Patienten in Bauchlage bewährt. Bei diesen Techniken ist grundsätzlich darauf zu achten, dass das Mittelteil der Liege nicht arretiert ist und das Becken des Patienten voll auf dem gefederten Mittelteil der Behandlungsliege liegt, sodass ein schmerzhaftes Andrücken der Symphyse vermieden wird.

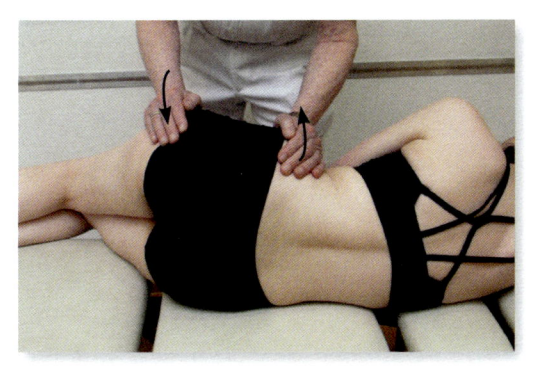

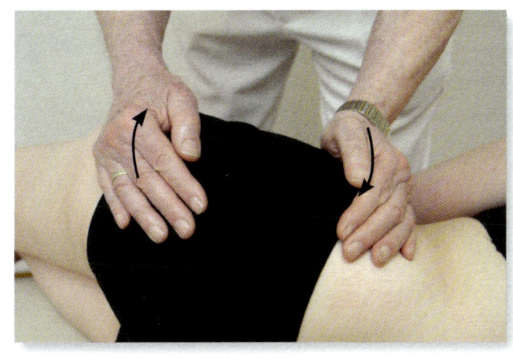

Abb. 5.25 a und b: Nutations- und Gegennutationsmobilisation am SIG

Vibrierende Zugmobilisation über das Os ilium (K1)

Die Behandlung am SIG wird sinnvollerweise mit einer Mobilisierungstechnik, die die Funktion der diagnostischen Probemobilisation übernimmt, begonnen. Dazu dient die vibrierende Zugmobilisation über das Os ilium (Abb. 5.26).

Dazu wird der Patient in Bauchlage auf den Flachtisch gelegt. Der Therapeut steht am Fußende des Tisches und umfasst das Bein des Patienten auf der Seite des kaudalisierungsempfindlichen Sakrums in Höhe des Sprunggelenkes. Das Sprunggelenk wird derart umfasst, dass die Knöchelgabel des Patienten in die Hohlhände des Therapeuten zu liegen kommt. Ein schmerzhafter Periostdruck ist unbedingt zu vermeiden. Der dazu erforderliche flächenhafte Tiefenkontakt wird durch Anspannung der Pektoralismuskulatur („Pektoralskompresse") hergestellt, die Vorspannung durch eine leichte Rücklage des Therapeuten. Nach der Herstellung von Tiefenkontakt und Vorspannung wird eine feinschlägige Vibration unter Zug in Längsrichtung des Beines bei möglichst geringer Hyperextension im Hüftgelenk durchgeführt. Je feinschlägiger die Vibration ist, desto besser ist der Lockerungseffekt im SIG.

Kurzfassung:
- Patient in Bauchlage auf dem Flachtisch.
- Therapeut steht am Fußende der Liege.
- Beide Hände fassen flächig das OSG des Patienten.
- Kaudalzug mit feinschlägiger Vibration.
- Fallstricke: zu starke Hyperextension und zu grobe Vibration.

Kranialisierender Schub am Os sacrum (K2)

Bei derselben Situation (S1 rechts kaudalisierungsempfindlich) kommt der kranialisierende Schub am Os sacrum in Höhe S3 zur Anwendung (Abb. 5.27). Um eine Verstärkung der lumbosakralen Lordose zu vermeiden, werden tangentiale Techniken am Os sacrum grundsätzlich in Höhe S3 (Gipfelpunkt der Sakrumkyphose) durchgeführt. Der Patient liegt in Bauchlage auf dem Flachtisch. Der Therapeut steht auf der Seite des kaudalisierungsempfindlichen Sakrums mit Blickrichtung zum Kopf des Patienten. Die tischnahe Hand des Therapeuten wird mit der Ulnarkante auf der kaudalisierungsempfindlichen Seite des Os sacrum unter Tiefenkontaktaufnahme in Höhe S3 angelegt. Die Fixierung wird durch Umfassen des Handgelenkes der Arbeitshand mit der anderen Hand verstärkt.

Abb. 5.26: Vibrationstraktion über das Os ilium

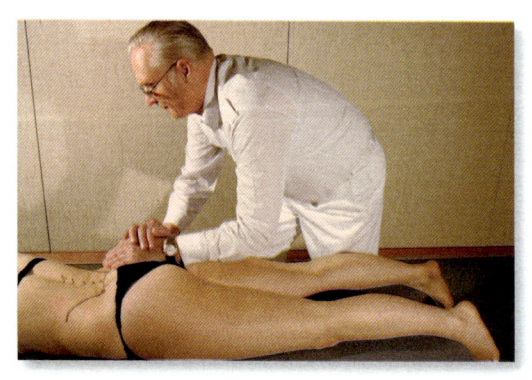

Abb. 5.27: Kranialisierender Schub über das Os sacrum

Anschließend wird eine kranialisierende Vorspannung aufgenommen. Der Ellenbogen des Therapeuten wird soweit abgesenkt, dass eine möglichst tangentiale Einwirkung erzielt wird. Danach erfolgt aus dem Ausfallschritt unter Einsatz eines „elastischen Beckenschwunges" ein kranialisierender Impuls. Die Richtung des Impulses wird durch die Blickrichtung des Therapeuten nach kranial gebahnt. Wie alle Manipulationsgriffe kann auch dieser Griff rein mobilisierend angewendet werden.

> **Kurzfassung:**
> - Patient in Bauchlage auf dem Flachtisch.
> - Therapeut steht mit Blick zum Kopfende der Liege auf der Behandlungsseite.
> - Tischnahe Hand wird auf S3 paramedian angelegt.
> - Vorspannung und elastischer Impuls nach kranial.
> - Fallstricke: Anlage zu nahe am lumbosakralen Übergang, ungenügend tangentiale Einwirkung.

Der elastische Beckenschwung ist für eine Reihe von Behandlungstechniken aus dem gestreckten Liegestütz oder aus dem Ausfallschritt von großer Bedeutung. Deshalb muss er immer wieder geübt werden. Das Becken des Therapeuten wird dabei zunächst nach hinten zurückgeführt, dann bogenförmig angehoben und anschließend erfolgt der elastische Schub nach vorn unten, der in etwa dem Weg einer lang gezogenen Exponentialkurve entspricht (Abb. 5.28).

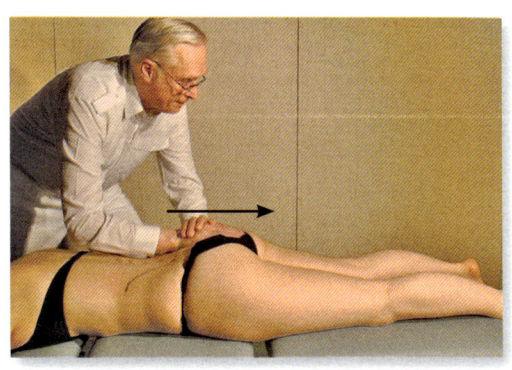

Kaudalisierender Schub am Os sacrum (K2)

Für die selteneren SIG-Blockierungen mit kranialisierungsempfindlichem Sakrum eignet sich der kaudalisierende Schub am Os sacrum in Höhe S3 (Abb. 5.29 im Bild S1 rechts kranialisierungsempfindlich).

Der Patient liegt wie bei den vorbeschriebenen Griffen in Bauchlage auf dem Flachtisch mit federnd eingestelltem Mittelteil. Der Therapeut steht seitlich am Behandlungstisch auf der Seite des kranialisierungsempfindlichen S1 mit Blickrichtung zum Fußende der Liege. Die tischnahe Hand wird mit der Ulnarkante auf der dem Therapeuten zugewandten Seite des Os sacrum in Höhe S3 angelegt. Die tischferne Hand umgreift zur Unterstützung von Tiefenkontakt und Vorspannung das Handgelenk der Arbeitshand. Danach wird eine kaudalisierende Vorspannung aufgenommen. Der Ellenbogen des Arbeitsarmes wird zur Erzielung eines tangentialen Arbeitens bis zum waagerechten Verlauf der Unterarmlängsachse abgesenkt. Der kaudalisierende Impuls erfolgt aus dem

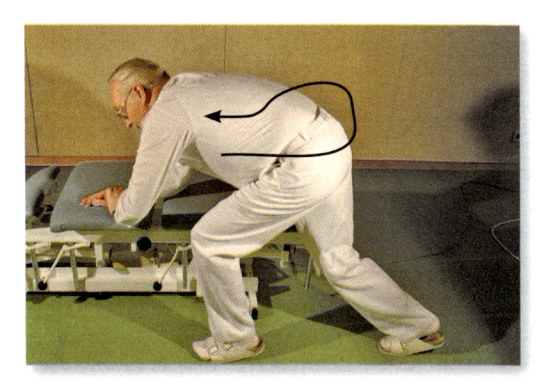

Abb. 5.28: Weg des Therapeutenbeckens beim „elastischen Beckenschwung"

Abb. 5.29: Kaudalisierender Schub am Os sacrum

Ausfallschritt unter Einsatz des „elastischen Beckenschwunges".

Kurzfassung:
- Patient in Bauchlage auf dem Flachtisch.
- Therapeut steht mit Blick zum Fußende der Liege auf der Behandlungsseite.
- Tischnahe Hand wird mit kaudalisierender Vorspannung auf S3 paramedian aufgelegt.
- Tangentialer Impuls nach kaudal.
- Fallstricke: Anlage zu nah am lumbosakralen Übergang, ungenügend tangentiale Einwirkung.

Kaudalisierende Schwungtraktion über das Os ilium (K2)

Bei hartnäckigen kaudalisierungsempfindlichen SIG-Blockierungen bewährt sich die kaudalisierende Schwungtraktion über das Os ilium (Abb. 5.30 a und b, im Bild S1 links kaudalisierungsempfindlich).

Der Patient wird in Bauchlage auf den Flachtisch gelegt. Der Therapeut steht am Fußende mit Blickrichtung zum Tisch und fasst das Bein des Patienten auf der Seite des kaudalisierungsempfindlichen Os sacrum. Die kopfnahe Hand des Therapeuten fasst von dorsal her das OSG, die fußnahe Hand den Mittelfuß des Patienten. Es ist darauf zu achten, dass die Normalstellung des OSG erhalten bleibt und auch während des Impulses keine wesentliche Stellungsänderung eintritt.

Dann wird das Bein des Patienten im Kniegelenk passiv bis zum rechten Winkel gebeugt und unter leichtem, langsam zunehmendem Zug auf den Tisch aufgelegt. Das wird mehrfach wiederholt. Der Zug darf nicht so stark sein, dass der Oberschenkel des Patienten von der Liege abgehoben wird. Wenn eine völlige Entspannung des Patientenbeines eingetreten ist, erfolgt etwa beim vierten oder fünften Absenken des Beines kurz vor dem Auflegen auf den Behandlungstisch ein schneller kaudalisierender Zugimpuls. Dabei sind sowohl ein Aufschlagen des Patientenbeines auf den Behandlungstisch als auch ein in die Hyperextension des Hüftgelenkes hineinführender Impuls zu vermeiden.

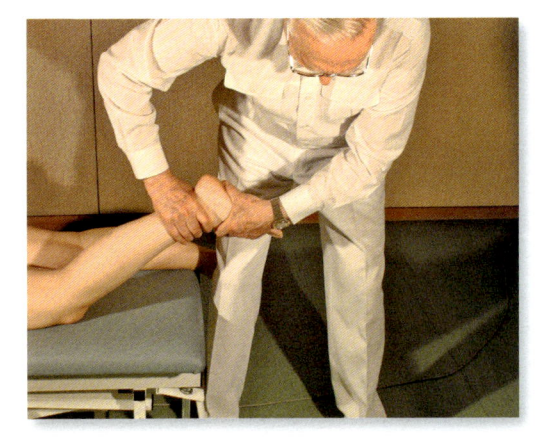

Abb. 5.30 a: Schwungtraktion über das Os ilium – „Schwungholen"

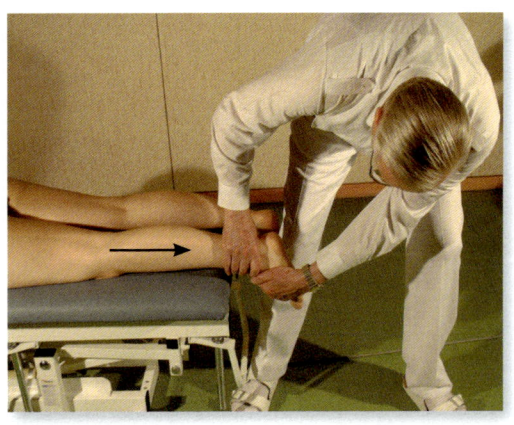

Abb. 5.30 b: Schwungtraktion über das Os ilium – kaudalisierender Impuls

Kurzfassung:
- Patient in Bauchlage auf dem Flachtisch.
- Therapeut steht am Fußende der Liege.
- Seine Hände fassen das Patientenbein auf der Behandlungsseite.
- Nach Vormobilisation am entspannten Bein kaudalisierender Traktionsimpuls.
- Fallstricke: ungenügend entspanntes Patientenbein, Zug bei Hüftgelenküberstreckung, ungenügende Schnelligkeit des Impulses.

Kaudalisierender Schub über die Crista iliaca (K2)

Diese Grifftechnik eignet sich sowohl für die Mobilisations- als auch für die Manipulationsbehandlung (Abb. 5.31, im Bild S1 rechts kaudalisierungsempfindlich).

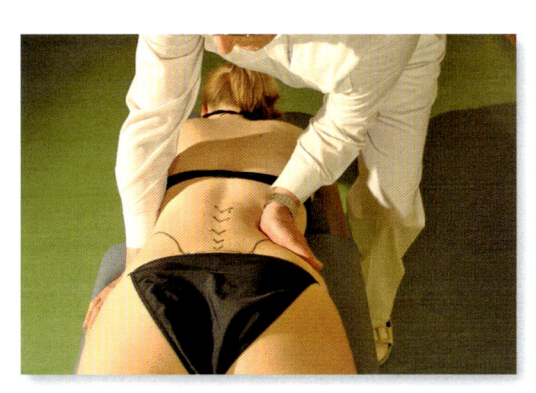

Abb. 5.31: Kaudalisierender Schub über den rechten Beckenkamm

Auch diese Technik wird am in Bauchlage auf dem Flachtisch liegenden Patienten durchgeführt. Der Therapeut steht mit Blickrichtung zum Fußende des Tisches auf der Seite des kaudalisierungsempfindlichen Sakrums. Die tischnahe Hand wird auf der Gegenseite neben den Patienten auf die Liege gelegt, um ein Ausweichen zur Gegenseite zu verhindern. Die tischferne Hand nimmt unter Weichteilschutz einen festen Tiefenkontakt auf der Crista iliaca und anschließend eine kaudalisierende Vorspannung auf.

Der Ellenbogen des Arbeitsarmes wird möglichst bis zur Ebene der Tangente abgesenkt. Anschließend erfolgt aus dem Ausfallschritt ein kaudalisierender Impuls mittels „elastischen Beckenschwunges". Dabei sind ein harter Periostkontakt an der Crista iliaca sowie ein unelastischer Stoß aus der Schulter zu vermeiden.

Kurzfassung:
- Patient in Bauchlage auf dem Flachtisch.
- Therapeut steht auf der Behandlungsseite neben der Liege (blickt fußwärts).
- Tischnahe Hand von kranial her an der Crista iliaca.
- Tischferne Hand sichert auf der Gegenseite.
- Aus Tiefenkontakt und Vorspannung tangentialer Impuls nach kaudal.
- Fallstricke: zu harter Periostkontakt.

Kranialisierender Schub über den Trochanter maior (K2)

Für die seltenere Situation eines kranialisierungsempfindlichen S1 kann am gleichseitigen Os ilium kranialisierend gearbeitet werden: einmal mit einer Griffanlage am Trochanter maior und zum anderen mit einer Griffanlage am Tuber ossis ischii oder an der Crista iliaca. Diese Varianten werden allerdings selten als Einzeltechniken durchgeführt, sondern fast immer als kombinierte gegenläufige Behandlungen (s. S. 85).

Eine Technik ist der kranialisierende Schub über den Trochanter maior (Abb. 5.32, im Bild

S1 rechts kranialisierungsempfindlich). Dieser Griff soll nur bei intaktem Hüftgelenk durchgeführt werden, da er einen Pressdruck im Gelenk erzeugt und daher bei degenerativen und entzündlichen Erkrankungen des Hüftgelenkes nicht angezeigt ist.

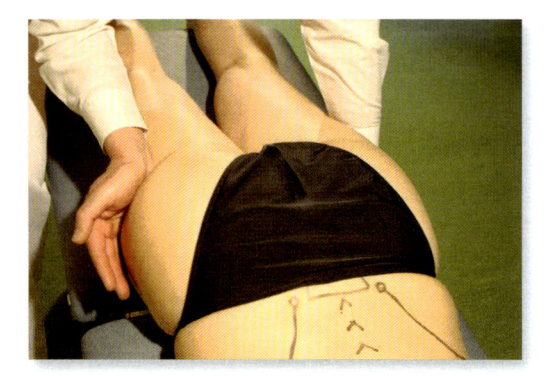

Abb. 5.32: Kranialisierender Schub über den rechten Trochanter maior

Auch für diesen Griff liegt der Patient in Bauchlage auf dem Flachtisch, dessen Mittelteil federnd eingestellt ist. Der Therapeut steht auf der Behandlungsseite mit Blickrichtung zum Kopf des Patienten. Er legt seine tischferne Hand unter Mitnahme eines Weichteilschutzes von distal her mit der Ulnarkante an den Trochanter maior an. Die tischnahe Hand wird auf der Gegenseite neben dem Patienten auf der Liege aufgelegt, damit er nicht zur Gegenseite ausweichen kann.

Nach der Aufnahme des Tiefenkontaktes, der auch auf eventuelle Insertionstendinosen im Bereich des Trochanter maior Rücksicht nehmen muss, wird eine kranialisierende Vorspannung aufgenommen. Aus dieser Vorspannung heraus erfolgt der kranialisierende Impuls durch einen „elastischen Beckenschwung". Wenn, beispielsweise bei einer aktivierten Koxarthrose, dieser Griff nicht möglich ist und trotzdem das Os ilium kranialisiert werden soll, kann über den Tuber ossis ischii oder das Os ilium gearbeitet werden.

Kurzfassung:
- Patient in Bauchlage auf dem Flachtisch.
- Therapeut steht auf der Behandlungsseite neben der Liege (blickt kopfwärts).
- Tischferne Hand von kaudal her am Trochanter maior.
- Tischnahe Hand sichert auf der Gegenseite.
- Manipulativer Schub nach kranial.
- Fallstricke: Periostdruck am Trochanter maior.

Kranialisierender Schub über den Tuber ossis ischii (K2)

Beim kranialisierenden Schub über den Tuber ossis ischii (Abb. 5.33, im Bild S1 rechts kranialisierungsempfindlich) wird die tischnahe Hand des Therapeuten bei im Übrigen gleicher Lagerung des Patienten und Positionierung des Therapeuten mit der Ulnarkante unter Weichteilschutz an den Tuber ossis ischii angelegt und eine kranialisierende Vorspannung aufgenommen. Ansonsten wird wie beim vorhergehenden Griff verfahren.

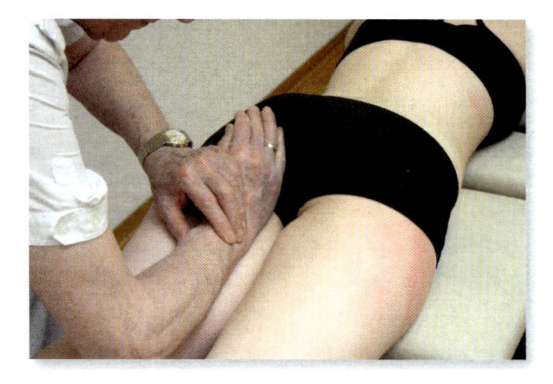

Abb. 5.33: Kranialisierung des Os ilium über den Tuber ossis ischii

In der praktischen Behandlung der Kaudalisierungs- und Kranialisierungsempfindlichkeit im Bereich des SIG haben sich vor allem Kombinationsgriffe, und zwar sowohl gegenläufige (heteronyme) als auch gleichlaufende (homonyme), bewährt. Die gegenläufigen Kombinationen kommen häufiger zum Einsatz, wobei unter Berücksichtigung der relativen Gegenbewegung zwischen Ilium und Sakrum im SIG bzw. beider Sakrumhälften immer zwei benachbarte Gelenkpartner behandelt werden.

„Panthersprung" nach *Sell* (K2)

Ein besonders wirksamer Griff ist die Kombination von kaudalisierendem Zug über das Os ilium und kranialisierendem Schub über das Os sacrum (sog. „Panthersprung" nach *Sell*, Abb. 5.34, im Bild S1 links kaudalisierungsempfindlich).

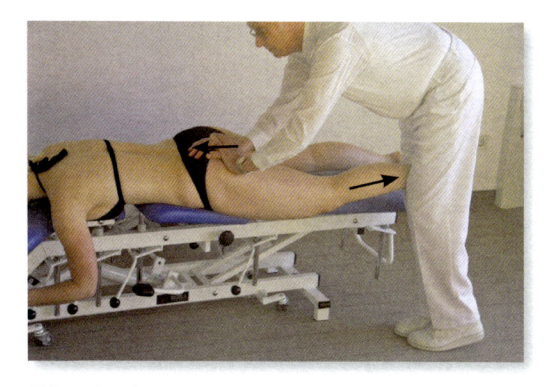

Abb. 5.34: Gegenläufige Manipulation am Sakroiliakalgelenk (Os ilium nach kaudal, Os sacrum nach kranial); sog. „Panthersprung"

Der Patient liegt auf dem Flachtisch mit dem Becken auf dem gefedert eingestellten Mittelteil in Bauchlage auf der dem Therapeuten zugewandten Seite. Der Therapeut steht auf der Seite des kaudalisierungsempfindlichen Os sacrum neben dem Fußende der Behandlungsliege. Das dem Therapeuten zugewandte Patientenbein wird seitlich von der Liege heruntergenommen und dicht supramalleolär von den distalen Oberschenkeln des Therapeuten umfasst. Dabei ist nicht nur auf einen besonders guten Tiefenkontakt und eine Sicherung gegen ein (für den Therapeuten schmerzhaftes) Verrutschen, sondern auch darauf zu achten, dass der Patient mit der zu behandelnden Seite möglichst dicht am Tischrand liegt. Dadurch wird eine zu starke, die Griffmechanik verfälschende Abduktion im Hüftgelenk vermieden.

Anschließend tritt der Therapeut mit den Füßen (auf den Vorfußballen stehend) so weit zurück, dass er mit der dabei eintretenden Kniebeugung eine ausreichende kaudalisierende Vorspannung erreicht. Gleichzeitig wird die tischnahe Hand mit der Ulnarkante unter Aufnahme von Tiefenkontakt und kranialisierender Vorspannung in Höhe S3 auf das kaudalisierungsempfindliche Sakrum aufgelegt und der Ellenbogen soweit abgesenkt, dass ein streng tangentiales Arbeiten resultiert. Ein Druck mit Vorspannung am Coccygeum ist unbedingt zu vermeiden (Traumatisierungsgefahr!). Die tischferne Hand umfasst unterstützend das Handgelenk der Arbeitshand. Anschließend wird durch ein schnelles Strecken der Knie (= kaudalisierend) bei gleichzeitigem kranialisierendem Schub am Os sacrum der kurze elastische gegenläufige Impuls gesetzt. Es ist darauf zu achten, dass beide Komponenten dieses Griffes streng synchron erfolgen. Wenn hierbei ein Anfänger größere Schwierigkeiten hat, sollte er am Os sacrum die kräftige tangentiale Vorspannung unverändert beibehalten und nur einen kaudalisierenden Impuls am Bein über das Os ilium einsetzen. Dadurch kommt es reflektorisch zu einem synchronen kranialisierenden Impuls am Os sacrum.

Kurzfassung:
- Patient in Bauchlage auf dem Flachtisch.
- Therapeut auf der Behandlungsseite am Fußende der Liege.
- Tischnahe Hand mit der Ulnarkante tangential mit kranialisierender Vorspannung auf S3 angelegt.
- Patientenbein zwischen distale Oberschenkel gefasst. Vorspannung nach kaudal.
- Gleichzeitiger Schub mit der Hand am Sakrum nach kranial und Zug am Bein nach kaudal.
- Fallstricke: nicht ausreichend tangentiales Arbeiten, Druckaufnahme am Coccygeum, nicht ausreichend synchroner Impuls.

Gegenläufiger Schub am Sakroiliakalgelenk (K2)

Bei nicht zu hartnäckigen Blockierungen kann man denselben Effekt durch die Kombination des kranialisierenden Schubes am Os sacrum und des kaudalisierenden Schubes am Os ilium der gleichen Seite erreichen (Abb. 5.35, in der Abb. S1 rechts kaudalisierungsempfindlich). Bei Beinamputierten und Patienten mit Hüft- oder Knie-TEP ist der „Panthersprung" ohnehin nicht anwendbar. Es handelt sich auch bei dieser Technik um eine gegenläufige (heteronyme) Kombination zweier tangential einwirkender Griffe. Der Patient liegt wiederum in Bauchlage auf dem Flachtisch. Der Therapeut steht auf der zu behandelnden Seite mit Blickrichtung zum Patienten in Höhe des Beckenteiles neben der Behandlungsliege. Seine fußnahe Hand legt der Therapeut mit der Ulnarkante unter kranialisierender Vorspannung in Höhe S3 an. Die kopfnahe Hand wird mit der Ulnarkante unter kaudalisierender Vorspannung an der Crista iliaca tief in die Taillenweichteile eingelegt.

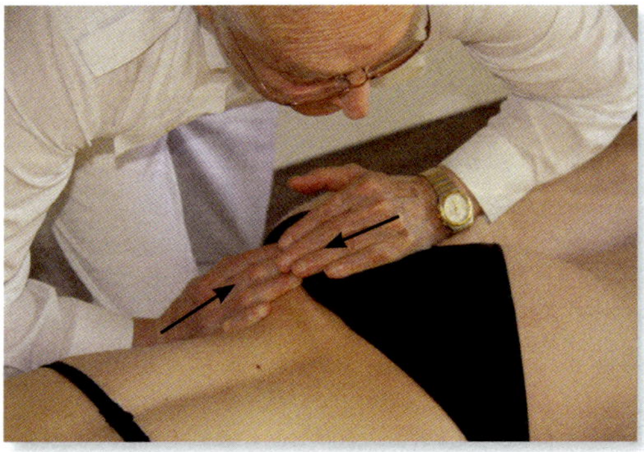

Der Therapeut steht im Ausfallschritt. Ein Bein wird zum Abfangen des Körpergewichtes mit dem Knie an die Tischkante angelegt. Der Oberkörper des Therapeuten wird so weit gebeugt, dass durch das Senken der Ellenbogen ein tangentiales Arbeiten ermöglicht wird. Nach Herstellen einer vor allem durch Pektoralisanspannung erzeugten Vorspannung erfolgt der streng synchrone Einfall durch ein gleichzeitiges elastisches Federn auf dem Ballen des nach hinten ausgestellten Beines und einen kurzen gegenläufigen elastischen Schub aus beiden Schultern. Diese Anlage eignet sich auch sehr gut zur Mobilisationsbehandlung.

Abb. 5.35: Gegenläufiger Schub am Sakroiliakalgelenk (Os ilium nach kaudal, Os sacrum nach kranial)

Kurzfassung:
- Patient in Bauchlage auf dem Flachtisch.
- Therapeut auf der Behandlungsseite in SIG-Höhe neben der Liege.
- Fußnahe Therapeutenhand kranialisierend auf S3, kopfnahe kaudalisierend an Crista iliaca.
- Synchroner gegenläufiger Impuls.
- Fallstricke: zu starke Ventralisierung, asynchroner Impuls.

Gegenläufiger Schub auf beiden Sakrumhälften (AK 1)

Eine gegenläufige (heteronyme) Kombinationsbehandlung, die sich sowohl für die Behandlung einer kaudalisierungsempfindlichen als auch einer kranialisierungsempfindlichen Blockierung eignet, ist der gegenläufige Schub auf beiden Sakrumhälften in Höhe der Sakrumkyphose (Abb. 5.36).

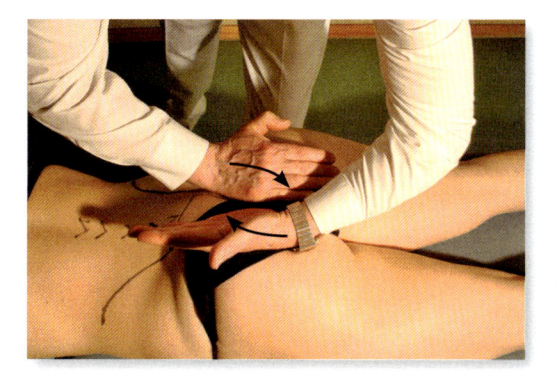

Abb. 5.36: Gegenläufiger Schub Sakrum/Sakrum

Der Patient liegt in Bauchlage auf dem Flachtisch. Das Becken des Patienten ruht auf dem federnd eingestellten Mittelteil. Der Therapeut steht seitlich in Höhe des SIG des Patienten mit Blickrichtung zum Tisch. Er nimmt mit den nebeneinander liegenden Ulnarkanten beider Hände einen Tiefenkontakt in Höhe der Sakrumkyphose auf. Dabei nimmt die fußnahe Hand auf der Seite der Kaudalisierungsempfindlichkeit eine kranialisierende und die kopfnahe Hand auf der Gegenseite eine kaudalisierende Vorspannung auf. Bei Kranialisierungsempfindlichkeit wird die Anlage entsprechend der Situation verändert. Es werden dann beide Ellenbogen so weit abgesenkt, dass eine tangentiale Arbeitsrichtung gewährleistet ist. Nach Aufnahme der Vorspannung in die beabsichtigte Behandlungsrichtung wird beidseits (streng synchron) der elastische manipulative Impuls eingesetzt.

Bei dieser Technik lässt sich eine geringe ventralisierende Komponente nicht völlig ausschließen. Um den ventralisierenden Anteil möglichst gering zu halten, fängt der Therapeut sein Körpergewicht – wie beim vorhergehenden Griff beschrieben – mit einem am Tischrand angelegten Knie ab. Das ist bei dieser Technik deshalb von Bedeutung, weil zur Vermeidung einer Scherwirkung an den Weichteilen ein besonders guter Tiefenkontakt erforderlich ist.

Da das Os sacrum dieser Einwirkung nur dadurch folgen kann, dass es sich auf der zu kranialisierenden Seite am oberen Pol gering vom Os ilium entfernt (Rotation um eine sagittale Achse in Höhe S2), wird diese geringe Rotationskomponente in den Impuls eingearbeitet. Das geschieht dadurch, dass die Fingerspitzen jeweils leicht zur Mittellinie hin bewegt werden.

Kurzfassung:
- Patient in Bauchlage auf dem Flachtisch.
- Therapeut steht in SIG-Höhe neben der Behandlungsliege (blickt zum Patienten).
- Beide Hände mit gegenläufiger Vorspannung in Höhe S3.
- Gegenläufiger Schub mit geringer Rotationskomponente zur Mitte hin.
- Fallstricke: vermehrte Ventralisierung, mangelnder Tiefenkontakt.

Gegenläufiger Schub am SIG bei Kranialisierungsempfindlichkeit S1 (AK 1)

Auch für die Behandlung der selteneren kranialisierungsempfindlichen S1-Blockierung bewährt sich eine gegenläufige Kombination. Dabei handelt es sich um die Kombination von kaudalisierendem Schub am Os sacrum und kranialisierendem Schub am Os ilium entweder über den Trochanter maior oder über den Tuber ossis ischii (Abb. 5.37 a und b, in der Abb. S1 rechts kranialisierungsempfindlich).

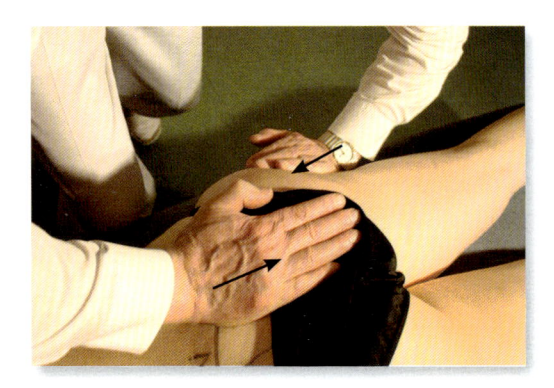

Abb. 5.37 a: Gegenläufiger Schub am SIG (Ilium nach kranial über Trochanter maior, Sakrum nach kaudal)

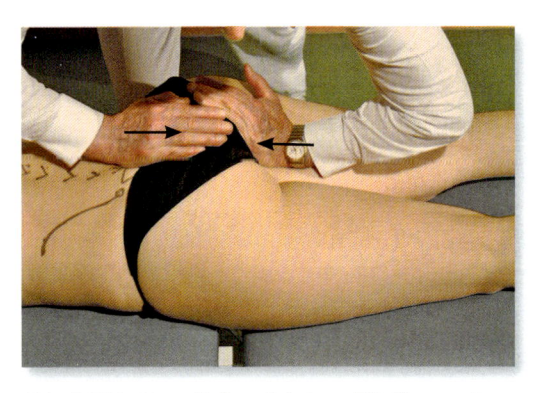

Abb. 5.37 b: Gegenläufiger Schub am SIG (Ilium nach kranial über Tuber ossis ischii, Sakrum nach kaudal)

Der Patient wird für diese Behandlung auf den Bauch gelagert. Der Therapeut steht auf der Seite des zu behandelnden SIG mit Blickrichtung zum Patienten. Die kopfnahe Therapeutenhand wird mit der Ulnarkante unter kaudalisierender Vorspannung in Höhe der Sakrumkyphose angelegt. Der das Os ilium kranialisierende Schub erfolgt entweder über den Trochanter maior oder den Tuber ossis ischii. Bei der Arbeit am Trochanter maior wird zur Vermeidung eines Schmerzes bei Trochantertendinosen die Ulnarkante der fußnahen Hand zunächst handbreit distal des Trochanter maior angelegt und anschließend unter kranialisierender Vorspannung unter Weichteilschutz nach proximal geführt. Auch bei der Arbeit über den Tuber ossis ischii ist wegen der Gefahr einer Schmerzauslösung bei Periostosen oder Ligamentosen auf eine möglichst flächige Anlage der Ulnarkante zu achten.

> **Kurzfassung:**
> - Patient in Bauchlage auf dem Flachtisch.
> - Therapeut in SIG-Höhe neben dem Tisch (blickt zum Patienten).
> - Kopfnahe Hand mit kaudalisierender Vorspannung auf Sakrum.
> - Fußnahe Hand mit kranialisierender Vorspannung an Trochanter oder Tuber.
> - Synchroner gegenläufiger Impuls.
> - Fallstricke: harter Periostkontakt, Ventralisierung.

Kaudalisierende Kombination über Ilium und Sakrum (AK 1)

Neben den Kombinationen mit gegenläufigen Grifftechniken, die immer an benachbarten Gelenkpartnern durchgeführt werden, gibt es noch zwei Kombinationen mit gleichlaufender (homonymer) Anlage. Diese beiden Kombinationen, die einmal nach kranial und einmal nach kaudal durchgeführt werden können, müssen bei Berücksichtigung der gegenläufigen Bewegungen zwischen Ilium und Sakrum immer an dem Ilium der einen und dem Sakrum der anderen Seite angesetzt werden, d. h., zwischen den zu behandelnden Gelenkanteilen liegt immer ein nicht zu behandelnder Gelenkpartner.

Hier ist zunächst die kaudalisierende Kombination über Ilium und Sakrum (Abb. 5.38, in der Abb. S1 rechts kaudalisierungsempfindlich) zu nennen. Auch dieser Griff wird am in Bauchlage auf dem Flachtisch liegenden Patienten durch-

Therapeutische Möglichkeiten

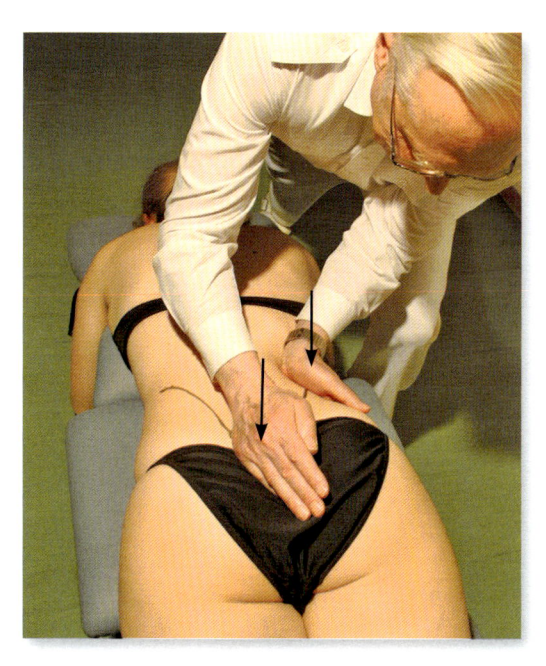

Abb. 5.38: Gleich laufende (homonyme) Kaudalisierung am Os ilium und am kontralateralen Os sacrum

Kurzfassung:
- Patient in Bauchlage auf dem Flachtisch.
- Therapeut mit Blickrichtung zum Fußende neben der Liege.
- Tischnahe Hand kaudalisierend auf S3, kontralateral tischferne Hand auf Ilium.
- Tangentialer synchroner kaudalisierender Schub.
- Fallstricke: Ventralisierung, Periostdruck an der Crista iliaca.

Kranialisierende Kombination über Ilium und Sakrum (Refr.)

Eine zweite Möglichkeit ist die kranialisierende Kombination über Ilium und Sakrum (Abb. 5.39, in der Abb. S1 rechts kaudalisierungsempfindlich). Hierbei kommt eine Kombination des Kranialschubes am Sakrum mit dem Kranialschub am kontralateralen Tuber ossis ischii bzw. Trochanter maior zur Anwendung. Der Patient liegt in Bauchlage auf dem Flach-

geführt. Der Therapeut steht neben der Liege auf der Seite des zu kaudalisierenden Ilium mit Blickrichtung zum Fußende der Liege. Die tischferne Hand wird, wie beim kaudalisierenden Schub über die Crista iliaca beschrieben, am oberen Rand der Crista iliaca einmodelliert. Die tischnahe Hand wird mit der Ulnarkante auf dem Gipfel der Sakrumkyphose (S3) auf dem kontralateralen Sakrum mit kaudalisierender Vorspannung aufgelegt.

Beide Ellenbogen werden so weit gesenkt, dass eine tangentiale Richtung des nachfolgenden Impulses gewährleistet ist. Danach wird aus gehaltenem Tiefenkontakt und gehaltener Vorspannung der mit beiden Händen synchron durchgeführte kaudalisierende Impuls mittels „elastischen Beckenschwunges" eingesetzt.

Die kaudalisierende Kombination hat sich in der Praxis als die wirksamere der beiden homonymen Kombinationen bewährt.

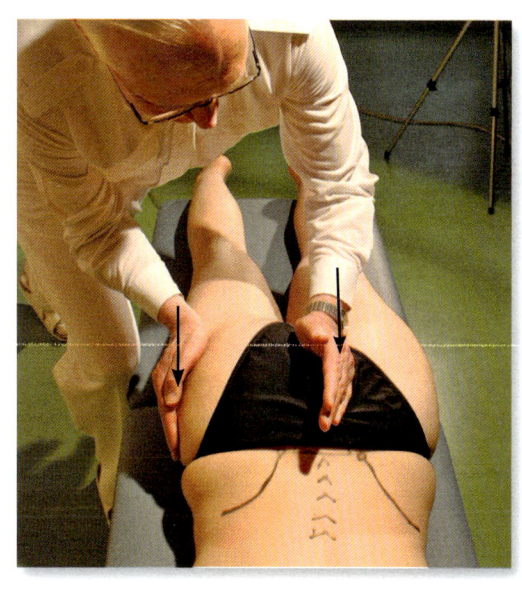

Abb. 5.39: Gleich laufende (homonyme) Kranialisierung am Os ilium und am kontralateralen Os sacrum

tisch. Der Therapeut steht am Fußende der Behandlungsliege auf der Seite des zu kranialisierenden Iliums. Das Wesentliche ist die exakt synchrone Durchführung des kranialisierenden Schubes (manipulativ oder mobilisierend). Bei einer Irritation des Hüftgelenkes ist selbstverständlich nur die Technik über den Tuber ossis ischii anzuwenden.

5.2.3 Ventralisierende Behandlungsmöglichkeiten am Patienten in Bauchlage

Vibrierende Fallventralisierung (AK1)

Bei den ventralisierenden Techniken liegt der Patient immer in Bauchlage auf dem federnd eingestellten Mittelteil der Behandlungsliege. Zur Einleitung der Lösung einer ventralisierungsempfindlichen S1-Blockierung sowie bei Blockierungen in einem hypermobilen SIG bewährt sich besonders die auch als diagnostische Probemobilisation genutzte vibrierende Fallventralisierung (Abb. 5.40, in der Abb. S1 rechts ventralisierungsempfindlich).

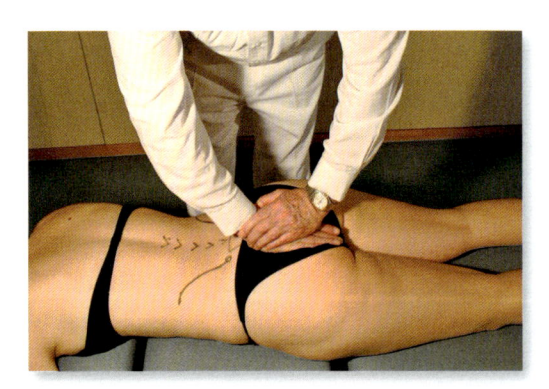

Abb. 5.40: Fallventralisierung über das kontralaterale S3 bei ventralisierungsempfindlicher S1-Blockierung

Der Therapeut steht mit leicht gegrätschten Beinen senkrecht zur Liege in Höhe des Os sacrum des Patienten. Die kopfnahe Hand wird in Höhe S3 unter Aufnahme von Tiefenkontakt und ventralisierender Vorspannung angelegt. Diese Anlage erfolgt auf der Gegenseite der ventralisierungsempfindlichen S1-Blockierung, da durch ein Ausnutzen des Kippeffektes über die längsverlaufende Mittelachse und über die in Höhe S2 verlaufende Querachse des Os sacrum dabei der stärkste dorsalisierende Effekt für das ventralisierungsempfindliche S1 erreicht wird. Tiefenkontakt und Vorspannung werden dadurch verbessert, dass die fußnahe Hand des Therapeuten das Handgelenk der Arbeitshand unterstützend umfasst.

Danach führt der Therapeut eine feinschlägige ventralisierende Vibration durch. Während dieser ventralisierenden Vibration erhebt er sich in den Zehenstand und übt zusätzlich einen weichen ventralisierenden Impuls aus. Erst danach geht er aus dem Zehenstand wieder in die Grundstellung zurück. Ein hartes Einwirken durch einen Stoß aus der Schulter ist auf jeden Fall zu vermeiden. Diese Vibrationstechnik wird vor anderen Fallventralisationen als diagnostische Probemobilisation eingesetzt.

> **Kurzfassung:**
> - Patient in Bauchlage auf dem Flachtisch.
> - Therapeut steht in SIG-Höhe neben der Liege.
> - Kopfnahe Hand auf S3.
> - Ventralisierende Vibration mit anschließendem weich-elastischem Impuls.
> - Fallstricke: Anlage zu nah am lumbosakralen Übergang, harter Stoß aus der Schulter.

Fallventralisierung mittels „Handstandtechnik" (Refr.)

Gerade im Sakroiliakalgelenk finden sich häufig sehr hartnäckige Blockierungen, so dass eine vergleichsweise weiche Technik, wie die vorher beschriebene nicht zur Deblockierung ausreicht. In diesen Fällen kann noch eine Reihe stärker ventralisierender Techniken zum Einsatz kommen. Die erste dieser kräftiger einwirkenden Ventralisierungstechniken ist die Fallventralisierung mittels „Handstandtechnik" (Abb. 5.41, in der Abb. S1 rechts ventralisierungsempfindlich).

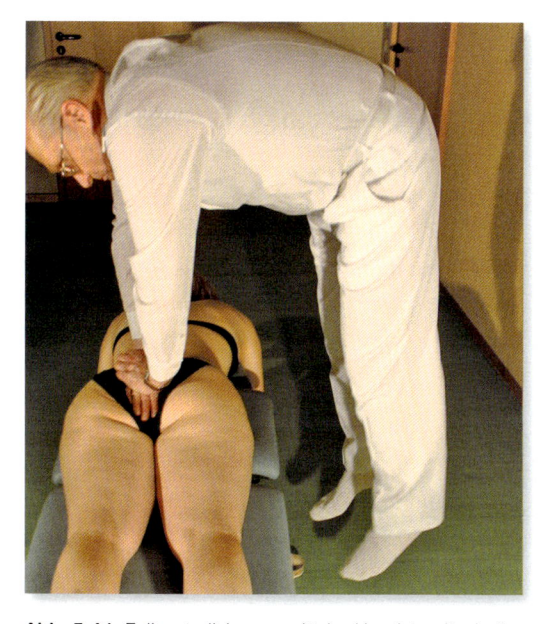

Abb. 5.41: Fallventralisierung mittels »Handstandtechnik«

Bei dieser und den nachfolgenden Techniken ist besonders streng darauf zu achten, dass das Becken des in Bauchlage auf dem Flachtisch gelagerten Patienten voll auf dem federnd eingestellten Mittelteil der Behandlungsliege liegt. Der Therapeut steht mit leicht gegrätschten Beinen mit Blickrichtung zur Liege in Höhe des zu behandelnden SIG. Die kopfnahe Hand des Therapeuten wird unter Aufnahme von Tiefenkontakt und ventralisierender Vorspannung auf der Gegenseite des ventralisierungsempfindlichen S1 in Höhe S3 angelegt. Die fußnahe Hand umfasst unterstützend das Handgelenk der Arbeitshand.

Anschließend springt der Therapeut bei optimal gehaltenem Tiefenkontakt und möglichst unveränderter Vorspannung mit beiden Füßen vom Boden ab und fällt am höchsten Punkt schwungvoll ventralisierend auf das Os sacrum ein. Schwere Fehler sind hierbei das vorzeitige ventralisierende Einfallen und vor allem das Zurückgehen aus der Vorspannung vor dem Impuls. Letzteres führt in aller Regel zu einem Verrutschen über den Weichteilen und damit zur Veränderung des Auftreffpunktes.

> **Kurzfassung:**
> - Patient in Bauchlage auf dem Flachtisch.
> - Therapeut steht in SIG-Höhe neben der Liege.
> - Kopfnahe Hand auf S3.
> - Absprung und ventralisierender Einfall am höchsten Punkt.
> - Fallstricke: Anlage zu nah am lumbosakralen Übergang, Zurückgehen aus der Vorspannung beim Absprung.

Fallventralisierung mit Thoraxaufschlag (AK1)

Die kräftigste ventralisierende Manipulation am SIG ist die Fallventralisierung über das „rollende Bein" (Sell) mit Thoraxaufschlag (Abb. 5.42 a und b, in der Abb. S1 rechts ventralisierungsempfindlich).

Die Lagerung des Patienten erfolgt in Bauchlage auf dem Flachtisch. Der Therapeut steht auf der Seite der ventralisierungsempfindlichen S1-Blockierung neben der Behandlungsliege mit Blickrichtung zum Fußende derselben. Die tischferne Therapeutenhand wird mit dem Handrücken dicht oberhalb der Basis patellae unter den distalen Patientenoberschenkel auf der Seite der ventralisierungsempfindlichen Blockierung gelegt. Die tischnahe Hand nimmt

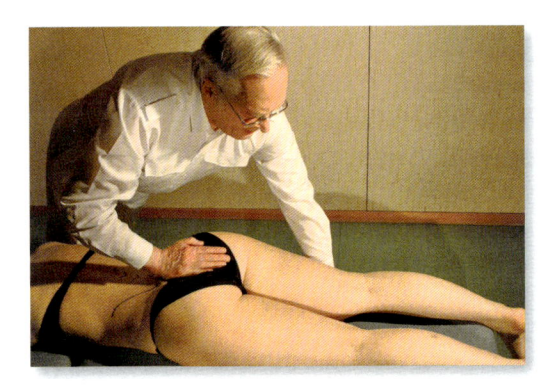

Abb. 5.42 a: Anlage der Fallventralisierung am SIG mittels Thoraxaufschlag

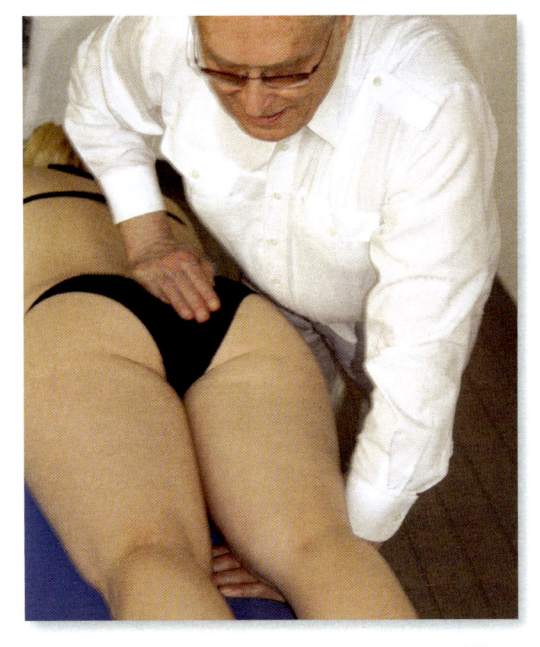

Abb. 5.42 b: Impuls bei der Fallventralisierung am SIG mittels Thoraxaufschlag

mit der Ulnarkante Tiefenkontakt und eine ventralisierende Vorspannung auf dem Sakrum in Höhe S3 kontralateral auf. Danach geht der Therapeut in den gestreckten Liegestütz und platziert sich so, dass er sich bei Vorneigung mit seinem unteren knöchernen Thorax in Höhe seiner Manipulationshand befindet. Anschließend erhebt er sich erneut in den Liegestütz und fällt schwungvoll und elastisch ventralisierend ein, so dass sein unterer knöcherner Thorax auf die Manipulationshand aufschlägt und einen kurzen elastischen ventralisierenden Impuls ausübt. Hierbei soll der Therapeut zu seinem eigenen Schutz darauf achten, dass der Impuls wirklich kurz und elastisch ausfällt.

Kurzfassung:
- Patient in Bauchlage auf dem Flachtisch.
- Therapeut steht auf der Blockierungsseite mit Blickrichtung zum Fußende neben der Liege.
- Tischferne Hand liegt mit dem Handrücken nach oben unter dem Femurkondylus.
- Tischnahe Hand auf kontralateralem S3.
- Elastischer ventralisierender Thoraxaufschlag.
- Fallstricke: Anlage zu nah am lumbosakralen Übergang, Thoraxaufschlag auf zu steil aufgestellte Arbeitshand, ungenügende Impulswirkung durch Aufschlag am Patientenbecken oder am Liegenrand.

Fallventralisierung aus dem „Schwebesitz" (AK 1)

Eine weitere Grifftechnik, die sich durch eine besonders gute Dosierbarkeit der Impulsenergie auszeichnet und deshalb auch oft zur Mobilisationstherapie eingesetzt wird, ist die Fallventralisierung aus dem „Schwebesitz" (Abb. 5.43, in der Abb. S1 rechts ventralisierungsempfindlich).

Der Patient liegt in Bauchlage auf dem Flachtisch mit federnd eingestelltem Mittelteil. Der Therapeut steht auf der Seite der ventralisierungsempfindlichen S1-Blockierung mit Blickrichtung zum Fußende der Liege. Seine tischferne Hand umfasst von ventral her den distalen

Manipulationshand und einer Hyperextension des Patientenbeines bis zur Spannungsgrenze erfolgt die Manipulation durch gleichzeitige schnelle Verstärkung des Druckes am Sakrum und der Hyperextension des Beines.

Zur Vermeidung einer unter Druck stattfindenden lordosierenden Einwirkung auf den hinteren Faserknorpelring der lumbosakralen Bandscheibe ist das Os sacrum in Höhe S3 fest auf der Unterlage zu fixieren. Wegen der mit dieser Technik verbundenen Hyperextension im Hüftgelenk ist dieser Griff bei Patienten mit Koxarthrose oder einer Hüftendoprothese nicht anwendbar.

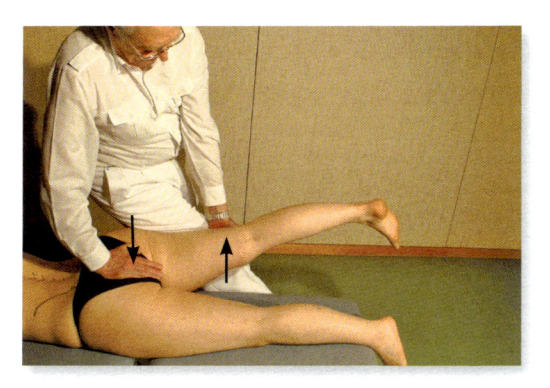

Abb. 5.43: Fallventralisierung am SIG aus dem »Schwebesitz«

Oberschenkel des Patienten auf der Blockierungsseite. Seine tischnahe Hand nimmt mit der Ulnarkante den Tiefenkontakt auf der kontralateralen Seite des Os sacrum in Höhe S3 auf. Dann geht der Therapeut durch Anheben des tischnahen Beines in einen „Schwebesitz", wobei sich sein Gesäß in Höhe der Manipulationshand am Sakrum befindet. Nach Aufnahme einer ventralisierenden Vorspannung mit der

Kurzfassung:
- Patient in Bauchlage auf dem Flachtisch.
- Therapeut steht auf der Blockierungsseite mit Blickrichtung zum Fußende der Liege, geht in den „Schwebesitz".
- Tischferne Hand fasst von ventrolateral her den distalen Oberschenkel.
- Tischnahe Hand auf kontralateralem S3.
- Verstärkung der ventralisierenden Vorspannung und der Hyperextension des Patientenbeines.
- Fallstricke: Koxarthrose, HTEP, nicht genügend auf der Unterlage fixiertes Sakrum, Abduktion des Patientenbeines.

Dreipunktegriff aus dem Kniestand (Refr.)

Als „Reservegriff" bietet sich für hartnäckige Fälle eine Kombination ventralisierender und dorsalisierender Techniken der Dreipunktegriff aus dem Kniestand (Abb. 5.44, in der Abb. S1 rechts ventralisierungsempfindlich) an.

Die Lagerung des Patienten erfolgt in Bauchlage auf dem Flachtisch mit gefedert eingestelltem Mittelteil. Der Therapeut steht auf der Seite

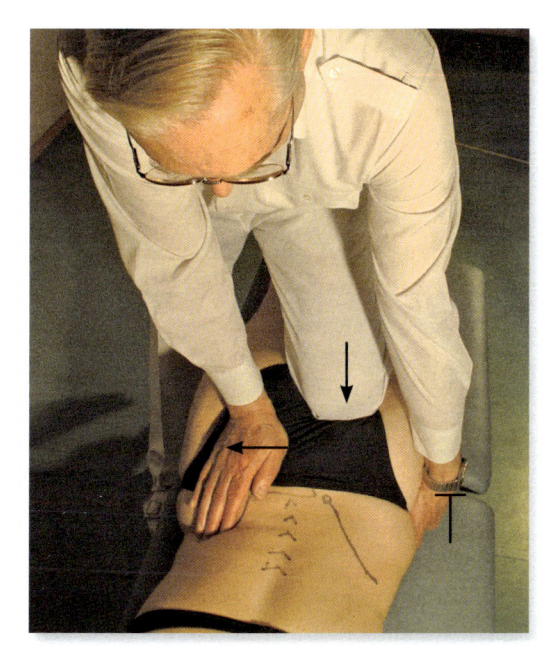

Abb. 5.44: Dreipunktegriff aus dem Kniestand

der ventralisierungsempfindlichen S1-Blockierung mit Blickrichtung zum Kopfende neben der Liege. Das gebeugte tischnahe Therapeutenknie wird mit dem medialen Femurkondylus auf der kontralateralen Sakrumhälfte in Höhe S3 aufgesetzt. Die tischnahe Hand umfasst das kontralaterale Os ilium von ventral her unter dorsalisierender Vorspannung. Dabei ist auf eine flächige Anlage zu achten. Die tischferne Hand legt sich mit ventrolateraler Vorspannung von medial her an die Spina iliaca posterior superior an.

Nach Aufnahme von Tiefenkontakt und Vorspannung wird das therapeutennahe Os ilium mit der tischfernen Hand nach ventrolateral geschoben, das Os sacrum wird auf der Gegenseite in Höhe S3 mit dem aufgelegten Therapeutenknie ventralisiert und das kontralaterale Os ilium durch ein Anheben von ventral her dorsalisiert. Alle drei Komponenten müssen streng synchron eingesetzt werden. Zu beachten ist weiterhin die korrekte Anlage des Therapeutenknies, da das Eindrücken der Patella oder gar der Tuberositas tibiae am Os sacrum zu starken Schmerzen und damit verbundener schmerzbedingter Abwehrspannung führt. Das Knie liegt dann flächig und schonend auf, wenn die Fußspitze sich leicht auf der Therapieliege abstützt.

Der Impuls wird aus dieser Vorspannung dadurch angesetzt, dass das tischferne Therapeutenbein vom Boden abgehoben, in Hüfte und Knie gebeugt wird und dann eine schnelle kickstarterartige Bewegung nach dorsal ausführt.

> **Kurzfassung:**
> - Patient in Bauchlage auf dem Flachtisch.
> - Therapeut mit Blickrichtung zum Kopfende auf der Blockierungsseite neben der Liege.
> - Tischferne Hand von medial her an der Spina iliaca posterior superior.
> - Tischnahe Hand unter kontralateralem Os ilium.
> - Tischnahes Knie auf kontralateralem S3.
> - Tischfernes Bein angehoben, damit kickstarterartiger Impuls.
> - Fallstricke: unkorrekte Anlage des Therapeutenknies, falsche Impulsrichtung.

5.2.4 Grifftechniken am Patienten in Seitenlage

Kaudalisierender Zug über das Os ilium mit kranialisierendem Gegenhalt am Os sacrum

Diese Technik wird bei kaudalisierungsempfindlicher S1-Blockierung eingesetzt. Dabei liegt der Patient in „labiler Seitenlagerung" auf dem Flachtisch mit hochgestelltem Kopfteil. Das zu behandelnde SIG liegt oben. Die aufliegende Schulter des Patienten liegt in der Achselaussparung, so dass er auf seiner Skapula ruht. Er liegt möglichst nah an dem dem Therapeuten zugewandten Rand der Behandlungsliege. Das auf der Liege aufliegende Bein wird leicht angebeugt, das oben liegende Bein mit der Fußspitze in die Kniekehle des aufliegenden Beines gelegt (Abb. 5.45, in der Abb. S1 rechts kaudalisierungsempfindlich).

Das fußnahe Bein des Therapeuten wird mit dem Ligamentum patellae an das Knie des oben liegenden Patientenbeines angelegt. Das

des gesamten Beckens und sichert damit die größtmögliche Relativbewegung im SIG.

Kurzfassung:
- Patient in labiler Seitenlagerung.
- Therapeut steht vor dem Patienten.
- Kopfnahe Therapeutenhand verriegelt bis zum lumbosakralen Übergang.
- Fußnaher Unterarm nimmt kranialisierenden Gegenhalt am Sakrum auf.
- Fußnahes Therapeutenbein verstärkt am oben liegenden Patientenbein die Adduktion bei flektierter Hüfte.
- Gegenläufiger Impuls.
- Fallstricke: nicht bis zum Sakrum durchlaufende Verriegelung.

Verkürzung der Vorspannungsstrecke

Bei allen SIG-Griffen am Patienten in Seitenlage wird die Gegenspannung mit der kopfnahen Therapeutenhand aufgebaut. Diese fasst den distalen Oberarm des Patienten, der Therapeutenunterarm liegt seitlich auf dem Thorax auf. Der erwünschte Gegenhalt wird durch eine Dorsalbewegung der Patientenschulter erzielt, die so weit geführt wird, bis die dadurch erzielte Wirbelsäulenrotation den lumbosakralen Übergang erreicht. Bei hypermobilen Patienten mit SIG-Blockierung muss die Vorspannungsstrecke dadurch verkürzt werden, dass am unteren Thorax des Patienten gegengehalten wird. Hierzu legt der Patient die Hand seines oben liegenden Armes auf den unteren vorderen Thorax auf, und der Therapeut übt die Gegenspannung dadurch aus, dass er seine gegenspannende Hand mit einem Druck nach dorsal auf die Patientenhand auflegt. Bei stark hypermobilen Patienten kann der Gegenhalt auch direkt am lumbosakralen Übergang eingesetzt werden (Abb. 5.46 a und b).

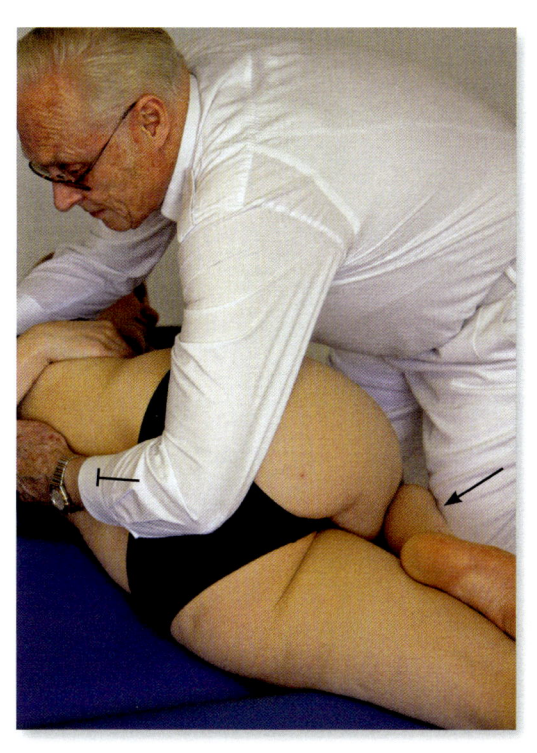

Abb. 5.45: Kaudalisierender Zug über das Os ilium mit kranialisierendem Gegenhalt am Os sacrum

kopfnahe Bein wird zum Schutz des Patienten vor einem Herabfallen vor seinem Bauch an die Liege angelegt. Die Vorspannung am Bein wird durch Vermehrung der Hüftflexion kyphosierend eingesetzt und erreicht durch Vermehrung der Innenrotation im Hüftgelenk (Herunterdrücken des Patientenknies) eine Verstärkung der Lateraltraktion am SIG. Der kopfnahe Arm des Therapeuten führt von der Schulter her eine bis zum lumbosakralen Übergang verriegelnde Gegenrotation durch. Der fußnahe Arm des Therapeuten wird unter Aufnahme einer kranialisierenden Vorspannung auf das Sakrum aufgelegt. Nach Durchführung eines mobilisierenden Probezuges erfolgt die Verstärkung der Hüftflexion mit gleichzeitiger Verstärkung des Gegenhaltes am Os sacrum. Dieser Gegenhalt verhindert die Mitbewegung

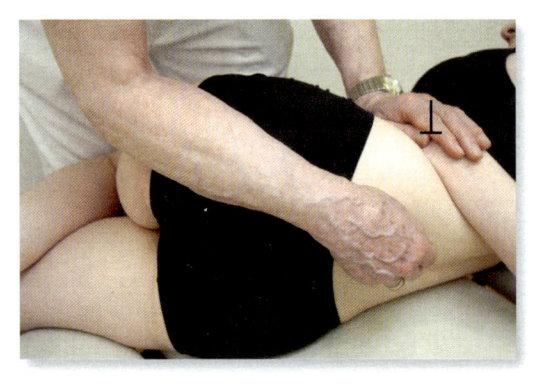

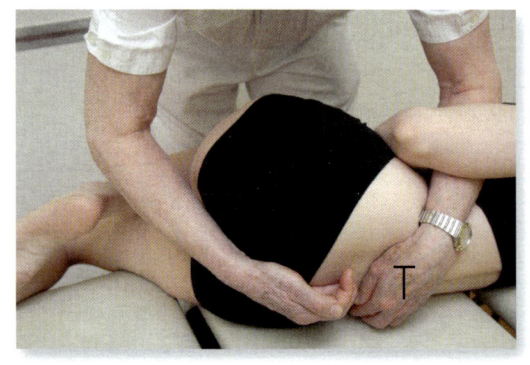

Diagnostik und Therapie am Sakroiliakalgelenk

Abb. 5.46 a und b: Verkürzung der Vorspannstrecke bei SIG-Behandlung

Kranialisierung am Os ilium (AK 1)

Bei einer kranialisierungsempfindlichen S1-Blockierung kann die Kranialisierung am Os ilium durchgeführt werden (Abb. 5.47, in der Abb. S1 rechts kranialisierungsempfindlich). Die Lagerung des Patienten und die Positionierung des Therapeuten erfolgt wie bei den vorhergehenden Grifftechniken. Anschließend wird mit dem fußnahen Therapeutenbein eine rein adduzierende Vorspannung aufgenommen. Diese soll zu einer Lateralisierung des Os ilium und damit zu einem Aufdehnen des SIG führen. Der Therapeut legt seinen proximalen Unterarm auf der Glutaealmuskulatur des Patienten unter Aufnahme von Tiefenkontakt und kranialisierender Vorspannung an. Nach der Durchführung einer diagnostischen Probemobilisation wird in die Vorspannungsstufe zurückgegangen. Anschließend erfolgt der Manipulationsimpuls durch ein Aufdehnen des SIG über das Patientenknie (Absenken zum Boden hin) und einen gleichzeitigen kranialisierenden Schub am Os ilium.

> **Kurzfassung:**
> - Patient in labiler Seitenlagerung.
> - Therapeut steht vor dem Patienten.
> - Kopfnaher Arm verriegelt bis zum lumbosakralen Übergang.
> - Fußnaher Unterarm wird mit kranialisierender Vorspannung auf Os ilium aufgelegt.
> - Fußnahes Therapeutenbein nimmt am Patientenknie lateralisierende Vorspannung auf.
> - Kranialisierender Impuls.
> - Fallstricke: nicht bis zum Sakrum durchlaufende Verriegelung.

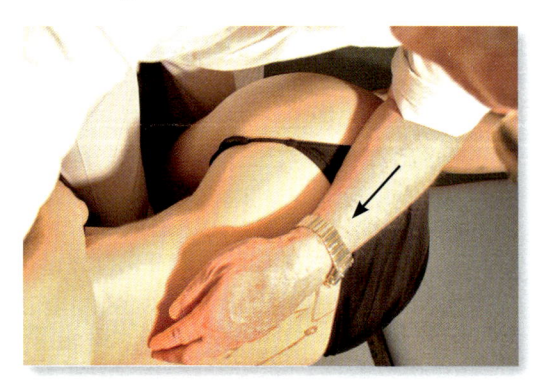

Abb. 5.47: Kranialisierender Schub am Os ilium

Ventralisierung am Os Ilium (AK 1)

Als Abschluss der Manipulationsbehandlung am SIG bewähren sich die ventralisierenden Techniken am Patienten in labiler Seitenlagerung. Zunächst ist das die Ventralisierung am

Os ilium (Abb. 5.48, in der Abb. S1 rechts ventralisierungsempfindlich).

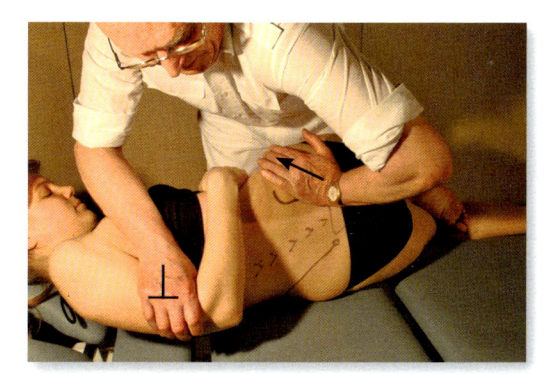

Abb. 5.48: Ventralisierender Schub am Os ilium

Bei dieser von *Karl Sell* als „Erlösergriff" bezeichneten Grifftechnik liegt der Patient in Seitenlagerung auf dem Flachtisch mit hochgestelltem Kopfteil. Der Therapeut steht vor dem Patienten in SIG-Höhe. Die fußnahe Therapeutenhand wird unter Aufnahme von Tiefenkontakt und ventralisierender Vorspannung mit dem Hypothenar auf die Spina iliaca posterior superior des oben liegenden Os ilium aufgelegt. Auch bei dieser Technik verstärkt der Therapeut mit seinem fußnahen Bein die Hüftinnenrotation, um das SIG möglichst weit aufzudehnen.

Bei der Anlage der Manipulationshand ist darauf zu achten, dass sich der Therapeut so weit über den Patienten hinwegbeugt, dass sein Unterarm senkrecht zum Rücken des Patienten angelegt wird. Aus gehaltenem Tiefenkontakt und gehaltener Vorspannung erfolgt anschließend bei gleichzeitiger Rotationsverstärkung über das Patientenknie mit der Arbeitshand ein ventralisierender Impuls an der Spina iliaca posterior superior.

Kurzfassung:
- Patient in labiler Seitenlagerung.
- Therapeut steht vor dem Patienten.
- Kopfnaher Arm verriegelt bis zum lumbosakralen Übergang.
- Hypothenar der fußnahen Hand liegt mit ventralisierender Vorspannung auf der Spina iliaca post. sup.
- Fußnahes Therapeutenbein nimmt am Patientenknie Vorspannung zum Aufdehnen des SIG auf.
- Ventralisierender Impuls.
- Fallstricke: nicht bis zum Sakrum durchlaufende Verriegelung, Impulsrichtung nicht streng ventralisierend.

Manipulative Ventralisierung in Höhe S1 (AK 1)

Auch die seltene dorsalisierungsempfindliche Blockierung in Höhe S1 wird am Patienten in Seitenlage behandelt. In dieser Lage lässt sich die dabei nicht gewünschte Lordosierung am lumbosakralen Übergang am leichtesten vermeiden. Eine solche würde die Gefahr einer Schädigung des (vorgeschädigten) hinteren Faserknorpelringes der letzten Lendenbandscheibe in sich bergen. Da diese Bandscheibe ohnehin wegen der lumbosakralen Lordose und wegen ihrer statischen Belastung häufig degenerativ verändert ist, ist besondere Schonung angebracht.

Bei der manipulativen Ventralisierung in Höhe S1 liegt der Patient in Seitenlage auf dem Flachtisch mit hochgestelltem Kopfteil (Abb. 5.49, in der Abb. S1 rechts dorsalisierungsempfindlich). Die Blockierungsseite liegt oben. Das oben liegende Bein des Patienten wird ohne Rotationsvorspannung mit dem Tibiakopf an die Oberschenkel des vor ihm stehenden

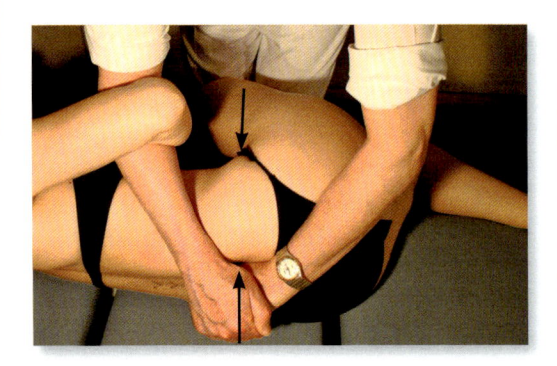

Abb. 5.49: Ventralisierende Manipulation in Höhe S1

Therapeuten angelegt und so weit in Hüfte und Knie gebeugt (über 90°), dass der lumbosakrale Übergang in eine geringe Kyphose gebracht wird.

Der Therapeut legt anschließend seine fußnahe Hand mit der Radialkante des Os metacarpale I in Höhe S1 auf die oben liegende Sakrumseite und verstärkt den Tiefenkontakt und die ventralisierende Vorspannung mit seiner kopfnahen Hand. Der Patient verstärkt das dadurch, dass er seinen oben liegenden Arm mit dem Ellenbogen von dorsal her um den kopfnahen Unterarm des Therapeuten legt und diesen nach ventral zieht. Nach der Durchführung einer diagnostischen Probemobilisation wird gleichzeitig mit den Therapeutenhänden am Patientensakrum nach ventral und mit den Therapeutenknien unter leichter Verstärkung der Kyphosierung das Ilium nach dorsal geschoben.

Die Grifftechniken für die beim Erwachsenen äußerst seltenen (bei kleinen Kindern häufiger beobachteten) Blockierungen in Höhe S3 werden nicht gesondert beschrieben. Es werden im Prinzip die gleichen Techniken wie bei den Blockierungen in Höhe S1 nach dem Ergebnis der funktionellen segmentalen Irritationspunktdiagnostik (3. Schritt der Drei-Schritt-Diagnostik) angewandt.

Kurzfassung:
- Patient in Seitenlage auf dem Flachtisch mit hochgestelltem Kopfteil.
- Therapeut steht in SIG-Höhe vor ihm.
- Oben liegendes Patientenbein wird ohne Adduktionsvorspannung in Hüfte und Knie angebeugt und an die Oberschenkel des Therapeuten angelegt.
- Fußnahe Therapeutenhand liegt auf dorsalisierungsempfindlichem S1.
- Zug mit den Händen nach ventral und gleichzeitiger Schub mit den Beinen nach dorsal.
- Fallstricke: nicht ausreichende Kyphosierung des lumbosakralen Überganges, Rotation vom Bein her.

5.2.5 Technik zur Behandlung der Kokzygodynie (Refr.)

Zur Behandlung der Kokzygodynie eignen sich nach unseren Erfahrungen vor allem zwei Techniken. Es wird zum einen häufig mit Erfolg der Versuch gemacht, das ventralisierte kaudale Ende des Os coccygis vom Rektum her mit der Mittelfingerkuppe unter Zug zu dorsalisieren. Zum anderen kann der Versuch gemacht werden, durch eine postisometrische Relaxation des M. glutaeus maximus von der Insertion dieses Muskels am Os coccygis ausgehende Schmerzen zu behandeln.

Bei dieser Technik liegt der Patient in Bauchlage auf dem Flachtisch. Der Therapeut steht neben der Behandlungsliege mit Blickrichtung zum Kopfende derselben und legt seine Hände in Höhe der Rima ani beidseits auf die Muskelmasse des M. glutaeus maximus auf. Dann fordert er den Patienten zu einer Anspannung des Gesäßes auf. Nach einer Anspannungszeit von

8–10 Sekunden wird der Patient aufgefordert, tief einzuatmen und in die anschließende Ausatmung hinein das Gesäß zu entspannen. In diese Entspannungsphase hinein erfolgt eine postisometrische Dehnung vom kaudalen Os sacrum und Os coccygeum nach lateral (Abb. 5.50).

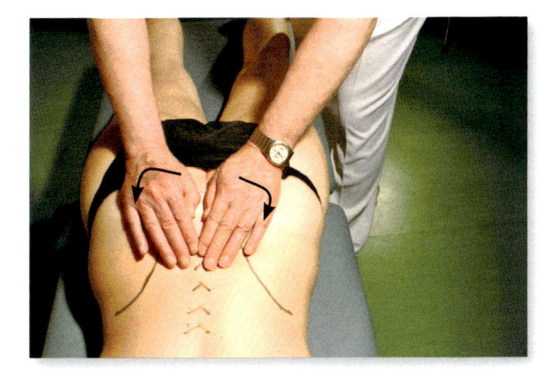

Abb. 5.50: Postisometrische Dehnung des Glutaeus maximus bei Kokzygodynie

5.2.6 Therapie der variablen Beinlängendifferenz (AK 1)

Wurde bei der Prüfung der sog. variablen Beinlängendifferenz (*Derbolowsky*) ein positiver Befund erhoben, so tritt der Therapeut auf die Seite des sich bei der Aufrichtung vorschiebenden oder vorn bleibenden Beines herüber. Das kontralaterale Bein wird mit der fußnahen Hand dicht oberhalb des Sprunggelenkes gefasst, die kopfnahe Hand legt sich von medial her an das Kniegelenk an. Anschließend führt der Therapeut das Patientenbein weich an die Grenze der Hüftflexion heran. Ein Arbeiten vor dieser Grenze erreicht das SIG nicht. Aus dieser Bewegung heraus wird nach einigen vorsichtigen rotierenden Bewegungen zum Erfassen des Bewegungsausmaßes eine weiche mobilisierende Bewegung in Richtung der Abduktions- und Außenrotationsverstärkung durchgeführt.

Anschließend wird das therapeutennahe Patientenbein von außen her in gleicher Weise gefasst und ebenfalls weich an die Grenze der möglichen Hüftflexion herangeführt. Aus dieser Bewegung heraus wird eine mehrfache, sich langsam verstärkende Adduktions-Innenrotationsbewegung durchgeführt. Bei dieser Behandlung wird damit vom Therapeuten weg im Raum an beiden Patientenbeinen die gleiche Bewegung durchgeführt (Abb. 5.51 a und b). Das auf der Liege aufliegende nicht behandelte Bein wird durch das Knie des fußnahen Therapeutenbeines an einer Mitbewegung gehindert.

Bei Rezidiven ist daran zu denken, dass eine Beckenverwringung sowohl durch eine Blockierung des SIG als auch durch Blockierungen am dorsolumbalen Übergang und durch eine Atlasblockierung ausgelöst werden kann. Die berichteten Zusammenhänge mit einer CMD beruhen auf den bereits bei der diagnostischen Prüfung (s. Kap. 5.1.5) genannten Muskelspannungsänderungen.

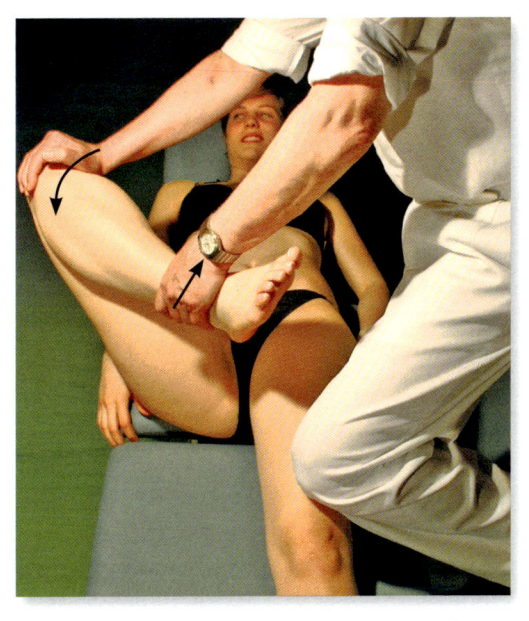

Abb. 5.51 a: Therapie der variablen Beinlängendifferenz – 1. Schritt

Diagnostik und Therapie am Sakroiliakalgelenk

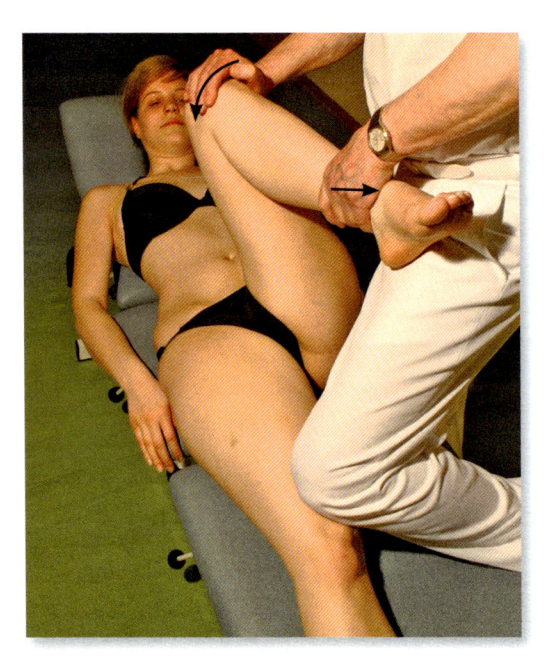

Abb. 5.51 b: Therapie der variablen Beinlängendifferenz – 2. Schritt

Kurzfassung:
- Patient in Rückenlage auf dem Flachtisch.
- Therapeut steht auf der Seite des „länger werdenden" Beines.
  - Fußnahe Hand fasst Sprunggelenk des kontralateralen Beines.
    Kopfnahe Hand legt sich von medial her an das Kniegelenk dieses Beines.
    Abduktions-Außenrotationsbewegung bei endgradiger Hüftflexion.
  - Fußnahe Hand fasst Sprunggelenk des gleichseitigen Beines.
    Kopfnahe Hand legt sich von lateral her an das Knie dieses Beines.
    Adduktions-Innenrotationsbewegung bei endgradiger Hüftflexion.
- Fallstricke: nicht ausreichende Hüftflexion, ungenügende Fixierung des aufliegenden Beines.

5.2.7 Muskelenergie- und myofasziale Techniken

Bei den Muskelenergietechniken im Beckenbereich handelt es sich weniger um klassische Muskelbehandlungstechniken, die ebenso wie Triggerpunktbehandlungen im Kapitel über die Behandlung der Muskulatur dargestellt werden, sondern in erster Linie um Mobilisationsbehandlungen unter Zuhilfenahme der willkürlichen Muskelspannung des Patienten. Die Mobilisation erfolgt nach einer Anspannung von ca. 5 Sekunden Dauer auch hier in der Entspannungsphase. Sie kann sowohl in die freie als auch (bei freier Wegstrecke bis zur Blockierung) in die blockierte Richtung eingesetzt werden.

Im Bereich der SIG kommen dabei bewährte Techniken zur Anwendung, die in den USA sowohl bei osteopathischen als auch bei chiropraktischen Weiterbildungen gelehrt werden. Allerdings folgen wir nicht der von einigen dieser Schulen vorgenommenen Differenzierung von Sakroiliakal- und Iliosakralgelenk. Wir halten uns – auch bei der Befunddokumentation – an die Dinge, die in der internationalen Universitätsmedizin als Grundlage angesehen werden. Deshalb bleibt es bei der Bezeichnung „Sakroiliakalgelenk". Es wird bekanntlich auch nicht je nach augenblicklicher Funktion einmal vom Humeroulnar- (wenn sich der Unterarm gegen den Oberarm bewegt) und einmal vom Ulnohumeralgelenk (wenn bei aufgelegtem Unterarm der Oberarm gegen den Unterarm bewegt wird) gesprochen. Für die Befunddokumentation bedeutet das, dass die Pathologie und nicht das Therapieziel dokumentiert wird. Außerdem wird im Rahmen der Manuellen Medizin die gestörte Funktion festgehalten. Eine Dokumentation, die das Vorliegen einer Fehlstellung suggeriert, wurde anfangs auch im Rahmen der Chirotherapieausbildung von *Karl*

Sell gelehrt. Da es sich aber bei der Anwendung der manuellen Techniken um eine Therapie zur Wiederherstellung der Funktion und zur Schmerzlinderung handelt, wird die gestörte Funktion dokumentiert und nicht der Eindruck der Reposition einer wie auch immer gearteten „Fehlstellung" vermittelt.

Bei den myofaszialen Techniken handelt es sich um manuelle Weichteiltechniken, Muskelbehandlungstechniken und Mobilisationen, die nach dem Befund der in der Manuellen Medizin üblichen, schichtweisen Palpation durchgeführt werden. Durch diese wird differenziert, ob es sich um Störungen zwischen Unterhaut und Faszie, an der Faszie selbst, zwischen Muskel und Faszie oder im Muskel selbst handelt. Danach richtet sich auch die Intensität der Einwirkungen bei den myofaszialen Techniken. Es wird auch versucht, die Spannung des ubiquitären Bindegewebes zu erfassen. Wie bei den anderen Mobilisationen kann bei den myofaszialen Behandlungen versucht werden, sofort in die blockierte Richtung zu arbeiten. Es bewährt sich aber mehr, zunächst in die freie Richtung (Richtung der nachlassenden Gewebespannung, von Osteopathieschulen als „ease" bezeichnet) und erst danach in die gestörte Richtung (Richtung der zunehmenden Gewebespannung, von Osteopathieschulen als „bind" bezeichnet) zu arbeiten.

Bei den Techniken, die sich vor allem an der oberflächlichen Weichteilspannung bzw. an der Verschieblichkeit des Subkutangewebes auf der Faszie orientieren, wird angestrebt, durch die Verminderung der aus diesen Strukturen hervorgehenden noziceptiven Afferenz („afferenter Input") die nozireaktive Efferenz („efferenter Output") zu vermindern. Damit sollen die Rückführung der Spannung und die Erweiterung des freien Raumes erreicht werden. Die im Folgenden beschriebenen Techniken können auch variiert werden. Im Prinzip kann überall am menschlichen Körper nach Stellen mit gestörter Verschieblichkeit zwischen den einzelnen Schichten – soweit zugänglich – gesucht und versucht werden, bei diesen Störungen nach den Regeln der myofaszialen Behandlung ein „Release" zu erreichen.

Muskelenergietechniken am Patienten in Seitenlage (AK 2)

Für die ventralisierungs- bzw. dorsalisierungsempfindliche S1-Blockierung bewähren sich die Muskelenergietechniken am Patienten in Seitenlage (Abb. 5.52). Der Patient liegt in Seitenlage auf dem Flachtisch, der Therapeut steht in Höhe der Kniegelenke vor dem Patienten mit Blickrichtung zum Kopfende der Liege. Die zu behandelnde Seite liegt oben. Für die Behandlung einer ventralisierungsempfindlichen S1-Blockierung wird das oben liegende Bein des Patienten so weit in Hüfte und Knie gebeugt, bis die Spannungsgrenze (erste Barriere) am SIG erreicht ist. Der Fuß dieses Beines wird mit geringem Druck an die Hüfte des Therapeuten angelegt. Anschließend wird der Patient aufgefordert, diesen Druck maßvoll zu verstärken. Die Muskelspannung wird ca. 5 Sekunden gehalten. In der nachfolgenden Entspannung wird versucht, den Bewegungsweg

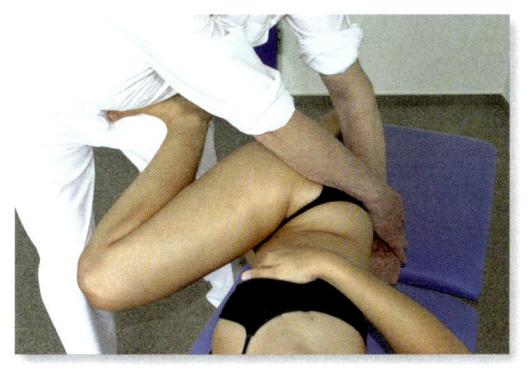

Abb. 5.52: Muskelenergietechnik für das SIG am Patienten in Seitenlage

bis zur ersten Barriere zu erweitern, das wird vier- bis fünfmal wiederholt.

> **Kurzfassung:**
> - Patient in Seitenlage auf dem Flachtisch.
> - Therapeut steht vor dem Patienten mit Blickrichtung zum Kopfende.
> - Oben liegendes Patientenbein wird in Hüfte und Knie bis zur ersten Barriere gebeugt und mit dem Fuß unter Druck an die Hüfte des Therapeuten angelegt.
> - In der Entspannungsphase Weg bis zur ersten Barriere erweitern.
> - Fallstricke: Anwendung mit zu viel Kraft.

Für die seltene dorsalisierungsempfindliche S1-Blockierung liegt der Patient ebenfalls in Seitenlage auf dem Flachtisch. Der Therapeut steht in Höhe des SIG hinter dem Patienten. Seine kopfnahe Hand liegt auf der Spina iliaca posterior superior der oben liegenden (blockierten) Seite. Das oben liegende Bein des Patienten wird mit der fußnahen Hand so weit in Hyperextension gebracht, dass die erste Barriere erreicht wird. Dann wird der Patient aufgefordert, das Bein gegen den Widerstand des Therapeuten dosiert in Richtung Flexion anzuspannen. Diese Anspannung wird etwa 5 Sekunden gehalten. In der nachfolgenden Entspannungsphase wird versucht, den Weg bis zur ersten Barriere zu erweitern.

Muskelenergietechnik am Patienten in Rückenlage (AK 2)

Für die kaudalisierungsempfindliche S1-Blockierung kann auch eine Muskelenergietechnik am in Rückenlage befindlichen Patienten zum Einsatz kommen (Abb. 5.53).

Der Patient liegt in Rückenlage auf dem Flachtisch, seine Füße ragen über das Fußende der

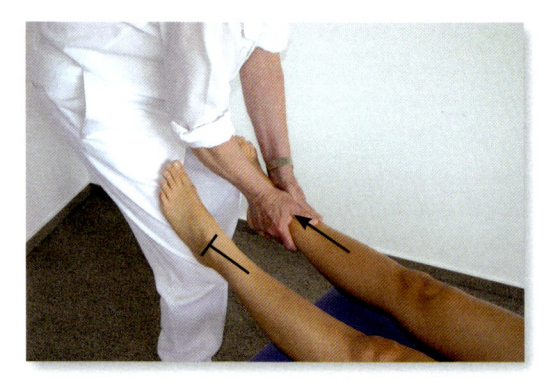

Abb. 5.53: Muskelenergietechnik für das SIG am Patienten in Rückenlage

Liege hinaus. Der Therapeut steht im Ausfallschritt am Fußende mit Blickrichtung zur Liege. Er nimmt die Malleolengabel des Patientenbeines auf der blockierten Seite in seine Hohlhände und sichert den flächigen Halt durch „Pektoraliskompresse". Das andere Patientenbein wird am nach vorn gestellten Therapeutenoberschenkel abgestützt. Anschließend wird mit den angelegten Händen eine Traktion bis zur ersten Barriere aufgenommen. Diese wird jeweils während der Exspiration des Patienten verstärkt und während seiner Inspiration gehalten. Dieser Vorgang wird so lange wiederholt, bis sich kein Bewegungszuwachs mehr erreichen lässt.

> **Kurzfassung:**
> - Patient in Rückenlage auf dem Flachtisch.
> - Therapeut steht am Fußende mit Blick zum Patienten.
> - Traktion am Bein auf der Blockierungsseite.
> - Anderes Patientenbein stützt sich an Therapeutenhüfte ab.
> - Verstärkung der Traktion während der Exspirationsphase.
> - Fallstricke: keine.

Myofasziale Technik am Patienten in Rückenlage (AK 2)

Myofasziale Behandlungen im Beckenbereich werden vor allem am Patienten in Rücken- oder Bauchlage durchgeführt.

Bei der Behandlung in Rückenlage liegt der Patient auf dem Flachtisch. Der Therapeut steht in Höhe der Patientenoberschenkels mit Blickrichtung zum Kopfende neben der Liege. Er legt von beiden Seiten her seine Hände unter das Becken des Patienten, so dass seine Fingerkuppen von medial her an das Os ilium angelegt werden. Während diese mit dem oberflächlichen Gewebe zur Seite bewegt werden, drehen die Handballen unter dem Becken in die Gegenrichtung.

Durch Bewegen in diese und die entgegengesetzte Richtung werden die freie und die behinderte (blockierte) Richtung festgestellt. Danach wird zunächst in die freie Richtung eingestellt und nach Einsetzen einer vorhergehenden Anspannung durch den Patienten (Fäuste fest schließen, Zähne fest zusammenbeißen, Zunge gegen den harten Gaumen drücken) und lösen derselben zusätzlich noch etwas in die freie Richtung vorgegangen. Anschließend wird aus der beschriebenen Anlage in die behinderte Richtung bis zur ersten Barriere vorgegangen und versucht, diese durch ein gleiches Vorgehen wie in die freie Richtung zu verschieben (Abb. 5.54).

Myofasziale Technik am Patienten in Bauchlage (AK 2)

Bei der Technik in Bauchlage liegt der Patient ebenfalls auf dem Flachtisch. Der Therapeut steht in Höhe des Patientenbeckens neben der Liege mit Blickrichtung zum Kopfende. Seine tischnahe Hand legt er mit dem Handballen in Höhe S4 (dicht unterhalb der Sakrumkyphose) auf das Sakrum auf. Seine tischferne Hand gibt von ventral her einen Gegenhalt an der Crista iliaca. Anschließend wird durch Kranial- und Kaudalschub sowie eine Drehbewegung der Hand („clockwise") die freie und die behinderte Richtung festgestellt und entsprechend der beim vorhergehenden Griff beschriebenen Technik behandelt (Abb. 5.55).

Myofasziale Technik am Patienten in Rückenlage (Variante; Refr.)

Bei einer weiteren, unter anderem von *Greenman* beschriebenen Technik am Patienten in Rückenlage sitzt oder steht der Therapeut in Höhe des Patientenoberschenkels mit Blickrichtung zum Tisch neben der Liege. Er legt sei-

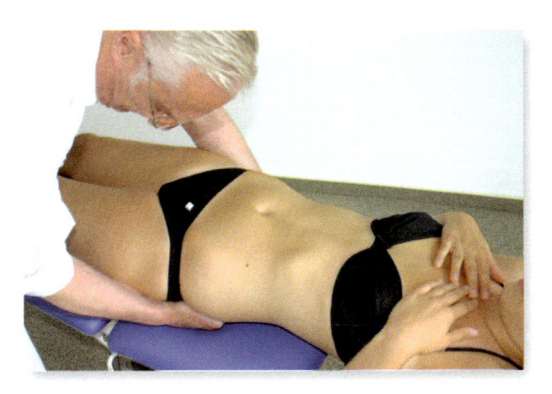

Abb. 5.54: Myofasziale Technik für das SIG am Patienten in Rückenlage

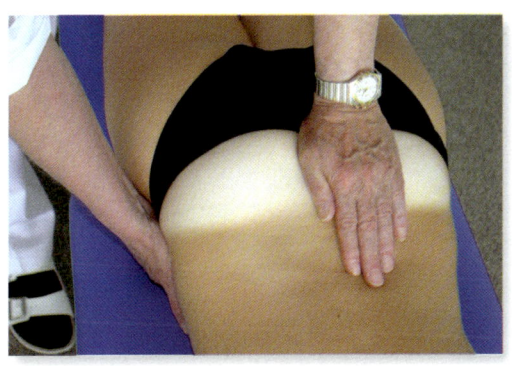

Abb. 5.55: Myofasziale Technik für das SIG am Patienten in Bauchlage

ne fußnahe kopfwärts gerichtete Hand so unter das Sakrum, dass seine Fingerkuppen am lumbosakralen Übergang liegen. Der Unterarm liegt dabei auf der Liege auf. Seine kopfnahe Hand liegt an der kontralateralen, der proximale Unterarm (Ellenbogen) auf der ipsilateralen Spina iliaca anterior superior. Nach dieser Anlage wird mit beiden Händen in den verschiedenen Gewebeschichten die Verschieblichkeit geprüft und bei Störungen wie bei den vorbeschriebenen Techniken die Gewebeentspannung zunächst durch die Arbeit in die freie Richtung und anschließend in die behinderte Richtung angestrebt (Abb. 5.56).

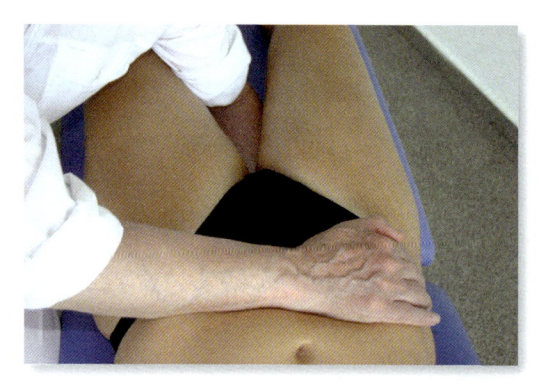

Abb. 5.56: Myofasziale Technik für das SIG am Patienten in Rückenlage (Variante)

Myofasziale Technik am Beckenbodendiaphragma (AK 2)

Bewährt und oft erfolgreich bei Rezidiven von SIG-Blockierungen wird die myofasziale Technik am Beckenboden des Patienten in Bauchlage eingesetzt. Dabei wird je nach Schicht auf die Beckenbodenfaszie oder den M. levator ani (Beckenbodendiaphragma) eingewirkt.

Der Patient liegt dabei in Bauchlage auf dem Flachtisch. Der Therapeut sitzt oder steht in Kniehöhe neben der Liege. Seine beiden Daumen legt er von kaudal her an den medialen Rand des Tuber ossis ischii an. Anschließend wird geprüft, auf welcher Seite die Spannung des Gewebes fester bzw. lockerer ist.

Es wird mit der Behandlung auf der lockereren Seite begonnen. Dort wird (nach kranial) an die erste Spannungsgrenze herangegangen. Die dabei erreichte Spannung wird zunächst gehalten und nach Aufbau einer allgemeinen Anspannung (nach den Regeln der progressiven Muskelentspannung) die Entspannung (Release) abgewartet. Findet sich erneut eine Spannungsgrenze, wird das Ganze an dieser wiederholt. Anschließend wird in analoger Weise auf der anderen (festeren) Seite vorgegangen (Abb. 5.57).

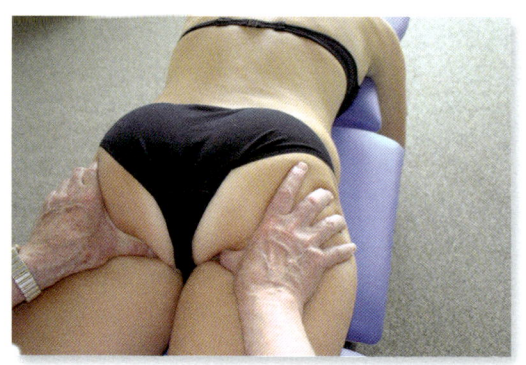

Abb. 5.56: Myofasziale Technik am Beckenbodendiaphragma

Diagnostik und Therapie an der Lendenwirbelsäule

6.1 Manualmedizinische Befunderhebung

6.1.1 Funktionsuntersuchung

Im Bereich der Lendenwirbelsäule erfolgt nach der Prüfung der Statik die reine Funktionsuntersuchung als erster Schritt im Rahmen der Drei-Schritt-Diagnostik.

Zunächst werden Stellung und Haltung der Lendenwirbelsäule inspektorisch beurteilt. Abflachung und Verstärkung der Lendenlordose werden ebenso vermerkt wie ein hyperlordotischer Knick am lumbosakralen Übergang oder eine dorsolumbale Kyphose, eine Skoliose oder eine antalgische Fehlhaltung. Eine gering ausgeprägte Skoliose zeigt sich oft nur am einseitig stärker ausgeprägten Lendenwulst, der sich wiederum beim Vorneigen stärker ausprägt.

Anschließend wird der Verlauf der Dornfortsatzreihe abgetastet und auf seitliche Abweichungen oder Stufenbildungen hin überprüft. Bei Letzteren ist abzuklären, ob es sich um eine echte oder eine Pseudospondylolisthesis handelt. Bei der echten Spondylolisthesis findet sich die Stufenbildung in der Dornfortsatzreihe oberhalb des Gleitwirbels, bei der Pseudospondylolisthesis unterhalb des Gleitwirbels (durch die Spaltbildung in der Interartikularportion bleibt bei der Spondylolisthesis vera der Dornfortsatz des Gleitwirbels in seiner ursprünglichen Position stehen).

Prüfung des Schober-Zeichens und des FBA

Die Funktionsprüfung umfasst sowohl orientierende als auch segmentbezogene Prüfungen. Bei der Vorneigung werden zunächst das Schober-Zeichen und der Finger-Boden-Abstand geprüft. Bei Letzterem ist zu beachten, dass dafür neben der LWS-Beweglichkeit auch die Funktion der Hüftgelenke (diese sogar besonders) und eine Verkürzung der ischiokruralen Muskulatur von Bedeutung sind. Auch die Messung der Mittelstrecke um L1 kann einbezogen werden. Beachtet wird auch die Entfaltung im Bereich des lumbosakralen Überganges, wobei eine nur geringe lordotische Einsattelung in der Regel ohne pathologische Bedeutung ist.

Bei der Prüfung des lumbalen und thorakalen (Ott-)Schober-Zeichens (Abb. 6.1) ist zu beachten, dass vor allem im Bereich der Brustwirbelsäule mit einer Längenzunahme von 10% (Normalmaß 30/33 cm) eine Störung in einem einzelnen Segment sich dem Nachweis entzieht. Das kann aber auch bei nicht sehr ausgeprägten Blockierungen im Bereich der LWS (Normalmaß 10/15 cm) der Fall sein.

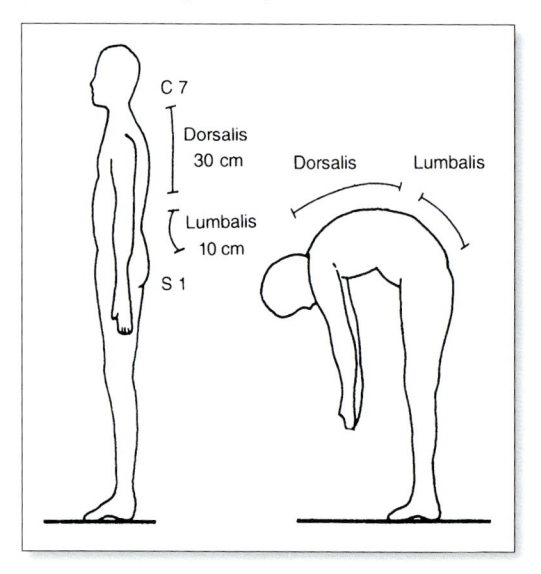

Abb. 6.1: Prüfung des dorsalen und lumbalen Schober-Zeichens

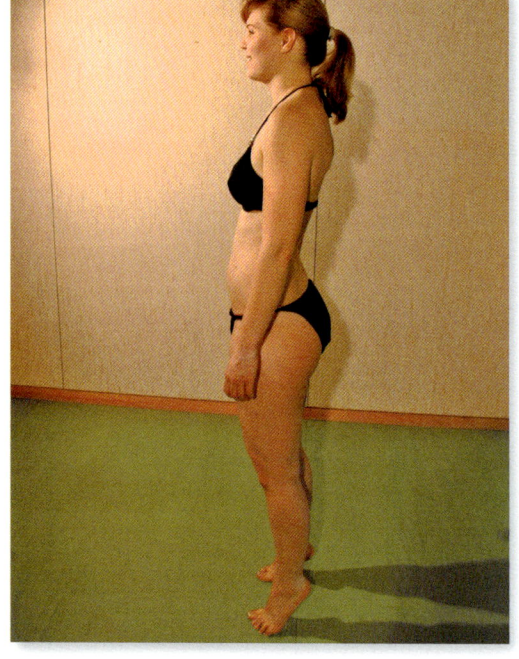

Abb. 6.2: Zehengang (Lordoseverstärkung)

Prüfung des Gangbildes

Die Prüfung des Gangbildes zeigt nicht nur die im Normalfall gleichmäßige Ausgleichsbewegung der Wirbelsäule bzw. deren Störungen. Hierzu gehört auch die Prüfung des Zehen- und Hackenganges. Diese zeigt uns nicht nur eine eventuelle motorische Störung in den Segmenten L5 und S1, sondern gibt uns auch einen Hinweis auf Auswirkungen eines engen Spinalkanals. Beim Zehengang verstärkt der Patient seine Lendenlordose und damit die Auswirkung einer spinalen Enge (Abb. 6.2). Beim Hackengang dagegen kommt es zu einem Ausgleich bzw. zur Verringerung der Lendenlordose, wodurch sich die Beschwerden vonseiten eines engen Spinalkanals verringern (Abb. 6.3).

Prüfung der Lateralflexion

Am stehenden Patienten wird anschließend die Seitneigungsfähigkeit der LWS beurteilt. Dabei

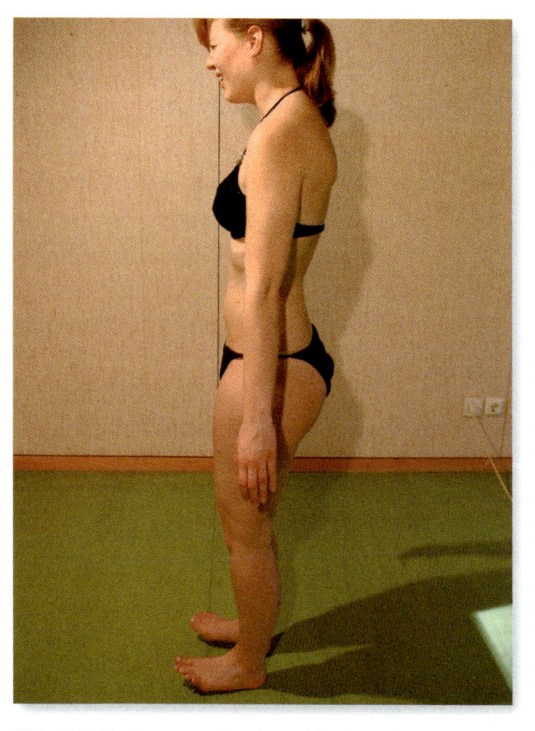

Abb. 6.3: Hackengang (Lordoseabflachung)

geht es nicht nur um die Bewegung, sondern auch um die bei dieser Prüfung auftretenden Schmerzen. Es wird also wie bei allen diesen Bewegungsprüfungen auch das Bewegungsendgefühl beurteilt. Während Schmerzen auf der Neigungsseite meist auf Wirbelgelenk oder Bandscheibe hinweisen, lassen Schmerzen, die auf der Gegenseite auftreten, an einen verkürzten M. quadratus lumborum denken. Der Seitneigungstest gibt bei korrekter Ausführung nicht nur eine Aussage über die globale Rumpfneigung (normal 30°–35°), sondern es ist damit auch eine Aussage über Höhe und Ausmaß segmentaler Störungen möglich. Dazu ist es aber erforderlich, mögliche Fehlerquellen auszuschließen.

Bei dieser Prüfung steht der Patient aufrecht und hüftbreit vor dem Untersucher. Beide Beine werden bei möglichst maximaler Streckung in den Kniegelenken gleich belastet. Während der anschließenden Seitneigung darf der Patient kein Bein entlasten und auch nicht ein Knie anbeugen. Das Becken darf nicht zur Gegenseite der Neigung ausweichen. Eine Rotation des Becken- und/oder Schultergürtels ist durch einen Gegenhalt an Becken und Schulter des Patienten zu vermeiden. Eine hypomobile Störung in Höhe L5/S1 oder L4/5 zeigt sich durch einen späteren (je nach Befund ein- oder doppelseitigen) Beginn der Seitneigung; eine weiter kranial gelegene hypomobile Störung durch eine Vergradung des entsprechenden Abschnitts (Abb. 6.4).

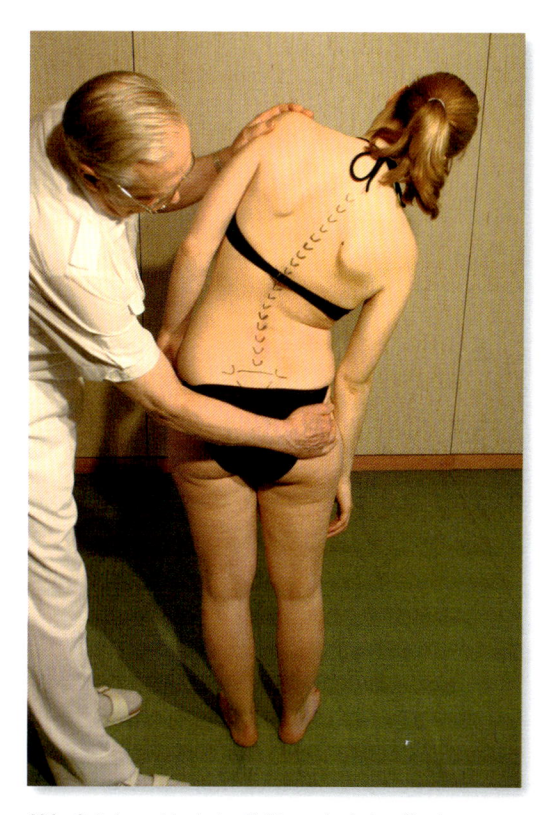

Abb. 6.4: Inspektorische Prüfung der Lateralflexion

> **Kurzfassung:**
> - Patient steht hüftbreit vor dem Untersucher.
> - Untersucher schützt durch Gegenhalt vor seitlichem Ausweichen und Rotation.
> - Prüfung auf verspäteten Bewegungsbeginn oder Vergradung.

Prüfung des Vorlaufphänomens

Zur schnellen Erfassung einer segmentalen Störung dient auch an der Lendenwirbelsäule die Prüfung des Vorlaufphänomens. Sie erfolgt analog der Prüfung des Vorlaufphänomens an den SIG. Neuere eigene Untersuchungen haben aber gezeigt, dass die Aussage des Vorlaufphänomens nicht so eindeutig ist, wie es *Maigne* ursprünglich angegeben hat.

Das Vorlaufphänomen an der LWS beruht darauf, dass die Muskulatur den Bewegungen der Wirbel bzw. ihrer Querfortsätze zunächst folgt. Erst wenn die Vorneigung länger eingehalten wird, kommen die Verschiebeschichten zwischen den einzelnen Gewebelagen zum Tragen und es erfolgt nach 15–20 Sekunden der

Ausgleich. Erfolgt er nicht, handelt es sich nicht um die Folge funktioneller Störungen, sondern um die Folge struktureller Veränderungen.

Bisher wurde die Meinung vertreten, dass bei einer funktionellen hypomobilen Störung der untere Partnerwirbel des gestörten Segmentes und damit die über ihm liegende Muskulatur zunächst auf der Seite der Störung „vorläuft". Eigene Untersuchungen haben aber gezeigt, dass sich in einer Reihe von Fällen zusätzlich oder allein ein Vorlauf auf der Gegenseite in Höhe des oberen Partnerwirbels darstellt. Diesen Vorlauf deuten wir bei Ausschluss einer weiteren hypomobilen Störung im oberen Nachbarsegment (wie bei einem sog. Kontrarotationspaar zu finden) so, dass in diesen Fällen die relative Mehrbewegung auf der nicht blockierten Seite zum Vorlauf führt.

Zur Durchführung dieser Prüfung steht der Patient hüftbreit mit gleich belasteten Beinen vor dem Untersucher. Dieser legt seine Daumen beidseits ca. 1 Querfinger paraspinös in Höhe der einzelnen Wirbel an und fordert den Patienten dann auf, sich jeweils ohne einseitige Belastungsänderung nach vorn zu beugen. Er drückt seine beiden Daumen so fest ein (aber auch nicht fester!), dass sie bei der anschließenden Vorneigung nicht der Haut, sondern der Muskulatur folgen (Abb. 6.5 a und b). Ein leichtes seitengleiches Anbeugen der Kniegelenke beeinflusst den Untersuchungsgang nicht. Bei einem positiven Vorlaufphänomen ist zur genauen Lokalisation der Störung die Kombination mit der Seitneigungsprüfung (siehe oben) anzuraten. Nach der Durchführung einer manuellen Therapie eignet sich dieser Test besonders gut zur Erfolgskontrolle,

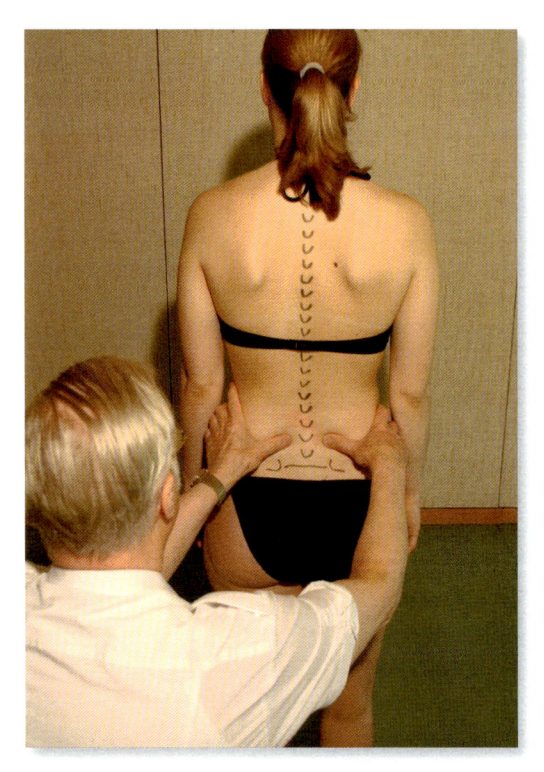

Abb. 6.5 a: Prüfung des Vorlaufphänomens an der LWS (Handlage)

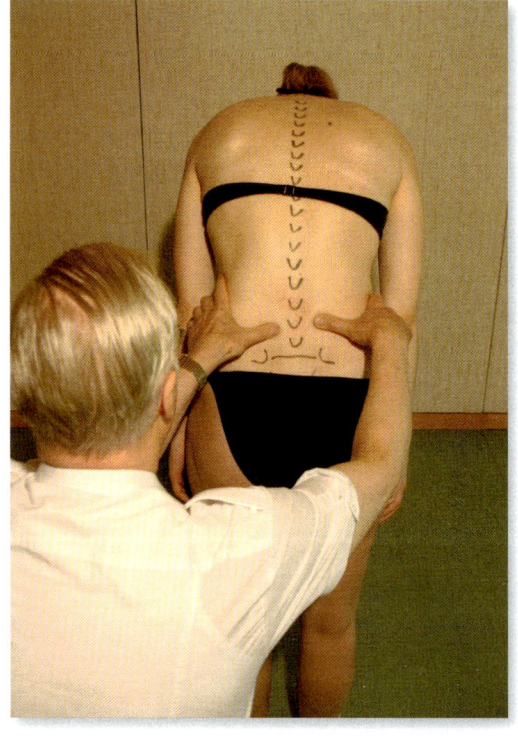

Abb. 6.5 b: Prüfung des Vorlaufphänomens an der LWS (Vorlauf L4 rechts)

Prüfung der Dorsalgleitmöglichkeit der Wirbel (Ausschluss einer Hypermobilität)

Zum Ausschluss einer segmentalen Hypermobilität dient die Prüfung des translatorischen Gleitens nach dorsal am Patienten in Seitenlage. Dazu liegt der Patient in Seitenlage auf dem Flachtisch. Seine Hüftgelenke werden etwas über 90° flektiert (Hüftflexion unter 90° führt zur Lordoseverstärkung und damit zum Gelenkschluss). Der Untersucher steht vor dem Patienten und fixiert mit dem Daumenballen seiner kopfnahen Hand den oberen Partnerwirbel des zu beurteilenden Segmentes. Der Zeigefinger seiner fußnahen Hand liegt im interspinösen Raum dieses Segmentes. Mit seinen an den Patientenknien angelegten Beinen führt er einen Dorsalschub (möglichst unter Vermeidung einer Lordose- oder Kyphoseverstärkung) aus. Seine palpierenden Finger prüfen, ob und ggf. wie weit sich eine Dorsalverschiebung des kaudalen gegenüber dem kranialen Partnerwirbel feststellen lässt (Abb. 6.6).

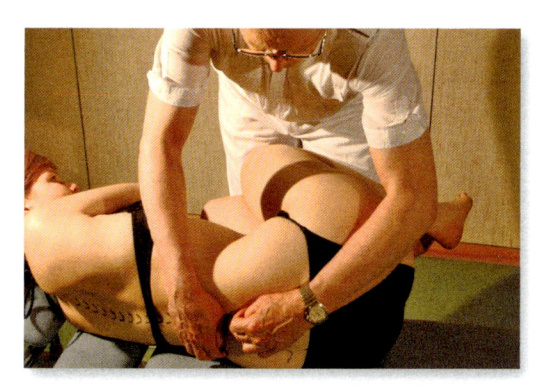

Abb. 6.6: Ausschluss einer segmentalen Hypermobilität (z. B. degenerative Instabilität) an der LWS durch Prüfung des Dorsalgleitens

Prüfung der segmentalen Beweglichkeit

Die genauere Prüfung der segmentalen Beweglichkeit an der Lendenwirbelsäule wird über die Prüfung des Bewegungsverhaltens der Dornfortsätze gegeneinander durchgeführt. Hierzu werden zwei Möglichkeiten empfohlen:

1) Zum einen kann mit den tastenden Fingerkuppen der Bewegung dreier benachbarter Dornfortsätze gefolgt werden (technisch schwieriger, erfordert mehr Übung, ist aber genauer). Das führt zu einer genaueren Aussage über den Bewegungsweg.

2) Zum anderen wird empfohlen, mit den zwischen den Dornfortsätzen angelegten Fingerkuppen zu versuchen, diesen Bewegungsweg zu erfassen. Das ist technisch wesentlich einfacher, erfordert aber viel Erfahrung und führt nicht immer zu nachprüfbaren Ergebnissen. Meist wird der Bewegungsweg dabei deutlich zu groß eingeschätzt. Zudem werden mit den dafür empfohlenen Techniken in aller Regel Rotation und Seitneigung als gekoppelte Bewegung geprüft, wodurch eine isolierte Bewertung der Rotationsfähigkeit verhindert wird.

Bei diesen Untersuchungen sind auch die physiologische Bandbreite der Bewegung und der Umstand zu beachten, dass geringe Seitenunterschiede nicht per se eine pathologische Bedeutung haben. Es ist auch zu beachten, dass Bewegungseinschränkungen ohne feststellbare Nozireaktion (Irritationspunkt) keine Indikation zu einer Manipulationsbehandlung darstellen. Deshalb dient auch die segmentale Bewegungsprüfung in erster Linie dem Ausschluss einer Hypermobilität. Sie kann an der Lendenwirbelsäule grundsätzlich am stehenden, sitzenden oder liegenden Patienten durchgeführt werden. Wenn die Prüfung am sitzenden Patienten mit gleichmäßig belasteten Beckenhälften und unter Vermeidung einer Mitrotation des Beckens erfolgt, ist sie nach unserer Erfahrung am aussagekräftigsten. Die Prüfung wird an LWS und BWS in allen sechs

Bewegungsrichtungen (Kyphosierung, Lordosierung, Rechtslateralflexion, Linkslateralflexion, Rechtsrotation, Linksrotation) durchgeführt (Abb. 6.7, 6.8 a–c, 6.9 a–c).

Dazu legt der Untersucher die Kuppen seiner Langfinger auf drei benachbarte Dornfortsätze und prüft deren Bewegungsverhalten gegeneinander. Es wird immer im Vergleich zu den

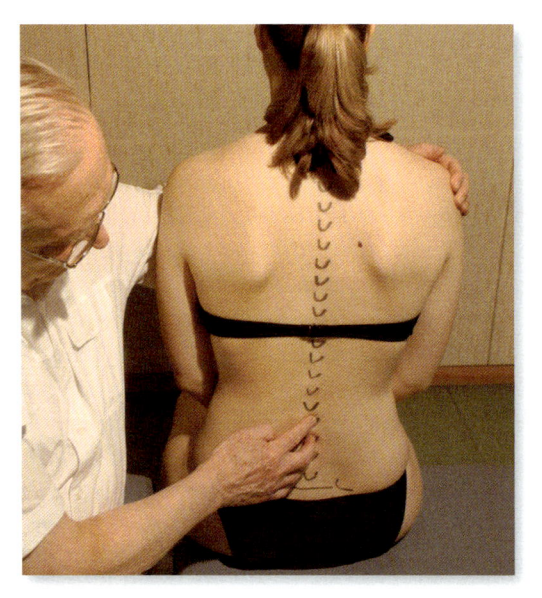

Abb. 6.7: Anlage zur segmentalen Bewegungsprüfung an der LWS

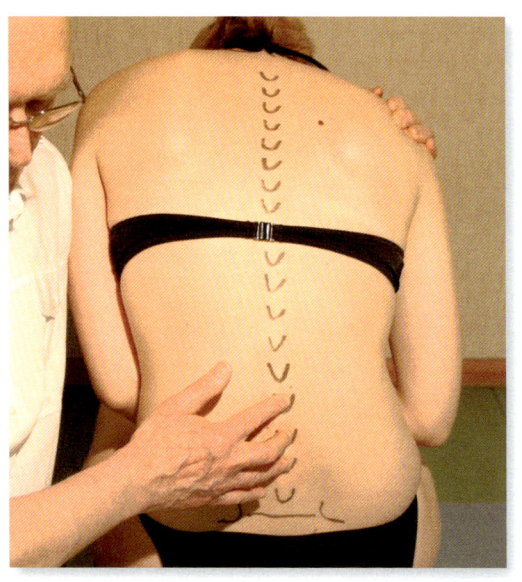

Abb. 6.8 a: Segmentale Bewegungsprüfung an der LWS (Flexion)

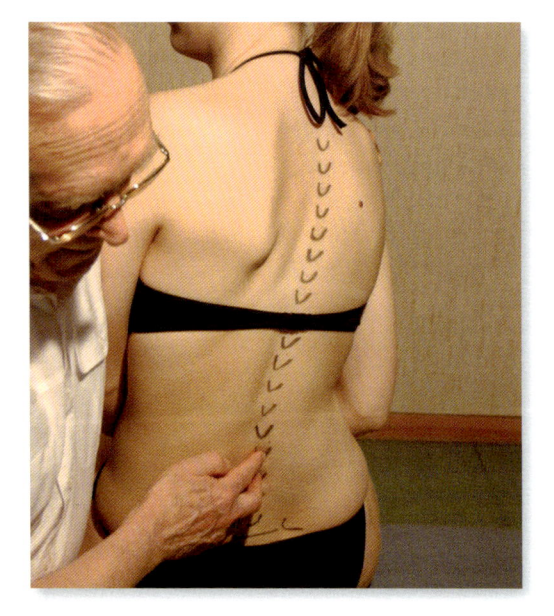

Abb. 6.8 b: Segmentale Bewegungsprüfung an der LWS (Rotation)

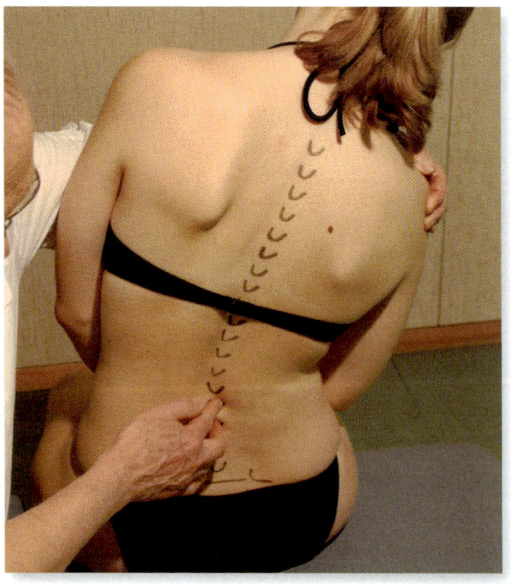

Abb. 6.8 c: Segmentale Bewegungsprüfung an der LWS (Lateralflexion)

Manualmedizinische Befunderhebung

Nachbarsegmenten geprüft. Der Untersucher muss dabei sehr darauf achten, dass seine Finger nicht durch die Weichteile von den Dornfortsätzen wegbewegt werden. Da die isolierte Rotation im LWS-Bereich sehr gering ist (z. B. zwischen L4 und L5 nur 1°–1,5°) hat diese Prüfung wenig praktische Bedeutung.

6.1.2 Irritationspunktdiagnostik im LWS-Bereich

Aufsuchen des segmentalen Irritationspunktes

Der zweite Schritt der Drei-Schritt-Diagnostik besteht an der Lendenwirbelsäule aus dem Aufsuchen des paraspinös – ca. 1 Querfinger lateral der Dornfortsatzreihe – gelegenen segmentalen Irritationspunktes, der durch das Abschieben der oberflächlichen Rückenstrecker

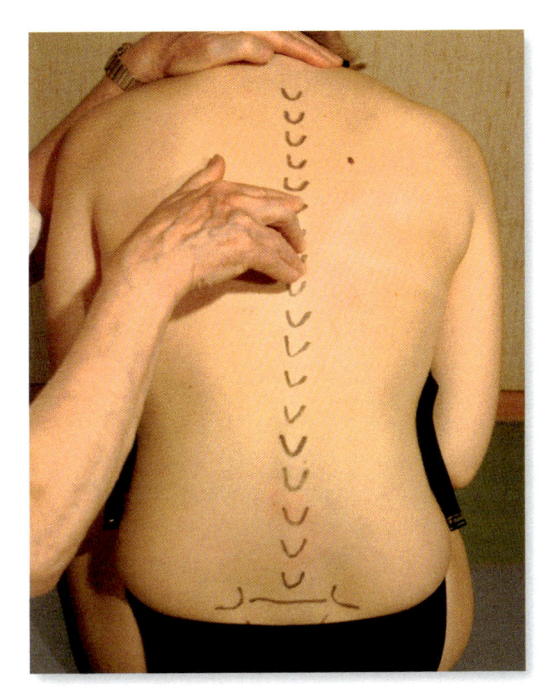

Abb. 6.9 a: Segmentale Bewegungsprüfung an der Brustwirbelsäule (Flexion)

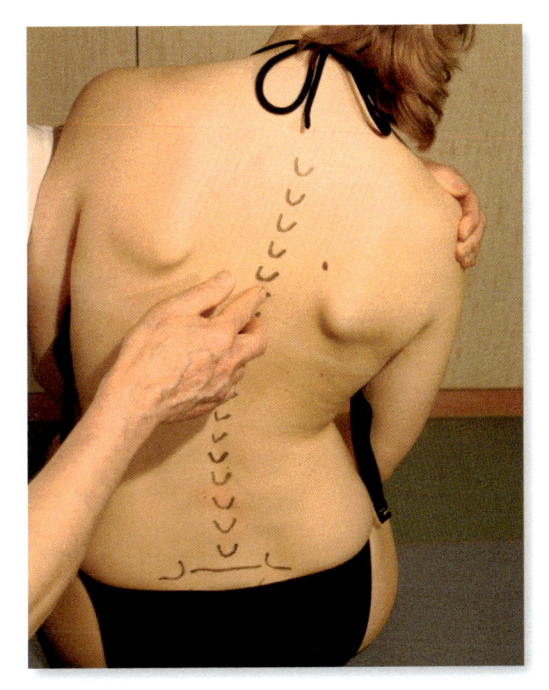

Abb. 6.9 b: Segmentale Bewegungsprüfung an der Brustwirbelsäule (Lateralflexion)

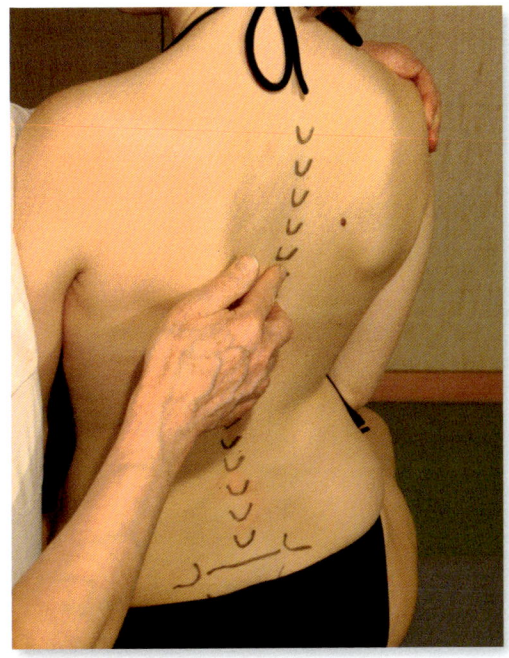

Abb. 6.9 c: Segmentale Bewegungsprüfung an der Brustwirbelsäule (Rotation)

erreicht wird und sich durch Konsistenz-(Tonus-)vermehrung und Druckdolenz auszeichnet. Das Substrat des Irritationspunktes an der Wirbelsäule wurde bereits erläutert.

Beim Aufsuchen des segmentalen Irritationspunktes ist streng darauf zu achten, dass der Patient völlig entspannt auf dem Flachtisch liegt. Diese Entspannung wird durch ein leichtes Absenken des Kopfteiles zur Vermeidung einer stärkeren Halslordose gefördert. Die Halswirbelsäule sollte beim Aufsuchen des segmentalen Irritationspunktes auch an der Brust- Lendenwirbelsäule nicht rotiert sein und das Gesicht des Patienten in der Aussparung des Kopfteiles liegen. Zur Optimierung der Entspannung soll der Patient seine Arme seitlich von der Liege herabhängen lassen.

Seit 1975 anstelle der von *Sell* gelehrten „Fächerdiagnostik" durch *Bischoff* die zunächst parallel, seit 1980 ausschließlich gelehrte paraspinöse Irritationspunktdiagnostik eingeführt wurde, wird wie folgt vorgegangen:

Der Therapeut steht seitlich an der Liege auf der Gegenseite der zu prüfenden Irritationspunkte. Die Mittelfingerkuppe der untersuchenden Hand wird paraspinös zwischen Dornfortsatzreihe und oberflächlicher Schicht des M. erector spinae senkrecht in die Tiefe geschoben. Dabei ist die Beugeseite der Fingerendphalanx der Dornfortsatzreihe zugewandt und hält den Kontakt mit dem Dornfortsatz, ohne Druck auf ihn auszuüben. Es ist darauf zu achten, dass der Finger nicht schräg in den M. erector spinae drückt, sondern möglichst senkrecht in die Tiefe geführt wird (Abb. 6.10 und 6.11). Im Fall einer zum nozireaktiven Hypertonus der auf Seite 46 genannten Muskeln führenden Nozizeptorenaktivität findet sich eine druckdolente umschriebene Konsistenzvermehrung dicht kaudal des Unterrandes des Querfortsatzes des zugehörigen Wirbels.

Kurzfassung:
- Patient liegt in Bauchlage auf dem Flachtisch.
- Untersucher steht auf der Gegenseite der zu prüfenden Irritationspunkte.
- Mittelfinger der untersuchenden Hand wird mit Beugeseite zum Dornfortsatz senkrecht in die Tiefe geführt.
- Druckdolente Konsistenzvermehrung wird erfasst.
- Fallstricke: Druck in die oberflächliche Schicht des M. erector spinae, schmerzhafter Druck auf Dornfortsatzperiost.

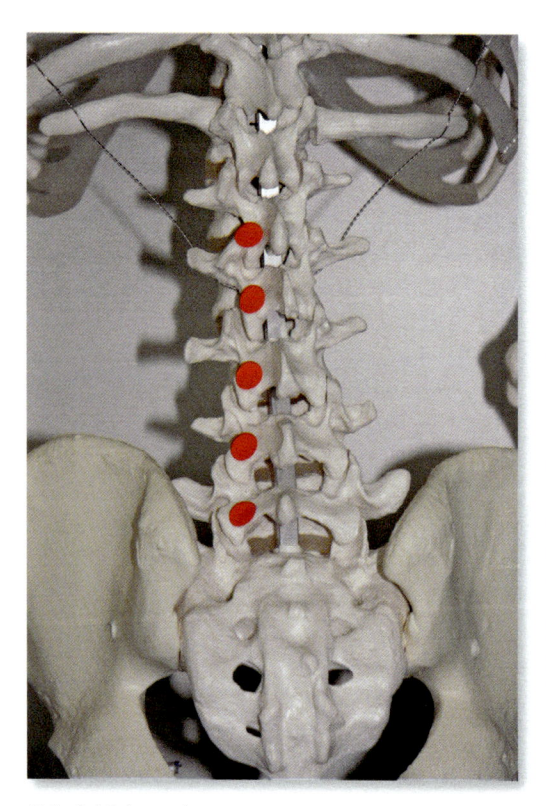

Abb. 6.10: Lage der segmentalen Irritationspunkte an der LWS

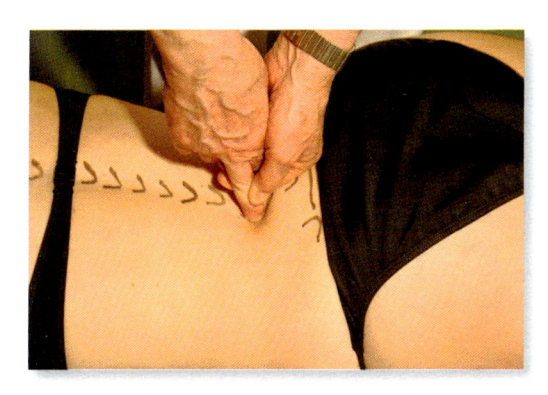

Abb. 6.11: Aufsuchen eines segmentalen Irritationspunktes an der LWS

Prüfung der Rotations- und Flexions- bzw. Extensionsempfindlichkeit

Beim Nachweis eines solchen segmentalen Irritationspunktes erfolgt als dritter und letzter Schritt der Drei-Schritt-Diagnostik die funktionelle Zuordnung, also die Prüfung der Reaktion auf Rotation und Flexion (Kyphosierung) bzw. Extension (Lordosierung). Die nachfolgende Dokumentation des Befundes umfasst zunächst die rein topografische Angabe der Höhen- und Seitenlokalisation des gefundenen Irritationspunktes. Wobei ein Pluszeichen vor der Zahl einen linksseitig und ein Pluszeichen hinter der Zahl einen rechtsseitig gelegenen Irritationspunkt kennzeichnet. Daraus ergeben sich der zu behandelnde Wirbel und der Ort der Befundkontrolle nach erfolgter Behandlung.

Die Rotationsempfindlichkeit, die als nächstes in der Dokumentation erscheint, wird mit „li" für linksrotationsempfindlich oder mit „re" für rechtsrotationsempfindlich abgekürzt. Die Ex- bzw. Flexionsempfindlichkeit, mit der die Dokumentation abschließt, wird mit „ky" für kyphosierungsempfindlich oder mit „lo" für lordosierungsempfindlich bezeichnet. Die Dokumentation des Befundes besteht also aus einem topografischen und einem funktionellen Teil (Abb. 6.12). Der funktionelle Teil gibt die blockierte Richtung und damit auch die sog. freie Richtung (= Richtung, in der die nozireaktiven Zeichen abnehmen = Behandlungsrichtung bei Wirbelsäulenmanipulation) an.

Befunddokumentation (*Sell*)

topographisch L +3

funktionell li., lo

Abb. 6.12

Da sich – wie bereits erwähnt – der dritte und letzte Schritt der manuellen Diagnostik an der Nozireaktion der tiefen Rückenmuskulatur (tiefe, kurze Anteile des M. multifidus, Mm. rotatores) orientiert und die gezielte Manipulation an der Wirbelsäule der Regel von der Behandlung in die freie Richtung folgt, ergibt sich aus diesem Befund eindeutig die Behandlungsrichtung für die gezielte Manipulation. Eine Mobilisation kann im Gegensatz dazu unter Beachtung der Schmerzgrenze – wie bereits dargestellt – bei Vorhandensein einer freien Wegstrecke bis zum Bewegungshindernis (erste Barriere) sofort in die blockierte Richtung versucht werden. Sie erfordert aber sowohl längere Behandlungssitzungen als auch Behandlungsserien und ist genauso wie die neuromuskulären Techniken stärker rezidivgefährdet. Für die gezielte Manipulation heißt das, dass bei einer Irritationssituation, die sich als rechtsrotationsempfindlich und lordosierungsempfindlich erweist, die Behandlung in Richtung der Linksrotation und der Kyphosierung erfolgen muss (Abb. 6.13).

Gesetz der freien Richtung

L_{3+}, re., lo daraus folgt therapeutisch:

L_{3+}, li., ky

Abb. 6.13

Diagnostik und Therapie an der Lendenwirbelsäule

Beim Fehlen einer freien Richtung (Richtung der abnehmenden Nozireaktion) ist eine Manipulation an der Wirbelsäule mit unvertretbar großen Risiken verbunden und deshalb abzulehnen. Fehlt dann auch noch eine freie Wegstrecke bis zum Hindernis auf dem Weg zur Erreichung des Bewegungsziels (Blockierung), so liegt auch eine Kontraindikation für eine Mobilisationstherapie vor.

Als Ansatzpunkte für die therapeutischen Techniken bieten sich der Dornfortsatz und der Querfortsatz an. Am Dornfortsatz kann mittels Zug oder Schub gearbeitet werden. Am Querfortsatz kann auf der Seite der Rotationsempfindlichkeit mittels Schub manipuliert oder mobilisiert werden. Beim Vorhandensein einer freien Wegstrecke bis zur Blockierung kann auch am Querfortsatz der Gegenseite (von *Sell* als Versetzungsseite bezeichnet) mobilisiert werden. Da nur der Querfortsatz auf der Seite der Rotationsempfindlichkeit zur Manipulation genutzt werden kann, wird er auch als therapeutischer Querfortsatz bezeichnet.

Das Segment wird, wie in Abbildung 6.14 dargestellt, in vier Quadranten eingeteilt. Es werden der vordere und hintere Rotationsquadrant auf der Seite der Rotationsempfindlichkeit sowie der vordere und hintere Versetzungsquadrant auf der Gegenseite unterschieden. Bei der echten Rotation eines Wirbels wandert der dazugehörige Dornfortsatz zur Gegenseite (wird zur Gegenseite „versetzt").

Zur Prüfung der Rotations- und Lordosierungs- oder Kyphosierungsempfindlichkeit wird die Kuppe des palpierenden Mittelfingers unter gleichbleibendem Druck am Irritationspunkt belassen. Bei der Prüfung der Rotationsempfindlichkeit umfasst der Untersucher mit der anderen Hand den Oberarm des Patienten und führt diesen so weit nach dorsal, bis der betreffende Wirbel mitrotiert (Abb. 6.15). Hierbei zeigt sich dann entweder als Zeichen einer vermehr-

Abb. 6.14: Therapeutische Angriffspunkte bei Wirbelsäulenmanipulationen (für die Überlassung der Abbildung danke ich Herrn *Dr. Peissel*, Bad Iburg)

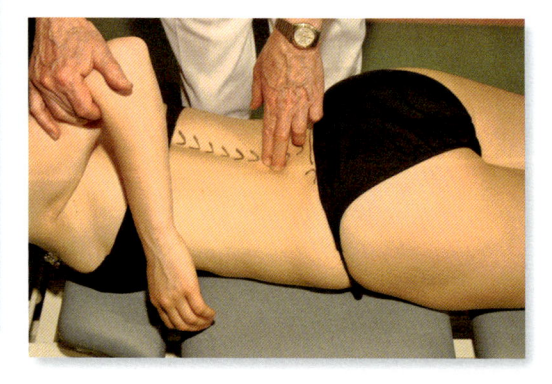

Abb. 6.15: Funktionelle segmentale Irritationspunktprüfung an der LWS (Prüfung auf Rotationsempfindlichkeit)

ten Nozireaktion eine Zunahme (blockierte Richtung) oder als Zeichen einer verminderten Nozireaktion eine Abnahme (freie Richtung) von Schmerz und Konsistenz.

Die Prüfung auf Kyphosierungs- oder Lordosierungsempfindlichkeit erfolgt mithilfe der Atembewegung des Patienten. Der Untersucher lässt seinen Mittelfinger mit gleichbleibendem Druck am Irritationspunkt und fordert den Patienten auf, tief ein- und auszuatmen. Bei der tiefen Inspiration bewegt sich die Lendenwirbelsäule in Richtung Kyphosierung und bei tiefer Exspiration in Richtung Lordosierung (Abb. 6.16). Wenn der Untersucher nicht streng auf einen völlig gleichbleibenden Druck achtet, kann das falsche Befunde vortäuschen.

Die Prüfung der Lordosierungsempfindlichkeit kann zusätzlich noch durch ein Anheben des Patientenbeines auf der untersuchten Seite erfolgen (Abb. 6.17).

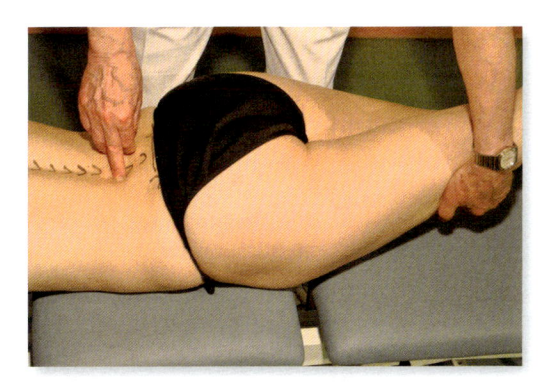

Abb. 6.17: Funktionelle segmentale Irritationsprüfung an der LWS (Prüfung auf Lordosierungsempfindlichkeit)

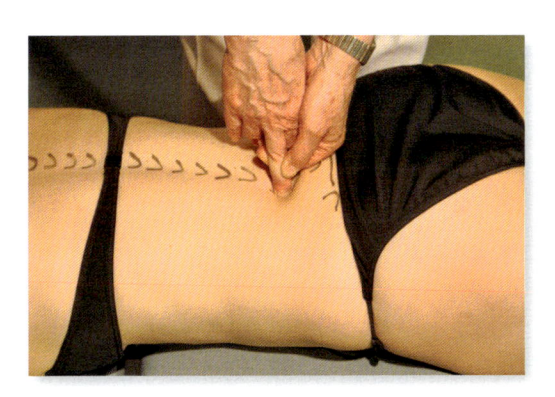

Abb. 6.16: Funktionelle segmentale Irritationspunktprüfung an der LWS (Prüfung auf Kyphosierungs- und Lordosierungsempfindlichkeit durch Atmung)

Kurzfassung:
- Patient liegt entspannt in Bauchlage auf dem Flachtisch.
- Therapeut steht in Höhe der LWS neben der Liege mit Blick zum Patienten.
- Fußnahe Hand sucht segmentalen Irritationspunkt.
- Kopfnahe Hand fasst Patientenoberarm und rotiert vom Schultergürtel her.
- Palpation der Konsistenzänderung des Irritationspunktes bei Ein- und Ausatmung und Rotation.

6.2 Einsatz der Manualtherapie an der Lendenwirbelsäule

Einer Manipulationstherapie zugängliche lokale, pseudoradikuläre oder sehr selten auch radikuläre Syndrome finden sich vor allem bei spondylogenen (arthrogenen) oder myogenen Wirbelgelenkblockierungen oder auch bei als Verformungssperre der Bandscheibe bezeichneten intradiskalen Blockierungen. Auch bei einer lumbalen Bandscheibenprotrusion wird der Einsatz der manuellen Therapie in Form von kyphosierenden Traktionen mit einer geringen Rotationskomponente diskutiert.

Das geschieht unter der Vorstellung, dass durch den dabei entstehenden Unterdruck im Intervertebralraum und die Lösung einer eventuell gleichzeitig bestehenden intradiskalen

Blockierung der Nucleus pulposus wieder in seine Normallage zurückfinden kann. Sinnvoll kann das aber nur sein, wenn anschließend durch eine aufrichtende Entlastungshaltung oder die Anwendung eines delordosierend wirkenden Mieders (z. B. Lumboflexmieder mit Pelotte) die Entlastung von Bandscheibe und Wirbelgelenk noch für längere Zeit gesichert wird.

6.2.1 Unspezifische Techniken

Diese werden teils als Mobilisationen, teils als Manipulationen durchgeführt. Die Mobilisationen können in der Regel auch (nach dosierter Gegenspannung durch den Patienten) als Muskelenergietechniken durchgeführt werden.

Kyphosierende Traktionsmobilisation aus der Rückenlage (GK 1)

Diese sehr bewährte einführende Mobilisation kann auch bei akuter Lumbago mit gutem Erfolg angewendet werden (Abb. 6.18 a).

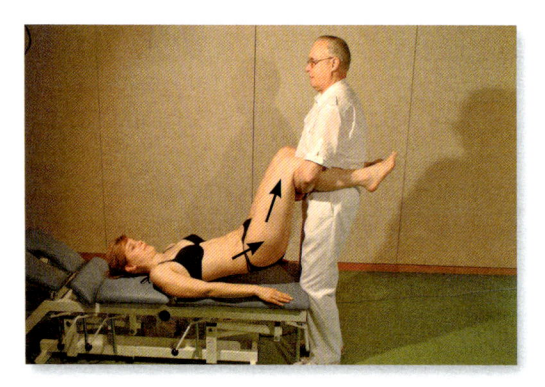

Abb. 6.18 a: Traktionsmobilisation an der Lendenwirbelsäule

Dazu werden die Beine des in Rückenlage auf dem Flachtisch liegenden Patienten in Hüfte und Knie gebeugt. Der Therapeut steht am Fußende oder kniet auf dem Fußende der Behandlungsliege und unterfasst die Kniekehlen des Patienten mit seinen Unterarmen. Dabei ist darauf zu achten, dass die Kniekehlen ellenbogennah gehalten werden. Das Hineindrücken des distalen Radius in die Kniekehlen führt meist zu starken Schmerzen. Bei gehaltener Hüft- und Kniebeugung richtet sich der Therapeut zunächst auf und erreicht damit eine kyphosierende Traktion. Anschließend erfolgt dann noch eine Traktion in Richtung der Körperlängsachse des Patienten, wodurch die kyphosierende Traktion mit einer dosierten Traktion in Längsrichtung kombiniert wird.

> **Kurzfassung:**
> - Patient liegt in Rückenlage auf dem Flachtisch.
> - Therapeut steht am Fußende und unterfasst die Kniekehlen des Patienten.
> - Durch Aufrichten und Rückneigen werden Kyphosierung und Längstraktion kombiniert.
> - Fallstricke: Druck des distalen Radius in die Kniekehlen, zu großer Bewegungsausschlag bei der Längstraktion.

Eine zweite Möglichkeit mit der gleichen Einwirkung auf die LWS besteht darin, dass der Patient ebenso gelagert wird, der Therapeut aber seitlich am Fußteil der Liege steht und sein kopfnahes Bein auf die Liege aufstellt. Die Beine des Patienten werden mit den Kniekehlen auf den Therapeutenoberschenkel gelegt. Der Therapeut fasst die distalen Unterschenkel des Patienten und beugt dessen Knie so weit, dass die LWS von der Liege abgehoben wird. Durch ein Verschieben seines Oberschenkels in Richtung Fußende erreicht er die zusätzliche Traktion in Längsrichtung (Abb. 6.18 b).

Einsatz der Manualtherapie an der Lendenwirbelsäule

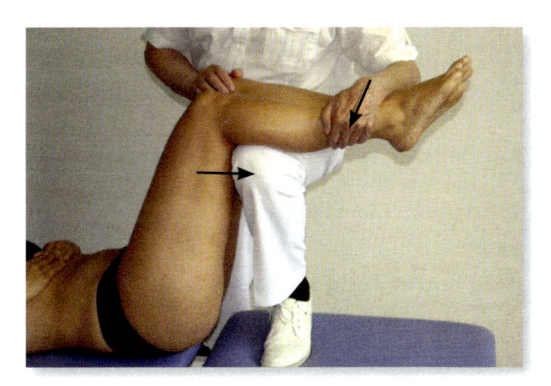

Abb. 6.18 b: Traktionsmobilisation an der Lendenwirbelsäule (Variante)

Rotationsmobilisation am Patienten in Bauchlage (GK 1)

Eine weitere, sehr gut dosierbare, nur mobilisierend anwendbare Technik ist die Rotationsmobilisation der LWS am Patienten in Bauchlage (Abb. 6.19).

Der Patient liegt in Bauchlage auf dem Flachtisch. Der Therapeut steht in Höhe der LWS neben der Liege mit Blickrichtung zum Patienten. Seine fußnahe Hand legt er unter der Spina iliaca anterior superior an der Gegenseite des Patienten an. Die kopfnahe Hand legt er bei der Rotationsmobilisation der gesamtem LWS dicht paraspinös in Höhe D12 auf der Gegenseite an, bei Behandlung in einem kaudaler liegenden Segment am oberen Partnerwirbel dieses Segmentes. Zur Mobilisation wird mit der fußnahen Hand das Becken bis zur ersten Barriere angehoben und mit der kopfnahen Hand ein dosierter Gegendruck nach latero-ventral ausgeübt.

Auch bei dieser Mobilisation bewährt sich der Einsatz der postisometrischen Relaxation im Sinne einer Muskelenergietechnik. Diese wird dadurch erreicht, dass der Patient sein Becken gegen den dosierten Gegenhalt der fußnahen Therapeutenhand in Richtung der Tischebene drückt. Diese Spannung wird etwa 10 Sekunden gehalten und während einer Exspirationsphase gelöst. In diese Lösungsphase hinein erfolgt dann eine postisometrische mobilisierende Nachdehnung.

Kurzfassung:
- Patient liegt in Bauchlage auf dem Flachtisch.
- Therapeut steht in LWS-Höhe.
- Fußnahe Hand liegt unter der kontralateralen Spina iliaca anterior superior.
- Kopfnahe Hand liegt kontralateral dicht paraspinös in Höhe D12.
- Gegenläufige Mobilisation.
- Fallstricke: Arbeit in Nozizeptionsverstärkung durch zu große Kraft.

Unspezifische Rotationstraktion über das Os ilium bzw. das Os sacrum (GK 1)

Unspezifische Rotationstraktionen an der Lendenwirbelsäule sind am Patienten in Seitenlage sowohl über das Os ilium (stärkere Rotation) als auch über das Os sacrum (nur angedeutete Rotation) möglich. Auch bei diesen unspezifischen Techniken ist zu beachten, dass bei ihrer Anwendung als Manipulation die Unterlassung der diagnostischen Probemobilisation eindeutig als Behandlungsfehler anzusehen ist. Ein kli-

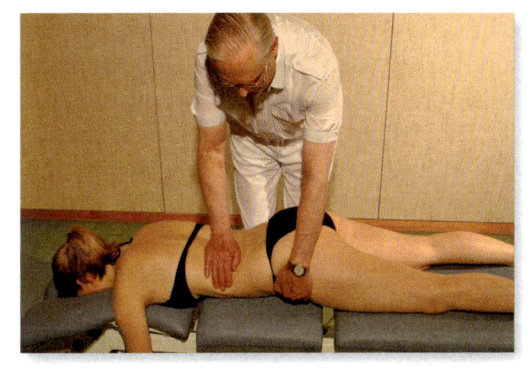

Abb. 6.19: Rotationsmobilisation der LWS am Patienten in Bauchlage

nisch stummer Bandscheibenvorfall z. B. kann bei einem solchen Probezug in Nervenwurzelkontakt kommen und durch einen dabei in den radikulären Versorgungsbereich ausstrahlenden Schmerz auf die Gefahr für die betreffende Nervenwurzel hinweisen.

Bei diesen unspezifischen Rotationstraktionen liegt der Patient in der bereits beschriebenen labilen Seitenlagerung auf dem Flachtisch mit hochgestelltem Kopfteil. Der Therapeut steht in Höhe des Patientenbeckens vor der Behandlungsliege. Sein kopfnahes Bein wird mit dem Knie an den Tischrand angestellt und sichert damit den Patienten, der sich sonst aus Angst vor dem Hinunterfallen verspannt. Die kopfnahe Hand fasst den distalen Oberarm des Patienten, der Unterarm liegt seitlich auf dem Thorax auf. Das fußnahe Therapeutenbein nimmt mit dem Ligamentum patellae Kontakt am oben liegenden Knie des Patienten auf. Es wird eine Vorspannung zwischen der haltenden Hand und dem jetzt Druck nach unten aufnehmenden Knie des Therapeuten hergestellt. Die Gegenrotation von der Schulter her soll bis zum dorsolumbalen Übergang reichen (Verriegelung), damit sich die Einwirkung auf die LWS nicht in den Thorakalbereich fortsetzen kann. Das Therapeutenbein soll dabei fest auf dem Fußboden aufgestellt bleiben.

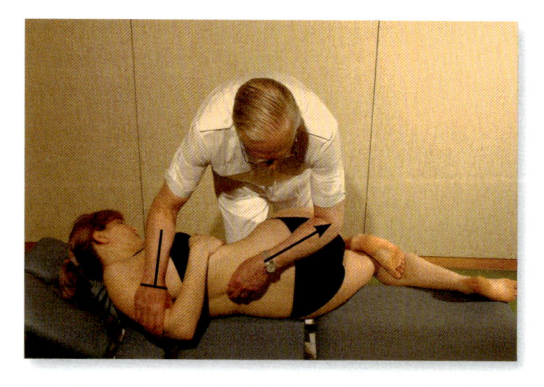

Abb. 6.20: Unspezifische Rotationstraktion der Lendenwirbelsäule über das Os illium

Bei der Rotationstraktion über das Os ilium wird der fußnahe Unterarm des Therapeuten mit seiner ellenbogennahen Muskulatur in Pronationsstellung auf das Os ilium des Patienten aufgelegt (Abb. 6.20). Dann wird der Tiefenkontakt auf dem Os illium hergestellt und unter Übergang des Therapeutenarmes in Mittelstellung eine Vorspannung in laterokaudaler Richtung aufgenommen. Danach wird ein mobilisierender Probezug in diese Richtung durchgeführt.

Eine lokale Schmerzäußerung weist dabei entweder auf eine zu starke Vorspannung oder auf eine übersehene Kontraindikation bei Spondylarthrose, Osteoporose oder destruierenden Prozessen hin. Eine radikuläre oder pseudoradikuläre Schmerzausstrahlung weist entweder auf eine absolute Kontraindikation für die manuelle Therapie oder eine falsche Diagnose der Blockierungsrichtung hin. Eine radikuläre Schmerzausstrahlung ist, wie bereits erwähnt, oft ein Zeichen für einen bis dahin klinisch stummen Bandscheibenvorfall, der durch die mit der Lagerung und Vorspannung verbundenen Stellungsänderung auf eine Nervenwurzel drückt.

Gibt der Patient bei der diagnostischen Probemobilisation keine Schmerzen an, wird in die Ausgangsstellung vor diesem Probezug zurückgegangen und mit einer aus dem Becken kommenden, sichelförmigen Bewegung unter Verstärkung der Vorspannung durch das Therapeutenknie ein manipulativer Impuls in laterokaudaler Richtung eingesetzt. Die Haltehand des Therapeuten am Oberarm des Patienten bleibt möglichst passiv und soll keinerlei Druckverstärkung ausüben. Auch bei diesem Griff ist Wert darauf zu legen, dass der zeit- und wegemäßig kurze Impuls aus optimal gehaltenem Tiefenkontakt und optimal gehaltener Vorspannung ausgeführt wird.

Einsatz der Manualtherapie an der Lendenwirbelsäule

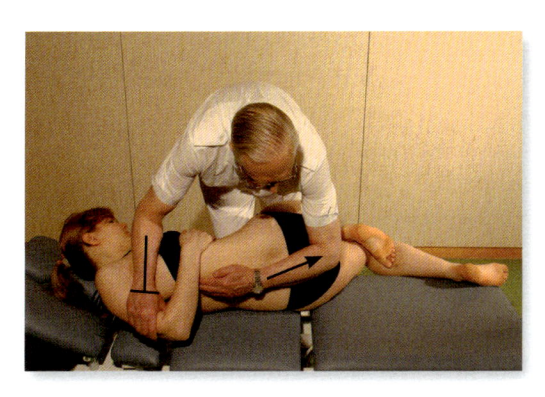

Abb. 6.21: Unspezifische Rotationstraktion der Lendenwirbelsäule über das Os sacrum

Die Rotationstraktion an der Lendenwirbelsäule über das Os sacrum wird in der gleichen Lagerung und nach denselben Prinzipien durchgeführt (Abb. 6.21). Nur werden dabei Tiefenkontakt und Vorspannung auf dem Os sacrum das Patienten aufgenommen. Dadurch wird die Rotationskomponente deutlich abgeschwächt, und die aufdehnende Wirkung auf das SIG ist geringer als bei der Rotationstraktion über das Os ilium. Aber auch bei dieser Variante ist eine diagnostische Probemobilisation durchzuführen. Als mobilisierende Dehnung – auch in Form einer Muskelenergietechnik – hat sich diese Variante z. B. bei M. Baastrup bewährt.

Verkürzung der Vorspannungsstrecke

Bei Patienten mit LWS-Blockierungen in einer insgesamt hypermobilen Wirbelsäule kommt eine Verkürzung der Vorspannungsstrecke in der Weise zum Einsatz, wie sie bereits beim SIG genannt wurde. (Abb. 6.22). Eine zweite Möglichkeit ist für diese Fälle dadurch gegeben, dass der Therapeut seine Haltehand mit einem kräftigen nach ventral gerichteten Druck an den dorsolumbalen Übergang anlegt. Anschließend umfasst der Patient den Therapeutenunterarm von dorsal her mit dem Ellenbogen seines oben liegenden Armes und übt einen starken ventralisierenden Zug aus (Abb. 6.23). Dadurch ist er gezwungen, seine Schultergürtelmuskulatur auf dieser Seite anzuspannen, und es kommt in der Regel reflektorisch zu einer Entspannung der Muskulatur im Bereich der unteren LWS und des Beckens auf der Behandlungsseite, was für diesen Griff durchaus ein Vorteil ist.

Kurzfassung:
- Patient liegt in Seitenlage auf dem Flachtisch mit hochgestelltem Kopfteil.
- Therapeut steht in LWS-Höhe vor dem Patienten.
- Kopfnahes Bein sichert den Patienten, fußnahes Bein legt Knie auf Patientenknie.
- Fußnaher Unterarm legt sich auf Ilium bzw. Sakrum.
- Kopfnahe Hand rotiert von der Schulter her vom Therapeuten weg.
- Zug mit dem Unterarm nach laterokaudal wird durch fußnahes Therapeutenbein unterstützt.
- Fallstricke: zu langer Impulsweg, klinisch stummer Bandscheibenvorfall.

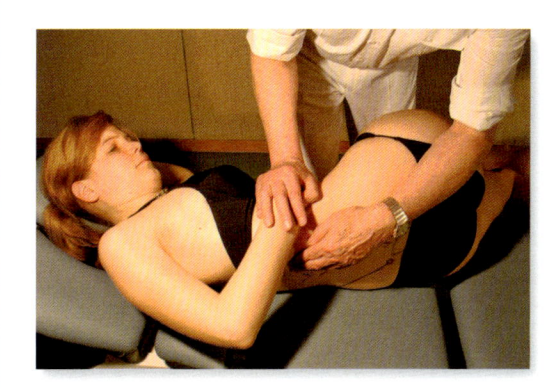

Abb. 6.22: Verkürzung der Vorspannungsstrecke durch Gegenhalt am unteren Thorax

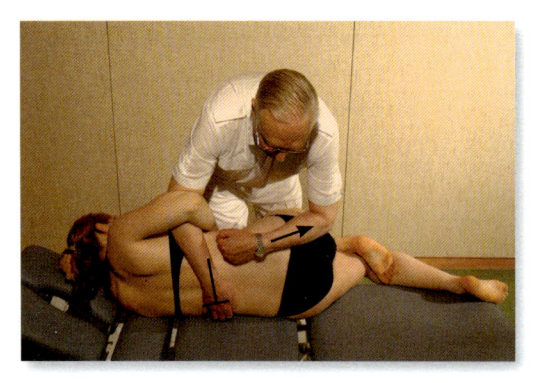

Abb. 6.23: Verkürzung der Vorspannungsstrecke durch Gegenhalt am dorsolumbalen Übergang

Aufdehnen des dorsolumbalen Überganges (GK 1)

Eine weitere, bei Störungen im Bereich des dorsolumbalen Überganges meist erfolgreiche Grifftechnik ist die Mobilisation nach lateral mit einseitigem Aufdehnen des dorsolumbalen Überganges und Dehnung des M. quadratus lumborum (Abb. 6.24).

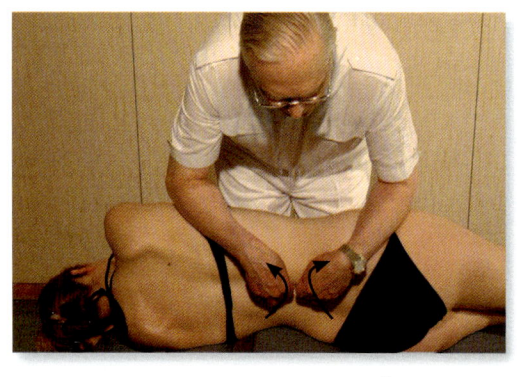

Abb. 6.24: Aufdehnen des dorsolumbalen Überganges mit Dehnung des M. quadratus lumborum

Der Patient wird dazu in Seitenlage nahe am Rand der als Kyphosierungstisch eingestellten Liege gelagert. Bei der Arbeit im dorsolumbalen Übergangssegment werden die Kuppen beider Mittelfinger von der Tischebene her kommend unter Weichteilschutz an die Dornfortsätze des 12. Brust- und des 1. Lendenwirbels angelegt.

Die Mittelfinger werden dabei durch Zeige- und Ringfinger geschient. Beide Hände werden möglichst maximal volarflektiert und die Unterarme flächig auf dem Thorax bzw. dem Os ilium aufgelegt. Die „Brücke" zwischen den Mittelfingern und den aufgelegten Unterarmen muss für eine gute Mobilisierung absolut stabil bleiben, d. h., der Abstand zwischen beiden darf sich während der Behandlung nicht ändern. Die Mobilisation erfolgt durch ein weiches repetitives Kranialschieben des Unterarmes am Thorax bzw. Kaudalschieben des Unterarmes auf dem Os ilium bei gleichzeitiger Verstärkung des Fingerdruckes an den Dornfortsätzen. Die Technik kann auch als Muskelenergietechnik angewendet werden.

> **Kurzfassung:**
> - Patient liegt in Seitenlage mit Flankendehnung.
> - Therapeut steht vor dem Patienten.
> - Die Mittelfingerkuppen werden an den benachbarten Dornfortsätzen am BWS/LWS-Übergang angelegt, die Unterarme flächig auf Thorax und Os ilium.
> - Aufdehnen nach lateral unter Zug mit den Armen.
> - Fallstricke: schmerzhafter Periostkontakt.

Hangtraktion an der Lendenwirbelsäule (Refr.)

Die Hangtraktion an der LWS ist die einzige mit schnellem Impuls durchgeführte Behandlung an der Wirbelsäule, bei der aus technischen Gründen auf Tiefenkontakt und exakte Vorspannung verzichtet werden muss.

Bei dieser Behandlung steht der Patient vor dem Therapeuten. Der Patient legt seine Kleinfingerballen vor den Orbitae an. Der Therapeut

Einsatz der Manualtherapie an der Lendenwirbelsäule

umfasst von hinten her die vor dem Körper aneinandergelegten Ellenbogen des Patienten. Danach legt er seine Bauchdecke an die Lendenlordose des Patienten an. Zum Schutz seiner eigenen Wirbelsäule vermeidet er eine stärkere Hohlkreuzbildung dadurch, dass er ein Bein nach vorn nimmt und neben den Patienten stellt und das andere Bein nach hinten ausstellt. Eine gewisse Vorspannung wird dadurch erreicht, dass der Therapeut die Patientenellenbogen an dessen Thorax bzw. dessen oberes Abdomen andrückt und durch die damit bewirkte Abflachung der Lendenlordose die LWS des Patienten seiner Bauchdecke annähert. Der Impuls wird durch ein Vorschnellen der Bauchdecken bewirkt. Dabei ist ein völliges Abheben des Patienten vom Boden zu vermeiden. Es dürfen sich allenfalls die Fersen des Patienten etwas vom Boden lösen (Abb. 6. 25).

Druckpunkttechniken (AK 1)

Zu den besonders schonenden Techniken zählen, wie am SIG und den anderen Wirbelsäulenabschnitten, auch an der LWS die Druckpunkttechniken (Abb. 6.26). Diese werden über die paraspinösen Irritationspunkte an der LWS am besten am sitzenden Patienten oder – wenn das wegen Schmerzauslösung nicht möglich ist – am Patienten in Bauchlage durchgeführt.

Der neben dem sitzenden Patienten stehende Therapeut legt dazu die Kuppe seines Mittelfingers mit einem Druck von 1–2 kp an den Irritationspunkt an und sucht durch vorsichtiges Bewegen des Patientenrumpfes die Einstellung mit dem geringsten nozireaktiven Hypertonus. In dieser Stellung wird der Druck 1–2 Minuten gehalten. Bewährt hat sich dabei nicht nur das Beobachten der Gewebespannung mit Korrektur der Einstellung des Patientenkörpers, son-

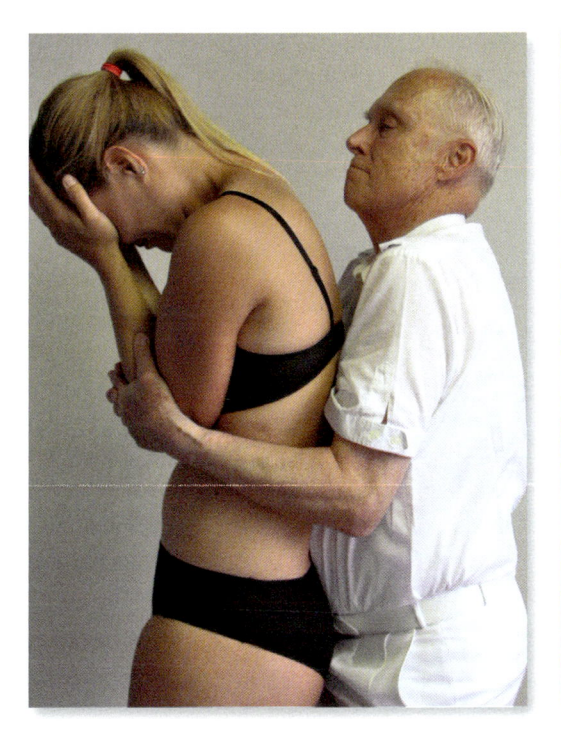

Abb. 6.25: Hangtraktion an der LWS

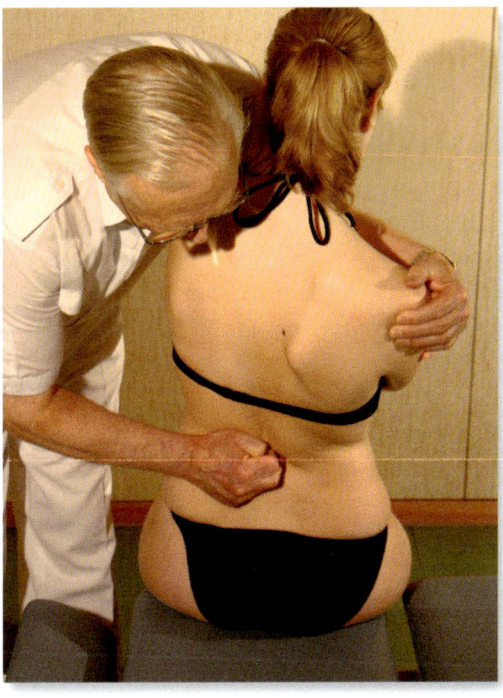

Abb. 6.26: Druckpunkttherapie an der LWS bei sitzender Patientin

dern auch eine geringe Änderung des Druckes in Intervallen von ca. 15 Sekunden. Danach wird der Rumpf des Patienten in die Ausgangsstellung zurückgeführt und der Befund überprüft. Das kann mehrfach wiederholt werden.

Wie bereits beim SIG erwähnt, kann die Druckpunkttherapie mit annähernd gleichem Erfolg auch an Chapman-Punkten, von *Jones* benannten Counterstrain-Punkten, Akupunktur- und Triggerpunkten durchgeführt werden. Auch an der LWS wird sie im Rahmen der Schmerztherapie und als Manipulationsvorbereitung bei starker muskulärer Verspannung eingesetzt.

Kurzfassung:
- Patient sitzt.
- Therapeut steht neben dem Patienten.
- Mittelfinger wird mit geringem Druck am Irritationspunkt angelegt.
- Einstellung mit der geringsten Spannung im Irritationspunkt wird gesucht.
- Druckpunkt 1–2 Minuten halten.
- Rückführung in Ausgangslage, Befundüberprüfung.

6.2.2 Spezifische Techniken

Da im Lumbalbereich die Blockierungen mit einer Rotationskomponente deutlich in der Mehrzahl sind, wird bei den gezielten Techniken besonderer Wert auf die mit einer dosierten Rotation verbundenen Handgrifftechniken gelegt.

Rotationsmanipulation mittels „Hakelzugtechnik" (homonyme Technik, AK 1)

Diese bewährte Technik ist sowohl zur Manipulations- als auch zur Mobilisationsbehandlung geeignet (Abb. 6.27 a–c). Hierzu wird der Patient in labiler Seitenlage auf den Flachtisch mit angehobenem Kopfteil gelegt. Er liegt wie bei den anderen homonymen Techniken auf der Versetzungsseite. Der Therapeut muss sich vergegenwärtigen, dass bei Grifftechniken mit

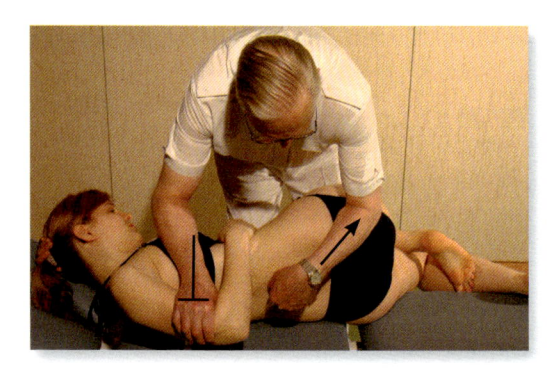

Abb. 6.27 a: Rotationsmanipulation an der Lendenwirbelsäule mittels „Hakelzuggriff"

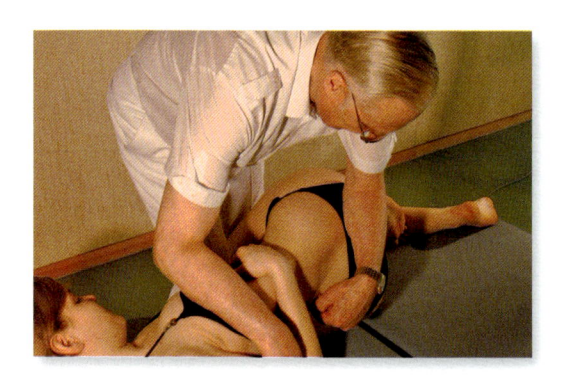

Abb. 6.27 b: Anlage des sog. hohen Brückenschlages bei der Rotationsmanipulation an der Lendenwirbelsäule (L3re,lo)

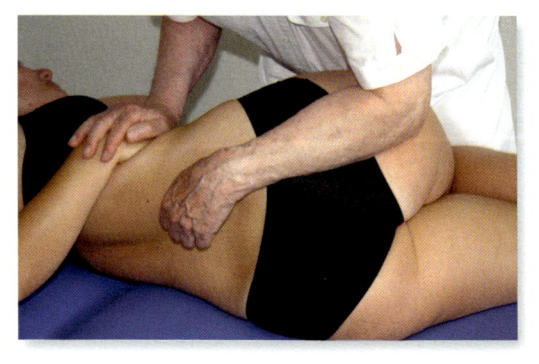

Abb. 6.27 c: „Hakelzug" mit Verkürzung der Vorspannungsstrecke

einer Rotationskomponente immer so gearbeitet wird, dass der Processus spinosus zur Seite der Rotationsempfindlichkeit hin bewegt wird. Der Therapeut nimmt die Rotationsvorspannung in der bei den unspezifischen Techniken beschriebenen Weise auf. Die Mittelfingerkuppe der (fußnahen) Manipulationshand wird von der Tischebene her unter Weichteilschutz an den Dornfortsatz des zu behandelnden Wirbels angelegt. Die Endphalanx des Mittelfingers wird zunächst durch den 4. Finger, später – nach Einstellung der Verriegelung – durch beide Nachbarfinger geschient.

Anschließend wird ein „hoher Brückenschlag" dadurch gebildet, dass die Muskulatur des proximalen Therapeutenunterarmes über dem Os ilium des Patienten einen festen Tiefenkontakt aufnimmt. Es ist darauf zu achten, dass die durch den „hohen Brückenschlag" gebildete Verbindung zwischen dem Dornfortsatz des zu behandelnden Wirbels und dem Os ilium völlig stabil bleibt. Nur mit der „Schwungmasse" des Beckens kann der zu behandelnde Wirbel mitgenommen werden. Es ist eine Illusion zu glauben, dass in einem hypermobilen oder gar instabilen Segment ein zwischen Daumen und Zeigefinger gefasster Wirbel wirklich bewegt werden kann. Durch die Stabilität des Brückenschlages wird außerdem gesichert, dass während der ganzen Aktion keine wesentliche Verschiebung in der Lendenwirbelsäule zwischen dem Becken und dem zu behandelnden Wirbel eintritt.

Die Gegenrotation mit der kopfnahen Hand wird vom Schultergürtel her so weit geführt, bis sie am kranialen Nachbarwirbel spürbar wird. Dazu wird die Zeigefingerkuppe der Manipulationshand zunächst so lange auf dem Dornfortsatz des kranialen Nachbarwirbels belassen, bis sie das Ankommen der Gegenrotation spürt. Durch diese Gegenrotation wird ein Verriegelungseffekt erreicht und verhindert, dass der Rotationsimpuls bei der Manipulation über den zu behandelnden Wirbel hinaus nach kranial weiterläuft. Eine zweite Möglichkeit der Verriegelung (vor allem bei Blockierungen in einer insgesamt hypermobilen Wirbelsäule) besteht darin, dass die kopfnahe Therapeutenhand mit dem Daumenballen den nächsthöheren Dornfortsatz gegenhält. Das kann dadurch verstärkt werden, dass der Patient mit seinem oben liegenden Arm den Haltearm des Therapeuten kräftig nach vorn zieht, wie in Abbildung 6.23 dargestellt.

Nach Aufnahme von Tiefenkontakt und Vorspannung wird bei möglichst optimal gehaltenem Tiefenkontakt und ebenfalls möglichst optimal gehaltener Vorspannung eine diagnostische Probemobilisation durchgeführt. Treten bei dieser langsam und vorsichtig unter Befragen des Patienten durchzuführenden Probemobilisation Sensibilitätsstörungen, vor allem in Form von Parästhesien oder ischialgiforme Beschwerden auf, so weist das auf eine bis dahin nicht erkannte Kontraindikation hin. Ergeben sich dabei keine Zeichen für das Vorliegen einer Kontraindikation, wird in die Ausgangsstellung vor der diagnostischen Probemobilisation zurückgegangen und durch eine sichelförmige Bewegung aus dem Becken heraus bei gleichzeitigem nach laterokaudal gerichtetem Zug mit dem Arbeitsarm die Rotationsmobilisation oder -manipulation durchgeführt. Der Therapeutenarm am Patiententhorax und Oberarm bleibt dabei möglichst passiv.

Auch bei Rotations-Traktionsmanipulationen an der LWS ist darauf zu achten, dass mindestens 90% des Krafteinsatzes dem Halten von Tiefenkontakt und Vorspannung dienen und nur unter 10% des Gesamteinsatzes in den möglichst klein gehaltenen Impuls eingesetzt werden (9:1-Regel nach *Sell*).

Hat die diagnostische Probemobilisation eine Kontraindikation für die homonyme Technik des Hakelzuges ergeben, so ist zu prüfen, ob die Rotation zur Gegenseite bei Gegenhalt am zu behandelnden Wirbel frei wäre. Eine Kontraindikation, die vorher nicht erkannt wird, kann sich unter anderem bei einem klinisch stummen Bandscheibenvorfall ergeben, der durch die Lagerung und durch die Vorspannung so weit verlagert wird, dass er auf eine Nervenwurzel drückt und diese sogar über den Vorfall straff gespannt wird „wie eine Geigenseite über den Steg" (*Maigne*).

Unabhängig davon ist noch einmal darauf hinzuweisen, dass ein bandscheibenbedingtes radikuläres Syndrom auch wegen der meist bestehenden reaktiven Veränderungen (perifokales Ödem, Radikulitis) eindeutig eine Kontraindikation darstellt.

Kurzfassung:
- Patient liegt in labiler Seitenlagerung auf dem Flachtisch mit hochgestelltem Kopfteil auf der Versetzungsseite.
- Therapeut steht in LWS-Höhe vor dem Patienten.
- Kopfnahes Bein wird mit Knie gegen Rand der Liege angelegt.
- Fußnahes Knie wird auf Knie des oben liegenden Patientenbeines gelegt.
- Fußnaher Arm legt sich mit Unterarm auf das Ilium und mit der Mittelfingerkuppe an den Dornfortsatz des zu behandelnden Wirbels.
- „Hoher Brückenschlag", Tiefenkontakt und laterokaudale Vorspannung.
- Kopfnaher Arm wird auf Thorax und Oberarm des Patienten unter Gegenrotationsspannung aufgelegt.
- Laterokaudaler Impuls (durch das am Patientenknie angelegte Bein unterstützt).

Rotationsmanipulation mittels Opponensschub (heteronyme Technik, AK 2)

Diese Technik kann durchgeführt werden, wenn bei Nichtvorliegen einer Kontraindikation die Rotation zur Gegenseite frei ist (Abb. 6.28). Im Gegensatz zur homonymen Technik, die weit überwiegend gegen den kranialen Partnerwirbel einwirkt, arbeitet diese Technik weit überwiegend gegen den kaudalen Partnerwirbel.

Die Lagerung erfolgt hierbei auf der Seite der Rotationsempfindlichkeit. Im Übrigen wird sie wie beim vorhergehenden Griff beschrieben durchgeführt. Es wird dann von oben her, also von der Versetzungsseite her, der Daumenballen der fußnahen Therapeutenhand unter Weichteilschutz am Dornfortsatz des zu behandelnden Wirbels angelegt und eine Vorspannung in Richtung zur Tischebene hin aufgenommen. Erst dann wird die Rotationsvorspannung bis zum zu behandelnden Wirbel mit dem fußnahen Therapeutenbein am oben liegenden Patientenknie aufgenommen. Generell gilt für alle heteronymen (gegenläufigen) Techniken, auch an anderen Wirbelsäulenabschnitten, dass zunächst der zu behandelnde Wirbel gegen ein Mitgehen in die Rotation von der Peripherie her (an der LWS vom Becken, an der HWS vom Kopf her) gesichert wird, da

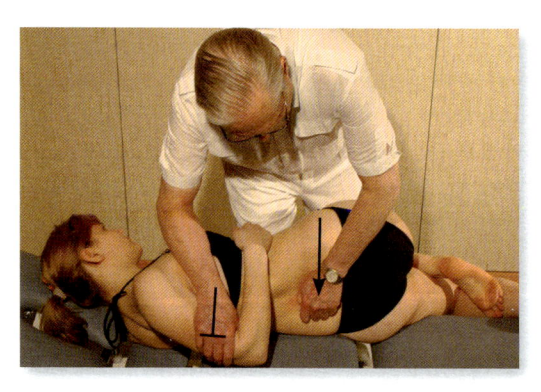

Abb. 6.28: Rotationsmanipulation an der Lendenwirbelsäule mittels Opponensschub (L4li,lo)

er sonst in die Blockierungsrichtung bewegt werden würde, was eine unerwünschte Verstärkung der Nozireaktion zur Folge hätte.

Nach der Aufnahme der Vorspannung und einer diagnostischen Probemobilisation erfolgt aus gehaltenem Tiefenkontakt und gehaltener Vorspannung die gleichzeitige gegenläufige impulsartige Verstärkung der Rotationsvorspannung mit dem Knie des Therapeuten und seinem Daumenballen am Dornfortsatz.

Kurzfassung:
- Patient liegt in labiler Seitenlagerung auf dem Flachtisch mit hochgestelltem Kopfteil auf der Seite der Rotationsempfindlichkeit.
- Therapeut steht in LWS-Höhe vor dem Patienten.
- Kopfnahes Bein wird mit Knie gegen Liegenrand gelehnt.
- Kopfnaher Arm wird auf Thorax und Oberarm des Patienten gelegt.
- Fußnahe Hand legt Daumenballen von oben her am Dornfortsatz des behandelnden Wirbels mit Gegenhalt in Richtung Tischebene an.
- Fußnahes Knie wird auf oben liegendes Knie des Patienten gelegt.
- Impulsschub mit Daumenballen zur Tischebene bei Verstärkung der Rotation vom Knie her.

Bei den Rotationstechniken an der Lendenwirbelsäule ist zu beachten, dass die von *Sell* als homonym bezeichneten Techniken (in etwa den Mitnehmertechniken anderer Schulen vergleichbar) den Wirbel mit der Beckenrotation weit überwiegend gegen seinen kranialen Nachbarwirbel bewegen und gegen den kaudalen Nachbarwirbel nur ein geringer Voreileffekt wirksam wird.

Bei den von *Sell* als heteronym bezeichneten (gegenläufigen) Techniken dagegen wird der Wirbel gegen die Rotation vom Becken her und damit weit überwiegend gegen seinen kaudalen Nachbarwirbel bewegt, während gegen den kranialen Partner wieder nur ein geringer Voreileffekt zum Tragen kommt. Ein Wechsel zur jeweils anderen Technik kann auch erwogen werden, wenn z. B. eine Hüfttotalendoprothese die zunächst vorgesehene Richtung verbietet.

Manipulation über den therapeutischen Querfortsatz (AK 2)

Sowohl zur Behandlung von nicht lordosierungsempfindlichen als auch von (sehr seltenen) kyphosierungsempfindlichen Blockierungen ab L4 aufwärts eignet sich die Manipulation über den therapeutischen Querfortsatz mittels Os-pisiforme-Schub (Abb. 6.29). Für Blockierungen des 5. Lendenwirbels ist dieser Griff nicht anwendbar, da die Querfortsätze dieses Wirbels bereits zwischen den Ossa ilia liegen und zudem von Bandmassen überdeckt werden.

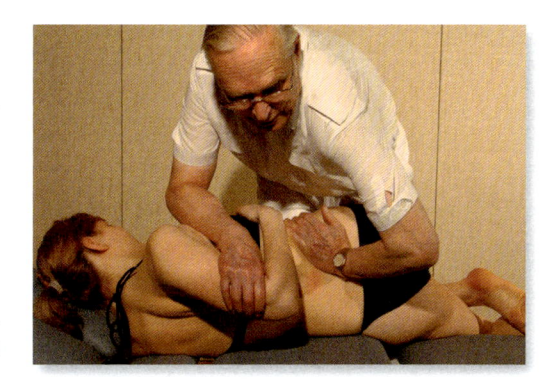

Abb. 6.29: Rotationsmanipulation an der LWS über dem therapeutischen Querfortsatz (L4re,ky)

Die Lagerung des Patienten erfolgt wie bei den anderen homonymen Griffen auf der Versetzungsseite. Das gilt auch für die Vorspannung vonseiten des Beines. Die fußnahe Hand des

Therapeuten wird unter Aufnahme eines Tiefenkontaktes mit dem Os pisiforme auf dem therapeutischen Querfortsatz des zu behandelnden Wirbels angelegt. Anschließend beugt sich der Therapeut so weit über den Patienten, dass sein Unterarm direkt senkrecht von dorsal her auf die Rückenlängsachse des Patienten gerichtet ist. Dann wird eine ventralisierende Vorspannung aufgenommen.

Nach einem mobilisierenden Probeschub durch Verstärkung der Rotationsvorspannung erfolgt der manipulative Impuls nach ventral unter gleichzeitiger Verstärkung der Rotationsvorspannung am Knie.

Kurzfassung:
- Patient liegt in labiler Seitenlagerung auf dem Flachtisch mit hochgestelltem Kopfteil.
- Rotationsseite liegt oben.
- Therapeut steht in LWS-Höhe vor dem Patienten.
- Kopfnahes Bein wird mit dem Knie am Liegenrand angelegt.
- Fußnahes Bein legt Knie an oben liegendes Patientenknie.
- Fußnahe Hand legt Os pisiforme unter ventralisierender Vorspannung über therapeutischem Querfortsatz an.
- Kopfnaher Arm baut rotatorischen Gegenhalt über Thorax und Oberarm auf.
- Nach ventral gerichteter Impuls bei gleichzeitiger Rotationsverstärkung über das Knie.

Kyphosierender interspinöser Hakelzug (AK 1)

Von den seltenen rein extensions- oder flexionsempfindlichen Blockierungen an der Lendenwirbelsäule sind die lordosierungsempfindlichen wiederum wesentlich häufiger als die extrem seltenen kyphosierungsempfindlichen Blockierungen. Bei den rein lordosierungsempfindlichen Blockierungen kommt der kyphosierende interspinöse Hakelzug zum Einsatz (Abb. 6.30). Dieser Griff wird nicht nur bei rotationsneutralen lordosierungsempfindlichen Blockierungen, sondern als mobilisierende Technik (auch als MET) bei der Nearthrosis interspinalis Baastrup (Dehnung des M. erector spinae vor delordosierender Stabilisierung) angewandt.

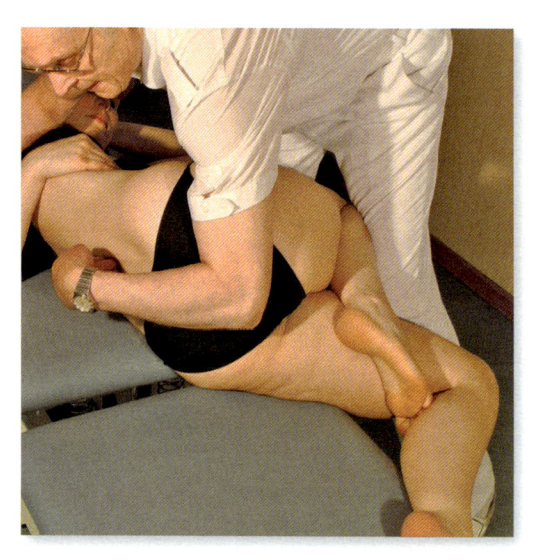

Abb. 6.30: Kyphosierende Manipulation an der LWS bei lordosierungsempfindlicher Blockierung

Der Patient liegt auch hierbei in labiler Seitenlagerung auf dem Flachtisch mit hochgestelltem Kopfteil, wobei aber keine Rotationsvorspannung, sondern nur eine Kyphosierungsvorspannung dadurch aufgenommen wird, dass das oben liegende Bein des Patienten mit dem Ligamentum patellae gegen die Innenseite des fußnahen Therapeutenoberschenkels angelegt wird. Durch stärkeres Beugen in der Patientenhüfte wird eine kyphosierende Vorspannung erreicht.

Die fußnahe Hand des Therapeuten wird nach dem Ergebnis der segmentalen Bewegungsprüfung von kranial her an den Dornfortsatz des kaudalen Partnerwirbels des blockierten Segmentes anmodelliert und nimmt eine kaudalisierende Vorspannung auf. Der „Brückenschlag", d. h. die Kontaktaufnahme mit der Unterarmmuskulatur des Therapeuten, erfolgt auf dem Os sacrum des Patienten. Der kopfnahe Arm verriegelt durch Gegenrotation bis zum kranialen Partnerwirbel. Auch bei dieser Technik ist zu beachten, dass während der Behandlung die Distanz zwischen angelegter Mittelfingerkuppe und aufgelegtem Unterarm konstant bleibt. Nach der obligatorischen diagnostischen Probemobilisation wird ein rein kaudalisierender, d. h. in diesem Fall kyphosierender Impuls, eingesetzt, der durch eine Verstärkung der Hüftflexion am oben liegenden Patientenbein unterstützt wird.

Kurzfassung:
- Patient liegt in labiler Seitenlagerung auf dem Flachtisch mit hochgestelltem Kopfteil.
- Therapeut steht in LWS-Höhe vor dem Patienten.
- Kopfnahes Bein wird mit dem Knie an den Liegenrand angelegt.
- Oben liegendes Patientenbein wird mit dem Knie an den Oberschenkel des fußnahen Therapeutenbeines angelegt.
- Fußnahe Hand legt Mittelfingerkuppe an Dornfortsatzoberrand an und nimmt Vorspannung nach kaudal auf.
- Kopfnahe Hand verriegelt durch Gegenrotation.
- Kaudalisierender Impuls ohne Rotationskomponente.

Sowohl bei der oben beschriebenen Technik als auch bei den folgenden Rotationstraktionstechniken ist davon auszugehen, dass es zu einem Unterdruck im Zwischenwirbelraum kommt, der sich auch bei Bandscheibenprotrusion positiv auswirken kann.

Rotationstraktionsmanipulation in Kyphosierungslagerungen (AK 1)

Für stärker lordosierungs- und gleichzeitig rotationsempfindliche Situationen bedarf es einer Rotationstraktionsmanipulation in Kyphosierungslagerung. Von den früher von *Sell* gelehrten fünf Kyphosierungslagerungen haben sich drei für die Praxis bewährt.

Kyphosierungslagerung I
Diese Technik kommt im LWS-Bereich am häufigsten zur Anwendung. Sie eignet sich besonders für Behandlungen der oberen LWS und des dorsolumbalen Überganges (Abb. 6.31).

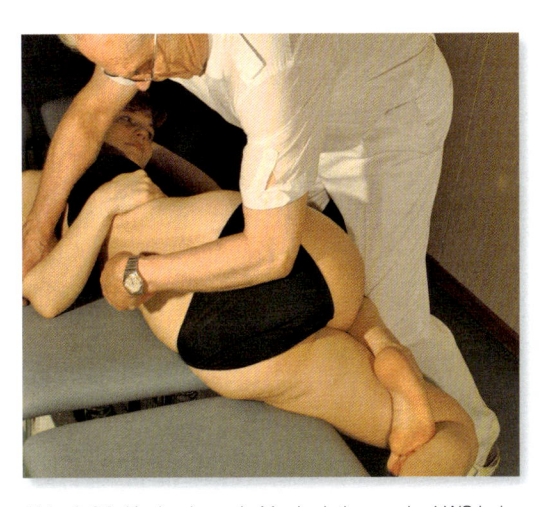

Abb. 6.31: Kyphosierende Manipulation an der LWS bei lordosierungsempfindlicher Blockierung mit Rotationskomponente (L1re,lo)

Der Patient wird in labiler Seitenlagerung mit gegenüber den vorbeschriebenen Techniken verstärkter Hüft- und Kniebeugung auf dem Behandlungstisch gelagert. Das Ligamentum patellae des fußnahen Therapeutenbeines wird bei dieser Technik nicht direkt von oben her gegen das Ligamentum patellae des oben liegenden Patientenbeines zur reinen Rotationsverstärkung angelegt, sondern von distal her gegen den Tibiakopf, so dass bei Verstärkung der Vorspannung das oben liegende Bein stärker in Hüfte und Knie gebeugt und damit eine verstärkte Kyphosierung der LWS erreicht wird.

Kyphosierungslagerung II

Diese Kyphosierungslagerung wird vor allem für hartnäckige Blockierungen am lumbosakralen Übergang gebraucht (Abb. 6.32).

Die Lagerung des Patienten erfolgt in labiler Seitenlagerung, aber ca. 2 Handbreit vom Rand der Liege entfernt. Das kopfnahe Bein des Therapeuten wird mit dem Knie in einem Winkel von 45° von kranial her in die Leistenbeuge des Patienten einmodelliert. Das fußnahe Therapeutenbein gabelt das oben liegende Bein des Patienten ein und verstärkt die Hüftflexion deutlich, wodurch der lumbosakrale Übergang über dem als Hypomochlion dienenden Therapeutenknie kyphosierend aufgedehnt wird.

Diese Lagerung wird vor allem mit dem Hakelzug kombiniert, ist aber auch in Kombination mit dem Opponensschub möglich.

Kyphosierungslagerung III:
Schwungkyphosierung der Lendenwirbelsäule

Diese Technik eignet sich besonders für schwer zu lösende lordosierungs- und rotationsempfindliche Blockierungen bei kräftigen und schweren Patienten (Abb. 6.33).

Nach der Lagerung des Patienten in labiler Seitenlagerung wird das oben liegende Patientenbein stärker angebeugt und seitlich von der Liege heruntergenommen. Der Therapeut steht parallel zur Liege mit Blickrichtung zum Kopfende und legt die Patella seines tischnahen Beines in die Kniekehle des oben liegenden Patientenbeines ein. Sein tischfernes Bein legt er von außen her an das Patientenknie an, so dass er den Tibiakopf zwischen seinen Knien hält. Der Therapeut beugt seine Knie leicht an und nimmt eine gleichzeitig sowohl kyphosierende als auch rotierende Vorspannung auf.

Abb. 6.32: Kyphosierungslagerung II zur Behandlung des lumbosakralen Überganges (L5re,lo)

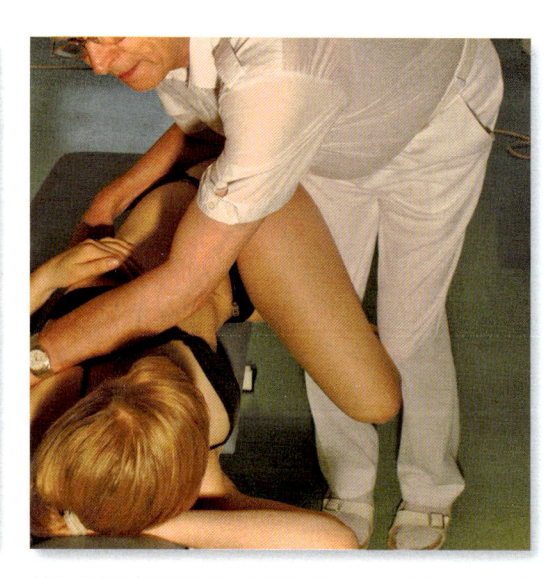

Abb. 6.33: Schwungkyphosierung der Lendenwirbelsäule (L3li,lo)

Nach Anlage der vorgesehenen Grifftechnik (Hakelzug oder Opponensschub) mit der Arbeitshand und diagnostischer Probemobilisation wird durch eine schnelle Verstärkung der Kniebeugung des Therapeuten ein starker kyphosierender und rotierender Zug ausgeübt.

6.2.3 Muskelenergietechniken und myofasziale Behandlungen (AK 2)

Bei der am meisten angewendeten Muskelenergietechnik im LWS-Bereich handelt es sich im Prinzip um eine Mobilisationsbehandlung in der Art des Hakelzuges nach dosierter isometrischer Anspannung des Patienten gegen die vorgesehene Mobilisationsrichtung. Wie bei Mobilisationen üblich, wird dabei die freie Wegstrecke bis zur Blockierung genutzt; in diesem Fall auch deshalb, weil der Patient ansonsten bei der von ihm eingesetzten Muskelspannung in die blockierte Richtung (mit der Gefahr der Verstärkung der Nozireaktion) zur Gegenspannung neigen würde.

Der Patient liegt in Seitenlage auf der Seite der Rotationsempfindlichkeit auf dem Flachtisch mit hochgestelltem Kopfteil (bei Rechtsrotationsempfindlichkeit also auf der rechten Seite). Der Therapeut steht vor dem Patienten. Der kopfnahe Unterarm des Therapeuten liegt auf dem Thorax des Patienten, seine kopfnahe Hand am distalen Oberarm (s. Manipulationstechniken). Der fußnahe Unterarm wird auf der Glutaealregion aufgelegt, der Mittelfinger der fußnahen Hand am Dornfortsatz des gegen seinen kranialen Nachbarwirbel zu haltenden Lendenwirbels. Das in Hüfte und Knie gebeugte, oben liegende Patientenbein hängt wie bei der Hakelzugtechnik nach vorn von der Behandlungsliege herab. Die kopfnahe Therapeutenhand führt den Oberkörper des Patienten so weit nach hinten, bis die dadurch erzeugte Spannung beim Erreichen der ersten Barriere am zu behandelnden Segment ankommt. Der fußnahe Unterarm rotiert das Becken in die Gegenrichtung.

Nach Einstellung an der Barriere wird der Patient aufgefordert, aktiv, aber dosiert gegen diese Einstellung anzuspannen. Nachdem diese Anspannung ca. 5 Sekunden gehalten wurde, wird der Patient zur Entspannung in der Exspirationsphase aufgefordert. Dann wird bis zur nun festzustellenden neuen Barriere vorgegangen und im Lauf mehrerer Wiederholungen die Blockierung gelöst (Abb. 6.34).

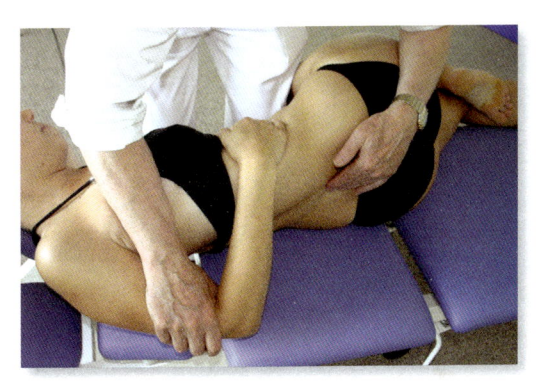

Abb. 6.34: Muskelenergietechnik zur Behandlung an der LWS

Kurzfassung:
- Patient liegt in labiler Seitenlagerung auf dem Flachtisch; Rotationsseite liegt auf.
- Therapeut steht in LWS-Höhe vor dem Patienten.
- Kopfnaher Unterarm wird am Patiententhorax und -oberarm angelegt.
- Fußnaher Unterarm auf Glutaealregion, Mittelfinger am Dornfortsatz des kaudalen Partnerwirbels.
- Kopfnahes Bein legt sich an die Liege an. Fußnahes Bein nimmt mit dem Knie

Vorspannung am oben liegenden Patientenbein auf.
- Kopfnaher Arm führt den Oberkörper in Gegenrotation bis zur Barriere.
- Patient spannt dosiert dagegen.
- Nachdehnen in Entspannungsphase bis zur neuen ersten Barriere.

Myofasziale Techniken am Patienten in Bauch- und Rückenlage (AK 2)

Bei Funktionsstörungen im Bereich der Lendenwirbelsäule, einschließlich des dorsolumbalen und des lumbosakralen Überganges, sowie vertebroviszeralen Störungen im Abdominalbereich erscheint es auch sinnvoll, die Indikation zur Anwendung myofaszialer Techniken zu prüfen. Das geschieht – wie an den anderen Körperabschnitten auch – durch schichtweise Palpation und ggf. Feststellung einer Störung der Verschieblichkeit zwischen den einzelnen Gewebeschichten. An der LWS werden sowohl Techniken in Bauch- als auch in Rückenlage beschrieben.

Bei der Technik in Bauchlage hängen die Arme des Patienten seitlich von der Liege herab, um eine möglichst optimale Entspannung zu erreichen. Für die entspannte Bauchlage ist es auch von Vorteil, wenn die Füße über das Ende der Liege herausragen. Der Therapeut steht in Höhe der LWS mit Blickrichtung zum Patienten neben der Liege. Seine kopfnahe Hand liegt mit dem Handballen über dem lumbosakralen Übergang, seine fußnahe Hand über dem dorsolumbalen Übergang.

Nach der Kontaktaufnahme mit der jeweiligen Gewebeschicht werden zunächst durch Distraktion und anschließend durch Translation die gestörte und die freie Richtung festgestellt und in der bereits beim SIG beschriebenen Weise therapiert (Abb. 6.35).

Bei der Technik in Rückenlage, die auch die untere Brustwirbelsäule mit einbezieht, steht oder sitzt der Therapeut in Höhe der LWS neben der Liege. Seine kopfnahe Hand legt er unter der unteren BWS des Patienten und seine fußnahe Hand unter dessen Sakrum an. Es wird zunächst auf eine Hemmung bei der Traktionsbewegung (kopfnahe Hand nach ventrokranial, fußnahe Hand danach kaudal) geprüft, danach auch nach lateral. Nach Feststellung einer gestörten und der entsprechenden freien Richtung wird ebenfalls in der beschriebenen Weise therapiert (Abb. 6.36).

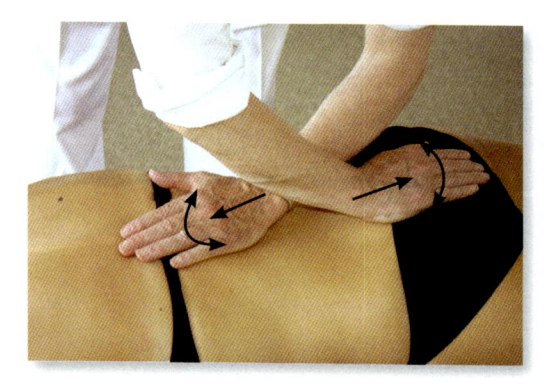

Abb. 6.35: Myofasziale Technik zur LWS-Behandlung am Patienten in Bauchlage

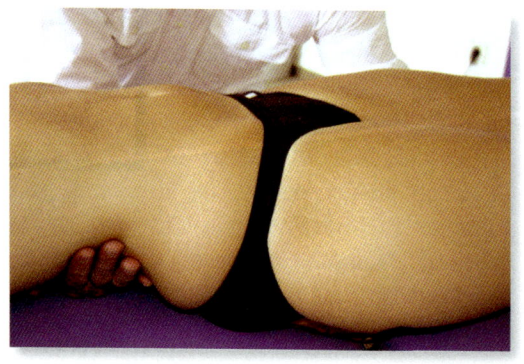

Abb. 6.36: Anlage zur myofaszialen LWS-Behandlung am Patienten in Rückenlage

Diagnostik und Therapie im Thorakalbereich 7

Lokale und pseudoradikuläre Thorakalsyndrome können sowohl von segmentalen Störungen der Brustwirbelsäule als auch von Störungen der Rippenwirbelgelenke ausgehen. In der Schilderung des Patienten lässt sich dabei häufig kein Unterschied ausmachen. Auch eine beschriebene Abhängigkeit der Beschwerden von der Atemphase kann sowohl von Störungen im Bereich der BWS als auch der Rippenwirbelgelenke ausgehen, da erstere in die Atembewegung mit einbezogen wird.

Außerdem wird auch ein kombiniertes Auftreten, teilweise sogar in gleicher Höhe und auf der gleichen Seite, beobachtet. Bei Nichtbeachtung dieser Möglichkeit kommt es dann zwangsläufig zum häufig fehlgedeuteten Rezidiv der gelösten Wirbel- oder Rippenwirbelgelenksblockierungen. Es ist deshalb unerlässlich, auch im Rahmen der manualmedizinischen Diagnostik, stets beide Strukturen zu überprüfen. Aus methodischen Gründen werden aber unabhängig davon beide Teile gesondert dargestellt.

7.1 Manualmedizinische Diagnostik an der Brustwirbelsäule

Im Bereich der Brustwirbelsäule sind die Möglichkeiten der Schritt-1-Diagnostik gegenüber denen an der Lendenwirbelsäule deutlich eingeschränkt. Das Ott-Zeichen ist hinsichtlich der Störung in einem Segment kaum aussagekräftig. Wegen des Einbaus in den knöchernen Thorax findet sich kein Vorlaufphänomen. Aus dem gleichen Grund ist auch die Seitneigungsprüfung deutlich weniger aussagekräftig.

Die genauere Prüfung des segmentalen Bewegungsausmaßes wird an der Brustwirbelsäule in der bereits bei der Lendenwirbelsäule geschilderten Weise über das Bewegungsverhalten der Dornfortsätze zueinander durchgeführt. Im Rahmen der Schritt-1-Diagnostik wird auch die Beurteilung der Verschieblichkeit der Subkutis auf der Faszie und die Prüfung des Dermographismus eingesetzt. Das geschieht am einfachsten bei der Anwendung der kraniokaudalen wechselrhythmischen Massage. Damit erfasst man auch die Störungen, auf die die Prüfung der sog. Kiblerfalte hinweist. Auch die spezielle Chirodiagnostik im BWS-Bereich erfolgt im Prinzip mit der gleichen Technik wie an den segmentalen Irritationspunkten an der LWS (Abb. 7.1 und 7.2). Die Prüfung auf Kyphosierungs- und Lordosierungsempfindlichkeit erfolgt ebenfalls unter Ausnutzung der Mitbewegung der BWS bei der Atmung (Abb. 7.3 und 7.4 a und b). Die Prüfung auf Rotationsempfindlichkeit benutzt wieder den Arm des Patienten, der in der bei der LWS-Untersuchung beschriebenen Technik nach dorsal geführt wird (Abb. 7.5).

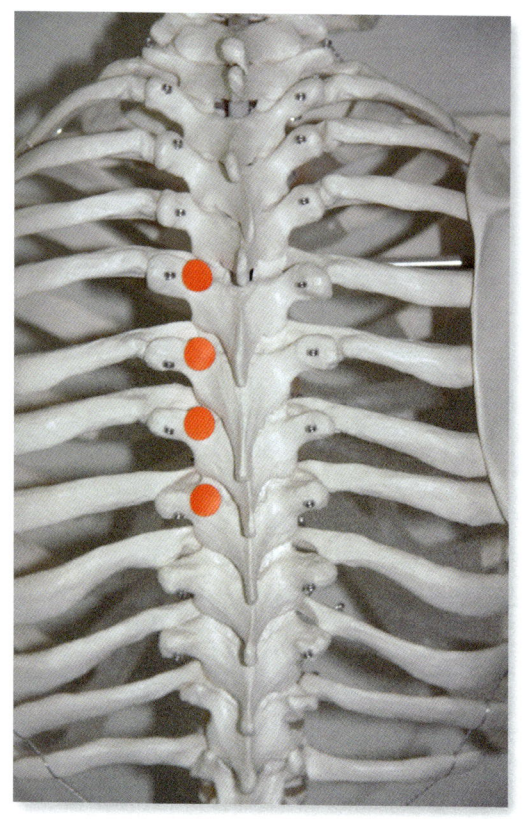

Abb. 7.1: Lage der segmentalen Irritationspunkte an der Brustwirbelsäule

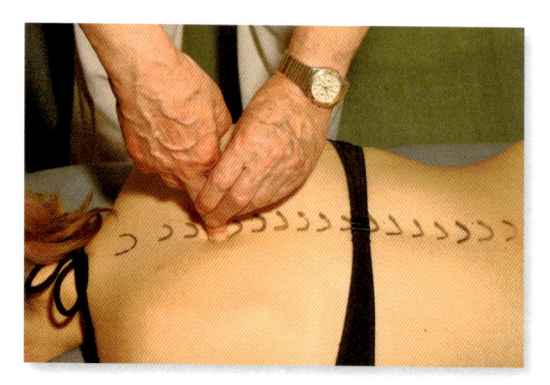

Abb. 7.2: Aufsuchen des segmentalen Irritationspunktes an der BWS

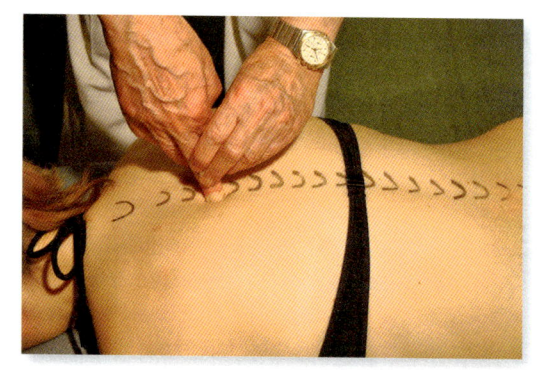

Abb. 7.3: Prüfung auf Kyphosierungs- und Lordosierungsempfindlichkeit mittels Atembewegung

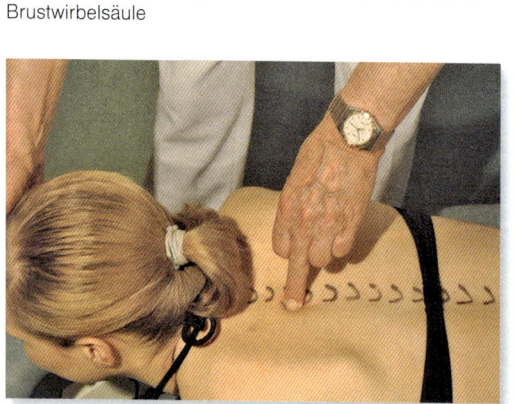

Abb. 7.4 a: Prüfung auf Lordosierungsempfindlichkeit an der oberen BWS

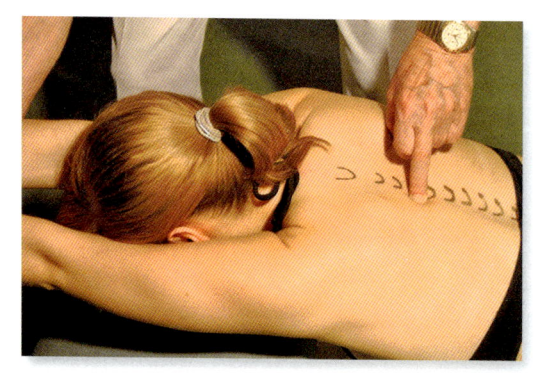

Abb. 7.4 b: Prüfung auf Lordosierungsempfindlichkeit an der mittleren BWS

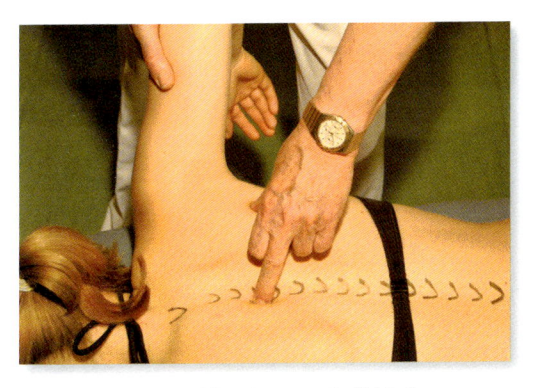

Abb. 7.5: Prüfung auf Rotationsempfindlichkeit

Um die gefundenen Irritationspunkte im Bereich der BWS topografisch klar zuzuordnen, ist die Kenntnis der Wirbelsäulentopografie vorauszusetzen. Die wichtigsten Orientierungspunkte seien an dieser Stelle kurz dargestellt.

Am Okziput orientieren wir uns an der Prominentia occipitalis externa. Am Atlas können wir die Querfortsätze zwischen Mastoidspitze und aufsteigendem Unterkieferast tasten. Der erste unter dem Okziput tastbare Dornfortsatz ist der Axisdornfortsatz. Die Dornfortsätze von C3 und C4 sind kurz und liegen in der Tiefe der Halslordose. Der Trapeziusknick liegt in Höhe C4/C5. Der erste weiter kaudal tastbare Dornfortsatz ist der von C5. C7 ist meistens die Vertebra prominens, in seltenen Fällen können aber auch C6 oder D1 als Vertebra prominens imponieren. Beim mit herabhängendem Arm sitzenden Patienten liegt auf der Verbindungslinie der Spinae scapulae die Dornfortsatzspitze von D3 und auf der Höhe der unteren Schulterblattwinkel die von D7. Die Dornfortsatzspitze von L5 liegt auf der Verbindungslinie beider seitlicher Endpunkte der Michaelis–Raute (s. Abb. 3.12).

Am sichersten geht man bei der Feststellung der Dornfortsatzhöhe von zwei Fixpunkten, den Dornfortsätzen von C7 und L5 aus. Die Höhe der Dornfortsatzspitze von C7 lässt sich nicht nur durch das Abzählen von C5 abwärts, sondern auch nach einer von *Sell* angegebenen Methode wie folgt bestimmen:

Zunächst wird am sitzenden Patienten mit den Kuppen beider Mittelfinger unter dem vorderen Trapeziusrand die erste Rippe getastet und auf dieser bis zum Kostotransversalgelenk I nach medial gegangen. Beide Daumen werden auf dem Rücken auf gleicher Höhe angelegt, was man durch Betrachten von der Seite oder von oben her kontrollieren kann. Auf der Verbindungslinie der beiden so angelegten Daumen liegt die Dornfortsatzspitze von C7 (Abb. 7.6). Man kann es nicht – wie immer wieder angegeben wird – als sicheres Zeichen ansehen, dass bei endgradiger Lordosierung der HWS der Dornfortsatz von C6 auf C7 scheinbar nach ventral gleitet, da dieses Zeichen in Fällen einer ausgeprägten lordosierungsempfindlichen Blockierung oder bei einer stark ausgeprägten Spondylosteochondrose in diesem Segment ausfällt.

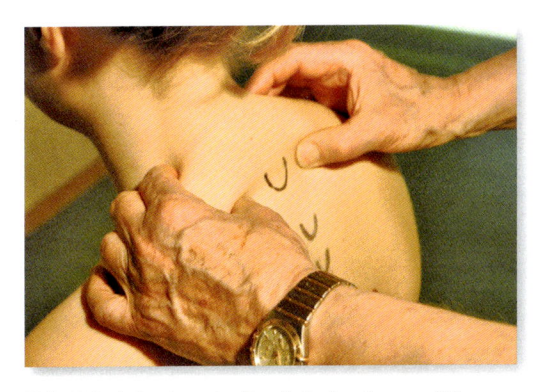

Abb. 7.6: Aufsuchen der Dornfortsatzspitze von C7

Nach der Feststellung der beiden genannten Fixpunkte werden folgende weitere Orientierungspunkte durch Abzählen an der Dornfortsatzreihe festgelegt: D5, D10 und D12. Nach Eintragung dieser Punkte ist eine rasche Orientierung an der Wirbelsäule möglich.

Für die Zuordnung der gefundenen (am Unterrand der Querfortsätze lokalisierten) Irritationspunkte ist die Beachtung des Abstandes Dornfortsatzspitze/Querfortsatzunterrand unbedingte Voraussetzung. Für die Bestimmung der genannten Abstände hat *Sell* folgende empirische Faustregel festgelegt (Abb. 7.7):

C2–C7 = 1–1,5 Querfinger
D1–D4 = 2 Querfinger
D5–D9 = 3 Querfinger
D10–D12 = 2 Querfinger
L1–L5 = 1,5–1,0–0,5 Querfinger

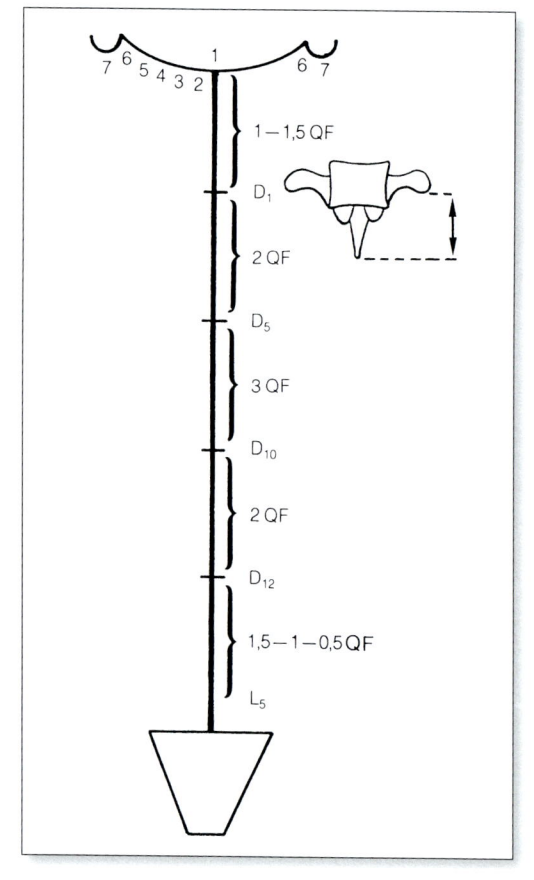

Abb. 7.7: Höhendifferenz zwischen Dornfortsatzspitze und segmentalem Irritationspunkt in den einzelnen Wirbelsäulenabschnitten

7.1.1 Prüfung auf Hypermobilität

Auch an der Brustwirbelsäule gehört der Ausschluss einer Hypermobilität zur Voraussetzung für den Einsatz einer manuellen Therapie. Diese Prüfung wird am sitzenden Patienten durchgeführt. Der Patient sitzt in Kyphosehaltung mit im Nacken verschränkten oder vor dem Thorax gekreuzten Armen („Pharaonenhaltung") auf der Liege. Der Untersucher steht seitlich von ihm. Mit dem Mittelfinger seiner von dorsal angelegten Hand hält er den Dornfortsatz des unteren Partnerwirbels des zu untersuchenden Segmentes nach ventral gegen. Der Zeigefinger liegt im interspinösen Raum. Mit der anderen Hand fasst er die Ellenbogen des Patienten und schiebt diese in Richtung des untersuchten Segmentes. Dabei auftretender Weg und Federungsgefühl werden geprüft (Abb. 7.8). Normal ist ein geringes festelastisches Federn. Ab 2 mm Federungsweg ist klar von einer Hypermobilität auszugehen.

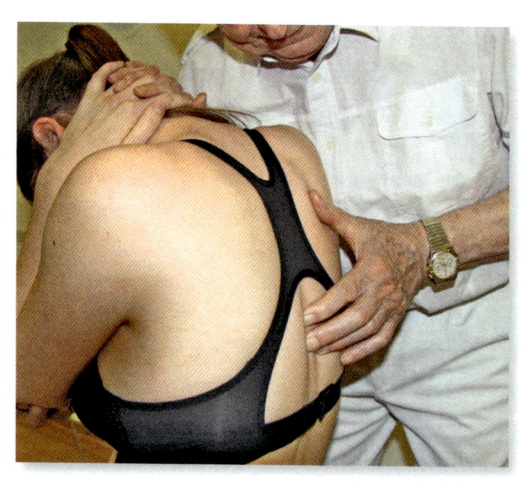

Abb. 7.8: Prüfung auf Hypermobilität an der Brustwirbelsäule

7.2 Therapeutische Techniken an der Brustwirbelsäule

7.2.1 Unspezifische Techniken

Als unspezifische Techniken bewähren sich besonders die generalisierte Traktionsmobilisation und die auch manipulativ durchführbare kranialisierende Mobilisation am Patienten in Bauchlage.

Eine zur Einleitung einer manuellen Behandlung an der BWS gut geeignete Technik, die darüber hinaus wertvolle diagnostische Hinweise liefert, ist die

Paravertebrale „wechselrhythmische" kraniokaudale Tiefenmassage im BWS-Bereich (GK 1)

Der Patient liegt dabei in Bauchlage auf dem Flachtisch. Der Therapeut steht parallel zum Tisch mit Blickrichtung zum Kopfende. Er umfasst mit beiden Händen zunächst beidseits den oberen Trapeziusrand des Patienten. Dann gleiten die dicht aneinanderliegenden Fingerbeeren des 2.–4. Fingers bei gebeugtem proximalem und überstrecktem distalem Interphalangealgelenk mit gleichmäßigem kräftigem aber nicht schmerzhaftem Druck über die Haut, wobei die Handballen Haut und subkutane Weichteile im Wechselrhythmus entgegen „baggern" (Wechselrhythmus bedeutet, dass immer eine Hand das Gewebe mit dem Handballen nach kranial entgegenschiebt, während die andere mit den Fingern nachzieht). Diese wechselrhythmische Tiefenmassage kann bis zum lumbosakralen Übergang durchgeführt werden. Es ist dabei darauf zu achten, dass keine Weichteile zwischen Handballen und Fingerbeeren gequetscht werden. Der richtige Abstand von der Dornfortsatzreihe wird dadurch gewährleistet, dass die beiden addu-

zierten Daumen über der Dornfortsatzreihe aneinander entlanggleiten (Abb. 7.9). Diese auch von erfahrenen Therapeuten als Vorbereitung einer Manipulation an der Wirbelsäule genutzte Massagetechnik führt zu einer gleichmäßigen Hyperämisierung und Entspannung. Daneben werden bei der Anwendung Zonen erschwerter Verschieblichkeit der Subkutis auf der Faszie – wie bei der Prüfung einer Kiblerfalte – und Tonuserhöhungen in der Muskulatur erfasst, die zu einer Befundüberprüfung veranlassen. Wenn diese Technik durchgeführt wird, erübrigt sich deshalb die Prüfung auf Kiblerfalten.

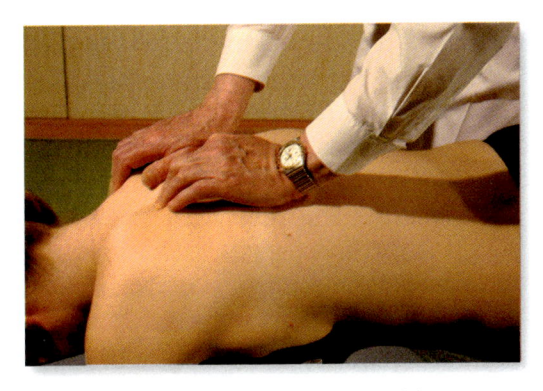

Abb. 7.9: »Wechselrhythmische« kraniokaudale paravertebrale Massage (Weichteiltechnik)

Generalisierte kyphosiernde Längstraktion (GK 1)

Zur kyphosierenden generalisierten Längstraktion sitzt der Patient leicht nach vorn geneigt vor dem Therapeuten. Der Patient kreuzt die Arme und legt die Hände auf seine Schultern („Pharaonenhaltung"). Der Therapeut steht hinter dem Patienten, umfasst dessen Ellenbogen und führt einen langsam repetitiven kyphosierenden Längszug durch (am besten immer in der Exspirationsphase). Dabei ist darauf zu achten, dass die in der Ausgangshaltung leicht

Diagnostik und Therapie im Thorakalbereich

verstärkte Brustkyphose mindestens erhalten bleibt (besser noch verstärkt wird) und keinesfalls eine lordosierende Einwirkung entsteht. Deshalb lehnt sich der hinter dem Patienten stehende Therapeut etwas über diesen nach vorn und verstärkt das während der Traktion noch etwas (Abb. 7.10).

Kranialisierende Manipulation (GK 1)

Für den kranialisierenden Schub an der Brustwirbelsäule ab Höhe D10 liegt der Patient in Bauchlage auf dem Kyphosierungstisch (Abb. 7.11). Der Therapeut steht seitlich, parallel zur Liege mit Blickrichtung zum Kopfende. Es werden beide Daumenballen parallel zur Wirbelsäule in ca. 1 Querfinger Abstand von der Dornfortsatzreihe auf jeweils gleicher Höhe angelegt.

Danach geht der Therapeut in einen Ausfallschritt und nimmt Tiefenkontakt über den Querfortsätzen sowie eine kranialisierende Vorspannung auf. Der kranialisierende Impuls erfolgt seitengleich in tangentialer Richtung aus dem elastischen Beckenschwung. Es ist streng darauf zu achten, dass der Impuls immer genau in Richtung der an der Brustkyphose gedacht angelegten Tangente erfolgt (Abb. 7.12).

Nach Überschreiten des Kyphosierungsscheitels werden die Hände gekreuzt und Tiefenkontakt und Vorspannung mit den Kleinfingerballen aufgenommen. Dabei liegt die tischnahe

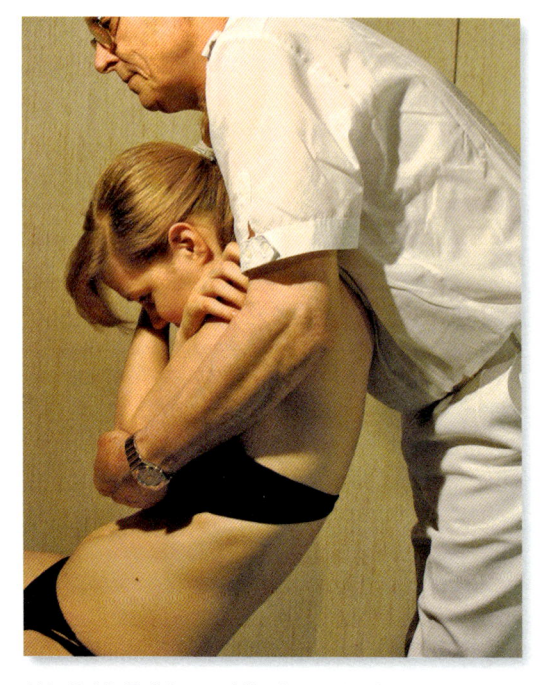

Abb. 7.10: Traktionsmobilisation an der Brustwirbelsäule (generalisiert)

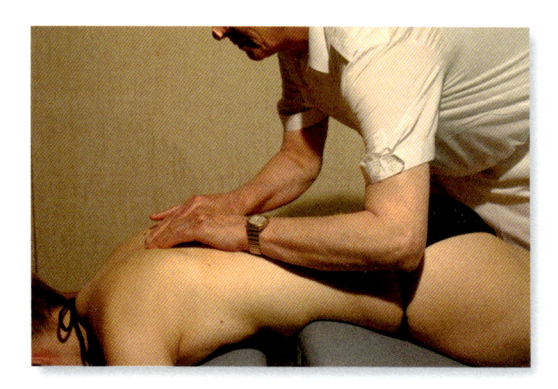

Abb. 7.11: Segmentale kranialisierende Manipulation an der Brustwirbelsäule

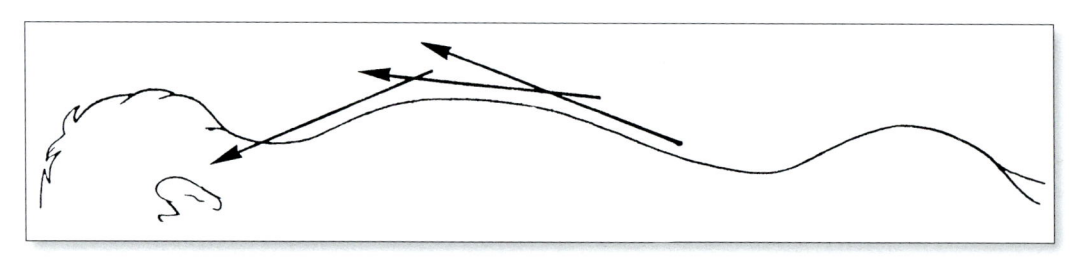

Abb. 7.12: Impulsrichtung beim kranialisierenden tangentialen Schub

Hand auf der dem Therapeuten zugewandten Seite. Dieser Arm bleibt in der tangentialen Richtung und gibt damit auch die Impulsrichtung vor. Der tischferne Therapeutenarm wird mehr von dorsal her angelegt, da es von großer Bedeutung ist, dass beide Kleinfingerballen den Tiefenkontakt in Höhe desselben Wirbels aufnehmen (Abb. 7.13). Um eine unerwünschte Lordose im zervikothorakalen Übergangsbereich zu vermeiden, wird das Kopfteil der Behandlungsliege abgesenkt.

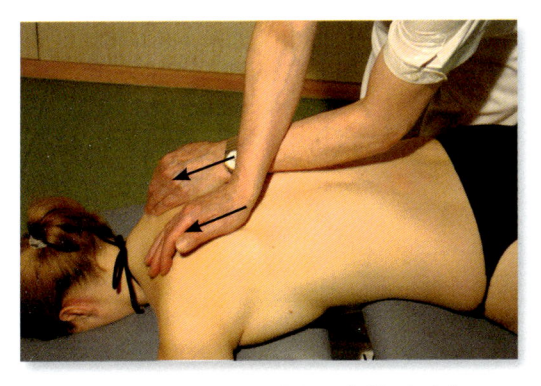

Abb. 7.13: Segmentale kranialisierende Manipulation an der oberen Brustwirbelsäule

Diese Technik hat sich auch als Mobilisation sehr bewährt.

Kurzfassung:
- Patient liegt in Bauchlage auf dem Kyphosierungstisch.
- Therapeut steht im Ausfallschritt neben der Liege mit Blickrichtung zum Kopfende.
- Beide Daumenballen werden mit kranialisierender Vorspannung paraspinös angelegt.
- Tangentialer kranialisierender Schub aus dem elastischen Beckenschwung.
- Nach Überschreiten des Kyphosierungsscheitels umgreifen und Kontakt mit Kleinfingerballen.

Druckpunkttechnik

Die Druckpunkttechniken mit Anwendung an den Irritationspunkten kann an der Brustwirbelsäule unter denselben Kautelen wie an der Lendenwirbelsäule durchgeführt werden. Es wird auf das LWS-Kapitel verwiesen.

7.2.2 Spezifische Techniken

Die Therapie mit den spezifischen Grifftechniken folgt an der Brustwirbelsäule denselben Grundsätzen wie an der Lendenwirbelsäule. Selbstverständlich müssen bei diesen Techniken die Gelenkebenen an der Brustwirbelsäule ebenso wie die räumliche Nähe der Kostotransversalgelenke beachtet werden.

Ventralisierender Hand-Kreuzgriff (AK 1)

Diese Technik wird häufig und erfolgreich am kyphosiert gelagerten Patienten angewendet (Abb. 7.14).

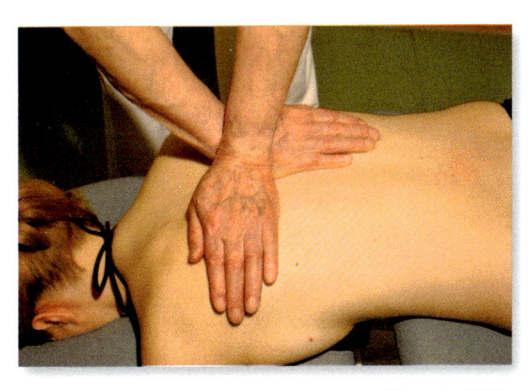

Abb. 7.14: Ventralisierender Hand-Kreuzgriff an der BWS

Der Patient liegt in Bauchlage auf dem Kyphosierungstisch. Er wird so gelagert, dass der zu behandelnde Wirbel möglichst in Höhe des Scheitelpunktes der Kyphose liegt. Der Therapeut steht mit leicht gegrätschten Beinen mit Blickrichtung zur Liege in Höhe des zu behandelnden Wirbels. Die Hände des Therapeuten werden gekreuzt in einem Winkel von 90° zueinander mit „Tabatiere-Ulna-Kontakt" (Abb. 7.15) aufgelegt (d. h. die Tabatiere der einen Hand wird an den Processus styloideus ulnae des anderen Unterarmes angelegt). Es wird ein Tiefenkontakt mit den Ossa pisiformia einmal über dem therapeutischen Querfortsatz des zu behandelnden Wirbels und zum anderen über dem kontralateralen Querfortsatz des kaudalen oder kranialen Nachbarwirbels aufgelegt. Wenn der Therapeut auf der Seite der Rotationsempfindlichkeit steht, hält er, wenn die Finger seiner auf dem therapeutischen Querfortsatz liegenden Hand kopfwärts zeigen, den kranialen Nachbarwirbel gegen und wenn sie nach unten zeigen, den kaudalen Nachbarwirbel. Die ventralisierende Vorspannung wird nur auf dem therapeutischen Querfortsatz aufgenommen.

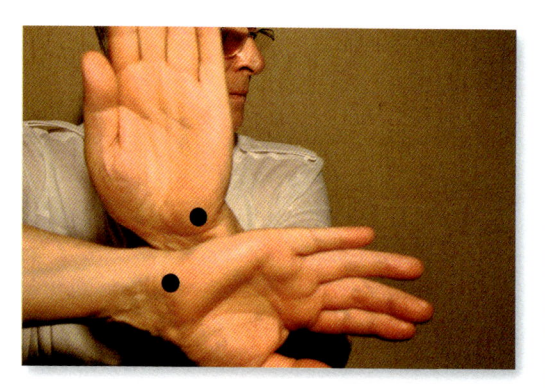

Abb. 7.15: Stellung der Hände zueinander beim Hand-Kreuzgriff

Nach der Aufnahme von Tiefenkontakt und Vorspannung geht der Therapeut in den Zehenstand und ins Hohlkreuz. Aus dieser Haltung wird zunächst die diagnostische Probemobilisation durchgeführt und anschließend ein kurzer elastischer ventralisierender (Rotations-)Impuls durchgeführt. Es darf auf keinen Fall hart aus der Schulter gearbeitet werden. Auch der Zehenstand ist während des Impulses beizubehalten. Bei Gegenhalt am oberen Partnerwirbel wirkt der Impuls naturgemäß vorwiegend gegen diesen, bei Gegenhalt am unteren Partnerwirbel gegen jenen.

Die einzige Ausnahme von der Regel, dass nur über einen therapeutischen Querfortsatz gearbeitet wird, liegt bei einem sog. Kontrarotationspaar vor, d. h. wenn zwei entgegengesetzt rotationsempfindliche Blockierungen nebeneinander liegen. In dem Fall, dass beispielsweise eine linksrotationsempfindliche Blockierung bei D4 und eine rechtsrotationsempfindliche Blockierung bei D5 vorliegen, wird der Impuls gleichzeitig an beiden therapeutischen Querfortsätzen eingesetzt. Im Übrigen bietet der ventralisierende Hand-Kreuzgriff den Vorteil, dass ohne eine Umlagerung des Patienten oder einen Seitenwechsel des Therapeuten bei entsprechender Änderung der Handanlage zum einen der kaudale und zum anderen der kraniale Nachbarwirbel gegengehalten werden kann.

> **Kurzfassung:**
> - Patient liegt in Bauchlage auf dem Kyphosierungstisch.
> - Therapeut steht in Behandlungshöhe mit Blick zum Patienten neben der Liege.
> - Die Pisiformia beider Hände werden unter Tiefenkontaktaufnahme auf die kontralateralen Querfortsätze zweier benachbarter Wirbel gelegt.
> - Therapeut nimmt eine ventralisierende Vorspannung auf dem therapeutischen Querfortsatz auf.
> - Therapeut geht in Zehenstand und Hohlkreuz.
> - Ventralisierender Impuls mit der Arbeitshand.
> - Fallstricke: ungenügende Kyphosierung, harter Stoß aus der Schulter.

Hangtraktion an der Brustwirbelsäule (AK 1)

Sehr bewährt hat sich die Technik der gezielten Hangtraktion an der BWS mit ihren verschiedenen Anwendungsformen (Abb. 7.16–7.20).

Hangtraktion am stehenden Patienten

Bei der gebräuchlichsten Anwendungsform steht der Patient vor dem Therapeuten (Abb. 7.16). Er verschränkt seine Hände im Nacken. Der Therapeut geht mit seinen Armen von hinten unter den Achselhöhlen des Patienten nach vorn und umfasst von vorn her die distalen Unterarme des Patienten und führt dessen Ellenbogen zur Lateralisierung der Skapula nach ventral. Die Unterarme des Therapeuten liegen seitlich am Patiententhorax an und nehmen dort eine Vorspannung nach dorsokaudal auf. Der Patient wird aufgefordert, sich mit annähernd gestreckten Knien leicht nach hinten zu neigen. Dabei wird durch den Therapeuten die Brustkyphose des Patienten so eingestellt, dass der therapeutische Querfortsatz des zu behandelnden Wirbels in den Kyphosescheitel eingestellt wird.

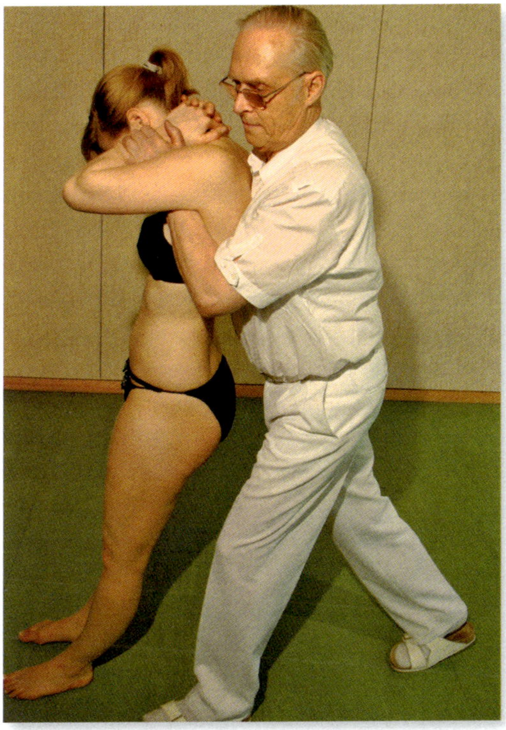

Danach nimmt der Therapeut Tiefenkontakt und eine ventrokraniale Vorspannung dadurch auf, dass er seinen kontrahierten M. pectoralis maior von hinten unten an den im Kyphosescheitel liegenden therapeutischen Querfortsatz anlegt. Dabei stellt der Therapeut zum Schutz seiner eigenen Wirbelsäule das Bein auf der Seite des Pektoraliskontaktes nach hinten aus, das andere Bein nach vorn an die Seite des Patienten. Nach einer probeschubartigen Verstärkung der Vorspannung in ventrokranialer Richtung wird durch einen kurzen, elastischen Schub mit dem Pektoralis der Impuls gesetzt, ohne den Patienten vom Boden abzuheben.

> **Kurzfassung:**
> - Patient steht vor dem Therapeuten und legt beide Hände in den Nacken.
> - Therapeut steht hinter dem Patienten, untergreift dessen Unterarme, stellt den zu behandelnden Wirbel in den Kyphosescheitel ein.
> - Kontrahierter Pektoralis wird von hinten unten nach vorn oben über dem therapeutischen Querfortsatz angelegt.
> - Elastischer ventrokranialer Impuls aus dem kontrahierten Pektoralis.
> - Fallstricke: Abheben des Patienten vom Boden, Arbeiten aus eigener Lordose.

Abb. 7.16: Hangtraktion an der Brustwirbelsäule am stehenden Patienten

Hangtraktion bei eingeschränkter Schulterbeweglichkeit des Patienten

Bei Patienten mit einer Bewegungseinschränkung der Schulter wird die Technik in der Weise modifiziert, dass der Patient seine Hände auf seine jeweils kontralateralen Schultern auflegt („Pharaonenhaltung", Abb. 7.17). Der Therapeut umfasst dann den Patienten von hinten her so, dass er dessen Unterarme an den Thorax andrückt. Danach werden Ausgangsstellung und Vorspannung wie beschrieben aufgenommen und der Impuls in gleicher Weise gesetzt.

Hangtraktion am sitzenden Patienten

Bei deutlichen Größenunterschieden zwischen Arzt und Patient und Blockierungen an den obersten drei Brustwirbeln wird am sitzenden Patienten gearbeitet (Abb. 7.18). Bei der Behandlung im Bereich der ersten drei Brustwirbel ist der auf dem hochgestellten Fußteil sitzende Patient weit zurückzulegen und darauf zu achten, dass kein Druck mit den Therapeutenarmen auf den subaxillären Plexus des Patienten ausgeübt wird. Bei der Arbeit in diesem Bereich hat es sich bewährt, die verschränkten Hände des Patienten am Hinterhaupt anzulegen.

Im Übrigen wird am sitzenden Patienten mit den gleichen Techniken gearbeitet wie vorbeschrieben.

Hangtraktion mittels ventrokranialen Knieschubes

Statt des kontrahierten M. pectoralis kann auch das Therapeutenknie zum Einsatz kommen (Abb. 7.19). Diese Technikvariante wird vor al-

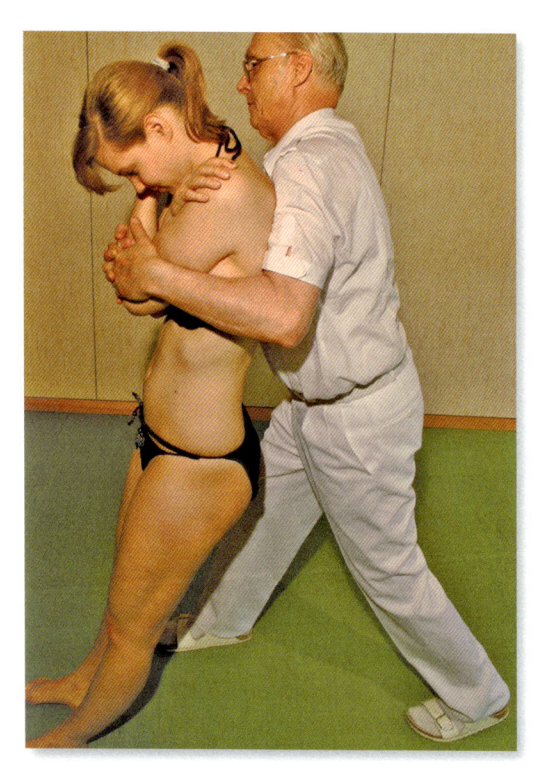

Abb. 7.17: Hangtraktion an der Brustwirbelsäule bei eingeschränkter Schulterbeweglichkeit

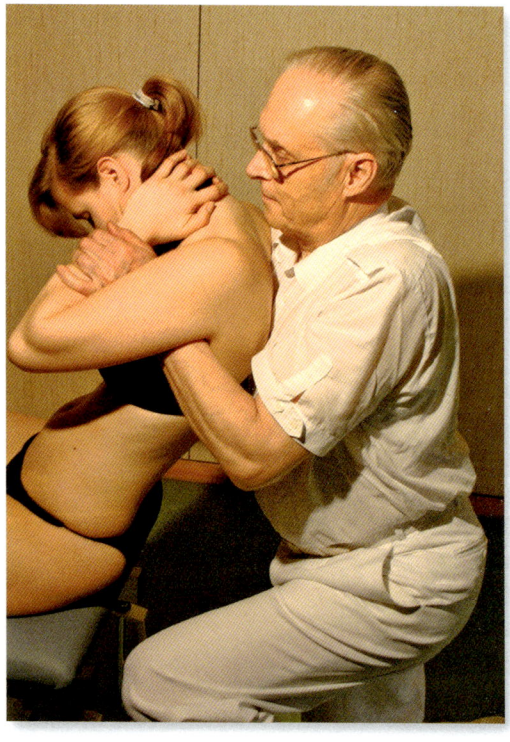

Abb. 7.18: Hangtraktion an der mittleren Brustwirbelsäule am sitzenden Patienten

lem von Therapeutinnen bevorzugt. Dabei ist auf jeden Fall auf eine streng ventrokraniale Impulsrichtung zu achten, da ein vorwiegend ventralisierender Impuls die Gefahr einer traumatischen Schädigung beinhaltet.

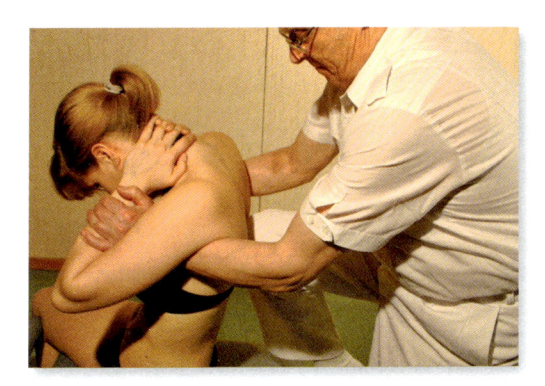

Abb. 7.19: Hangtraktion an der Brustwirbelsäule mittels ventrokranialen Knieschubes

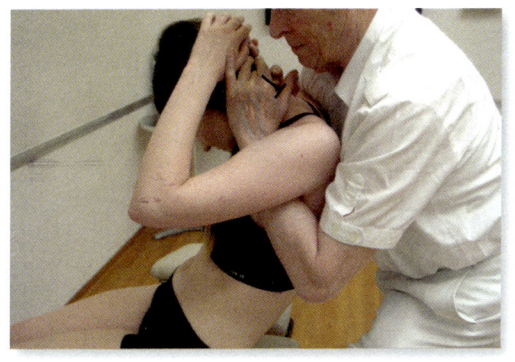

Abb. 7.20: Hangtraktion im Bereich des zervikothorakalen Überganges (Variante)

Hangtraktion am sitzenden Patienten zur Behandlung des zervikothorakalen Überganges (Variante Refr.)

Die ÖÄMM, die ÄMM und die DGMSM haben in ihrem Lehrprogramm noch eine interessante Variante der „Doppelnelsontechnik" für die Behandlung von Blockierungen im Bereich des zervikothorakalen Überganges.

Bei dieser Traktionsmanipulation sitzt der Patient ebenfalls mit am Hinterhaupt verschränkten Armen vor dem Therapeuten. Er verschränkt seine Hände am Hinterhaupt und nimmt die Ellenbogen nach vorn. Der Therapeut unterfasst von hinten her die Patientenarme und nimmt mit seinen Mittelfingern Tiefenkontakt am Dornfortsatz des oberen Partnerwirbels des zu behandelnden Segmentes auf. Die Vorspannung wird durch weiteres passives Zurücklehnen des Patienten erreicht. Nach der kranialisierenden diagnostischen Probemobilisation erfolgt über die am Dornfortsatz angelegten Mittelfinger der kranialisierende Impuls mit geringer Kyphosierungsverstärkung (Abb. 7.20).

Heteronyme Rotationstraktion an der oberen Brustwirbelsäule (AK I)

Die Behandlung von rotationsempfindlichen Blockierungen an der oberen Brustwirbelsäule ist oft schwierig. Deshalb wird für diese Blockierungen neben der oben beschriebenen Hangtraktion am sitzenden Patienten auch die heteronyme Rotationstraktion am Patienten in Bauchlage empfohlen (Abb. 7.21).

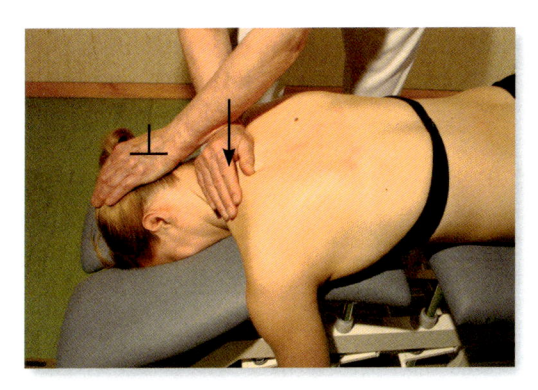

Abb. 7.21: Manipulation an der oberen Brustwirbelsäule mittels heteronymen Daumenballenschubes

Bei diesem Griff liegt der Patient in Bauchlage auf dem nur leicht kyphosierend eingestellten Behandlungstisch. Die Arme hängen in der Achselaussparung seitlich von der Liege herab. Der Therapeut steht auf der Versetzungsseite parallel zum Behandlungstisch mit Blickrichtung zum Kopfende. Der Daumenballen der tischfernen Hand wird unter Weichteilschutz in einem Winkel von 90° an den Dornfortsatz des zu behandelnden Wirbels angelegt. Dazu wird der Daumenballen zunächst kontrahiert und mit seinem distalen Anteil so an den Dornfortsatz angelegt, dass dieser unter Zwischenlagerung von Weichteilen in der Querfalte an der Beugeseite des Daumengrundgelenkes liegt. Es wird eine Vorspannung zur Rotationsseite hin aufgenommen. Die tischnahe Therapeutenhand neigt dann den Patientenkopf 10–15° zum Therapeuten hin und rotiert ihn unter Traktion um 10–15° vom Therapeuten weg.

Anschließend wird diese Hand mit dem Handballen unter dem Okziput des Patienten dicht neben der Mittellinie auf der Seite der Rotationsempfindlichkeit angelegt. Sie hält dort nicht nur die vorgegebene Rotationsstellung des Kopfes, sondern nimmt vor allem auch eine Traktionsvorspannung auf. Der Ellenbogen der Manipulationshand wird nunmehr möglichst bis zur Waagerechten abgesenkt, und es erfolgt nach einer diagnostischen Probemobilisation aus einem elastischen Beckenschwung heraus der medialisierende manipulative Impuls.

Kurzfassung:
- Patient liegt in Bauchlage auf dem Kyphosierungstisch.
- Therapeut steht auf der Versetzungsseite mit Blickrichtung zum Kopfende neben der Liege.
- Tischferne Hand legt Daumenballen mit Vorspannung zur Rotationsseite an den Dornfortsatz an.
- Tischnahe Hand stellt Patientenkopf in 15°/15°-Stellung unter kranialisierender Vorspannung ein.
- Nach diagnostischer Probemobilisation tangentialer Schubimpuls zur Gegenseite.
- Fallstricke: aktive Gegenrotation am Kopf, ungenügende Traktion, Überrotation.

Eine Vereinfachung der heteronymen Rotationstraktion an der oberen BWS besteht im Einsatz des Os pisiforme auf dem therapeutischen Querfortsatz (Abb. 7.22). Dabei legt der Therapeut das Os pisiforme seiner tischfernen Hand bei im Übrigen gleicher Vorspannung von dorsal her über dem therapeutischen Querfortsatz an und setzt nach einer mobilisierenden Verstärkung der Ventralisierung mit dem Os pisiforme den Manipulationsimpuls.

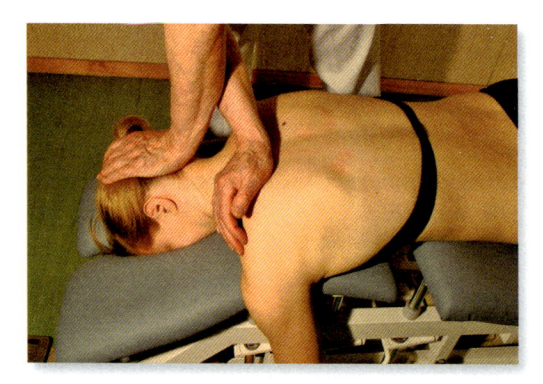

Abb. 7.22: Heteronyme (gegenläufige) Manipulation an der oberen BWS mittels Pisiformeschub über dem therapeutischen Querfortsatz

Bei beiden Varianten ist darauf zu achten, dass die Haltehand am Okziput während des Manipulationsimpulses möglichst passiv bleibt.

Ventralisierender Schub am therapeutischen Querfortsatz (AK I)

Eine weitere Möglichkeit zur Deblockierung im Bereich der mittleren BWS besteht in dem ventralisierenden Schub am therapeutischen Querfortsatz mit der Mittelfingermittelphalanx (Abb. 7.23 a und b).

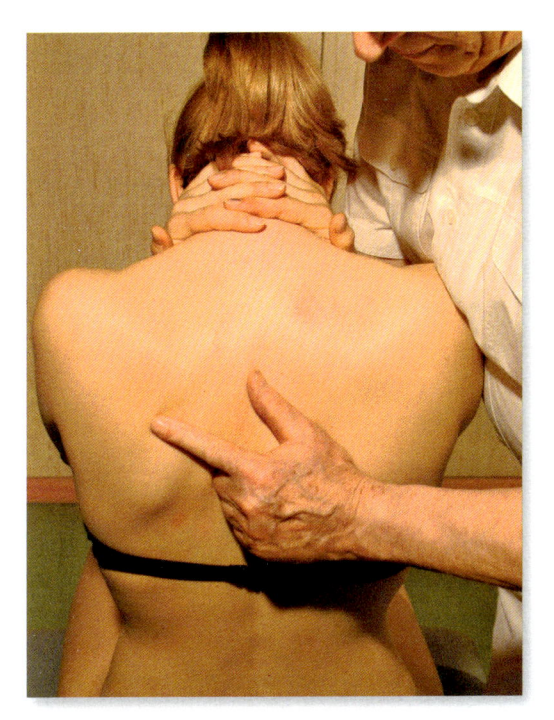

Therapeutische Techniken an der Brustwirbelsäule

Abb. 7.23 a: Anlage der Mittelfingermittelphalanx am therapeutischen Querfortsatz

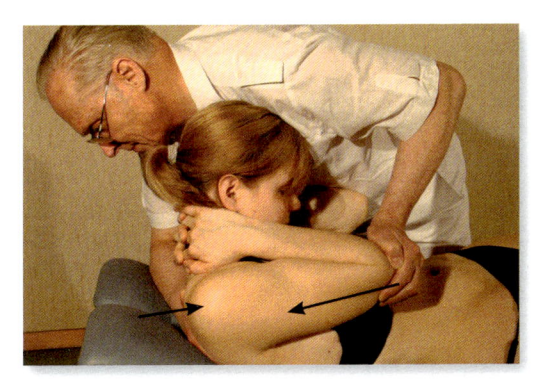

Abb. 7.23 b: Schub über die Mittelfingermittelphalanx am therapeutischen Querfortsatz

Für diesen Griff wird der Patient in Rückenlage auf den Behandlungstisch mit leicht angestelltem Kopfteil gelegt. Er verschränkt seine Arme im Nacken (bei eingeschränkter Schulterbeweglichkeit ist es auch möglich, über die vor dem Thorax des Patienten gekreuzten Arme zu arbeiten).

Der Therapeut steht auf der Versetzungsseite parallel zum Tisch mit Blickrichtung zum Kopfende. Die tischferne Hand wird mit der Mittelphalanx des gebeugten Mittelfingers von dorsal her auf den therapeutischen Querfortsatz aufgelegt. Der Zeigefinger bleibt gestreckt, um ein besseres Anlegen des Daumenballens auf dem dem Therapeuten zugewandten Querfortsatz des kranialen Nachbarwirbels zu ermöglichen. Der Therapeut drückt mit seinem Thorax den Arm des Patienten auf der Versetzungsseite so weit herunter, dass der zu behandelnde Wirbel möglichst im Scheitelpunkt der Kyphose liegt. Mit der tischnahen Hand fasst er den Ellenbogen des Patienten auf der Rotationsseite.

Dann legt er den Patienten so auf die Liege, dass die im Rücken des Patienten angelegte Hand ein festes Widerlager hat. Nach einer diagnostischen Probemobilisation wird der manipulative Impuls mit der angelegten Mittelfingermittelphalanx nach ventral und synchron mit der Hand am Ellenbogen in Richtung des behandelten Wirbels gesetzt. Der Impuls erfolgt am besten in der Exspirationsphase, da dann die Thoraxmuskulatur am entspanntesten ist. Es soll nicht direkt zur Tischebene hin gearbeitet werden, da dann eine zu harte und stärker lordosierende Einwirkung droht.

Kurzfassung:
- Patient in Rückenlage auf dem Behandlungstisch mit leicht angestelltem Kopfteil.
- Arme hat er im Nacken verschränkt.
- Therapeut auf der Versetzungsseite mit Blickrichtung zum Kopfende.
- Tischferne Hand mit Mittelfingermittelphalanx auf therapeutischem Querfortsatz.

- Tischnahe Hand fasst kontralateralen Patientenellenbogen.
- Gegenläufiger Impuls.
- Fallstricke: zu geringe Kyphose, fehlender Gegenhalt mit Daumenballen am kranialen Partnerwirbel.

Heteronyme Rotationsmanipulation am sitzenden Patienten (Refr.)

Diese gegenläufige Technik kann an der gesamten Brustwirbelsäule angewendet werden. Der Therapeut steht auf der Versetzungsseite im rechten Winkel zum Patienten. Die dem Rücken des Patienten zugewandte Hand legt den Daumenballen mit ventralisierendem Gegenhalt auf den rotationsseitigen Querfortsatz des unteren Partnerwirbels. Die andere Hand fasst die dem Therapeuten abgewandte Patientenschulter von vorn und führt eine Lateralflexion zum Therapeuten hin aus. Anschließend wird von der Schulter aus eine Dorsalrotation zunächst als diagnostische Probemobilisation und, wenn sich dabei kein Anhalt für eine bis dahin nicht erkannte Kontraindikation ergeben hat, ein schneller dorsalisierender Impuls und damit eine Rotation des behandelten Wirbels in die freie Richtung gegen den unteren Partnerwirbel durchgeführt (Abb. 7.24).

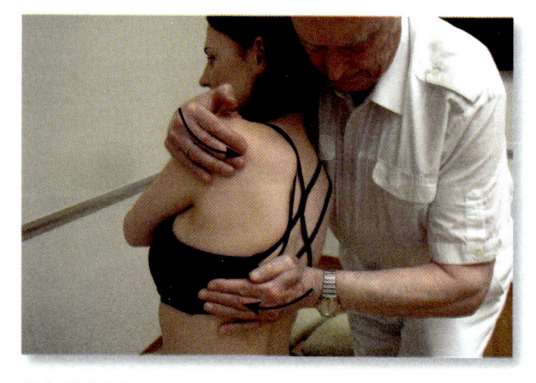

Abb. 7.24: Heteronyme Rotationsmobilisation an der BWS

7.2.3 Muskelenergietechniken und myofasziale Behandlung im Thorakalbereich

Wie an allen anderen Wirbelsäulenabschnitten können auch an der BWS als Alternative zu anderen Mobilisationstherapien Muskelenergietechniken zur Anwendung kommen. Als Beispiel wird die Muskelenergietechnik am sitzenden Patienten beschrieben. Natürlich können auch alle anderen bereits beschriebenen Mobilisationstechniken nach vorhergehender, dosierter isometrischer Anspannung als „Muskelenergietechniken" eingesetzt werden.

Muskelenergietechnik am sitzenden Patienten (AK 2)

Der Patient sitzt auf der Behandlungsliege. Der Therapeut steht seitlich hinter dem Patienten auf der Gegenseite der Wirbelblockierung. Der Patient hat seine angehobenen Arme vor dem Thorax verschränkt. Der Therapeut legt seine der Blockierungsseite zugewandte Hand über dem kontralateralen Querfortsatz des zu behandelnden Wirbels an. Sein anderer Arm greift unter dem ihm zugewandten Patientenarm hindurch und fasst den Oberarm auf der Behandlungsseite. Es wird aus dieser Anlage eine Seitneigung zur Blockierungsseite hin bis zur ersten Barriere eingestellt und mit der Hand über dem therapeutischen Querfortsatz eine Vorspannung nach ventral aufgebaut. Danach wird der Patient aufgefordert, gegen die damit eingestellte dosierte Rotation dosiert anzuspannen. Die Schulter auf der Gegenseite soll er gleichzeitig gegen den Therapeutenarm leicht nach hinten unten drücken. Diese Anspannung wird 5–6 Sekunden gehalten. In der nachfolgenden Entspannungsphase wird geprüft, wie weit sich der Raum bis zur ersten Barriere erweitert hat. Von dieser neuen Grenze aus wird dann weiter therapiert (Abb. 7.25)

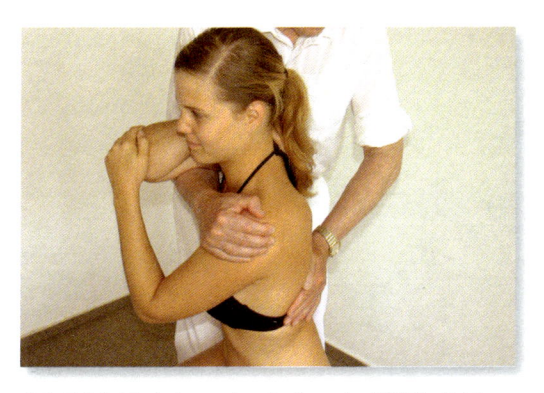

Therapeutische Techniken an der Brustwirbelsäule

Abb. 7.25: Muskelenergietechnik an der BWS bei Linksrotationsempfindlichkeit

Rotationsmobilisationstechnik am Patienten in Bauchlage (AK 2)

Mit einer ähnlichen Rotationsmobilisationstechnik kann auch am Patienten in Bauchlage gearbeitet werden (Abb. 7.26). Wie bei jeder anderen Mobilisation wird dabei sofort die Arbeit in die blockierte Richtung versucht (nur wenn sich die Barriere sofort am Bewegungsanfang zeigt, muss auch hier in die freie Richtung gearbeitet werden).

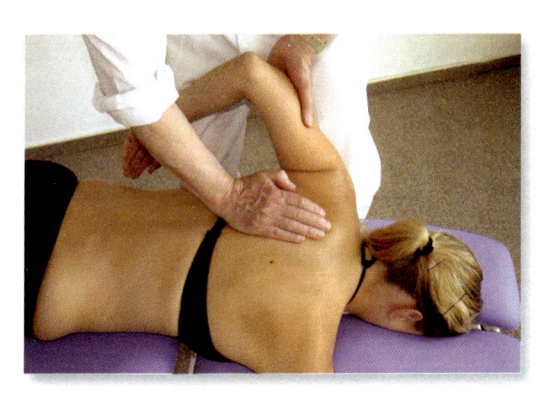

Abb. 7.26: Anlage zur Muskelenergietechnik an der BWS am Patienten in Bauchlage

Der Therapeut steht auf der Blockierungsseite mit Blickrichtung zum Patienten neben der Liege. Seine fußnahe Hand legt sich mit dem Daumenballen auf den ihm zugewandten Querfortsatz des zu behandelnden Wirbels. Mit der kopfnahen Hand fasst er den ihm zugewandten Oberarm des Patienten und führt dessen Schulter damit nach dorsal. Das kann dadurch unterstützt werden, dass er sein kopfnahes Knie auf die Liege auflegt und damit die Patientenschulter abstützt. Nach einer dosierten 10–15 Sekunden gehaltenen Gegenspannung des Patienten wird die Auflockerung abgewartet und kontrolliert, wie weit sich die erste Barriere im Sinn der Auflockerung verschoben hat. Das wird mehrfach (je nach Erfolg) wiederholt.

Myofasziale Behandlung am Patienten in Bauchlage (AK 2)

Die myofaszialen Techniken am Patienten in Bauchlage werden nach Angaben der verschiedenen osteopathischen Schulen bei Funktionsstörungen (sowohl BWS als auch Rippenwirbelgelenke), Schmerzen im Thorakalbereich sowie funktionellen Organbeschwerden im Thorax- und oberen Abdominalbereich eingesetzt.

Bei Beschwerden vonseiten der Wirbel- und Rippenwirbelgelenke kommt vor allem die myofasziale Behandlung am Patienten in Bauchlage zur Anwendung (Abb. 7.27). Der Therapeut steht dabei mit Blickrichtung zum Kopfende in Höhe des Patientenbeckens neben der Liege. Er legt seine Hände breitflächig paravertebral auf dem unteren oder ggf. dem mittleren Thorax auf. Die Daumen liegen parallel zur Wirbelsäule. Wiederum werden die freie und die behinderte Richtung festgestellt. Dann wird zunächst in die freie Richtung bis zur Spannungsgrenze gegangen und dort nach ca. 15 Sekunden gehaltener Vorspannung mit den auch zur progressiven Muskelentspannung eingesetzten Techniken (kraftvoller Faust- und Gebissschluss) in der Entspannungsphase der freie Raum noch etwas erweitert. Anschließend wird in der gleichen Weise in die gestörte Richtung verfahren. Das wird wie bei den anderen myofaszialen Techniken auch nach dem Ergebnis der jeweiligen Befundkontrolle mehrfach wiederholt.

Myofasziale Behandlung am Patienten in Rückenlage (AK 2)

Der gleiche Effekt kann auch bei der Arbeit am Patienten in Rückenlage erreicht werden. Dabei sitzt der Therapeut am Kopfende der Liege. Er legt seine Hände paravertebral flächig unter den Patiententhorax und verfährt in analoger Weise wie bei der Behandlung am Patienten in Bauchlage (Abb. 7.28).

Myofasziale Behandlung im Bereich der vorderen Thorakalregion (AK 2)

Bei Beschwerden im Bereich der vorderen oberen Thorakalregion kommt ebenfalls eine myofasziale Technik am Patienten in Rückenlage zur Anwendung (Abb. 7.29).

Dabei steht oder sitzt der Therapeut am Kopfende der Liege und legt seine Hände nach kaudal konvergierend flächig auf den oberen (je nach Höhe der Störung) Thorax des Patienten auf. Auch wird mit den Händen die freie Richtung sowohl in kraniokaudaler als auch in mediolateraler Richtung geprüft und anschließend wie bei den vorher beschriebenen Techniken nach den Regeln der myofaszialen Behandlung therapiert. Beim Auflegen der prüfenden Hände ist darauf zu achten, dass dabei nicht bereits eine geringe Vorspannung in die eine oder andere Richtung aufgenommen wird, da dadurch das Untersuchungsergebnis verfälscht werden kann.

Wenn die Beschwerden mehr in der vorderen mittleren oder unteren Thorakalregion lokalisiert werden, kann eine weitere myofasziale Behandlungstechnik versucht werden (Abb. 7.30). Dabei liegt der Patient ebenfalls in Rückenlage auf dem Flachtisch. Der Therapeut steht oder sitzt in Beckenhöhe des Patienten

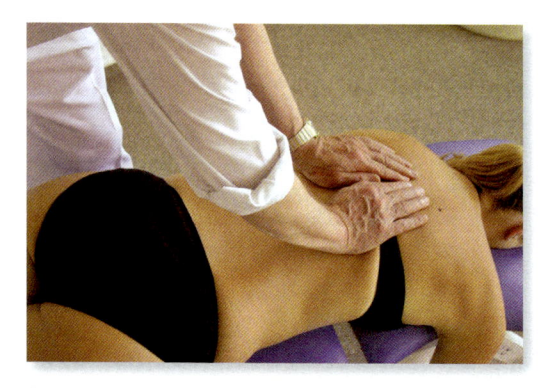

Abb. 7.27: Myofasziale Behandlung im BWS-Bereich am Patienten in Bauchlage

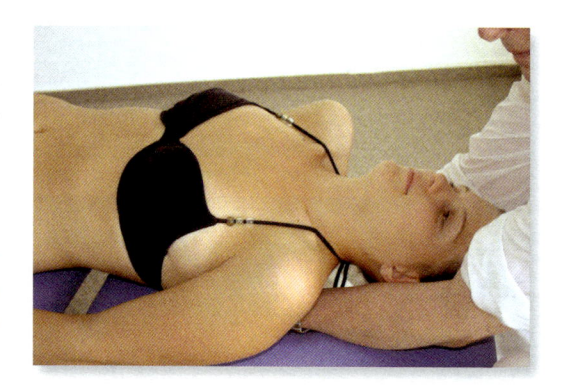

Abb. 7.28: Myofasziale Behandlung im BWS-Bereich am Patienten in Rückenlage

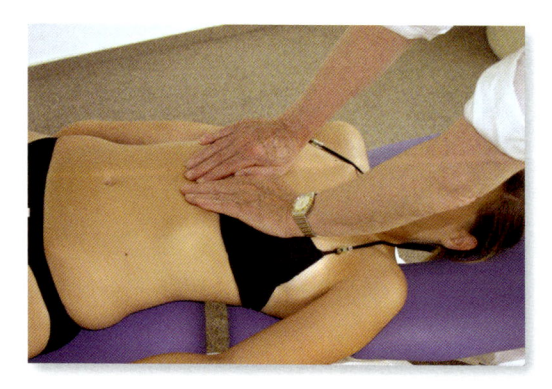

Abb. 7.29: Myofasziale Behandlung an der vorderen oberen Thorakalregion

mit Blickrichtung zum Kopfende neben der Liege. Er legt seine Hände von ventrolateral her an den Patiententhorax an und prüft wiederum in den einzelnen Schichten die Verschieblichkeit. Nach Feststellung einer gestörten Richtung wird zunächst in die freie Richtung nach den Regeln der myofaszialen Behandlung gearbeitet, anschließend in die freie Richtung. Auch wenn sich beide Richtungen als gestört erweisen, kann der Versuch einer myofaszialen Therapie eingesetzt werden. Allerdings ist dann die Beachtung der ersten Barriere von besonderer Bedeutung.

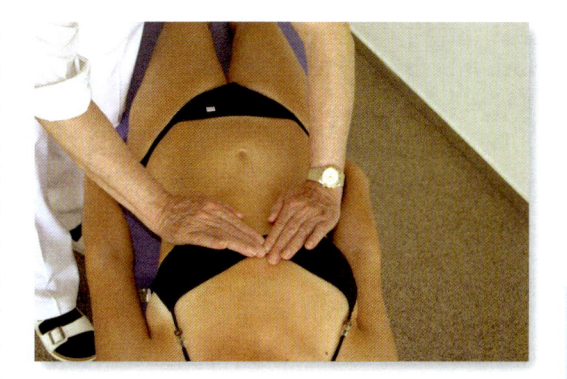

Abb. 7.30: Myofasziale Behandlung an der vorderen mittleren Thorakalregion

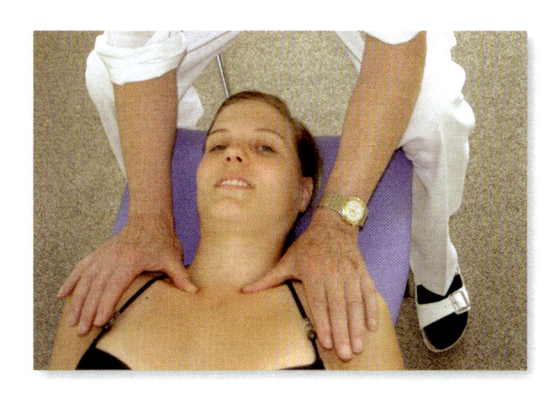

Myofasziale Behandlung an der oberen Thoraxapertur (AK 2)

Eine besondere Bedeutung messen die osteopathischen Schulen der Manuellen Medizin einer Behandlung der oberen Thoraxapertur zu (Abb. 7.31). Auch dabei liegt der Patient in Rückenlage auf dem Flachtisch.

Der Therapeut sitzt am Kopfende der Behandlungsliege. Seine Hände liegen am oberen vorderen Thorax, seine Daumen flächig am dorsalen Rand der Klavikula. Dort nehmen sie zunächst Kontakt an den Mm. scaleni anterior und medius auf. Es wird dann über der Pleurakuppel in allen Richtungen bis an die Spannungsgrenze herangegangen und nach Einsatz einer progressiven Muskelentspannung (Technik aus der Verhaltenstherapie) jeweils versucht, den Weg bis zur ersten Barriere zu erweitern. Anschließend kann mit den Daumen versucht werden, etwas weiter dorsal die Spannung der pleuratragenden Ligamente in der gleichen Weise zu beeinflussen.

Abb. 7.31: Myofasziale Behandlung an der oberen Thoraxapertur

7.3 Manualmedizinische Diagnostik an den Rippenwirbelgelenken

Die orientierende Prüfung der Rippenbewegung – und damit die Prüfung der differenzialdiagnostisch und therapeutisch zu berücksichtigenden Rippenwirbelgelenke (Kostotransversal- und Kostovertebralgelenke) – erfolgt am in Rückenlage auf dem Flachtisch liegenden Patienten. Bei schlanken Patienten mit ausgeprägten Bewegungsstörungen kann bereits inspektorisch festgestellt werden, welche Rippe der In- bzw. Exspiration nicht voll folgt.

Palpatorisch wird die Bewegung der ersten Rippe bei der Atmung direkt neben dem Kostotransversalgelenk I bei hoch thorakaler Atmung vor dem zurückgenommenen oberen Trapeziusrand geprüft. Bei der palpatorischen Prüfung der 2.–4. Rippe werden die Zeige- und Mittelfinger beider Hände ca. 1,5 Querfinger lateral des Sternums an den oberen Rand der zu prüfenden Rippe gelegt (Abb. 7.32) und die Bewegung im Seitenvergleich bei In- und Exspiration (wiederum thorakale Atmung) beurteilt. An der 5.–7. Rippe erfolgt diese seitenvergleichende Prüfung durch Anlage der Finger in der Medioaxillarlinie, an der 8.–10. Rippe in der hinteren Axillarlinie (Abb. 7.33).

An den freien Rippen bedient man sich sofort der gezielten Chirodiagnostik in Form der Irritationspunktprüfung. Auch an den Rippen orientiert sich diese am nozireaktiven Hypertonus der zugeordneten Muskulatur. Diese erfolgt am in Bauchlage auf dem Flachtisch liegenden Patienten. Der palpierende Mittelfinger des Untersuchers gleitet, am Angulus costae beginnend, auf der Rippe in Richtung Wirbelsäule. Dabei ist der thorakale Anteil des M. iliocostalis wegen dessen besonderer Druckempfindlichkeit vorsichtig zu übergehen.

Vor dem Rand des M. erector spinae nimmt die Fingerkuppe einen festen Kontakt am Oberrand der Rippe auf und schiebt den Muskel vor sich her. Dabei darf der palpierende Finger nicht in den M. erector spinae hineindrücken. Der palpierende Finger gleitet danach bis auf ca. 1 Querfinger an das Kostotransversalgelenk und damit an den Irritationspunkt (Ansatz des M. levator costae) heran (Abb. 7.34, 7.35 und 7.36).

An der 2.–4. Rippe ist dieses Vorgehen wegen der Lage der Skapula und wegen der periskapulären Muskulatur nicht möglich. Der hier bereits schmalere M. erector spinae und die Mm. rhomboidei lassen aber ein direktes Vorgehen auf den Ansatz des M. levator costae zu.

Es wird in einem Abstand von ca. 2 Querfingern von der Dornfortsatzreihe die Stufe an der

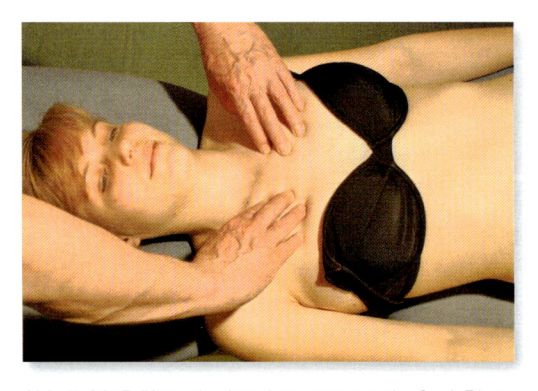

Abb. 7.32: Prüfung der Atembewegung an der 2.–4. Rippe

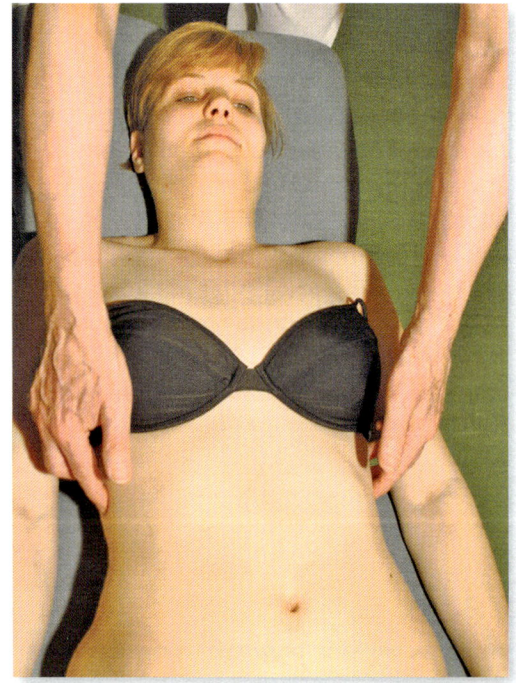

Abb. 7.33: Prüfung der Atembewegung an der 5.–10. Rippe

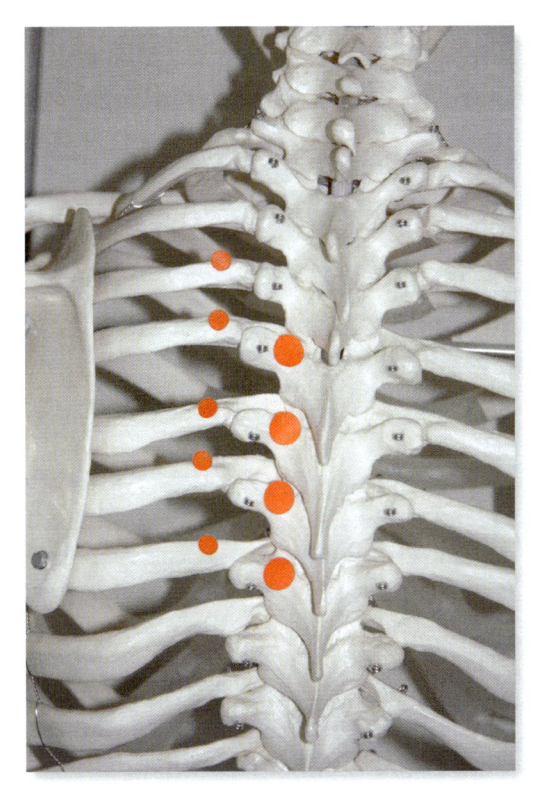

Abb. 7.34: Lage der Irritationspunkte für die Kostotransversalgelenke (Ansatz des M. levator costae, kleine rote Punkte), zum Vergleich Irritationspunkte an der BWS (große rote Punkte)

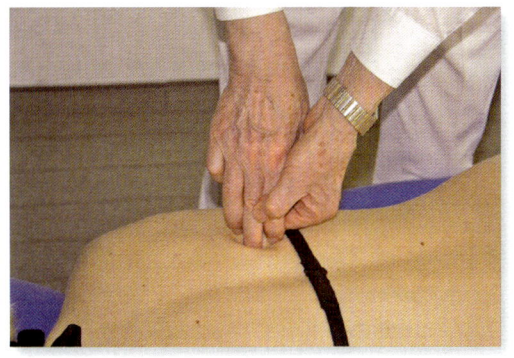

Abb. 7.35: Aufsuchen der Irritationspunkte für die Kostotransversalgelenke (mittlere und untere Rippe)

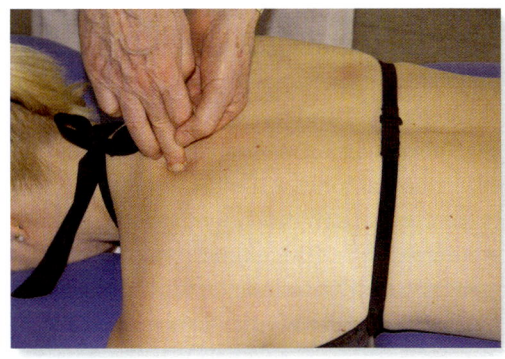

Abb. 7.36: Aufsuchen der Irritationspunkte für die Kostotransversalgelenke (2.–4. Rippe)

lateralen Begrenzung des Querfortsatzes aufgesucht und dort auf die Rippe übergegangen. In ca. 2 cm Abstand von diesem Übergang trifft der palpierende Finger auf den Ansatz des M. levator costae. Für die Beurteilung in diesem Bereich ist die thorakale Atmung zu betonen (Abb. 7.36).

Ist an der Insertion des M. levator costae ein vermehrt konsistenter Schmerzpunkt palpabel, so erfolgt ein Provokationstest durch In- und Exspiration bei gleichbleibendem Palpationsdruck. Je nach Zu- oder Abnahme von Konsistenz und Schmerz wird die Situation als in- oder exspirationsempfindlich bezeichnet. Bei dieser Prüfung ist aber darauf zu achten, dass nicht endgradig ein- oder ausgeatmet wird. Bei endgradiger In- oder Exspiration treten muskuläre Spannungen auf, die zu Fehldeutungen Anlass geben können. Der manualdiagnostische Befund wird nach dem Ergebnis dieser Untersuchung wie folgt dokumentiert:

CG VII+ in.

Das bedeutet, am Rippenwirbelgelenk (Kostotransversal- oder Kostovertebralgelenk) VII rechts findet sich ein inspirationsempfindlicher Blockierungsbefund.

7.4 Behandlungstechniken an den Rippenwirbelgelenken

7.4.1 Unspezifische Techniken

Für die Behandlung von Rippenwirbelgelenkblockierungen steht eine Reihe von unspezifischen und spezifischen Mobilisations- und Manipulationstechniken zur Verfügung. Als unspezifische Techniken dienen vor allem die beidseitige Mobilisation bzw. Manipulation und die ventrolaterale Manipulation an den Rippen.

Beidseitige unspezifische Mobilisation/Manipulation (GK 1)

Für die beidseitige unspezifische Mobilisation der Rippenwirbelgelenke liegt der Patient in Bauchlage auf dem Kyphosierungstisch (Abb. 7.37). Die bei Behandlung im Thorakalbereich am Patienten in Bauchlage grundsätzlich eingenommene Kyphosierungslagerung vermeidet eine Traumatisierung der Wirbelgelenke bzw. des hinteren Faserknorpelringes der Disci intervertebrales.

Der Therapeut steht bei Mobilisierung in Inspirationsrichtung seitlich am Behandlungstisch mit Blickrichtung zum Kopf des Patienten. Er legt seine beiden Daumenballen beiderseits von kaudal her an den Angulus costae der 10. Rippe an, so dass die Fingerspitzen nach mediokranial zeigen und sich über der Dornfortsatzreihe kreuzen/treffen (sie liegen parallel zum Rippenverlauf). Dann geht der Therapeut in einen Ausfallschritt und nimmt mit seinen am Angulus costae liegenden Daumenballen Tiefenkontakt und eine kranialisierende Vorspannung auf. Die Ellenbogen werden auf beiden Seiten möglichst tief gehalten, um die ventralisierende Komponente des Tiefenkontaktes zu minimieren. Der Kopf des Therapeuten befindet sich zum optimalen Halten von Tiefenkontakt und Vorspannung wie auch bei allen anderen Manipulationstechniken über den Mittelhänden.

Danach wird aus einem elastischen Beckenschwung heraus ein Impuls in inspiratorische Richtung gesetzt, was dadurch verstärkt wird, dass beide Hände bei der Mobilisation/Manipulation radialduziert werden. Dadurch wird die Mobilisationsbewegung der physiologischen Bewegung der Rippen besser angepasst. Es ist darauf zu achten, dass die Ellenbogen so weit abgesenkt werden, dass ein tangentiales Arbeiten ermöglicht wird. In dieser Weise wird von der 10. Rippe an beginnend nach kranial vorgegangen, wobei bei korrektem seitlichem Herunterhängen der Patientenschultern in der Achselaussparung der Behandlungsliege die Skapulae so weit lateralisiert sind, dass ein Arbeiten mindestens bis zur 5. Rippe hinauf möglich ist. Jedes Rippenpaar wird bei der

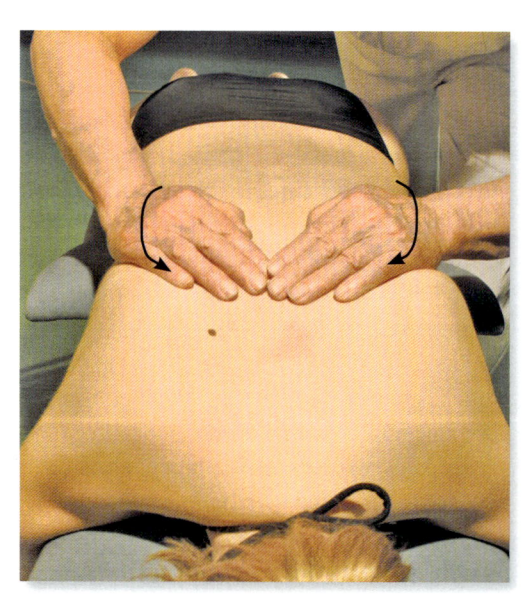

Abb. 7.37: Unspezifische Lockerung der Kostotransversalgelenke in Inspirationsrichtung

Anwendung dieser Technik als Manipulation (selten) nur einmal behandelt. Bei Anwendung als Mobilisation wird die Mobilisationsenergie fraktioniert „weich-rhythmisch-federnd-repetitiv" angewendet.

Dieselbe Technik kann auch in kaudaler, d. h. exspiratorischer Richtung durchgeführt werden (Abb. 7.38). Dabei steht der Therapeut am Kopfende der Liege und nimmt mit seinen Daumenballen von kranial her beidseits den Tiefenkontakt und die kaudalisierende Vorspannung am Angulus costae auf. Aus dieser Handanlage wird anschließend der exspiratorische Impuls analog der Technik bei der Mobilisation in die Inspirationsrichtung eingesetzt. Nur werden die Hände, die bei inspiratorischer Technik von kaudal her parallel zum Rippenverlauf lagen, von kranial her senkrecht zum Rippenverlauf angelegt. Bei guter Lateralisierung der Skapulae ist eine Behandlung ab der 5. Rippe möglich.

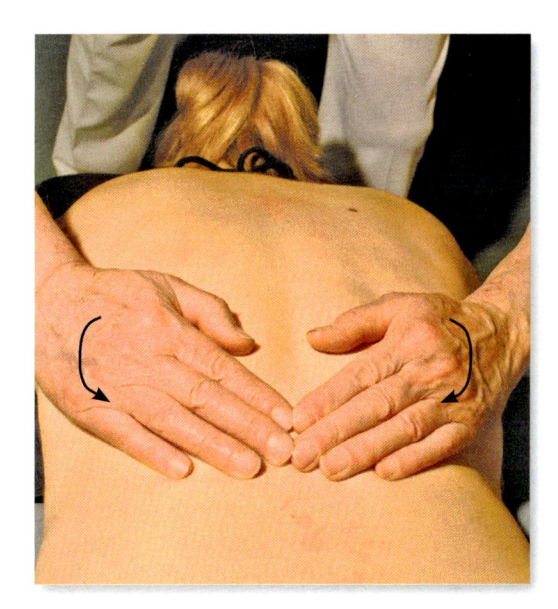

Abb. 7.38: Unspezifische Lockerung der Kostotransversalgelenke in Exspirationsrichtung

Kurzfassung:
- Patient liegt in Bauchlage auf dem Kyphosierungstisch.
- Therapeut steht bei inspiratorischer Mobilisierung mit Blickrichtung zum Kopfende, bei exspiratorischer Technik mit Blickrichtung zum Fußende neben der Liege.
- Die Daumenballen beider Hände werden bei inspiratorischer Technik parallel, bei exspiratorischer Technik senkrecht zum Rippenverlauf an den Angulus costae angelegt.
- Mobilisation jeweils durch Schub und Radialduktion.
- Fallstricke: zu starker ventralisierender Druck.

Ventrolaterale Manipulation (GK 1)

Als weitere unspezifische Manipulation an den Rippen hat sich die ventrolaterale Manipulation an den Rippengelenken bewährt (Abb. 7.39). Sie wird ebenfalls am in Bauchlage auf dem Kyphosierungstisch liegenden Patienten durchgeführt. Der Therapeut steht mit Blickrichtung zum Patienten in Höhe des Patiententhorax auf der Seite, die der zu behandelnden Rippe gegenüber liegt. Er legt seine fußnahe Hand mit

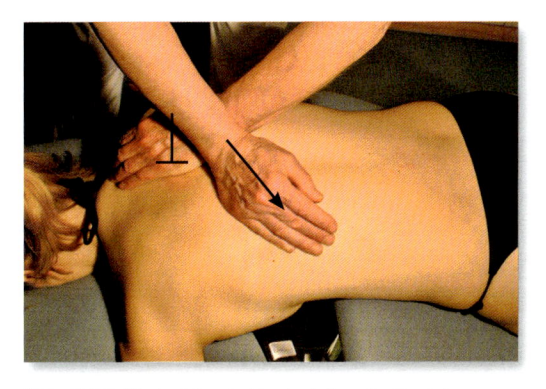

Abb. 7.39: Ventrolaterale Manipulation der Kostotransversalgelenke

der Ulnarkante auf die ihm zugewandten Querfortsätze in Höhe der zu behandelnden Rippe. Der Querfortsatz, mit dem die zu behandelnde Rippe artikuliert, soll in der Mitte der Ulnarkante liegen. Damit wird der zugehörige Wirbel als Punctum fixum gesichert. Die Ulnarkante seiner kopfnahen Hand legt der Therapeut unter Aufnahme von Tiefenkontakt und einer lateralisierenden und (geringer) ventralisierenden Vorspannung auf die zu behandelnde Rippe auf. Nach der Durchführung einer diagnostischen Probemobilisation erfolgt in der Exspirationsphase ein schneller Manipulationsimpuls nach ventrolateral. Die eingesetzte Kraft der Haltehand und die der Manipulationshand müssen sich unter Berücksichtigung der Hebelgesetze die Waage halten.

Kurzfassung:
- Patient liegt in Bauchlage auf dem Kyphosierungstisch.
- Therapeut steht in Thoraxhöhe des Patienten auf der Gegenseite der zu behandelnden Rippe.
- Kopfnahe Hand liegt mit der Ulnarkante flächig auf der zu behandelnden Rippe.
- Fußnahe Hand hält auf der dem Therapeuten zugewandten Seite am Querfortsatz gegen.
- Ventrolateraler Impuls mit kopfnaher Hand.
- Fallstricke: zu geringer Gegenhalt, zu starke Ventralisierung.

7.4.2 Spezifische Manipulationen

Für die Behandlung der Rippenwirbelgelenke steht eine Reihe von Techniken zur Manipulation sowie auch zu gezielt einzusetzenden Mobilisationstechniken zur Verfügung. Dabei muss klar sein, dass jede manuelle Therapie an den Rippen sowohl auf die Kostotransversalgelenke als auch auf die Kostovertebralgelenke einwirkt. Genauso reagiert der M. levator costae auch auf Störungen im Kostovertebralgelenk, das aber im Übrigen einer direkten Palpation nicht zugänglich ist.

Gezielte Manipulation am Patienten in Bauchlage (GK 1)

Am einfachsten ist die gezielte Behandlung an den Rippen V–X mit der gezielten Manipulation am Patienten in Bauchlage (Abb. 7.40). Dazu wird der Patient in Bauchlage auf dem Kyphosierungstisch gelagert. Der Therapeut steht je nach Inspirations- oder Exspirationsempfindlichkeit mit Blickrichtung zum Fußende am Kopfende der Liege oder mit Blickrichtung zum Kopfende am Fußende auf der Behandlungsseite neben dem Behandlungstisch.

Die manipulative Behandlung an den Rippen folgt ebenso wie die Manipulation an der Wirbelsäule der Regel von der Behandlung in die freie Richtung.

Bei Inspirationsempfindlichkeit werden von kranial her der Tiefenkontakt und eine Vorspannung in Exspirationsrichtung mit dem Daumenballen der (tischfernen) Arbeitshand

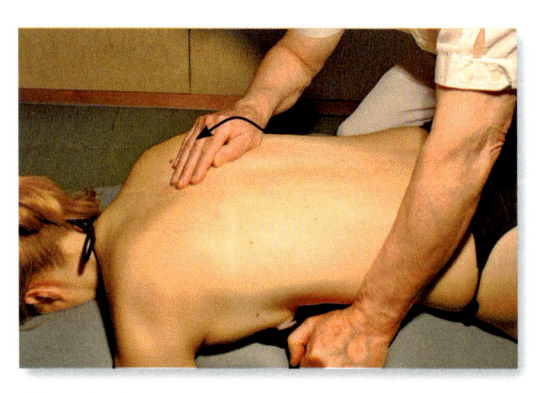

Abb. 7.40: Manipulation am Kostotransversalgelenk in Inspirationsrichtung

am Angulus costae (senkrecht zum Rippenverlauf) aufgenommen. Die andere Hand wird auf der Gegenseite neben dem Patienten auf den Behandlungstisch aufgesetzt, um ein seitliches Ausweichen zu verhindern. Nach einem mobilisierenden Probeschub in Exspirationsrichtung erfolgt aus gehaltenem Tiefenkontakt und gehaltener Vorspannung der kurze exspiratorische Impuls durch einen kaudalisierenden Schub bei gleichzeitiger Radialduktion der Hand.

Bei einer Exspirationsempfindlichkeit wird die Arbeitshand des Therapeuten von kaudal her parallel zum Rippenverlauf am Angulus costae angelegt und in analoger Weise ein Impuls in Inspirationsrichtung gesetzt. Unabhängig von der Arbeitsrichtung wird wegen der gewünschten Entspannung der Atem- und Atemhilfsmuskulatur der Impuls immer in der Exspirationsphase gesetzt. Deshalb ist bei der Arbeit in inspiratorischer Richtung die Rippe schon vor der Exspiration gut in Richtung Inspiration vorzuspannen, um eine aufkommende Nozireaktion zu vermeiden. Die Vorspannung erfolgt dadurch immer in die freie Richtung. Es gilt hier grundsätzlich das Gleiche wie bei der Anwendung einer heteronymen Technik an der Wirbelsäule.

Kurzfassung:
- Patient liegt in Bauchlage auf dem Kyphosierungstisch.
- Therapeut steht auf der Behandlungsseite mit Blick in die Behandlungsrichtung.
- Tischferne Hand wird am Angulus costae angelegt. Bei inspiratorischer Arbeit von kaudal (parallel zur Rippe). Bei exspiratorischer Arbeit (senkrecht zur Rippe) von kranial.
- Tischnahe Hand wird auf der Gegenseite neben dem Patienten aufgesetzt.
- Impuls je nach Arbeitsrichtung durch Schub nach kranial oder kaudal mit Radialduktionskomponente.
- Fallstricke: kein ausreichender Gegenhalt, zu starke ventralisierende Komponente.

Gezielte Manipulation am Patienten in Seitenlage (AK 1)

Die technisch anspruchsvollste Möglichkeit zur Deblockierung an den Rippengelenken ist die Manipulation in Seitenlage (Abb. 7.41 und 7.42).

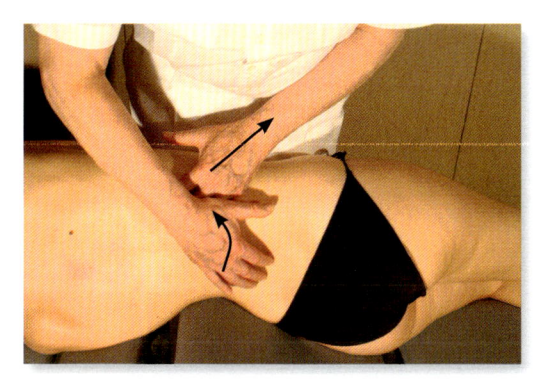

Abb. 7.41: Manipulation am Kostotransversalgelenk in Inspirationsrichtung (Seitenlage des Patienten)

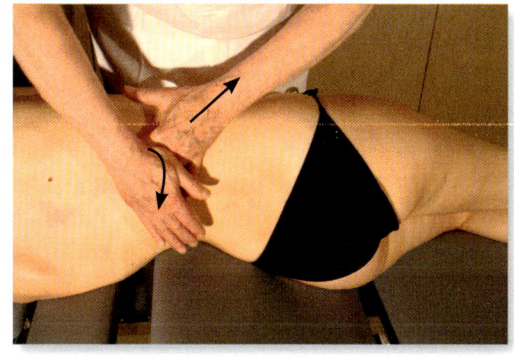

Abb. 7.42: Manipulation am Kostotransversalgelenk in Exspirationsrichtung (Seitenlage des Patienten)

Diese Technik wird vor allem zur Deblockierung an den unteren freien Rippen gebraucht, die immer wieder im Zusammenhang mit SIG-Blockierungen (über den M. quadratus lumborum) als Rezidivpotenzial auftreten. Bei dieser Technik wird eine Traktion an der Rippe von der Wirbelsäule weg im Rippenverlauf nach lateral mit einem inspiratorischen bzw. exspiratorischen Impuls kombiniert. Der Patient liegt in Seitenlage auf der im Thorakalbreich wie bei einer Kyphosierungslagerung leicht angehobenen Behandlungsliege (Flankendehnung) mit nur gering angehobenem Kopfteil. Die zu behandelnde Seite liegt oben. Der oben liegende Arm des Patienten hängt nach vorn von der Liege herab, wodurch die Skapula möglichst weit lateralisiert wird.

Der Therapeut steht vor dem Thorax des Patienten. Dieser wird flächig gegen den Oberschenkel des Therapeuten gelehnt. Es ist darauf zu achten, dass der Patient möglichst streng seitlich auf dem Tisch liegt und keine Neigung nach vorn oder hinten besteht. Der Mittelfinger der fußnahen Hand des Therapeuten wird je nach vorgesehener Manipulationsrichtung 2–3 Querfinger kaudal (bei Exspirationsempfindlichkeit) oder 2–3 Querfinger kranial (bei Inspirationsempfindlichkeit) des Ober- bzw. Unterrandes der zu behandelnden Rippe angelegt. Mit dem angelegten Mittelfinger wird zunächst eine Traktionsvorspannung nach lateral im Rippenverlauf aufgenommen, an deren Ende die Beugeseite des proximalen Interphalangealgelenkes in Höhe des Angulus costae liegt. Anschließend wird die kopfnahe Hand mit dem Handballen auf den Mittelfinger der anderen Hand aufgelegt und dieser Mittelfinger unter Aufnahme von Tiefenkontakt und Vorspannung nach kranial oder kaudal (je nach beabsichtigter Behandlungsrichtung) an den kranialen bzw. kaudalen Rand der zu behandelnden Rippe angelegt.

Danach erfolgt aus optimal gehaltenem Tiefenkontakt und optimal gehaltener Vorspannung ein manipulativer Impuls durch die gleichzeitige Verstärkung von Traktion und in- bzw. exspiratorischer Einwirkung. Bei der Manipulation in Inspirationsrichtung wird eine Radialduktionskomponente der (kopfnahen) Manipulationshand und bei Manipulation in Exspirationsrichtung eine Ulnarduktionskomponente eingesetzt. Dadurch entspricht der Impuls der tatsächlichen Rippenbewegung. Aus den bereits bei den vorher beschriebenen Techniken genannten Gründen wird der manipulative Impuls immer in der Exspirationsphase eingesetzt.

Kurzfassung:
- Patient liegt in Seitenlage auf dem Kyphosierungstisch.
- Therapeut steht vor dem Patienten.
- Fußnahe Hand legt den Mittelfinger je nach Befund an den Ober- oder Unterrand der Rippe an.
- Kopfnahe Hand legt Handballen je nach Befund an Radial- oder Ulnarseite des angelegten Mittelfingers.
- Inspiratorischer Impuls durch Zug und Radialduktion, exspiratorischer Impuls durch Schub und Ulnarduktion der kopfnahen Hand.
- Fallstricke: ungenügender Tiefenkontakt, Patient nicht in strenger Seitenlagerung.

Manipulation nach *Pap* (AK 1)

Die Behandlung an den Rippengelenken 2–4 kann bei den beschriebenen Techniken auch bei guter Lateralisierung der Skapula schwierig oder (fast immer) unmöglich werden. Die andernorts beschriebenen Techniken in Rückenlage haben den Nachteil, dass sie nicht auf die in- oder exspiratorische Situation eingehen und damit hinsichtlich der Blockierungsrichtung als ungezielt anzusehen sind. Der österreichische Rheumatologe *Pap* hat dafür eine Technik entwickelt, bei der die Ulnarkante der Hand eingesetzt wird (Abb. 7.43 a und b).

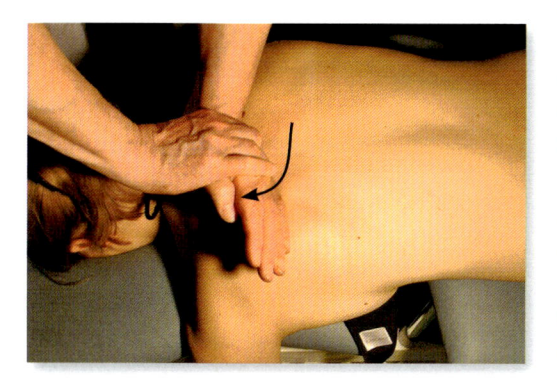

Abb. 7.43 a: Anlage zur Rippenmanipulation in der Technik nach *Pap* in Inspirationsrichtung

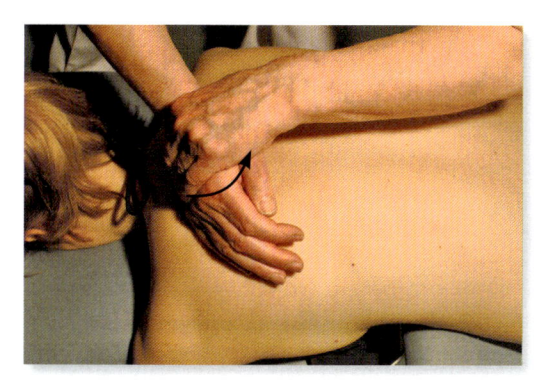

Abb. 7.43 b: Rippenmanipulation in der Technik nach *Pap* (hier exspiratorisch)

Der Patient wird auch bei dieser Griffanlage in Bauchlage auf dem Kyphosierungstisch gelagert. Der Therapeut steht mit Blickrichtung zum Patienten auf der Gegenseite der zu behandelnden Rippe. Bei Behandlung in Inspirationsrichtung wird die fußnahe Hand, bei Behandlung in Exspirationsrichtung die kopfnahe Hand eingesetzt, d. h., es wird immer die Palmarfläche der ulnaren Handkante je nach vorgesehener Manipulationsrichtung an den kaudalen oder kranialen Rand der Rippe angelegt. Dadurch,

dass die Hand zunächst ca. handbreit ober- oder unterhalb der Rippe angelegt wird und die Weichteile in Richtung des Rippenrandes ausgestrichen werden, wird ein Abrutschen vom Rippenrand verhindert. Das Os pisiforme der an der Rippe angelegten Hand liegt dicht paraspinös, um dem Drehpunkt der Rippe möglichst nahe zu kommen. Es darf aber damit kein Druck ausgeübt werden. Das Os pisiforme darf während des Impulses nicht bewegt werden, da sonst die korrekte Einwirkung nicht gesichert ist.

Der eigentliche Manipulationsimpuls wird mit der anderen Hand gesetzt. Diese wird mit dem Daumen an die Palmarseite der Handwurzel und mit den Langfingern von dorsal her an die Mittelhand angelegt und führt eine wegemäßig kurze Palmarflexion der an der Rippe angelegten Hand durch, womit je nach Anlage (am kaudalen oder kranialen Rippenrand) eine Exspirations- oder Inspirationsbewegung der Rippe erreicht wird. Diese Technik wird oft auch mobilisierend eingesetzt.

> **Kurzfassung:**
> - Patient liegt in Bauchlage auf dem Kyphosierungstisch.
> - Therapeut steht mit Blickrichtung zur Liege auf der Gegenseite der zu behandelnden Rippe.
> - Je nach Behandlungsrichtung Palmarseite der fußnahen oder kopfnahen Hand an die Rippe.
> - Daumen der anderen Hand bildet Drehachse über dem Rippenköpfchengelenk.
> - Impuls durch Palmarflexion.
> - Fallstricke: Verschiebung der Drehachse, zu geringer Tiefenkontakt, Pisiforme nicht nahe genug an der Dornfortsatzreihe.

Mobilisation aus der Seitenlage (GK 1)

Eine sehr elegante Mobilisierungsmöglichkeit bei Einschränkung der Inspirations- oder Exspirationsbewegung einer Rippe ist die Mobilisation aus der Seitenlage unter Ausnutzung der Flankendehnung auf dem Kyphosierungstisch (Abb. 7.44 und 7.45).

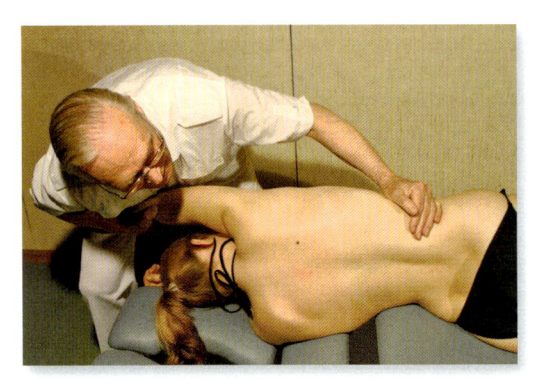

Abb. 7.44: Anlage zur Rippenmobilisation in Seitenlage

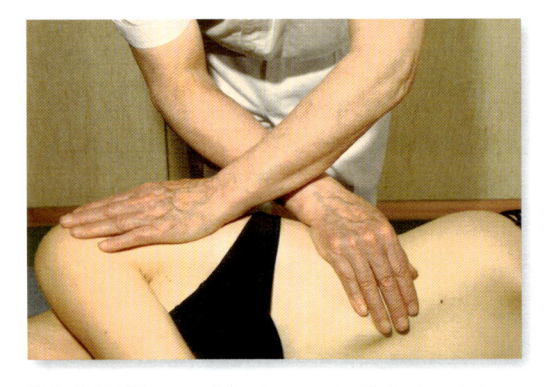

Abb. 7.45: Rippenmobilisation aus der Seitenlage bei adduzierter Schulter

Dazu wird der Patient in Seitenlage auf den Kyphosierungstisch gelegt, wobei der Thorax etwa in Höhe der zu behandelnden Rippe auf dem Kyphosierungsscheitel liegt. Die Behandlungsseite liegt oben. Der Therapeut steht am Kopfende des Tisches vor dem Patienten und fasst (bei freier Schulter) den über den Kopf erhobenen Arm des Patienten. Bei einer Inspirationshemmung gibt er mit dem Daumenballen seiner fußnahen Hand einen kaudalisierenden Gegenhalt an der kaudalen Nachbarrippe gegen den kranialisierenden Zug am Arm des Patienten. Bei einer Exspirationshemmung wird die zu behandelnde Rippe gegen den kranialisierenden Zug am Arm nach kaudal mobilisiert.

Bei einer Bewegungsbehinderung im Schultergelenk des Patienten bleibt dessen Arm adduziert. Der Therapeut steht dann hinter dem Patienten. Die Ulnarkante seiner kopfnahen Hand legt er je nach vorgesehener Mobilisationsrichtung haltend oder mit kaudalisierender Vorspannung an den oberen Rippenrand an. Seine fußnahe Hand legt er mit kranialisierender Vorspannung an die Skapula des Patienten. Da es sich hierbei um eine Mobilisation handelt, wird sofort versucht, unter selbstverständlicher Beachtung der ersten Barriere in die blockierte Richtung zu arbeiten. Es erfolgt auch kein schneller Impuls, sondern es wird weich und rhythmisch repetitiv gearbeitet.

Deblockierung des Kostotransversalgelenkes I (AK 1)

Die Blockierung des Kostotransversalgelenkes I ist nicht nur eine häufig übersehene Rezidivursache bei anderen Blockierungen im Bereich der HWS und des zervikothorakalen Überganges, sondern auch immer wieder der Auslöser einer zervikobrachialen Symptomatik, die zunächst an ein Karpaltunnelsyndrom denken lässt. Selten findet sich auch eine Beteiligung bei oberen Thorakalsyndromen. Niederländische Autoren beschreiben eine Verbindung zu Schmerzen und Bewegungseinschränkungen im Bereich des Schultergelenkes.

Für die Untersuchung und Behandlung dieses Gelenkes wird eine gesonderte diagnostische und therapeutische Technik eingesetzt.

Zur Befunderhebung wird zunächst mit den Kuppen beider Mittelfinger am unterminierten Vorderrand des M. trapezius (pars descendens) die erste Rippe palpiert und deren Verlauf nach medial bis zum Gelenksspalt des Kostotransversalgelenkes I verfolgt. Dort wird geprüft, ob sich eine Stufenbildung oder, als Zeichen einer vom Gelenk ausgehenden Nozireaktion, eine derbe druckdolente Verhärtung (Hypertonus des M. levator costae) findet. Findet sich ein solches Blockierungszeichen, so wird geprüft, ob Schmerz und Konsistenz in diesem Irritationspunkt bei Inspiration oder bei Exspiration zunehmen. Eine direkt am Gelenk einwirkende Manipulation oder Mobilisation ist wegen der anatomischen Gegebenheiten hier nur in einer Richtung möglich.

Unspezifische Technik

Die unspezifische Deblockierung des Kostotransversalgelenkes I ist in der bei der manuellen Kinderbehandlung beschriebenen Weise (Abb. 7.46) am einfachsten möglich. Der Patient sitzt dabei mit auf der Behandlungsseite gebeugtem Ellenbogen vor dem Therapeuten. Der Ellenbogen liegt in etwa in der vorderen Axillarlinie. Die Therapeutenhände umgreifen diesen Ellenbogen. Der Patient soll sich entspannt, aber möglichst aufrecht an den Therapeuten anlehnen. Danach wird durch streng nach kranial gerichtetes Anheben des Patientenarmes die Vorspannung aufgenommen. Diese wird während einer Exspiration noch verstärkt und kann danach repetitiv mobilisierend oder während einer weiteren Exspiration mit einem schnellen nach kranial gerichtetem Impuls manipulativ verstärkt werden. Die Einwirkung auf die erste Rippe kommt dabei über den zwischen Klavikula und erster Rippe liegenden M. subclavius zustande.

Kurzfassung:

- Patient sitzt vor dem Therapeuten.
- Therapeut fasst von hinten den gebeugten Patientenellenbogen auf der Behandlungsseite.
- Vorspannung nach kranial durch Anheben des Armes.
- Repetitive Mobilisierung oder schneller Manipulationsimpuls nach kranial.

Manipulation

Für diese Therapie sitzt der Patient auf der Behandlungsliege. Der Therapeut steht hinter ihm und fordert ihn auf, sich mit dem Rücken leicht gegen seinen Oberschenkel zu lehnen. Die auf der Behandlungsseite gelegene Hand des Therapeuten nimmt mit der Radialkante in einem Winkel von ca. 70° von kraniolateral her

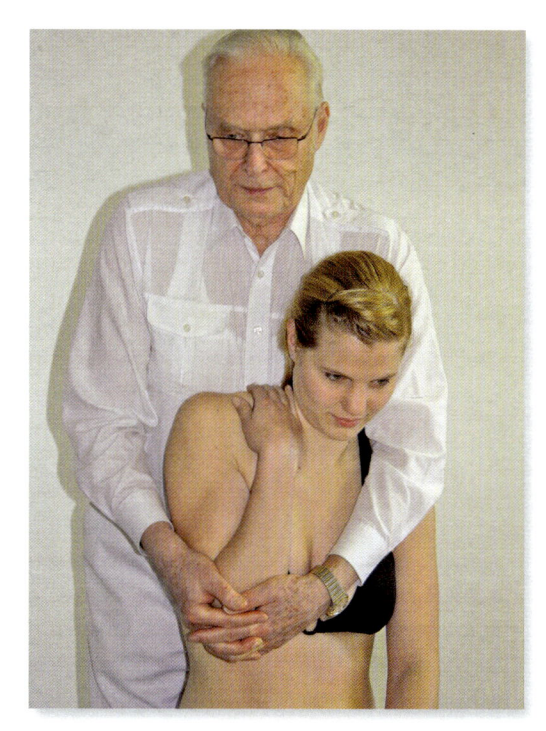

Abb. 7.46: Unspezifische Deblockierung des Kostalgelenkes I

den Tiefenkontakt ca. 1 Querfinger lateral des Gelenkes und eine Vorspannung nach mediokaudal auf. Der andere Arm des Therapeuten wird mit dem Ellenbogen an das kontralaterale Schultergelenk des Patienten und mit der Hand seitlich an dessen Kopf angelegt.

Anschließend wird nach einem mobilisierenden Probeschub gleichzeitig eine schnelle Neigung des Patientenkopfes zur Behandlungsseite hin und ein nach mediokaudal und gering nach ventral gerichteter Impuls mit der Manipulationshand eingesetzt (Abb. 7.47). Die schnelle Seitneigung dient der Entspannung der Mm. scaleni. Dabei ist besonders darauf zu achten, dass sich die Einstellung der Manipulationshand kurz vor oder während des Impulses nicht ändert. Eine im Impuls zu flach eingesetzte Manipulationshand führt zu einer nicht gewünschten Einwirkung auf die untere Halswirbelsäule.

Es ist auch möglich, diese Behandlung aus dem Ellenbogenhang (s. HWS-Behandlung) durchzuführen. Dabei ist aber darauf zu achten, dass die Rotationskomponente möglichst klein gehalten wird (Abb. 7.48).

Mobilisation in Inspirationsrichtung

Eine Mobilisation in Inspirationsrichtung kann auf zweierlei Art erreicht werden:

Einerseits durch Anwendung der als unspezifisch beschriebenen Technik (s. o.). Andererseits kann ausgenutzt werden, dass sich bei Abduktions- Außenrotationsbewegung

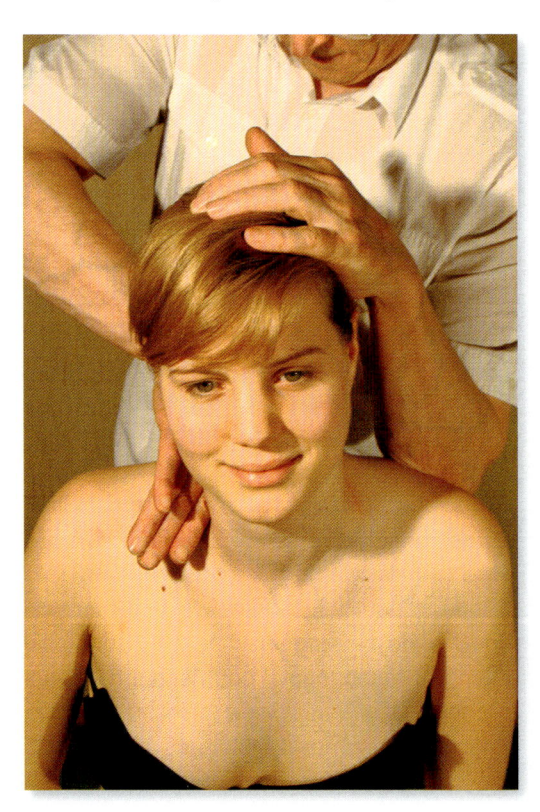

Abb. 7.47: Manipulation der 1. Rippe

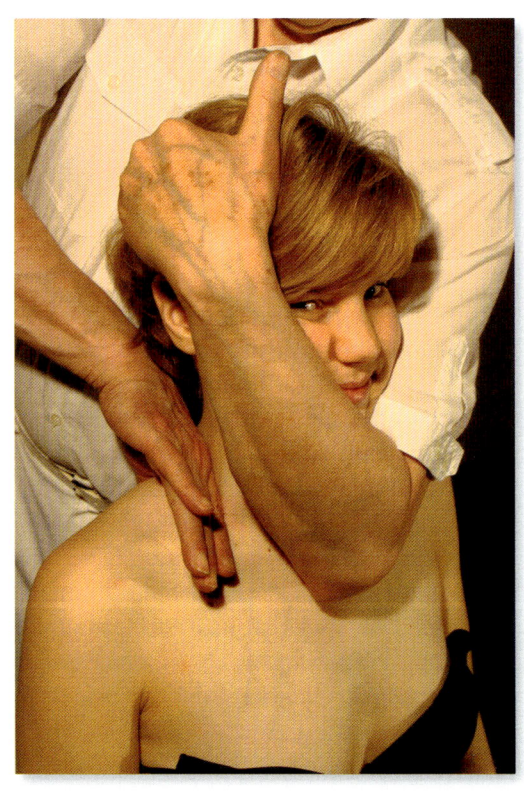

Abb. 7.48: Manipulation der 1. Rippe (Modifikation aus dem Ellenbogenhang)

im Schultergelenk (Nackengriff) die erste Rippe unter der Klavikula nach vorn schiebt und prominent wird. Wenn der sitzende Patient diese Stellung eingenommen hat, steht der Therapeut hinter ihm und greift mit seinem tischfernen Arm über den abduzierten Patientenarm hinweg, den er damit auch gleichzeitig etwas nach dorsal zieht. Die tischnahe Hand wird mit der Ulnarkante von der Gegenseite her kommend an das sternale Ende der Unterseite der ersten Rippe angelegt. Sie nimmt eine Vorspannung nach kranial auf, wobei sie von der anderen Hand unterstützt wird. Aus dieser Vorspannung heraus erfolgt die Mobilisation in Inspirationsrichtung (Abb. 7.49). Nach vorsichtiger Vormobilisation kann auch ein manipulativer Impuls eingesetzt werden.

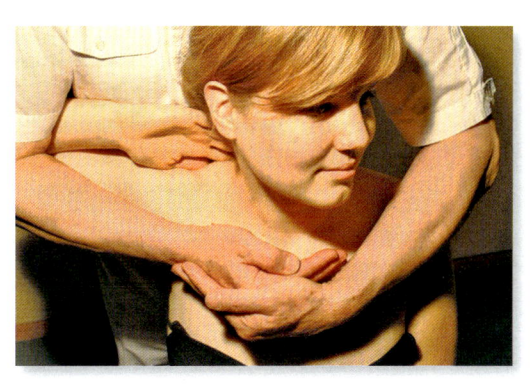

Abb. 7.49: Mobilisation der 1. Rippe in Inspirationsrichtung

Diagnostik und Therapie an der Halswirbelsäule

8.1 Manualmedizinische Befunderhebung

Die Befunderhebung vor einer manuellen Therapie beginnt an der Halswirbelsäule, einschließlich der Kopfgelenke, wie an den anderen Wirbelsäulenabschnitten auch, nach den Regeln der Neutral-0-Methode. Damit werden die Gesamtrotation, die Lateralflexion in Winkelgraden sowie die Ante- und Retroflexion – weil leichter nachvollziehbar – als Kinn-Sternum-Abstand in Zentimetern geprüft.

8.1.1 Segmentale Bewegungsprüfung

Zur Basisuntersuchung der Halswirbelsäule gehört aber auch die Prüfung der Traktion und Kompression. Letzteres auch in verschiedenen Neigungsstellungen. Besonders durch die Kompressionsprüfung in verschiedenen Funktionsstellungen (z. B. Rechtsrotation oder Rechtslateralflexion der lordosierten HWS) lässt sich aus der Schmerzlokalisation und einer ggf. auftretenden radikulären oder pseudoradikulären Schmerzausstrahlung gut auf die geschädigte Struktur schließen. Neben den festgestellten Bewegungsausschlägen ist aber auch auf das Bewegungsendgefühl als Zeichen einer evtl. Nozireaktion oder Hypermobilität zu achten.

Dann folgt die Rotationsprüfung der oberen Halswirbelsäule bis C2/3 durch Rotation der maximal anteflektierten HWS. Bei nicht maximaler Anteflexion läuft die Bewegung bis in die untere HWS durch, was man bei den Kyphosierungstechniken an der HWS nutzt. Die orientierende Rotationsprüfung der darunter liegenden Abschnitte erfolgt (nur, wenn vom Untersuchten toleriert!) in maximaler Retroflexion. Dabei ist darauf zu achten, dass nicht um die Längsachse der HWS, sondern um die Körperlängsachse rotiert wird. Um eine Bewegungsprüfung in den Kopfgelenken und den einzelnen Bewegungssegmenten der Halswirbelsäule durchführen zu können, ist zunächst die anatomische Orientierung durch das Aufsuchen der anatomisch tastbaren Strukturen in diesem Bereich erforderlich.

Wie bereits aufgezählt, sind dazu die Protuberantia occipitalis externa, die Atlasquerfortsätze und der Proc. spinosus von C2 gut tastbar. An der HWS sind auch die Procc. articulares (zwischen lateraler Begrenzung des zervikalen M. erector spinae und hinterem Rand des M. sternocleidomastoideus) sowie die Procc. spinosi von C5–C7 gut tastbar.

Diagnostik und Therapie an der Halswirbelsäule

Kopfgelenke

Für die Prüfung des segmentalen Bewegungsspiels an der oberen Halswirbelsäule wird weitgehend die von *Caviezel* angegebene Untersuchungstechnik für die Kopfgelenke und das Segment C2/3 verwendet. Als Indikator für die Beurteilung des Bewegungsspiels in den oberen Kopfgelenken dienen das Verhalten des Atlasquerfortsatzes bei Seitneigung und Rotation sowie die Anspannung der Membrana atlantooccipitalis bei der Anteflexionsprüfung.

Zur Prüfung der Seitneigung stellt sich der Untersucher hinter den Patienten und legt bei Prüfung der Rechtsneigung seine rechte Mittelfingerkuppe auf die Spitze des rechten Atlasquerfortsatzes. Um ein Mitbewegen des ganzen Patientenoberkörpers zu verhindern, stützt er die Ulnarkante seiner rechten Hand gegenhaltend am rechten Nacken-Schulter-Übergang ab. Anschließend wird der Patientenkopf zur rechten Seite geneigt (Abb. 8.1). Am Ende der Seitneigungsbewegung erfolgt als reine Gelenkspielbewegung (also nur passiv prüfbar) eine kleine Schlussneigung in den oberen Kopfgelenken, wobei das Okziput in den Gelenkflächen des Atlas noch etwas zur Gegenseite gleitet und dadurch bei der Palpation der Eindruck entsteht, dass der Atlasquerfortsatz dem palpierenden Finger noch gering entgegenfedert. Ist dieses Endfedern nicht tastbar, wird von einer Störung im Sinne der Hypomobilität ausgegangen.

Zur Prüfung der Anteflexion im Segment C0/C1 steht der Untersucher seitlich vom Patienten. Er legt die Schwimmhaut einer Hand von dorsal her direkt subokzipital an. Mit dem anderen Arm umfasst er von der Seite her den Kopf des Patienten mit einem modifizierten Ellenbogenhang (ohne Seitneigung!) und flektiert ihn vorsichtig so weit, bis die sich anspannende Membrana atlantooccipitalis die subokzipital angelegte Schwimmhaut nach hinten wegdrückt (Abb. 8.2). Eine echte Retroflexionsprü-

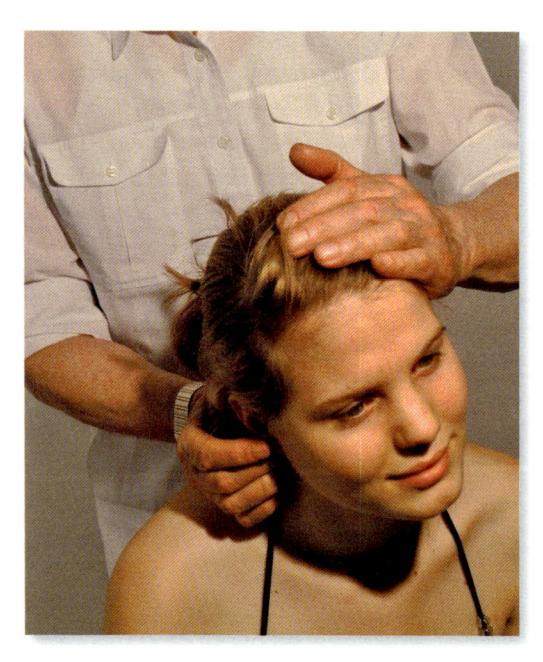

Abb. 8.1: Seitneigungsprüfung der Kopfgelenke (C0/C1)

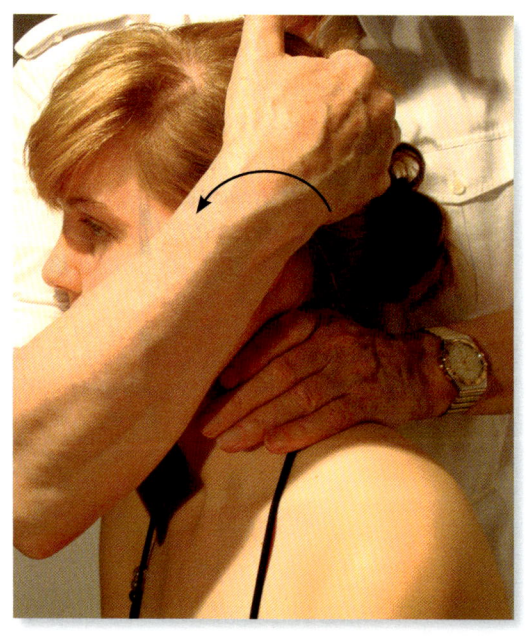

Abb. 8.2: Prüfung der Flexionsbewegung in den oberen Kopfgelenken

fung in diesem Segment scheitert daran, dass es nicht möglich ist, den Atlas genau zu fixieren und auch kein ausreichender Gegenhalt von ventral her eingesetzt werden kann.

Eine Retroflexionsprüfung ist nur in den oberen und unteren Kopfgelenken gemeinsam möglich. Der Patient sitzt dabei vor dem Untersucher und lehnt sich mit aufgerichtetem Rücken locker an dem am Rand der Liege angelegten Oberschenkel des Untersuchers an. Der Untersucher legt einen Zeigefinger an die Protuberantia occipitalis externa und die Mittelfingerkuppe der gleichen Hand von kranial her an den Axisdornfortsatz an. Dann führt der Patient eine von der anderen Hand des Untersuchers weich unterstützte Nickbewegung bei aufrecht gehaltener unterer und mittlerer HWS aus. Es wird geprüft, wie weit diese Bewegung ohne ein Mitgehen des Axisdornfortsatzes möglich ist (Abb. 8.3). Bei der Gegenbewegung wird die Annäherung des Axisdornfortsatzes an das Okziput beurteilt.

Die Rotationsprüfung in den oberen Kopfgelenken erfolgt als Beurteilung der „Schlussrotation" am Ende der Rotation der HWS. Dabei gleitet bei Rechtsrotation der linke Processus mastoideus nach vorn und nähert sich dem Atlasquerfortsatz an bzw. überdeckt diesen (Letzteres ist ein Zeichen für eine Hypermobilität!). Diese Bewegung wird palpatorisch mit Zeige- und Mittelfingerkuppe einer Hand erfasst, während die andere Hand die Kopfrotation durchführt (Abb. 8.4 a und b).

Bei der Linksrotation ist der entsprechende Befund auf der rechten Seite zu erheben. Diese Prüfung wird grundsätzlich im Seitenvergleich durchgeführt, wobei nicht nur das Ausmaß, sondern auch das Endgefühl der Bewegung in die Prüfung einbezogen wird. Diese Bewegung ist in ihrem ersten Teil auch aktiv möglich, also

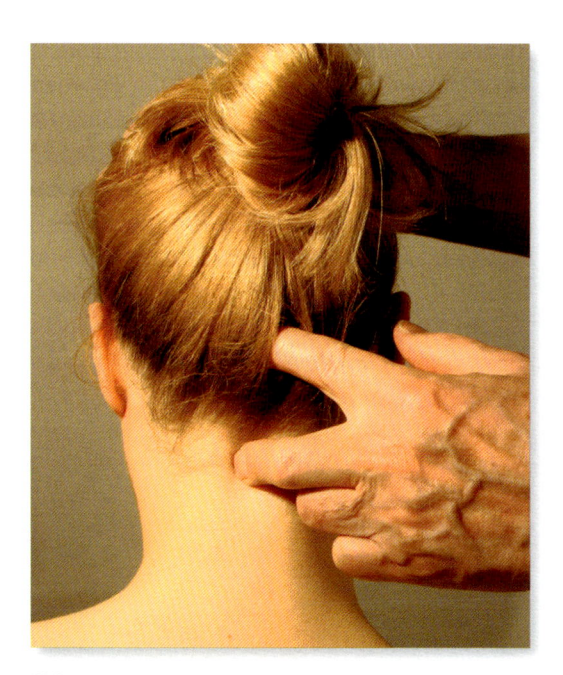

Abb. 8.3: Anlage zur Prüfung der Flexion zwischen C0 und C2

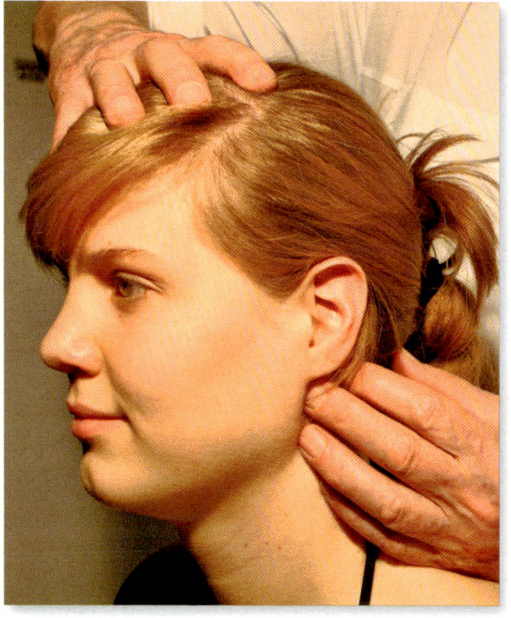

Abb. 8.4 a: Rotationsprüfung C0/1 (Ausgangsstellung)

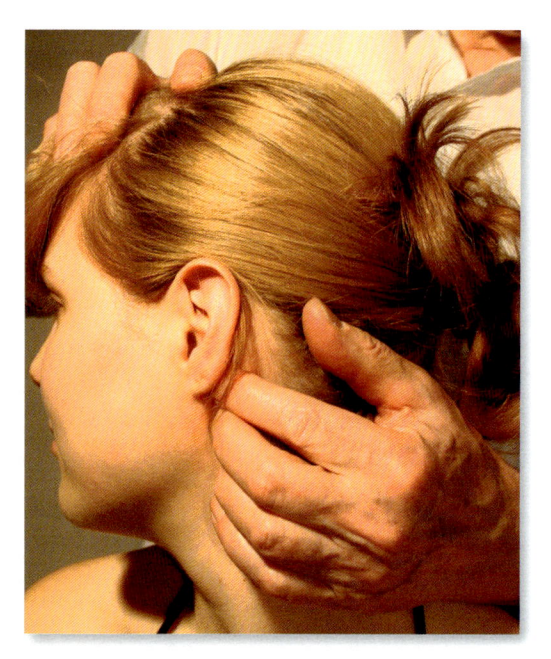

Abb. 8.4 b: Rotationsprüfung C0/1 (Endstellung)

Funktionsbewegung. Nur der letzte, ausschließlich passiv prüfbare Teil ist Gelenkspielbewegung. Die aktive Bewegung wird in der Literatur mit 4–6°, die passive mit 8–12° angegeben.

Anschließend wird die Rotation in den unteren Kopfgelenken geprüft. Die Rotationsbewegung der Halswirbelsäule beginnt mit einer Rotation im Segment C1/2. Diese tastbare isolierte Rotation in den unteren Kopfgelenken beträgt 20–25°. Danach folgen erst die mittlere und untere Halswirbelsäule. Erst wenn auch dieser Bewegungsspielraum ausgeschöpft ist, kommt es zur „Schlussrotation" in den oberen Kopfgelenken.

Eine gute Aussage über die Funktion der Verbindung zwischen Atlas und Axis (unteres Kopfgelenk) ergibt das Rotationsverhalten der Axis. Da die Rotation der Halswirbelsäule in diesem Segment beginnt, wird das Rotationsverhalten des Axisdornfortsatzes geprüft. Wenn bei einer passiven Rotation des Kopfes bei entspannter Nackenmuskulatur der Dornfortsatz bereits vor einer Rotation von 20° in die Bewegung mitgeht, liegt eine Hypomobilität (über 25° Hypermobilität) vor (Abb. 8.5).

Eine bessere Entspannung der Rückenmuskulatur für diese Prüfung lässt sich erreichen, wenn sich der Patient mit seinem Rücken an den Oberschenkel des Untersuchers anlehnt. Der Untersucher muss aber sehr darauf bedacht sein, nur der Bewegung des Axisdornfortsatzes zu folgen. Da die Nackenmuskulatur infolge ihrer Insertion am Okziput sofort in die Rotation mitgeht, wird der auf dem Dornfortsatz von C2 liegende Finger bei Nichtbeachtung dieses Umstandes vom Dornfortsatz weggedrängt und eine nicht bestehende Hypomobilität vorgetäuscht.

Das Bewegungsverhalten des Axisdornfortsatzes dient auch zur Prüfung der Beweglichkeit zwischen C2 und C3. Hierbei wird die bei einer

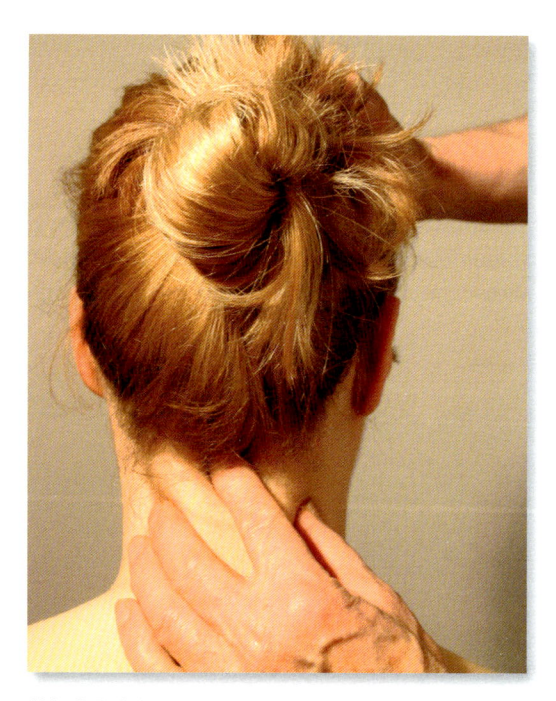

Abb. 8.5: Anlage zur Rotationsprüfung C1/2

Lateralflexion der Halswirbelsäule eintretende Zwangsrotation des jeweiligen oberen Partnerwirbels als Indikator benutzt. Die Axis kann nur bei einer Rotation in die Neigungsrichtung eine Lateralflexionsbewegung vollziehen. Sie muss also bei einer Rechtslateralflexion nach rechts rotieren, der Axisdornfortsatz entsprechend nach links von der Mittellinie abweichen. Da die Axis der erste Wirbel ist, der diese Bewegung durchführt, setzt die Zwangsrotation im Normalfall sofort am Beginn der Bewegung ein. Dieses Ausweichen des Axisdornfortsatzes zur Gegenseite der Lateralflexion wird in diesem Segment geprüft (Abb. 8.6). Diese Prüfung erfolgt immer im Seitenvergleich. Eine hypomobile Bewegungsstörung liegt dann vor, wenn die beschriebene Seitverschiebung des Processus spinosus nach einer oder nach beiden Seiten vermindert oder verspätet eintritt.

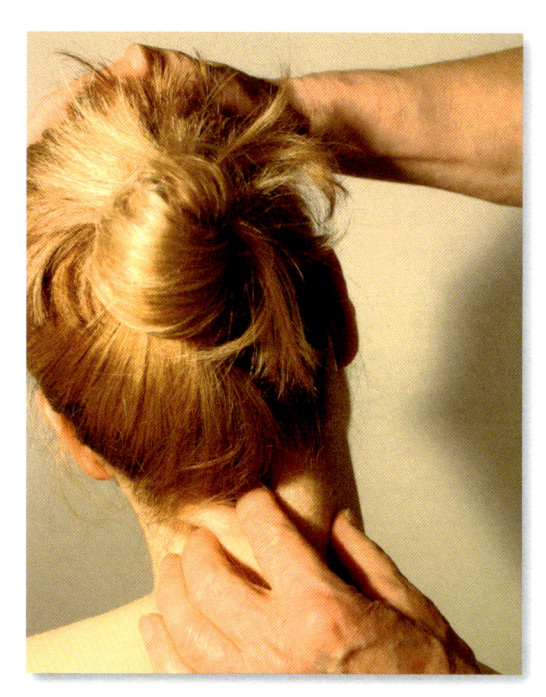

Abb. 8.6: Segmentale Bewegungsprüfung C2/3 (Seitneigung) über den Dornfortsatz C2

Mittlere und untere Halswirbelsäule

Für die Prüfung des segmentalen Bewegungsumfanges kaudal von C2/3 (aber auch schon als Alternative zur vorbeschriebenen Technik bei C2/3) wird die Rotations- und Neigungsprüfung bei Palpation der Procc. articulares zwischen der seitlichen Begrenzung des zervikalen Anteils des M. erector spinae und der dorsalen Begrenzung des M. sternocleidomastoideus durchgeführt (Abb. 8.7). Diese Prüfung dient vor allem der Prüfung der Rotation der einzelnen Wirbel bis hinab zu C5.

Der größte Bewegungsausschlag findet sich dabei zwischen C3 und C4. Bei dieser Prüfung wird festgestellt, wann bei passiver Prüfung am entspannt mit normal gehaltener Halswirbelsäule sitzenden Patienten der einzelne Wirbel den von dorsal her palpierenden Finger auf der Rotationsseite nach dorsal weggedrückt. Bei nicht zu starker Weichteildecke ist in dieser Region auch der Gelenkspalt der Wirbelgelenke

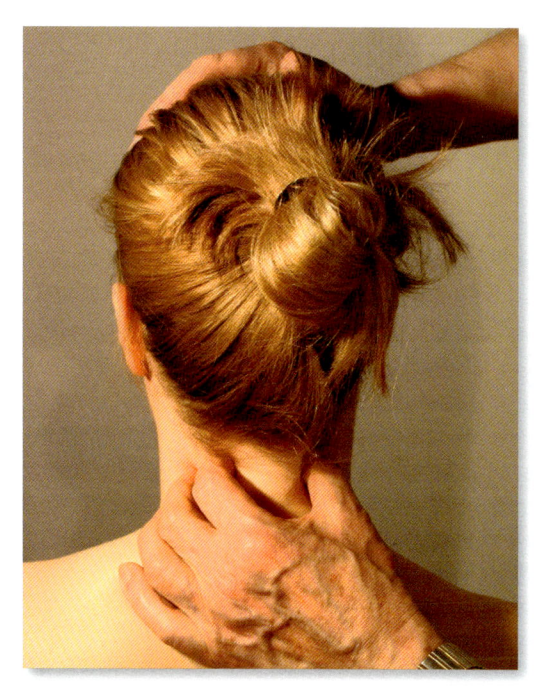

Abb. 8.7: Gelenkspielprüfung in der mittleren Halswirbelsäule

palpabel und es kann eine dreidimensionale Beurteilung der Bewegung vorgenommen werden. Im Bereich der unteren Halswirbelsäule (C5–C7) erfolgt die Bewegungsprüfung analog der an der Brust- und Lendenwirbelsäule beschriebenen Technik über die dort wieder gut tastbaren Dornfortsätze (Abb. 8.8–8.10), da die Gelenkfortsätze in dieser Höhe in aller Regel nicht mehr ohne ein schmerzhaftes Eingehen in die Tiefe palpabel sind.

Ausschluss einer Hypermobilität

Zum Ausschluss einer Hypermobilität an der Halswirbelsäule steht der Untersucher in der gleichen Ausgangshaltung neben dem Patienten wie bei der Prüfung der Nickbewegung in den oberen Kopfgelenken. Nun wird mit dem Mittelfinger am kaudalen Partnerwirbel des geprüften Segmentes von dorsal her gegengehalten und mit dem Hangarm eine translatorische

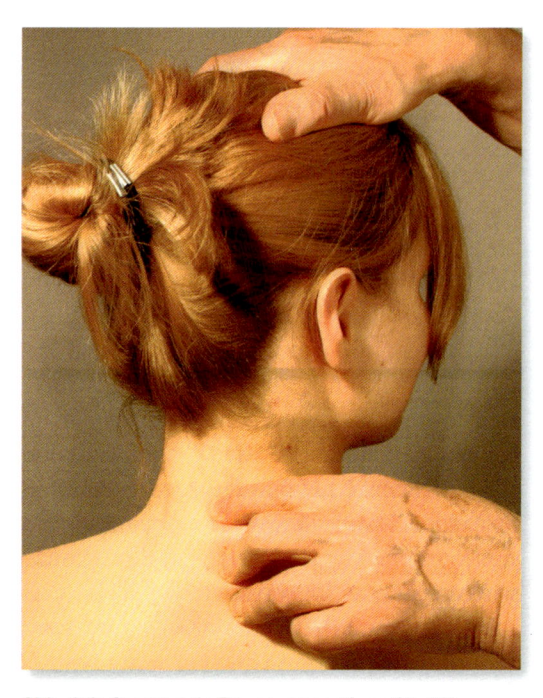

Abb. 8.9: Segmentale Bewegungsprüfung C5–C7 (Rotation)

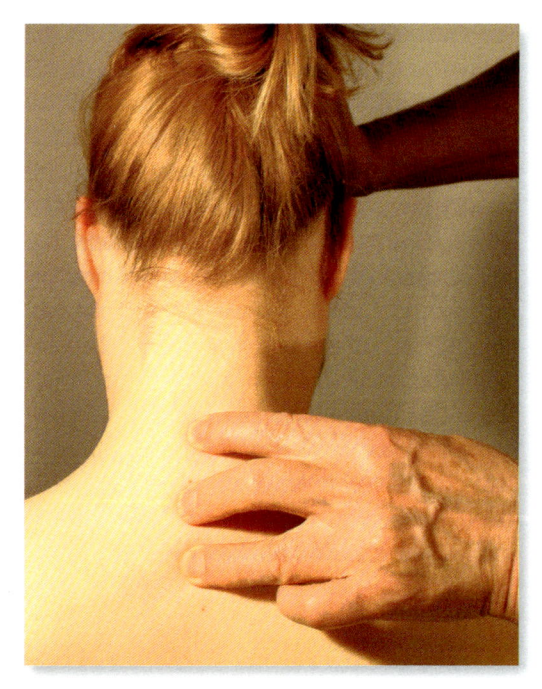

Abb. 8.8: Anlage zur segmentalen Bewegungsprüfung an der unteren HWS

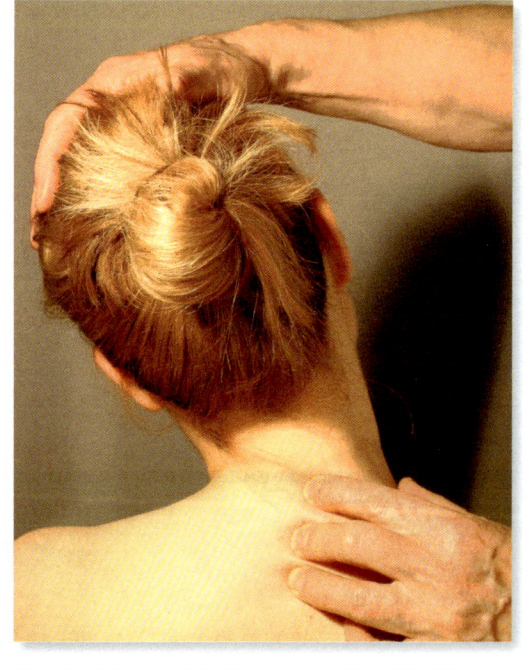

Abb. 8.10: Segmentale Bewegungsprüfung C5–C7 (Lateralflexion)

Bewegung nach dorsal und ggf. auch nach lateral durchgeführt. Der Zeigefinger der untersuchenden Hand liegt von dorsal oder lateral her am interspinösen Raum an und erfasst die translatorische Verschiebung (Abb. 8.11).

8.1.2 Aufsuchen der Irritationspunkte, Irritationspunktdiagnostik

Auch an der Halswirbelsäule wird die manuelle Diagnostik als Drei-Schritt-Diagnostik durchgeführt. Nach der oben beschriebenen Bewegungsprüfung wird nach Zeichen einer segmental zuzuordnenden Nozireaktion in Form segmentaler Irritationspunkte gesucht und gegebenenfalls als dritter Schritt im Rahmen der Schmerzprovokation und Tonusprüfung die funktionelle segmentale Irritationspunktprüfung durchgeführt.

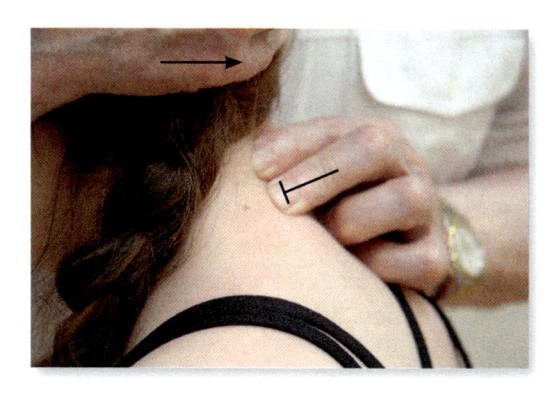

Abb. 8.11: Hypermobilitätstest an der HWS

Bei der speziellen Chirodiagnostik an der Halswirbelsäule werden die Insertionspunktdiagnostik an der Linea nuchae nach *Sell* und die von *Bischoff* als Alternative und Ergänzung eingeführte paravertebrale Irritationspunktdiagnostik unterschieden. Bei letzterer wird der Tonus der kurzen autochthonen Halsmuskulatur am Processus articularis (Aufsuchen desselben s. o.) bzw. für C1 am Processus transversus atlantis am Übergang vom M. obliquus capitis inferior zum M. obliquus capitis superior geprüft. Dabei hat es sich nach unserer Erfahrung gezeigt, dass am oberen Rand dieses Querfortsatzes ein Irritationspunkt an der Insertion des M. obliquus capitis superior mehr auf eine Blockierung C0/C1 und ein solcher am unteren Rand an der Insertion des M. obliquus capitis inferior mehr auf eine Blockierung C1/C2 nozireaktiv reagiert.

Insertionspunktdiagnostik nach *Sell*

Diese nutzt die segmentale Zuordnung der Insertion der Nackenmuskeln an der Linea nuchae aus. *Sell* stellte das zunächst empirisch fest. Inzwischen ist durch die Arbeit von *Christ* und Mitarbeitern auch die segmentale Innervation in diesem Bereich nachgewiesen. Technisch wird dabei an der dorsalen Begrenzung der Mastoidspitze (Insertion des aus C7 innervierten Anteils des M. splenius capitis) ein nozireaktiver Hypertonus bei Wirbelblockierung C7, an dem direkt angrenzenden Teil der Linea nuchae ein solcher in Höhe C6, danach in Abständen von ca. Querfingerbreite zur Medianlinie hin bis zur Höhe C2 geprüft (Abb. 8.12 und 8.13). Nach medial schließt sich an den M. splenius capitis der M. semispinalis an.

Die Insertionspunkte für C2 liegen beidseits direkt paramedian. Für C1 gibt es keinen Insertionspunkt an der Linea nuchae. Es kann versucht werden, durch ein tieferes Eingehen in der Mittellinie eine nozireaktive Verspannung des M. rectus capitis posterior minor aufzusuchen. Da Letzteres viel Übung erfordert, ist für die Irritationspunktprüfung von C1 der schon genannten Untersuchung am Atlasquerfortsatz der Vorzug zu geben. Zur Durchführung der Insertionspunktdiagnostik sitzt der Patient am Fußende der Behandlungsliege.

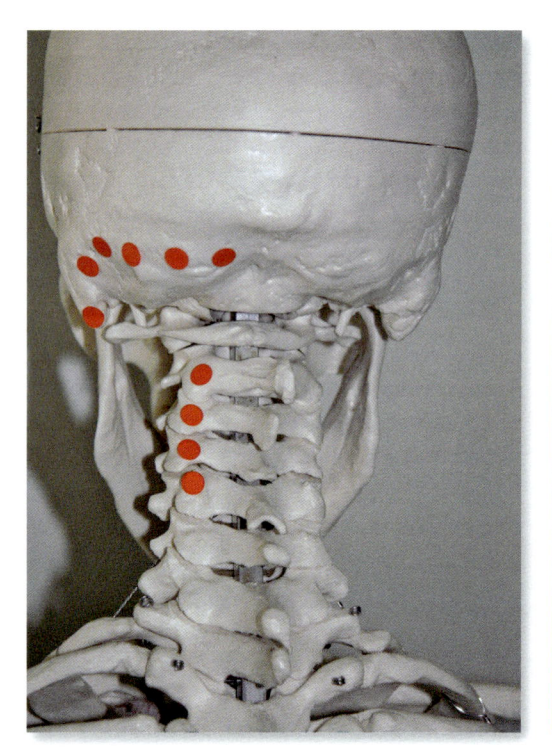

Abb. 8.12: Lage der Insertionspunkte an der Linea nuchae (C2–6) und am Processus mastoideus (C7) sowie Lage der paraspinösen Irritationspunkte (C2–5)

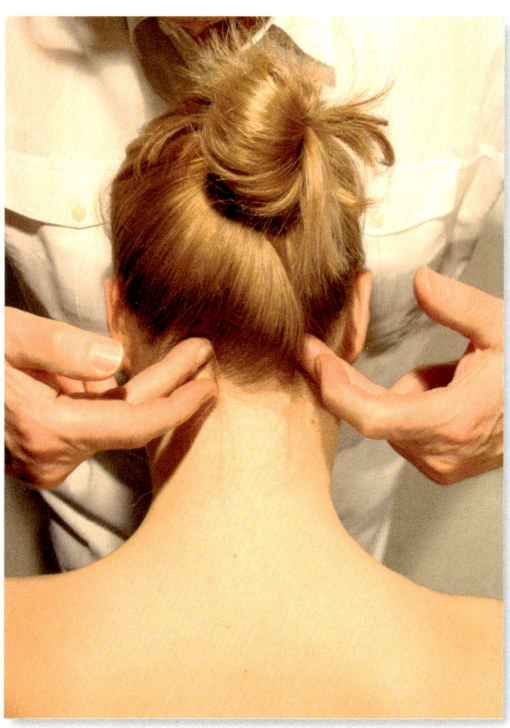

Abb. 8.13: Aufsuchen der Insertionspunkte an der Linea nuchae

Der Untersucher steht vor dem Patienten. Der Kopf des Patienten wird in die Nulllage eingestellt (keine Rotation, keine Lateralflexion). Die Verbindungslinie von der Kaufläche der Oberkieferprämolaren zur Mastoidspitze (von *Sell* als „Nulllinie" bezeichnet) verläuft waagerecht. Der Untersucher lehnt sich so weit nach vorn, dass der Kopf des Patienten in der vorbeschriebenen Haltung entspannt am Thorax des Untersuchers anliegt. Die Mittelfingerkuppen greifen dann im Seitenvergleich die einzelnen Irritationspunkte ab, indem sie das Gewebe mit leicht kreisenden Bewegungen gegen die Linea nuchae anheben (s. Abb. 8.13). Bei positivem Befund findet sich eine umschriebene druckdolente Verhärtung. Liegt ein solcher Befund vor, wird bei gehaltenem Kontakt am Irritationspunkt die Funktionsprüfung als Provokationstest durch Rechts- und Linksrotation sowie durch Ante- und Retroflexion durchgeführt (Abb. 8.14 und 8.15). Die Zunahme von Konsistenz und Druckdolenz zeigt als Zeichen einer zunehmenden Nozireaktion die blockierte, die Abnahme die freie (= für eine Manipulation therapeutische) Richtung an. Es ist darauf zu achten, dass die Bewegungen nicht bis in die Endgrade durchgeführt werden, da die bei zu großem Bewegungsausschlag zwangsläufig auftretenden Weichteilspannungen falsch positive Befunde vortäuschen.

Paravertebrale Irritationspunktdiagnostik

Bei der paravertebralen Irritationspunktdiagnostik werden die Irritationspunkte über den Processus articularis zwischen lateraler Be-

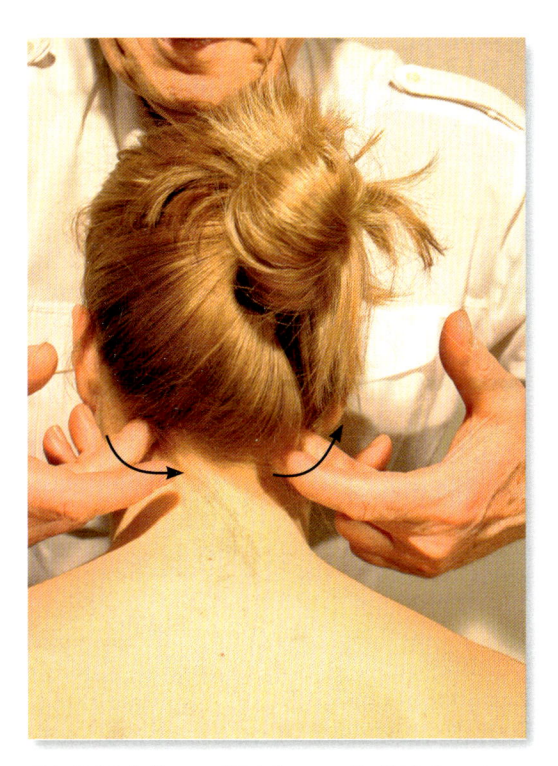

Abb. 8.14: Prüfung auf Rotationsempfindlichkeit an den Insertionspunkten an der Linea nuchae

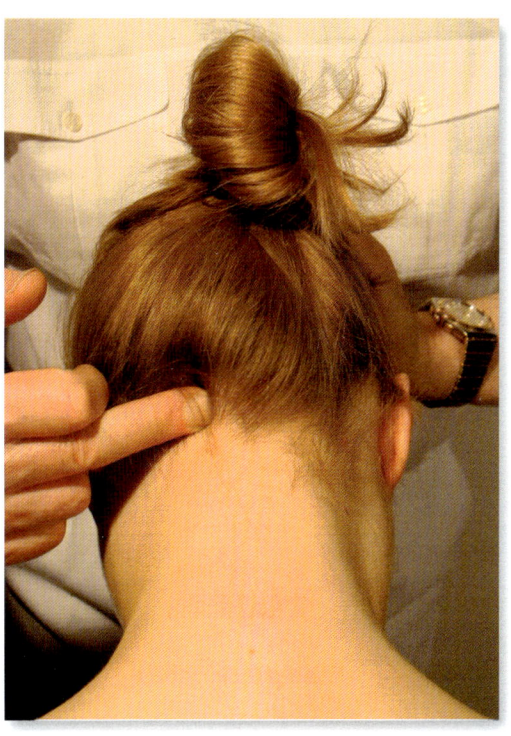

Abb. 8.15: Prüfung auf Kyphosierungsempfindlichkeit an den Insertionspunkten an der Linea nuchae

grenzung des zervikalen M. erector spinae und dorsalem Rand des M. sternocleidomastoideus aufgesucht. Auch hier handelt es sich bei einem positiven Befund, der sich wiederum durch Konsistenzvermehrung und Druckdolenz anzeigt, um einen nozireaktiven Hypertonus der kurzen autochthonen paravertebralen Muskulatur. Die Funktionsprüfung erfolgt in derselben Weise wie bei der Insertionspunktdiagnostik (Abb. 8.16–8.19), nur hat es sich hier für viele Untersucher bewährt, von jeder Seite her einzeln zu prüfen.

Die Dokumentation der Befunde erfolgt analog der Befunddokumentation an den anderen Wirbelsäulenabschnitten. Bei einer Blockierung in Höhe von C3 mit einem rechtsseitig gelegenen Irritationspunkt, der auf Rechtsrotation und Ky-

phosierung mit einer Zunahme des Hypertonus und des Schmerzes reagiert, sieht die Befunddokumentation wie folgt aus:

C3+, re. ky.

Daraus ergibt sich bei Berücksichtigung der für Manipulationen an der Wirbelsäule geltenden Regel von der Behandlung in die freie Richtung, dass am dritten Halswirbel linksrotierend und lordosierend gearbeitet wird. Hierbei ist zu beachten, dass an der Halswirbelsäule mit Ausnahme der oberen Kopfgelenke auch bei einer Kyphosierungsempfindlichkeit nur eine geringe Lordosevorspannung vorgenommen wird, die im Prinzip nicht über das Maß einer normalen Halslordose hinausgehen soll. Bei stärke-

Diagnostik und Therapie an der Halswirbelsäule

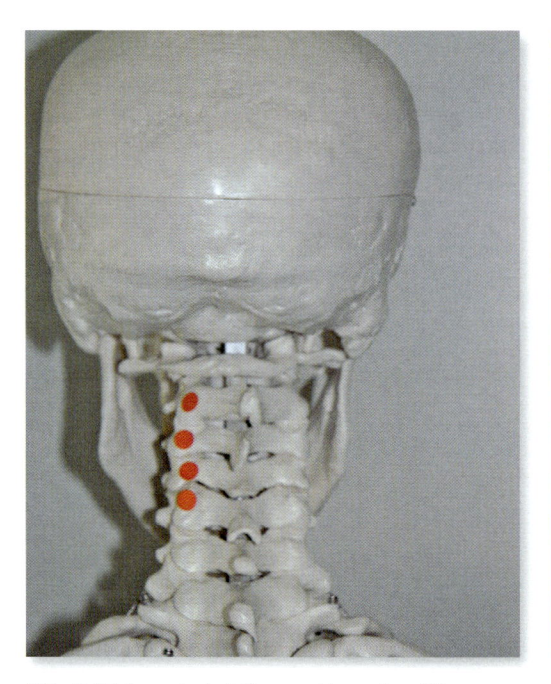

Abb. 8.16: Lage der Irritationspunkte an der mittleren Halswirbelsäule

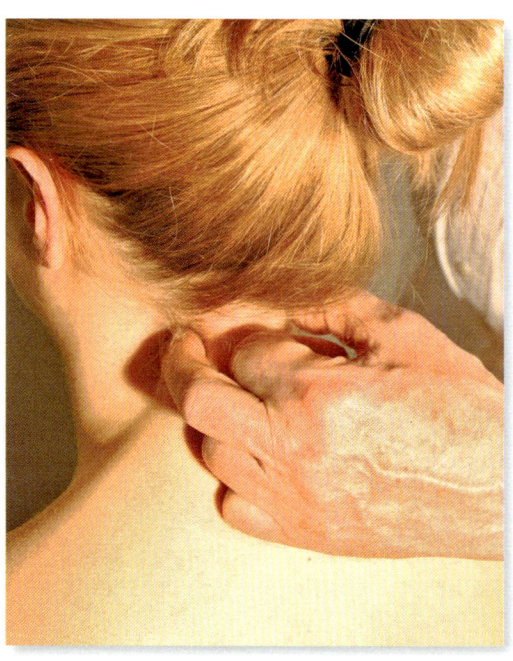

Abb. 8.17: Aufsuchen segmentaler Irritationspunkte an der mittleren Halswirbelsäule

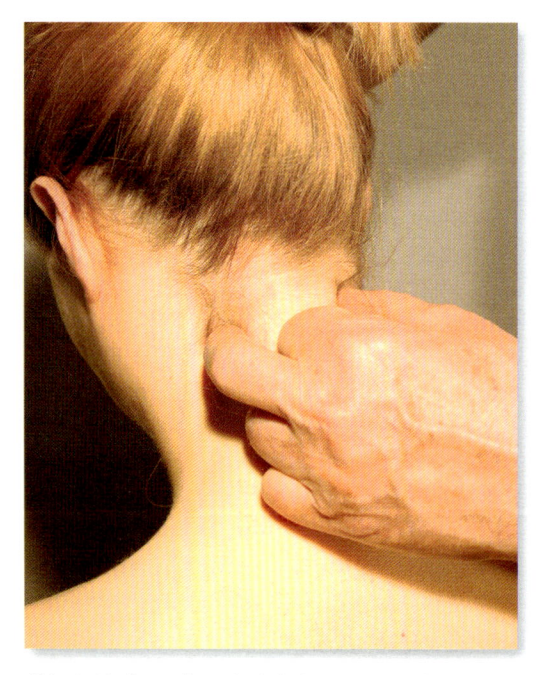

Abb. 8.18: Beurteilung der Irritationspunktempfindlichkeit an der mittleren Halswirbelsäule (Prüfung auf Kyphosierungsempfindlichkeit)

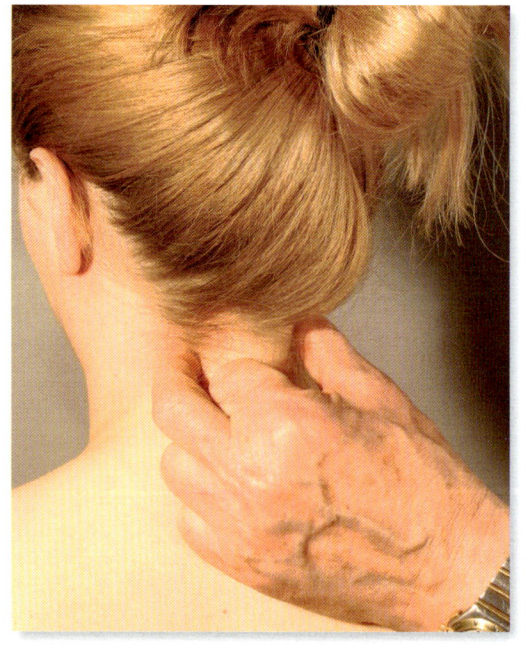

Abb. 8.19: Prüfung auf Irritationspunktempfindlichkeit an der mittleren Halswirbelsäule (Prüfung auf Rotationsempfindlichkeit)

rer Lordosierungsvorspannung kommt es zum einen zum Facettenschluss in den Wirbelgelenken und zum anderen zu einer vermehrten Spannung an der Arteria vertebralis im Verlauf des Knochenkanals, da diese dabei in diesem Bereich an der konvexen Seite der Krümmung liegt. Wird dagegen die Traktionsvorspannung mit einer Verminderung der physiologischen Halslordose kombiniert (wiederum Ausnahme obere Kopfgelenke), so führt das zu einer Entlastung der Wirbelgelenke, des Zwischenwirbelraumes (und damit der Bandscheibe) und zu einer geringen Erweiterung der Foramina intervertebralia. Auch die A. vertebralis wird damit im Bereich des Canalis a. vertebralis entlastet.

Der Irritationspunkt von C1 liegt wie beschrieben am Atlasquerfortsatz. Auch dort wird analog der bereits beschriebenen Irritationspunktdiagnostik vorgegangen (Abb. 8.20).

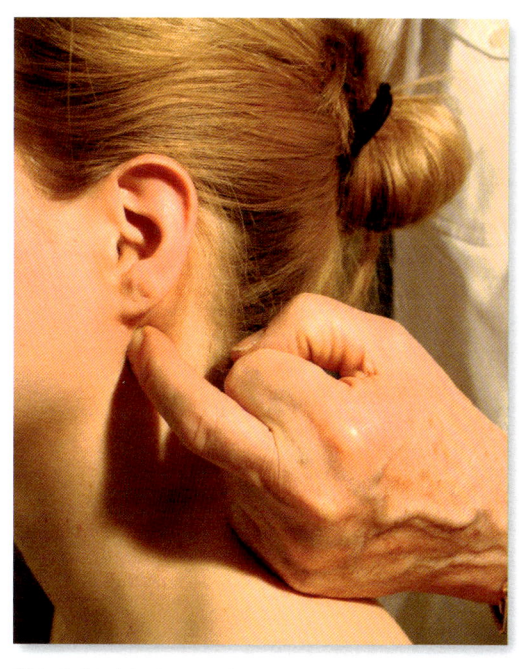

Abb. 8.20: Irritationspunktdiagnostik am Atlasquerfortsatz

8.2 Therapeutische Techniken an der Halswirbelsäule

An der Halswirbelsäule ist besonders zu beachten, dass es sich um den am wenigsten geschützten Abschnitt der Wirbelsäule handelt und die Gefahr einer Schädigung sowohl an den ossären, kartilaginären oder ligamentären Strukturen als auch an der Arteria vertebralis bei unsachgemäßem Arbeiten nicht unterschätzt werden sollte.

Gefahren vonseiten der A. vertebralis werden seit Oberlandesgerichtsurteilen aus dem Jahre 1993 als eingriffspezifische Risiken bei einer manualmedizinischen Behandlung an der HWS eingeschätzt. Nach dem Ergebnis des zweiten Workshops zur Qualitätssicherung in der Manuellen Medizin 2003 in Frankfurt/Main ist allerdings davon auszugehen, dass eine lege artis durchgeführte Manipulationsbehandlung an der HWS nicht in der Lage ist, ein gesundes hirnzuführendes Gefäß zu schädigen. Aber nicht immer lassen sich die evtl. in der Gefäßbeschaffenheit liegenden Risiken klar erkennen. Zudem ist festzustellen, dass es nach gutachterlichen Erfahrungen aus den letzten Jahrzehnten und der Analyse der zu Schadensersatzansprüchen führenden Behandlungen in der weit überwiegenden Zahl der (im Verhältnis zur Zahl der durchgeführten Behandlungen mit einem Anteil von unter 0,1 ‰ sehr seltenen) angeschuldigten Ereignisse nicht durch die durchgeführte Manipulation zu einer Gefäßdissektion kam, sondern in eine nicht erkannte Spontandissektion hineingearbeitet wurde. Den Autoren ist keine Gefäßdissektion bekannt, die kausal auf eine lege artis durchgeführte Manipulation zurückzuführen ist.

Deshalb ist auf die Symptomatik solcher Spontandissektionen besonders hinzuweisen. Typisch für diese Fälle ist ein akut, ohne erkennbare Ursache aufgetretener Nacken-Hinterkopfschmerz mit deutlicher Verspannung der subokzipitalen Muskulatur, besonders wenn dieser sich durch einen pulsierenden Charakter auszeichnet. Auch ein vor kurzem aufgetretener pulsierender Tinnitus weist auf die Möglichkeit einer Spontandissektion hin. Weiterhin ist auf ein zum Teil nur gering ausgeprägtes Zeichen für ein Horner-Syndrom, auf ein seitliches Abweichen der herausgestreckten Zunge (N. hypoglossus) oder auf Schluckstörungen (N. glossopharyngeus) zu achten. Ein Globusgefühl ist nicht zu diesen Zeichen zu rechnen, sondern gehört eher zum Bild der zervikalen Dysphonie, die einer manuellen Behandlung durchaus zugänglich ist. Dagegen sprechen erst vor kurzem aufgetretene Sehstörungen in Form von Doppelbildern für das Vorliegen einer Gefäßschädigung.

Patienten mit einer Spontandissektion hirnzuführender Gefäße geben neben der überraschenden Entstehung der Beschwerden häufig an, dass sie das Gefühl eines Risses oder auch „Knalles" in diesem Bereich hatten. Das kann – wie auch eine Spontandissektion – auch doppelseitig auftreten. Als gefährdet gelten ebenso Patienten mit bereits erlittener TIA oder familiärer Häufung von apoplektischen Insulten. In den – sehr seltenen – Fällen mit einer solchen Vorgeschichte oder den genannten Befunden ist unbedingt die Durchführung einer farbcodierten Doppler-Untersuchung oder einer Kernspintomografie anzuraten. In Zweifelsfällen ist ein erfahrener Neurologe hinzuzuziehen. Der Therapeut setzt sich sonst dem Vorwurf mangelnder diagnostischer Sorgfalt und seinen Patienten der Gefahr einer ernsthaften Schädigung aus.

Das gilt auch für den Fall einer Delegation einer Mobilisationsbehandlung im HWS-Bereich, da es einleuchtend ist, dass auch durch diese Bewegungen ein frischer, an der Dissektionslokalisation sitzender Thrombus losgelöst werden kann.

Gegen die Möglichkeit einer direkt durch eine auch nur einigermaßen lege artis durchgeführten Manipulation entstandene Dissektion spricht unter anderem die Tatsache, dass es im Rahmen der Weiterbildung von inzwischen über 60000 Ärztinnen und Ärzten in Deutschland, in deren Verlauf eine weit zweistellige Zahl von Manipulationen an der HWS von unerfahrenen, lernenden Therapeuten aneinander durchgeführt wurde, noch nicht zu solchen Dissektionen kam.

Hinsichtlich der immer wieder mit HWS-Manipulationen in Zusammenhang gebrachten Dissektionen der A. carotis interna ist klar festzustellen, dass eine manualmedizinische Behandlung schon aus anatomischen Gründen nicht in der Lage ist, eine solche Dissektion bei normalem Gefäßverlauf herbeizuführen.

Bei heftigen Nacken-Hinterkopfschmerzen mit akutem Beginn und starker muskulärer Verspannung muss – wie *v. Büdigen* betont – besonders an folgende Ursachen gedacht werden, die vor einer manuellen Therapie soweit möglich auszuschließen sind:
a) Subarachnoidalblutung
b) Vertebrobasiläre Durchblutungsstörung (Dissektion)
c) Hypertensive Krise
d) Sinusthrombose
e) Herpes zoster
f) Meningoenzephalitis

Es ist zu beachten, dass diese Kontraindikationen nicht immer mit einem Meningismus einhergehen.

8.2.1 Unspezifische Techniken

Als unspezifische Techniken an der Halswirbelsäule haben sich besonders einige Mobilisierungstechniken am liegenden Patienten bewährt.

Manuelle gleitende Traktion an der Halswirbelsäule – Handglisson (GK1)

Diese sehr wirksame Mobilisation der Halswirbelsäule, die sich außerdem durch ein auch für den Anfänger sehr geringes Risiko auszeichnet, wird am in Rückenlage befindlichen Patienten durchgeführt (Abb. 8.21 a und b).

Der Kopf des Patienten kann dabei sowohl auf dem leicht angehobenen Kopfteil der Liege als auch auf den Knien des Therapeuten gelagert werden. Der Therapeut sitzt am Kopfende der Liege mit Blickrichtung zum Patienten. Er modelliert seine Hände so tief am Rücken des Patienten an, wie es seine am oberen Trapeziusrand liegenden, abgespreizten Daumen eben zulassen. Dabei überkreuzen sich die Fingerspitzen beider Hände über der Dornfortsatzreihe der oberen Brustwirbelsäule. Mit den Radialkanten der Mittelhände und der Zeigefinger werden dann der Tiefenkontakt und eine nach kranial gerichtete Vorspannung aufgenommen. Tiefenkontakt und Vorspannung werden durch eine Anspannung des M. pectoralis maior (= Pektoraliskompresse n. *Sell*) unterstützt.

Danach wird durch ein Zurückneigen des Therapeutenoberkörpers mit möglichst verriegeltem Schultergürtel und gleichzeitigem Kranialgleiten der Hände bei optimal gehaltenem Tiefenkontakt eine segmentweise Traktion der Halswirbelsäule durchgeführt. Dem Halten eines optimalen Tiefenkontaktes ist vor allem im mittleren HWS-Bereich (Tiefe der Halslordose) besondere Aufmerksamkeit zuzuwenden. Nur dadurch wird die gewünschte Traktionswirkung erreicht. Der Patient muss selbst merken, dass die Traktion bis zum Becken wirkt. Der beste Effekt wird bei einer Kyphosierungshaltung von 10–15° erreicht (Gelenk- und Bandscheibenentlastung, Erweiterung der Foramina intervertebralia). Ein Arbeiten in Lordosehaltung vermindert die Gelenkentlastung bzw. verhindert sie sogar. Die am vorderen Rand des Halses entlanggleitenden Daumen dürfen keiner-

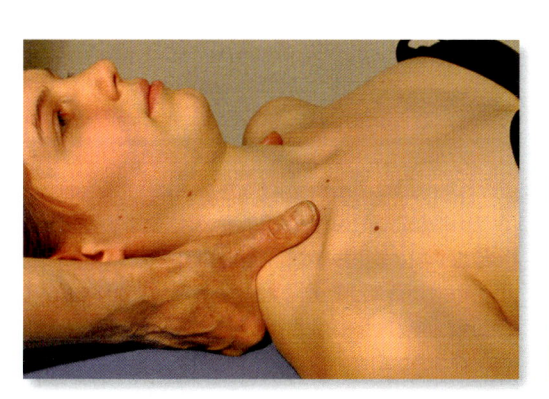

Abb. 8.21 a: Anlage zur manuellen Traktion an der Halswirbelsäule („Handglisson")

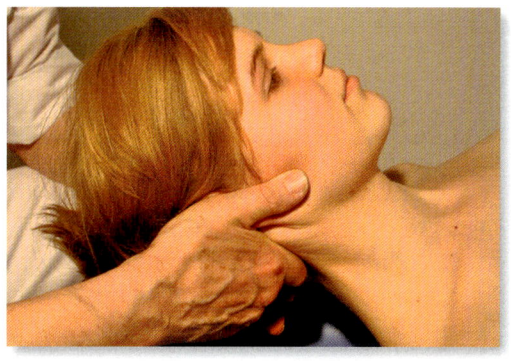

Abb. 8.21 b: Manuelle Traktion an der Halswirbelsäule mit leicht kyphosierender Komponente zur Gelenkentlastung

lei Druck ausüben. Die unter gleichbleibend festem Tiefenkontakt nach kranial gleitenden Hände lassen die Ohrläppchen durch den Hohlhandkanal hindurchlaufen. Bei Erreichen der Nacken-Haar-Grenze wird weich nach lateral ausgestrichen. Ein einseitiges (auch im Seitenwechsel) kranialisierendes Ausstreichen bewirkt nur einen Massageeffekt und ist nicht in der Lage, die gewünschte Wirkung zu erbringen.

Beim Vorliegen eines sog. Kontrarotationspaares (zwei benachbarte Blockierungen mit entgegengesetzter Rotationsempfindlichkeit) kann es bei nicht ausreichender Kyphosierung zu einer Schmerzzunahme kommen. Im Übrigen ist aber eine Schmerzzunahme bei kyphosierender Traktion (siehe oben) in aller Regel ein Zeichen für das Vorliegen einer Kontraindikation für eine manipulative oder mobilisierende Therapie und erfordert immer eine diagnostische Abklärung.

Die beschriebene Grifftechnik ist besonders als Einleitung einer Halswirbelsäulenbehandlung zu empfehlen und hilft, bei ausgeprägten Blockierungen weiter freie Richtungen zu schaffen, da für die anderen Techniken eine nicht zur Verstärkung der Nozireaktion führende Traktion zum größten Teil absolute Voraussetzung ist. Sie ist auch bei fortgeschrittenen degenerativen Veränderungen und bei Patienten in höherem Lebensalter problemlos zu handhaben. Da diese Technik bei korrekter Anwendung auch zu einer Dehnung des dorsalen Anteils der Rückenmarkshäute führt, weist sie unter anderem auch auf postoperative Verklebungen oder eine Arachnitis als Ursache von Postdissektomiesyndromen und wirkt wie manche Techniken aus der kraniosakralen Osteopathie dehnend auf diesen Bereich ein.

Kurzfassung;
- Patient liegt in Rückenlage auf dem Flachtisch.
- Therapeut sitzt am Kopfende.
- Er legt seine Hände mit den Radialkanten an der oberen BWS an.
- Bei Halten eines guten Tiefenkontaktes erfolgt seitengleich ein langsamer kyphosierender Zug.
- Fallstricke: Eindrücken der Daumen an der Vorderseite des Halses, ungenügende Kyphosierung, Nachlassen des Tiefenkontaktes, Druck auf Dornfortsatzperiost.

Mobilisationstechniken am liegenden Patienten (GK1)

Weitere unspezifische Mobilisationstechniken an der Halswirbelsäule, die am liegenden Patienten durchgeführt werden, sind die laterolaterale und die dorsoventrale Mobilisierung. Bei beiden Techniken ist darauf zu achten, dass nicht zu schnell aus der Ausgangsstellung in den Endanschlag gegangen wird. Es wird mit einer als „weich-rhythmisch-federnd-repetitiv" bezeichneten Technik bis an die Stelle der ersten Spannungszunahme (erste Barriere) herangegangen und damit versucht, den freien Bewegungsweg langsam zu erweitern. Nach fünf- bis zehnmaliger Mobilisation in einer Richtung baut sich reflektorisch eine spürbare Gegenspannung auf und es erfolgt dann ein Richtungswechsel, der die Gesetze der reziproken Innervation (*Sherrington*) nutzt.

Laterolaterale Mobilisation
Der Therapeut sitzt am Kopfende der Behandlungsliege. Der Kopf des Patienten ragt über das Kopfende der Liege hinaus. Der Therapeut legt seine Hände von beiden Seiten her

an den Patientenkopf an. Die Handrücken sind dabei an die Innenseite seiner Femurkondylen angelegt (Abb. 8.22). Während seine Hände eine sehr gering gehaltene kranialisierende Vorspannung halten, wird von den Knien her in der oben beschriebenen Weise „weich-rhythmisch-federnd-repetitiv" nach lateral mobilisiert.

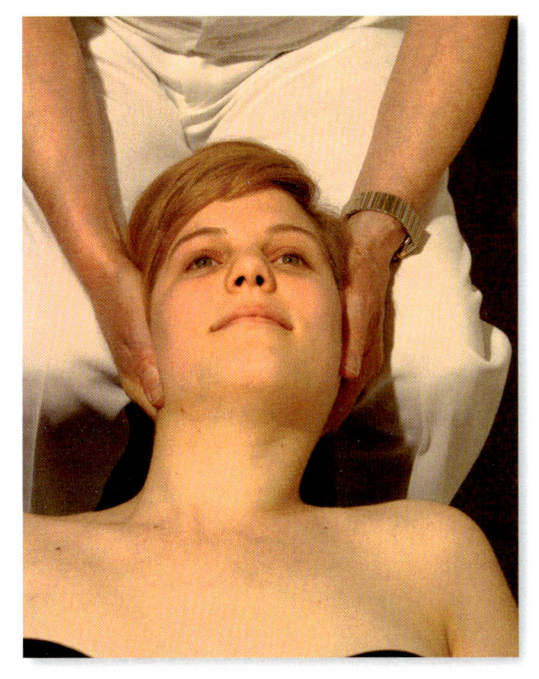

Abb. 8.22: Laterolaterale Halswirbelsäulenmobilisation (generalisiert)

Dieser Griff kann bei Vorliegen einer schmerzhaften muskulären Verspannung auch sehr gut mithilfe der postisometrischen Muskelrelaxation als Muskelenergietechnik durchgeführt werden. Hierfür gibt es grundsätzlich zwei Möglichkeiten. Entweder man nutzt die hemmende Wirkung der Antagonistenanspannung oder aber die reflektorische Umschaltung im Sinne der Sherrington-Gesetze bei einer lang genug (ca. 10–15 Sekunden) gehaltenen dosierten isometrischen Anspannung aus. Bei der Synergistentechnik lässt man den Patienten mit geringer Stärke isometrisch gegen den Widerstand der Therapeutenhand in die vorgesehene Mobilisationsrichtung anspannen (dieses aber vor der ersten Barriere!) und versucht danach sofort, weich in die blockierte Richtung zu mobilisieren. Bei der Antagonistentechnik lässt man den Patienten mit ebenfalls nur geringer Kraft in die Gegenrichtung anspannen, hält diese Spannung etwas länger als bei der Agonistentechnik und versucht in der nachfolgenden Exspirationsphase, weich und federnd die freie Wegstrecke zu erweitern.

Das Auftreten von Schmerzen bei der isometrischen Anspannung ist grundsätzlich ein Zeichen eines zu starken Krafteinsatzes und zeigt, dass mit deutlich geringerer Kraft gearbeitet werden muss. Ein Arbeiten mit zu großer Kraft beinhaltet besonders an der Halswirbelsäule auch die Gefahr der Entstehung myogener Blockierungen. Bei diesen Techniken muss deshalb sowohl vom Therapeuten als auch vom Patienten darauf geachtet werden, dass nicht ein langsames gegenseitiges Aufschaukeln im Sinne der laufenden Kraftverstärkung erfolgt.

Kurzfassung:
- Patient liegt in Rückenlage auf dem Flachtisch.
- Therapeut sitzt am Kopfende.
- Beide Hände fassen das Hinterhaupt des Patienten mit geringer Traktion.
- Femurkondylen werden von beiden Seiten her an die Handrücken angelegt.
- Knie schieben weich und repetitiv zur jeweiligen Seite.
- Kann auch als Muskelenergietechnik (MET) angewendet werden.
- Fallstricke: Mobilisation über die erste Barriere hinweg führt zur Verstärkung der Nozireaktion, zu starke Anspannung bei MET.

Ventrodorsale Mobilisation

Der Therapeut sitzt am Kopfende der Behandlungsliege. Der Kopf des Patienten ragt über das Kopfende der Liege hinaus. Eine Hand des Therapeuten hält von dorsal her unter geringgehaltener Zugspannung das Hinterhaupt des Patienten. Diese am Hinterhaupt liegende Hand wird durch ein Knie des Therapeuten abgestützt. Die andere Hand wird bei der ventralisierenden Mobilisation unter dem Patientenkinn (ohne Druck auf den Kehlkopf!) angelegt und erhält die Neutralstellung zwischen Kyphose und Lordose aufrecht. Die am Hinterhaupt liegende Hand führt dann (unterstützt durch das Knie) – unter Beibehaltung der geringen Zugspannung die vorsichtige, sich in ihrer Dosierung am Gewebegefühl orientierende Ventralmobilisierung in kleinen Schritten durch (Abb. 8.23 a).

Für die Dorsalmobilisation wird die Schwimmhaut der Arbeitshand von ventral her unter leichter dorsalisierender Vorspannung am Kinn des Patienten angelegt. Die Hand am Hinterhaupt hält die geringe kranialisierende Vorspannung. Aus dieser Vorspannung heraus mobilisiert die Arbeitshand „weich-rhythmisch-federnd-repetitiv" nach dorsal. Gerade bei der Dorsalmobilisation ist auf die Arbeit in sehr kleinen Schritten unter Beachtung jedes Zeichens einer sich anbahnenden Nozireaktion zu achten. Auch bei dieser Behandlungstechnik bewährt sich der Einsatz der postisometrischen Relaxation im Sinne einer Muskelenergietechnik (Abb. 8.23 b).

Bei der Ventralmobilisierung kann durch eine Verschiebung der Handanlage am Hinterhaupt nach kaudal der zu mobilisierende Teil der Halswirbelsäule von kranial her begrenzt werden.

Kurzfassung:
- Patient liegt in Rückenlage auf dem Flachtisch.
- Therapeut sitzt am Kopfende der Behandlungsliege.
- Eine Therapeutenhand hält von dorsal her das Hinterhaupt des Patienten und wird durch ein Knie abgestützt.
- Andere Therapeutenhand liegt am Kinn.
- Die Ventralmobilisation erfolgt durch ein Anheben des abstützenden Knies.
- Die Dorsalmobilisation erfolgt durch Druck auf das Patientenkinn.
- Fallstricke: Cave! Zu starker Druck bei der Dorsalmobilisation, Verlassen der Neutralstellung.

Abb. 8.23 a: Ventralmobilisation an der Halswirbelsäule (generalisiert)

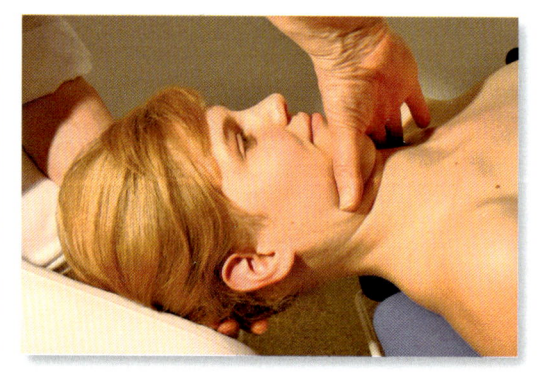

Abb. 8.23 b: Dorsaler Mobilisationsschub an der Halswirbelsäule

Mobilisation der oberen Kopfgelenke aus dem Ellenbogenhang (GK1)

Eine weitere Möglichkeit der Mobilisierung im Bereich der oberen Halswirbelsäule ist die Mobilisierung der oberen Kopfgelenke aus dem Ellenbogenhang (Abb. 8.24). Sie erfordert besondere Sorgfalt und Konzentration auf auch nur geringe Spannungsänderungen im subokzipitalen Gewebe.

Der Patient sitzt seitlich auf dem Tischrand oder auf einem Hocker. Der Therapeut steht hinter dem Patienten und lehnt diesen mit leicht zurückgeneigtem Oberkörper gegen den Oberschenkel des auf den Tisch aufgesetzten Beines. Zur Anlage des Ellenbogenhanges führt der Therapeut einen Arm in Supinationsstellung von hinten her über die Schulter des Patienten, wobei der Arm so weit wie möglich nach vorn geht. Danach wird der Unterarm des Therapeuten in Mittelstellung übergeführt und umfasst den Kopf des Patienten derart, dass der Bizeps unter dem Jochbogen einmodelliert wird. Das Kinn des Patienten liegt in der Ellenbeuge des Therapeuten. Ein pressender Druck auf die Kiefergelenke ist zu vermeiden. Die Kopfgelenke des Patienten werden in eine leichte Retroflexionsstellung gebracht. Das dient zur Entspannung der Membrana atlantooccipitalis dorsalis, die sonst den Atlas fixieren würde. Mit dem Hangarm wird eine geringe, streng nach kranial gerichtete Vorspannung im Sinne einer „Pikkolo-Traktion" aufgenommen. Die freie Hand des Therapeuten legt sich mit der Schwimmhaut von dorsal her direkt subokzipital an. Zunächst wird unter strenger Beachtung des Gewebegefühls eine vorsichtige dorsoventrale Mobilisation durchgeführt, wobei der Hangarm den Kopf des Patienten mit sehr kleiner Amplitude nach dorsal bewegt und die Schwimmhaut der anderen Hand eine ebenso vorsichtige Gegenbewegung ausführt. Dabei ist die subokzipital zu tastende Gewebespannung

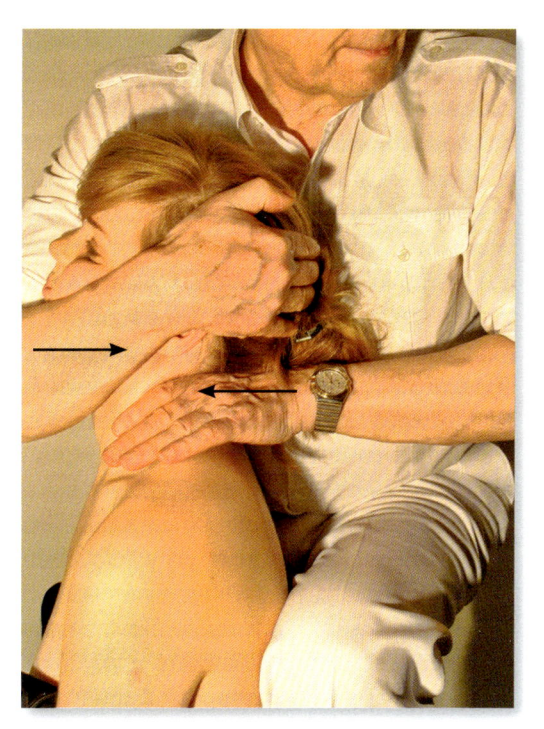

Abb. 8.26: Gegenläufige Mobilisation CO/1 aus dem Ellenbogenhang

der beste Indikator für die richtige Dosierung von Kraft und Weg. Diese Gewebespannung soll während der Mobilisationsbehandlung ständig abnehmen. Jede Spannungszunahme zeigt ein Zuviel an Kraft und/oder Weg an.

An die dorsoventrale Mobilisation werden die laterolateralen Mobilisationen angeschlossen. Der Lateralschub aus der subokzipital angelegten Hand erfolgt mit der Ulnarkante des Daumens bzw. der Radialkante des Zeigefingers. Diese werden in einem Winkel von 45° dorsal der Mastoidspitze angelegt, da eine Anlage kaudal des Mastoids bereits auf die Axis einwirken würde. Die Mobilisationsbewegung ist trotzdem streng zur Gegenseite hin gerichtet. Es erfolgt einmal eine gegenläufige Mobilisation zwischen Daumen und Unterarm und einmal eine solche zwischen Zeigefinger und Oberarm des Hangarmes.

> **Kurzfassung:**
> - Patient sitzt vor dem Therapeuten, Kopf in leichter Retroflexionshaltung.
> - Therapeut steht hinter dem Patienten, nimmt dessen Kopf in den Ellenbogenhang.
> - Andere Hand legt sich mit der Schwimmhaut von dorsal her dicht subokzipital an, für laterolaterale Mobilisation mit Daumen bzw. Zeigefinger dicht hinter dem Mastoid.
> - Gegenläufige Mobilisation unter strenger Beachtung des Gewebegefühls.
> - Fallstricke: zu geringe Beachtung des Gewebegefühls.

Einfingertechnik am Atlasquerfortsatz (GK1)

Eine ebenso unkomplizierte wie wirkungsvolle unspezifische Technik an der oberen Halswirbelsäule stellt die vereinfachte Einfingertechnik am Atlasquerfortsatz dar. An einem großen klinischen Krankengut zeigte sich, dass sich auch ohne die von *Arlen* gelehrte sehr subtile Diagnostik und die sich dann genau an der klinisch und radiologisch (soweit ohne CT oder MRT überhaupt möglich!) diagnostizierten Stellung des Atlas orientierende Therapie ein allgemein detonisierender Effekt auf die quergestreifte Muskulatur erzielen lässt. Die klinische Stellungsdiagnostik des Atlas stößt wegen der Asymmetrie des Atlas auch hinsichtlich der Länge und Richtung seiner Querfortsätze auf Schwierigkeiten.

Die von *Arlen* gelehrte weitergehende Technik wird von einer Reihe voll weitergebildeter Manualmediziner aber als durchaus sinnvolle Ergänzung ihrer Tätigkeit angesehen. Jedoch bringt auch die unspezifische Anwendung wegen der zu erzielenden Detonisierung schon für den Anfänger durchaus gute Erfolge. Die Begründung für die Wirksamkeit dieses Griffes durch *Arlen* ähnelt der entsprechenden Begründung für die HIO-(Hole in one-)Technik der amerikanischen Chiropraktoren. *H.-D. Wolff* nannte diesen Griff deshalb in einem Gespräch einen „Grob-HIO". Wir möchten ihn eher einen „Einfach-HIO" nennen, der die Gefahren einer nicht korrekt angewendeten chiropraktischen HIO-Technik vermeidet. Er ist zudem technisch einfacher und kennt praktisch keine Kontraindikationen.

Die Einfingertechnik am Atlasquerfortsatz wird am sitzenden Patienten durchgeführt (Abb. 8.25 a und b). Der Therapeut steht hinter dem Patienten. Der sehr schnelle Druckimpuls auf den Atlasquerfortsatz kann ein- oder doppelseitig durchgeführt werden. Bei einseitiger Technik legt der Therapeut die Mittelfingerkuppe seiner Arbeitshand an den Atlasquerfortsatz an. Er wählt dafür den Atlasquerfortsatz mit geringeren Nozireaktionszeichen bei Druck. Die andere Hand wird als Haltehand an die kontralaterale Wange des Patienten angelegt. Dann wird aus dem palpatorischen Kontakt am Atlasquerfortsatz ein ebenso schneller wie auch kräftiger Druckimpuls gesetzt. Dabei kommt es vor allem auf die Schnelligkeit dieses Druckimpulses an. Er sollte nicht länger als 0,05 Sekunden dauern. Diese ursprünglich von *Arlen* geforderte Dauer ist mit einiger Übung zu erreichen. Ein länger als 0,1 Sekunden anhaltender Druck führt eher zur Beschwerdeverstärkung.

Bei einseitiger Anwendung dieser Technik kann es durch die reflektorische Gegenbewegung der Haltehand im Impulsmoment zur Lösung einer nicht sehr festen Kopfgelenkblockierung kommen. Besonders bei Kindern ist das eine sehr schonende Methode zur Lösung einer Atlasblockierung, wobei dann naturgemäß die Impulsenergie deutlich geringer sein muss.

Therapeutische Techniken an der Halswirbelsäule

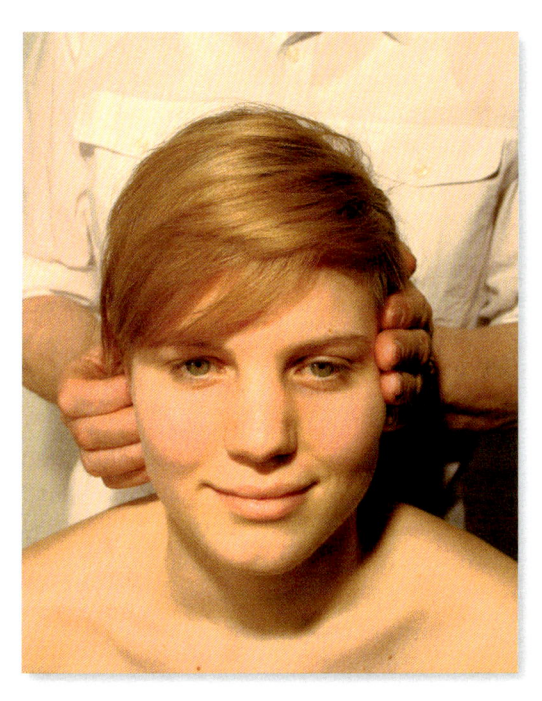

Abb. 8.25 a: Einfingertechnik am Atlasquerfortsatz: einseitig mit Gegenhalt

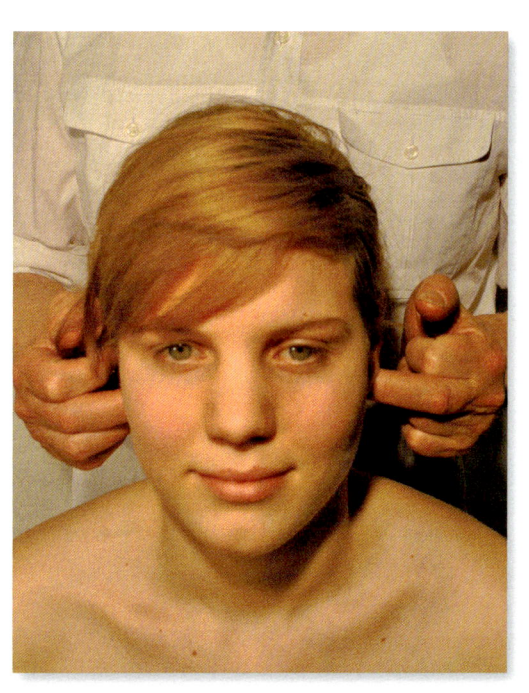

Abb. 8.25 b: Einfingertechnik am Atlasquerfortsatz: doppelseitig

Bei synchroner doppelseitiger Anwendung wird mit beiden Mittelfingern gleichzeitig an beiden Atlasquerfortsätzen gearbeitet. Der doppelseitigen Technik wird wegen der gleichzeitigen Einwirkung auf das sehr dicht besetzte Rezeptorenfeld an den Atlasquerfortsätzen eine deutlich stärker detonisierende Wirkung zugeschrieben. Es handelt sich dabei um einen reinen Druckimpuls ohne eigentlichen Mobilisierungseffekt.

Kyphosierende Vibrationstraktion (GK1)

Eine weitere unspezifische Technik, die sich sowohl zur Vorbereitung einer Manipulation als auch nach einer solchen zur Rezidivprophylaxe sehr bewährt hat, ist die kyphosierende Vibrationstraktion an der Halswirbelsäule (Abb. 8.26)

Dabei sitzt der Patient auf dem seitlichen Rand der Behandlungsliege mit dem Rücken zum

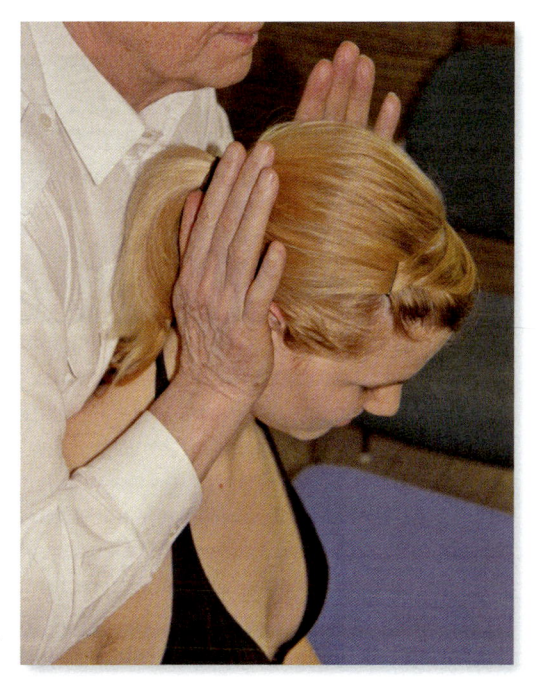

Abb. 8.26: Kyphosierende Vibrationstraktion an der Halswirbelsäule

Therapeuten. Der Therapeut lehnt den Patienten leicht zurück, so dass sich dieser mit seinem Rücken am Brustkorb des Therapeuten anlehnen kann. Unter Abstützen beider Ellenbogen an der Ventralseite der Schultern des Patienten wird dessen Kopf so gefasst, dass sich die Daumenballen von kaudal her hinter dem Mastoid am Okziput einmodellieren. Jeglicher Druck auf das Mastoid wird vermieden. Der Therapeut nimmt mit seinen Daumenballen Tiefenkontakt am Okziput und eine kranialisierende Vorspannung auf.

Danach wird der Kopf des Patienten zur Kyphosierung der Halswirbelsäule in eine mittlere Vorneigung gebracht (eine endgradige Vorneigung ist unerwünscht) und aus der Vorspannung heraus eine leicht rotierende Vibrationstraktion durchgeführt. Die Vibration ist so feinschlägig wie möglich und mit möglichst hoher Frequenz einzusetzen. Auf keinen Fall darf ein „Kopfschütteln" daraus werden.

Druckpunkttechniken (GK1)

Schmerzsyndrome im HWS-Bereich sind wegen der guten Beweglichkeit dieses Wirbelsäulenabschnittes auch besonders für die Behandlung mit Druckpunkttechniken geeignet. An der Halswirbelsäule kann das sowohl an den suboccipitalen Insertionspunkten als auch an den paraspinösen Irritationspunkten erfolgen. Bei Letzterem ist im Allgemeinen eine bessere Entspannung zu erzielen.

Die Mittelfingerkuppe nimmt dabei wie an den anderen Wirbelsäulenabschnitten am entsprechenden Punkt einen Druck von ca. 1 kp auf. Das Nachführen in eine noch bessere Entspannung unter der laufenden Therapie ist an der Halswirbelsäule deutlich einfacher als an den anderen Abschnitten der Wirbelsäule. Besonders bei ängstlich verspannten Patienten eignet sich die Druckpunkttherapie nicht nur zur Schmerzbehandlung, sondern gerade in diesem Abschnitt auch zur Manipulationsvorbereitung.

8.2.2 Spezifische Techniken

Die Halswirbelsäule ist hinsichtlich der Behandlung mit spezifischen Manipulationstechniken einerseits ein besonders dankbarer, andererseits aber der Wirbelsäulenabschnitt, der an eine sanfte atraumatische Manipulationstechnik die höchsten Ansprüche stellt. Die eingangs des HWS-Kapitels dargestellte Arteria-vertebralis-Problematik wird deshalb nochmals ergänzend erörtert. Die Ursachen für die sehr seltenen Zwischenfälle sind in aller Regel entweder eine klar fehlerhafte Technik (extrem selten) oder das Übersehen von Kontraindikationen für eine manuelle Behandlung schlechthin oder für die vorgesehene Behandlungsrichtung. Auch ist es nicht möglich, jede vorhandene Spontandissektion hirnzuführender Gefäße zu erkennen. Nach Untersuchungen von *Weingart* und *Bischoff* kann davon ausgegangen werden, dass es bei der Anlage zu einer Manipulation an der Halswirbelsäule und bei der Durchführung derselben beim Arbeiten aus einer unproblematischen Ausgangslage (Rotation und Lateralflexion zur Gegenseite der Rotation unter Beachtung der 15°/15°-Regel) nicht zu einer Einengung der A. vertebralis oder gar Prästase kommt. Bei den durchgeführten Untersuchungen kam es bei Einstellungen bis 35°-Rotation und Lateralflexion zur Gegenseite sowie einer Traktionskraft bis 10 kp nicht zu relevanten Strömungsänderungen.

Auch die Gefahr einer traumatischen Schädigung der A. vertebralis wird von manualmedizinischen Laien oft überschätzt. Traumatische Schädigungen können nur entstehen, wenn die Dehnfähigkeit einer gesunden A. vertebralis (ca. 85%) überschätzt wird, oder die Auswirkungen einer sehr seltenen Gefäßwandfibrose, weit fortgeschrittener arteriosklerotischer Veränderungen, ausgeprägter unkarthrotischer Randwülste oder Ähnlichem nicht durch eine deutlich über den vorgesehenen Manipulationsweg hinausgehende diagnostische Probemobilisation ausgeschlossen werden. Eine Überdehnung der A. vertebralis oder das Hineindrücken eines unkarthrotischen Randwulstes oder eines bis dahin nicht bekannten Nucleus-pulposus-Prolapses zeigt sich bei der diagnostischen Probemobilisation als Reizung des sympathischen Gefäßnervengeflechtes in der Adventitia der A. vertebralis (z. B. Schwindel, Ohrensausen, Sehstörungen) an. Der Umstand, dass die sehr seltenen Zwischenfälle vor allem bei jüngeren Patienten auftreten, wird u. a. damit erklärt, dass bei älteren Patienten die Beweglichkeit in den Problemzonen durch bereits eingetretene degenerative Veränderungen limitiert ist.

Der Manualmediziner muss bedenken, dass die mediale Adventitia der A. vertebralis mit dem Periost des Canalis a. vertebralis in der Regel fest verbunden ist und für die Dehnung bei einer Manipulation oder Mobilisation nur das 7–12 mm lange Stück, das zwischen zwei Wirbeln frei verläuft, zur Verfügung steht. Das zeigt, wie problematisch starke Dehnungen im Bereich der mittleren und unteren Halswirbelsäule sind (besonders durch starke Rotationen, verbunden mit Hyperlordosierung und Lateralflexion zur gleichen Seite in diesem Bereich).

Die erforderliche diagnostische Probemobilisation wiederum muss so langsam durchgeführt werden, dass beginnende Zeichen einer nozizeptiven Gegenspannung sowie eine Schmerzausstrahlung (Zeichen einer radikulären Reizung oder einer gesperrten Richtung) und die oben genannten vegetativen Zeichen rechtzeitig erkannt werden. Beim Auftreten solcher Zeichen ist auch die diagnostische Probemobilisation sofort abzubrechen. Das setzt aber die Funktionsfähigkeit der Nozizeptoren voraus. Deshalb wird eine vorhergehende Lokalanästhesie in dem betreffenden Bereich oder eine Manipulation in Narkose abgelehnt. Das gilt heute klar als Behandlungsfehler.

Die früher in einem von der damaligen FAC als DGMM-Memorandum bezeichneten Papier empfohlenen Tests sind zur Vermeidung von Zwischenfällen an den hirnzuführenden Gefäßen nur sehr bedingt geeignet. Sie erfassen – worauf auch *Neumann* hinweist – nicht alle Fälle, in denen eine Gefährdung der A. vertebralis droht und schließen Fälle von einer Behandlung aus, die einer erfolgreichen Manipulationsbehandlung durchaus zugänglich wären.

In den letzten Jahren ist gerade auch der forciert durchgeführte De-Klejn-Test als Ursache von Schädigungen der A. vertebralis angeschuldigt worden.

Die Durchführung der diagnostischen Probemobilisation nach den genannten Kriterien warnt überdies nicht nur vor Gefahren vonseiten der A. vertebralis. Sie weist durch eine entsprechende radikuläre oder pseudoradikuläre Schmerzausbreitung auch auf einen bis dahin nicht bekannten (weil keine radikuläre Symptomatik vorliegt) Bandscheibenvorfall oder auf eine artikuläre Kontraindikation (z. B. aktivierte Spondylarthrose) hin. Die Funktion der diagnostischen Probemobilisation kann von einer sog. Probebehandlung nicht übernommen werden, da diese bereits mit einem manipulativen Impuls vorgenommen wird. Gefahren bei einer Manipulation gehen nicht nur von dem auf jeden Fall zu vermeidenden „Durchreißen", sondern auch von zu weiten Rotationen oder Lateralflexionen aus. Besonders an der Halswirbelsäule ist mit einem Minimalimpuls zu arbeiten. Auch eine Hyperlordosierung der Halswirbelsäule – außer einer Retroflexion zur Entspannung der Membrana atlantooccipitalis dorsalis für den Kopfgelenkbereich – wird von uns wegen der damit verbundenen Gefahr einer Überdehnung der A. vertebralis (sie läuft dabei im Canalis a. vertebralis an der Konvexseite der Krümmung) abgelehnt.

Deshalb werden an dieser Stelle die Anforderungen an ein absolut atraumatisches Arbeiten an der HWS mit den Techniken der „sanften atraumatischen Manipulation" nochmals zusammengefasst:

a) Arbeiten aus unproblematischer Ausgangslage, d.h. mit Ausnahme der Traktionsmanipulation der Kopfgelenke (*Frederick*) aus einer Rotation von 15° in die beabsichtigte Manipulationsrichtung und eine Lateralflexion von 15° zur Gegenseite („15/15-Regel"). Letzteres ist deshalb von besonderer Bedeutung, weil eine Lateralflexion ab C2 abwärts zu einer Zwangsrotation in die Neigungsrichtung führt. Jede Verstärkung der Lateralflexion führt also auch zu einer Verstärkung der Rotation. Wenn Lateralflexion und Rotation in die gleiche Richtung durchgeführt werden, kann es zu problematischen Rotationsgraden kommen. Auf solche Techniken treffen die Kritiken an Rotationsmanipulationen an der Halswirbelsäule zu. Bei den hier beschriebenen Techniken ist das aber nicht der Fall. Die Rotation zur Gegenseite der Lateralflexion verringert die Zwangsrotation bzw. neutralisiert diese weitgehend. Damit werden die Risiken einer zu starken Rotation klar vermieden.
b) Manipulationen nur aus optimal gehaltenem Tiefenkontakt und optimal gehaltener Vorspannung am entspannt gelagerten Patienten (nie gegen eine muskuläre Gegenspannung arbeiten!).
c) Sicherung des vorgesehenen Manipulationsweges durch eine langsam durchgeführte, deutlich über den vorgesehenen Manipulationsweg hinausgehende diagnostische Probemobilisation.
d) Arbeiten mit einem sehr schnellen Minimalimpuls, der im Idealfall nur eine zusätzliche Rotation von 5° beinhaltet. Optimal ist die Impulskraft, die eben zur Lösung der Blockierung ausreicht. Die hohe Geschwindigkeit dieses Minimalimpulses bewirkt, dass die Lösung der Blockierung trotz des im Gegensatz zum vergleichsweise langen Weg der diagnostischen Probemobilisation kurzen Manipulationsweges gelingt.

Gezielte Manipulation mittels Rotationstraktion (AK1)

Das ist eine der gebräuchlichsten Techniken. Sie kann von C1–C7 eingesetzt werden (Abb. 8.27–8.30).

Der Patient sitzt aufrecht auf dem Fußende der Behandlungsliege. Der Therapeut steht im rechten Winkel zum Patienten auf der Versetzungsseite vor dessen Schulter. Er legt seine kopfnahe Hand mit dem Daumenballen unter dem Jochbogen auf der Versetzungsseite an (Abb. 8.28). Bei der Arbeit in Höhe C1–C5 legt er die Endphalanx des Mittelfingers seiner fußnahen Hand flächig im hinteren Rotationsquadranten über dem Atlasbogen bzw. in Höhe des Processus articularis des zu behandelnden Wirbels im hinteren Rotationsquadranten an (Abb. 8.29 und 8.30). Mit der Hand unter dem Jochbogen wird die HWS bei der Arbeit am Atlas leicht retroflektiert, bei der Arbeit in Höhe C2–C7 je nach Bedarf gering lordotisch oder kyphotisch eingestellt. Der aufrecht stehende Therapeut nimmt den Kopf des Patienten so nahe an

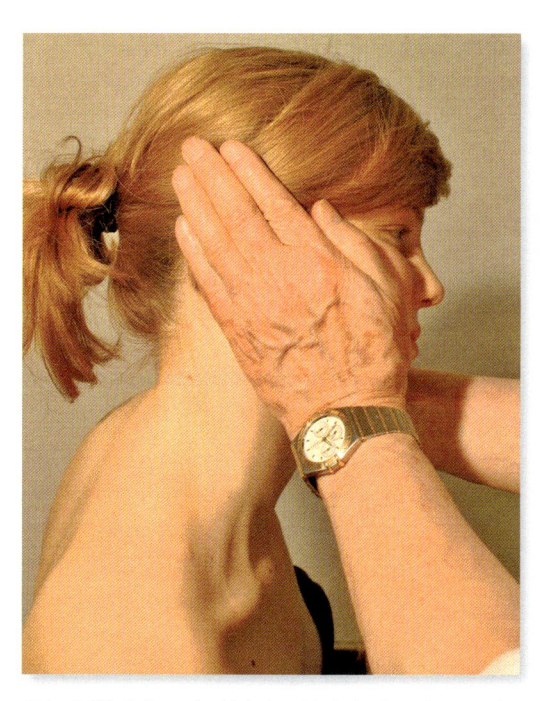

Therapeutische Techniken an der Halswirbelsäule

Abb. 8.27: Anlage der Haltehand bei der Rotationsmanipulation der oberen Halswirbelsäule

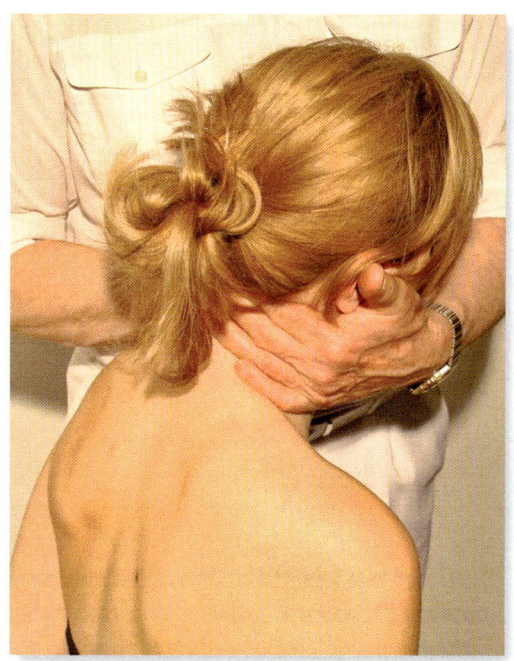

Abb. 8.28: Rotationsmanipulation C1 bei rechtsrotationsempfindlicher Blockierung

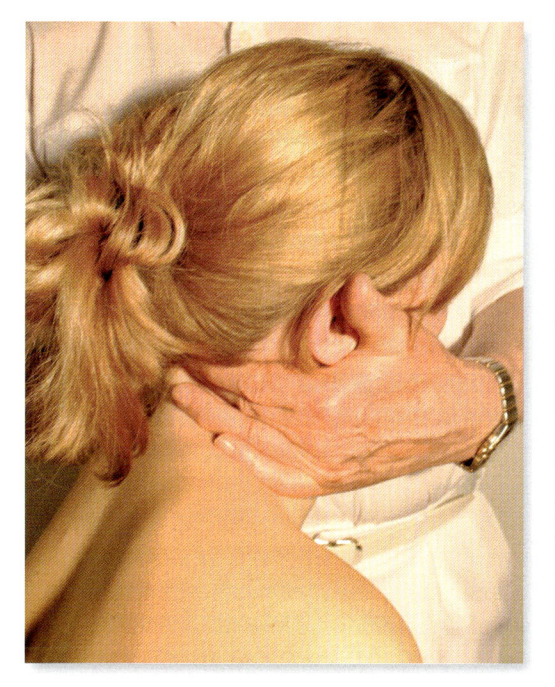

Abb. 8.29: Rotationsmanipulation C2 bei rechtsrotationsempfindlicher Blockierung

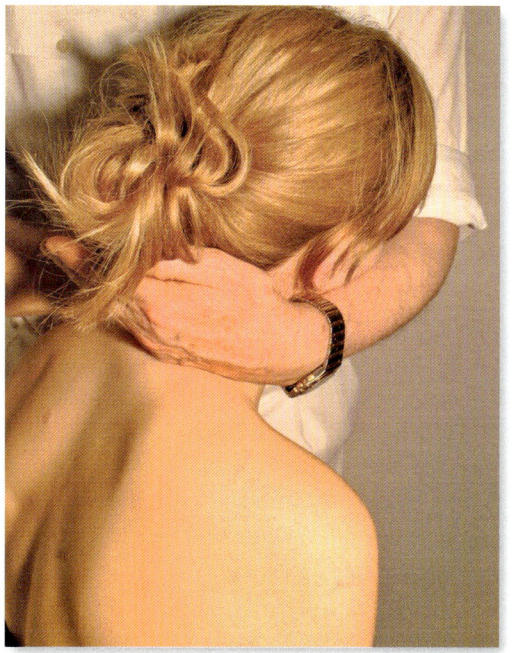

Abb. 8.30: Rotationsmanipulation C6 bei rechtsrotationsempfindlicher Blockierung

sich heran, dass eine Überrotation durch den Kontakt mit dem Körper des Therapeuten vermieden wird. Dann legt er seine Ellenbogen an seinen Oberkörper an und verstärkt den flächig aufgenommenen Tiefenkontakt durch eine Anspannung der Pektoralismuskulatur.

Durch ein Erheben in den Zehenstand bei „verriegeltem" Schultergürtel wird zunächst eine vorsichtige Probetraktion durchgeführt. Wird diese gut toleriert, führt der Therapeut als letzten Schritt zum Ausschluss bis dahin nicht erkannter Kontraindikationen die diagnostische Probemobilisation durch. Bei dieser Probemobilisation wird der Patient nicht nur nach auftretenden Schmerzen, sondern auch nach auftretendem Schwindel, Ohrgeräuschen oder Sehstörungen gefragt.

Anschließend geht der Therapeut in die davor aufgenommene Vorspannung zurück und setzt den manuellen Impuls streng nach den Regeln der sanften atraumatischen Manipulation. Der Rotationsweg darf dabei nur 5° bis (höchstens) 10° betragen. Dabei ist wie bei allen Manipulationen an der HWS zu beachten, dass die Traktionskomponente umso stärker sein muss, je weiter kaudal die Behandlung stattfindet. Durch die stärkere Traktion wird die erforderliche Ausgangsspannung schon vor der kritischen Rotationsgrenze erreicht. Während ohne Traktion eine ausreichende Arbeitsspannung an der unteren Halswirbelsäule nicht vor 60-70° erreicht wird, gelingt das bei ausreichender Traktion schon bei 15°. Es ist weiterhin darauf zu achten, dass das Kräfteverhältnis zwischen Tiefenkontakt und Vorspannung einerseits und dem manipulativen Impuls andererseits sich mindestens wie 9:1 verhält.

Bei der Arbeit an C2 besteht die Gefahr, dass der im hinteren Rotationsquadranten angelegte Finger nach kranial abrutscht, sodass wie der C1 behandelt würde. Dem wird dadurch begegnet, dass bei der Arbeit an der Axis der Kontakt mit dem Dornfortsatz gehalten wird.

Bei der Rotationsmanipulation C5–C7 wird die Arbeitshand nicht mehr mit dem Mittelfinger, sondern mit der Ulnarkante über dem hinteren Rotationsquadranten angelegt (s. Abb. 8.30). Damit einerseits die Ulnarkante der Manipulationshand einen festen Tiefenkontakt und die erforderliche Vorspannung in Höhe C6 und C7 halten kann, andererseits aber auch die notwendige Traktion zu erreichen ist, wird der Unterarm der Manipulationshand an den Patientenunterkiefer angelegt. Dadurch kann der Unterarm gleichzeitig die notwendige Traktion erreichen. Es ist nur darauf zu achten, dass die andere Hand unter dem Jochbogen als „Lordosebremse" wirkt, damit die zur Traktion eingesetzte Kraft nicht zu einer Lordoseverstärkung führt. Die beschriebene Technik wirkt vor allem gegenüber dem unteren Partnerwirbel. Gegenüber dem oberen Partnerwirbel wird nur ein kleiner Voreileffekt erzielt.

> **Kurzfassung:**
> - Patient sitzt auf dem Fußende der Liege.
> - Therapeut steht auf der Versetzungsseite vor der Schulter des Patienten.
> - Einstellung des Patientenkopfes in 15°/15°-Stellung.
> - Die kopfnahe Hand des Therapeuten wird unter dem Jochbogen auf der Versetzungsseite angelegt.
> - Die fußnahe Hand wird mit der Mittelfingerendphalanx bzw. der Ulnarkante flächig im hinteren Rotationsquadranten angelegt.
> - Diagnostische Probemobilisation durch Verstärkung von Rotation und Traktion.

- Atraumatischer Minimalimpuls (Impulsweg 5°).
- Fallstricke: zu starke Rotation, zu weit lateral angelegte Rotationshand (schmerzhafter Druck gegen Proc. articularis), zu großer Impulsweg, zu starke Lordosierung.

Rotationsmanipulation aus dem hinteren Rotationsquadranten mittels Ellenbogenhang (AK 1)

Diese Technik wirkt fast gleichmäßig gegenüber beiden Partnerwirbeln (Abb. 8.31).

Der untere Partnerwirbel befindet sich in Ruhestellung auf dem Schultergürtel, der obere wird mit dem Hangarm in seiner Stellung gesichert. Diese Technik hat außerdem den Vorteil, dass der Patient sich entspannt flächig gegen den Oberschenkel des Therapeuten anlehnen kann. Sie ist deshalb eine auch von Anfängern gern bevorzugte Technik, die aber eine den vorliegenden Verhältnissen gut angepasste Dosierung von Vorspannung und Impuls sowie eine besondere Konzentration auf die Arbeitshand verlangt.

Der Patient sitzt bei dieser Technik auf dem Seitenrand der Behandlungsliege. Der Therapeut steht hinter dem Patienten und legt das Bein auf der Seite des Hangarmes (Versetzungsseite) mit dem Knie gegen die Tischkante an. Der Patient legt sich mit seinem Oberkörper gegen den Oberschenkel des Therapeuten. Der auf der Versetzungsseite gelegene Arm des Therapeuten wird in Supinationsstellung über die gleichseitige Schulter so weit wie möglich nach vorn geführt. Danach wird er in Mittelstellung übergeführt und er umfasst den Patientenkopf dadurch, dass der Bizeps unter dem Jochbogen auf der Versetzungsseite angelegt wird.

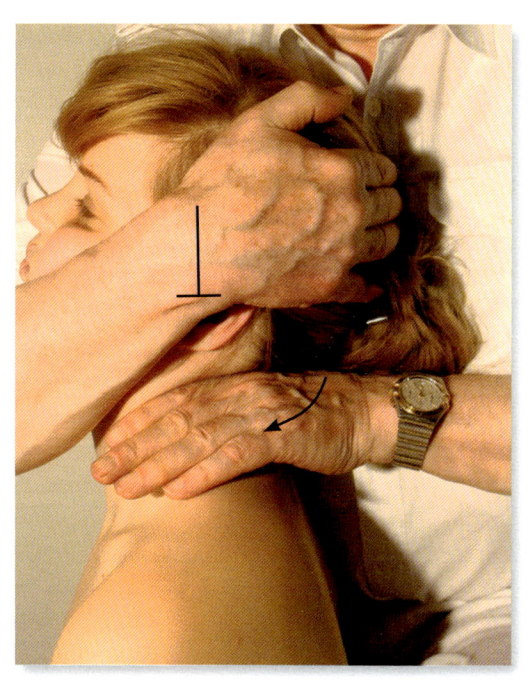

Abb. 8.31: Rotationsmanipulation an der Halswirbelsäule aus dem hinteren Rotationsquadranten

Das Kinn des Patienten liegt dann in der Ellenbeuge. Die Hand des Hangarmes wird über der Ohrmuschel und der Schläfenregion auf der Seite der Rotationsempfindlichkeit angelegt. Ein Pressdruck auf die Kiefergelenke ist zu vermeiden.

Die Therapeutenhand auf der Seite der Rotationsempfindlichkeit dient als Manipulationshand. Sie wird mit der Radialkante der Zeigefingergrundphalanx fest in den hinteren Rotationsquadranten einmodelliert und nimmt eine Rotationsvorspannung in die freie Richtung auf. Der Kopf im Ellenbogenhang wird in eine Lateralflexion von ca. 15° zur Seite der Rotationsempfindlichkeit und eine Vorrotation von 15° in die freie Richtung eingestellt. Es wird außerdem mit dem Hangarm eine der Arbeitshöhe angepasste Traktionsvorspannung aufgenommen. Nach einer diagnostischen Probemobilisation, die bei gleichzeitiger Rotation und Traktion deutlich über das Maß des vorgesehenen manipulativen Impulses hinausgeht, wird in die Ausgangsstellung vor dieser zurückgegangen. Sind bei der Durchführung der diagnostischen Probemobilisation keine Zeichen für eine bis dahin nicht erkannte Kontraindikation aufgetreten, wird der manipulative Impuls unter Beachtung der eingangs beschriebenen Kriterien (s. S. 182) eingesetzt. Ein Einsatz des Hangarmes zur Verstärkung der Rotation ist auf jeden Fall zu vermeiden. Er wird aber eine geringe Verstärkung der Traktion während des Impulses bewirken. Durch diese Traktionsverstärkung wird die gleichmäßige Einwirkung auf beide Partnerwirbel optimiert.

Bei einer flexionsneutralen Irritation wird aus der physiologischen Normalstellung der HWS heraus gearbeitet, bei einer kyphosierungs- und rotationsempfindlichen Blockierung aus einer nur gering betonten Lordose.

> **Kurzfassung:**
> - Patient sitzt auf dem Seitenrand der Behandlungsliege.
> - Therapeut steht hinter dem Patienten und lehnt diesen an seinen Oberschenkel an.
> - Anlage der Arbeitshand mit der Radialkante des Zeigefingers im hinteren Rotationsquadranten.
> - Anlage des Ellenbogenhanges auf der Versetzungsseite.
> - Diagnostische Probemobilisation unter Mitgehen des Hangarmes.
> - Impuls nur aus der Arbeitshand (Hangarm = Haltearm).
> - Fallstricke: zu starke Betonung der Lateralflexion, aktiver Einsatz des Hangarmes beim Impuls.

Rotationsmanipulation aus dem hinteren Versetzungsquadranten (AK1)

Die Behandlung einer flexionsneutralen, kyphosierungs- oder nur gering lordosierungsempfindlichen Rotationsblockierung aus dem Ellenbogenhang kann auch in gegenläufiger (heteronymer) Technik aus dem hinteren Versetzungsquadranten heraus erfolgen (Abb. 8.32).

Bei dieser Technik werden Manipulationshand und Hangarm zu einer gegenläufigen Bewegung mit sehr kleiner Amplitude eingesetzt. Sie wirkt weit überwiegend gegen den kranialen Partnerwirbel. Gegen den kaudalen Partnerwirbel ergibt sich nur ein geringer Voreileffekt. Zur Durchführung dieser Behandlung sitzt der Patient auf dem Seitenrand der Behandlungsliege. Der Therapeut steht hinter dem Patienten. Der Ellenbogenhang wird auf der Seite der Rotationsempfindlichkeit angelegt. Der Daumen der Manipulationshand wird mit seiner Ulnarkante möglichst flächig unter Weichteilschutz in den hinteren Versetzungsquadranten in Richtung

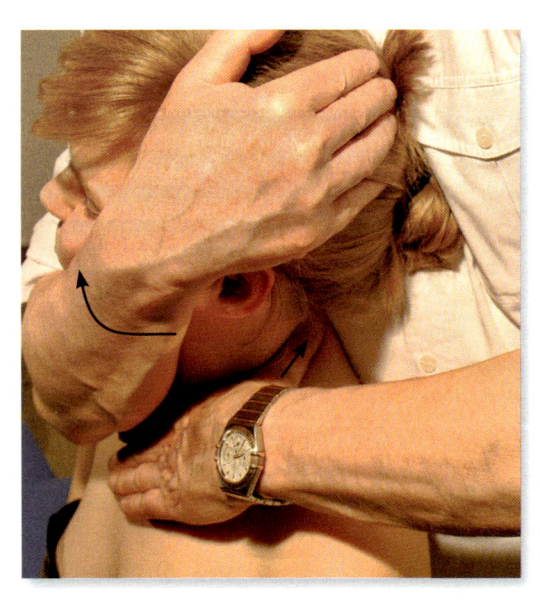

Abb. 8.32: Rotationsmanipulation an der Halswirbelsäule aus dem hinteren Versetzungsquadranten

gegen den Dornfortsatz angelegt und nimmt Tiefenkontakt sowie eine Vorspannung zur Seite der Rotationsempfindlichkeit hin auf. Ein Druck mit der Daumenkuppe in Richtung des Dornfortsatzes ist wegen der damit verbundenen Schmerzen auf jeden Fall zu vermeiden.

Der Ellenbogenhangarm führt den Patientenkopf in eine Rotationsstellung von ca. 15° in die Blockierungsrichtung, wobei ein vorheriger Gegenhalt am zu behandelnden Wirbel (gegen eine Mitbewegung in diese Richtung) durch den Daumen der Manipulationshand eine nozireaktive Beschwerdeverstärkung verhindert. Die dabei eingesetzte Traktion muss so stark sein, dass bei 15°-Rotation die erforderliche Arbeitsspannung erreicht wird.

Anschließend wird die Traktionsvorspannung gering verstärkt und nach der diagnostischen Probemobilisation wird ein gegenläufiger Impuls aus der Manipulationshand und dem Hangarm eingesetzt. Es ist darauf zu achten, dass beide Einzelkomponenten des Impulses genau synchron eingesetzt werden.

Falls der Patient bei Anwendung dieser Technik nicht ausreichend entspannt, kann sich der Therapeut die Arbeit dadurch erleichtern, dass er den Patienten nach Durchführung der diagnostischen Probemobilisation bei gehaltener Vorspannung auffordert, sich in den Ellenbogenhang hineinfallen zu lassen. Der manuelle Impuls erfolgt dann genau in dem Moment des „Sich-fallen-lassens" des Patienten. Weiterhin können die Atemtechnik, die Blickwendung, eine repetitive Vormobilisation oder eine dosierte postisometrische Muskelrelaxation zur Anwendung kommen, um die Entspannung des Patienten zu fördern.

Die heteronyme (gegenläufige) Ellenbogenhangtechnik hat sich bei Anwendung durch erfahrene Therapeuten mit entsprechendem Gewebe- und Bewegungsgefühl besonders zur Behandlung an der Halswirbelsäule von älteren Patienten und Kindern bewährt, da die beiden sich in der Bewegung summierenden Komponenten besonders klein gehalten werden können. Es ist auffallend, dass gerade bei der Behandlung an der HWS älterer Patienten – wohl, weil sie besonders sorgfältig und nur von erfahrenen Therapeuten durchgeführt wird – nach einer Rückfrage bei einigen erfahrenen Gutachtern keine Zwischenfälle aktenkundig wurden.

Am Atlas kann diese gegenläufige Technik naturgemäß nicht eingesetzt werden (fehlender Dornfortsatz).

Kurzfassung:
- Patient sitzt auf dem Seitenrand der Behandlungsliege.
- Therapeut steht hinter dem Patienten und lehnt diesen entspannt an seinen Oberschenkel an.
- Anlage der Arbeitshand mit der Ulnarkante des Daumens im hinteren Versetzungsquadranten.
- Anlage des Ellenbogenhanges auf der Seite der Rotationsempfindlichkeit.
- Nach diagnostischer Probemobilisation gegenläufiger Impuls aus Arbeitshand und Hangarm.
- Fallstricke: zu starke Seitneigung, Druck mit der Daumenkuppe.

Traktionsmanipulation der Kopfgelenke (*Frederick*) (GK 1)

Für den Fall, dass sich eine Atlasblockierung nicht mit einer homonymen Technik lösen lässt, kann die Traktionsmanipulation der Kopfgelenke (*Frederick*) angewendet werden (Abb. 8.33

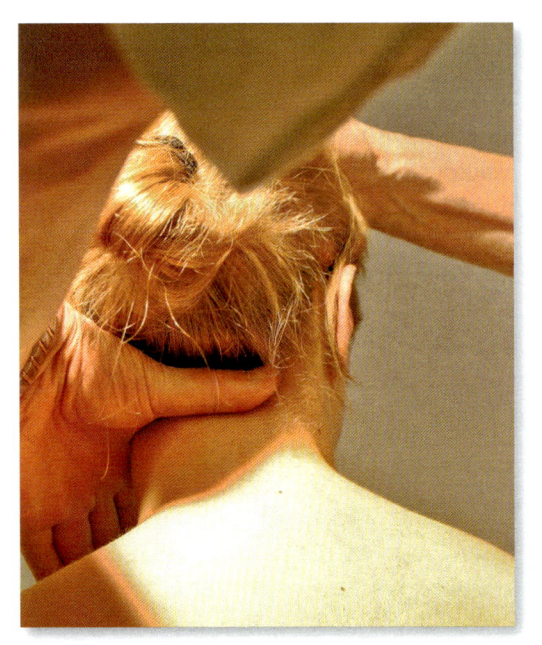

Abb. 8.33: Subokzipitale Anlage des Daumens bei der Traktionsmanipulation der Kopfgelenke

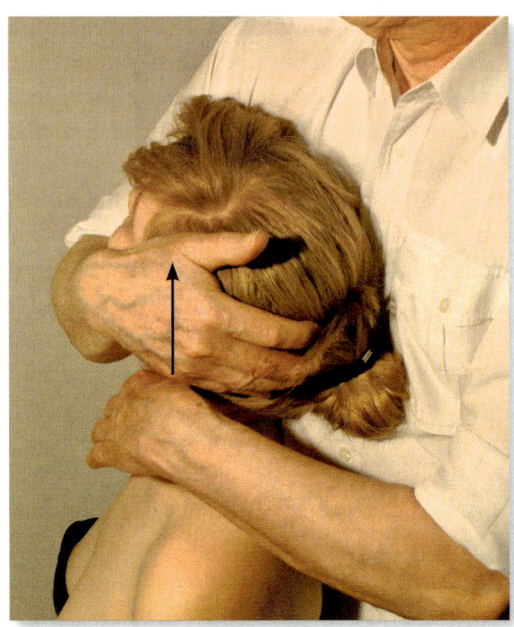

Abb. 8.34: Traktionsmanipulation der Kopfgelenke

und 8.34). Im Gegensatz zu einer Reihe von Cramer eingeführten Techniken, die mit einem Rotationsimpuls arbeiten, wird mit diesem Griff zwar aus einer Rotationsausgangsstellung, aber unter Vermeidung einer zusätzlichen Rotation im Impuls gearbeitet. Diese Traktionsmanipulation wird grundsätzlich beidseits angewandt. Nach Feststellung der Atlasblockierung wird zunächst nochmals eine Prüfung der Rotationsfähigkeit der oberen Halswirbelsäule in maximaler Anteflexion durchgeführt.

Dabei steht der Therapeut hinter dem Patienten. Zunächst wird auf der Seite der freieren Rotation der Ellenbogenhang angelegt. Der Daumen der anderen Hand wird mit seiner Ulnarkante flächig dicht subokzipital als Hypomochlion angelegt. Der Druck dieses gegenhaltenden Daumens bleibt während der ganzen Behandlung gleich und darf vor allem nicht während des manipulativen Impulses verstärkt werden. Die Daumenanlage kann auch schon vor der Anlage des Hangarmes erfolgen. Danach erfolgt eine Rotation zur Seite des Hangarmes. Diese Rotation geht so weit, bis der Therapeut einen sich langsam verstärkenden Widerstand bemerkt (Erreichen der ersten Barriere), also nicht bis zum Endanschlag der passiv möglichen Bewegung (zweite Barriere). Anschließend wird mit dem Hangarm der Kopf des Patienten deutlich retroflektiert, wobei diese Retroflexion durch das angelegte Hypomochlion auf den Bereich der Kopfgelenke beschränkt wird. Dadurch wird einmal eine Dehnung der A. vertebralis im Bereich des Canalis a. vertebralis vermieden und gleichzeitig die Membrana atlantooccipitalis entspannt. Damit wird eine Traumatisierung des Gefäßes vermieden, da es nicht zu einer Einengung der Durchtrittsstelle durch die Membran kommt, die sonst bei einer stärkeren Rotation auf der Gegenseite eintreten kann. Bei dieser Einstellung sollte eine Lateralflexion des Kopfes vermieden werden.

Im Anschluss an diese Einstellung wird die Traktion durch den Hangarm zunächst probezugartig verstärkt und bei Freigabe der Manipulation durch das Ergebnis der diagnostischen Probemobilisation während einer Exspirationsphase der schnelle manipulative Traktionsimpuls eingesetzt. Dieser muss selbstverständlich den Kriterien eines schnellen Minimalimpulses genügen.

Danach wird die gleiche Behandlung zur Gegenseite (Seite der geringeren Rotation bei der Eingangsprüfung) hin durchgeführt.

> ℹ Bei diesem Griff ist unbedingt darauf zu achten, dass die Reihenfolge: Rotation – Retroflexion – Traktion genau eingehalten wird. Diese Technik hat sich in der praktischen Anwendung besonders bei zervikozephalen Syndromen (auch mit Spannungskopfschmerz) bewährt.

Kurzfassung:
- Patient sitzt auf dem Seitenrand der Behandlungsliege.
- Therapeut steht hinter dem Patienten.
- Nach Rotationsprüfung der oberen HWS Anlage eines Ellenbogenhanges auf der Seite der freieren Rotation.
- Anlage des Daumens der anderen Hand dicht subokzipital mittig als Hypomochlion.
- Rotation zur Hangarmseite hin bis zur ersten Barriere.
- Retroflexion des Patientenkopfes.
- Traktion (erst als diagnostische Probemobilisation, dann als Manipulation).
- Gleiche Behandlung zur Gegenseite.
- Fallstricke: Lateralflexion, Mitwirkung des Daumens beim Impuls, Rotationskomponente.

Modifizierte Ellenbogenhangtechnik bei kyphotisch eingestellter Halswirbelsäule (Refr.)

Die Behandlung ausgeprägt lordosierungsempfindlicher Situationen muss aus einer kyphotischen Einstellung der HWS durchgeführt werden. Dazu bietet sich die modifizierte Ellenbogenhangtechnik an (Abb. 8.35).

Der Patient sitzt auf dem Seitenrand der Behandlungsliege. Der Therapeut steht hinter dem Patienten. Der Hangarm wird auf der Versetzungsseite angelegt. Dabei darf der Arm des Therapeuten nicht unter dem Patientenkinn liegen, weil dadurch eine ausreichende Kyphosierung der Halswirbelsäule verhindert würde. Die Radialkante der Arbeitshand des Therapeuten wird in Höhe des zu behandelnden Wirbels im vorderen Rotationsquadranten als „gedachtes Hypomochlion" (*Sell*) ohne Aufnahme eines Tiefenkontaktes angelegt. Der Daumen der Arbeitshand wird unter Aufnahme von Tiefenkon-

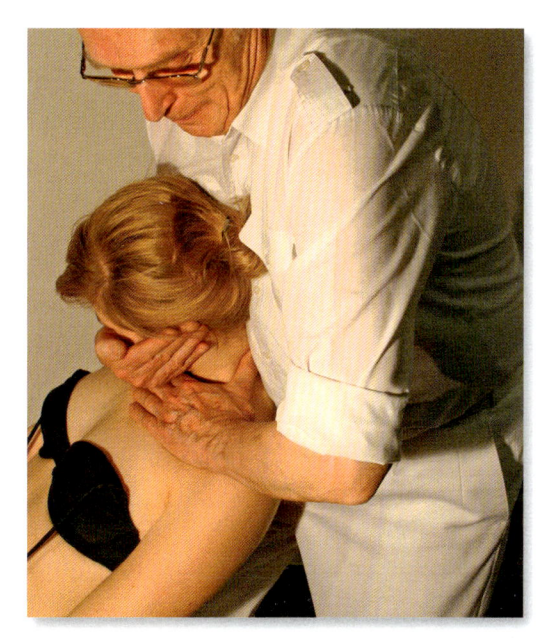

Abb. 8.35: Anlage der modifizierten Ellenbogenhangtechnik bei lordosierungsempfind-lichen Blockierungen an der HWS

takt und einer in die freie Richtung rotierenden Vorspannung im hinteren Rotationsquadranten angelegt.

Der Patient wird weit nach hinten gegen den Oberschenkel des Therapeuten auf der Hangarmseite zurückgelehnt. Der Therapeut beugt sich mit seinem Thorax zum Halten der kyphotischen Einstellung der Halswirbelsäule nach vorn. Mit dem Hangarm wird eine Rotation von ca. 15° in die beabsichtigte Manipulationsrichtung eingestellt. Der Thorax des Therapeuten wird dicht neben der Mittellinie auf der Versetzungsseite am Hinterhaupt des Patienten angelegt. Dabei liegt sein Pektoralis dicht subokzipital, damit er durch eine leichte Kranialbewegung während des Impulses nicht nur die Kyphosierung, sondern auch die mit dem Hangarm gehaltene Traktion unterstützt.

Unter Halten von Tiefenkontakt und Vorspannung wird nach der diagnostischen Probemobilisation ein manipulativer Impuls mit gleichzeitiger Rotation in die freie Richtung mittels des im hinteren Rotationsquadranten liegenden Daumens und Verstärkung der Kyphosierungsvorspannung durch ein weiteres Vorneigen des Therapeuten eingesetzt. Da diese Vorneigung des Therapeuten nicht in der Mitte des Hinterhauptes, sondern wegen der Rotationsvorspannung dicht lateral davon angreift, führt sie gleichzeitig zu der gewünschten Rotationsverstärkung.

> ⓘ Unbedingt zu vermeiden sind bei dieser Technik eine stärkere Rotation und ein zu weit laterales Anlegen des Therapeutenthorax. Beides würde zu einer lateralflektierenden Einwirkung unter Druck mit der Gefahr einer Traumatisierung führen.

Kurzfassung:
- Patient sitzt auf dem Seitenrand der Behandlungsliege.
- Therapeut steht hinter dem Patienten und lehnt diesen an seinen Oberschenkel an.
- Hangarm (nichts zwischen Kinn und Thorax des Patienten) wird auf der Versetzungsseite angelegt.
- Pektoralis wird auf der Versetzungsseite dicht paramedian unter dem Okziput angelegt.
- Arbeitshand legt den Daumen im hinteren Rotationsquadranten mit Vorspannung in die freie Rotationsrichtung an.
- Diagnostische Probemobilisation durch Verstärkung von Traktion, Kyphosierung und Rotation.
- Manipulativer Impuls in die gleiche Richtung.
- Fallstricke: keine ausreichende Kyphosierung durch Unterarm unter dem Patientenkinn, zu starke Lateralflexion.

Modifizierte Rotationstraktion (Refr.)

Hierbei handelt es sich um eine weitere Möglichkeit der Behandlung betont lordosierungsempfindlicher Blockierungen (Abb. 8.36).

Der Patient sitzt auf dem hochgestellten Fußteil der Behandlungsliege. Der Therapeut steht seitlich an der Versetzungsseite. Die tischferne Hand des Therapeuten dient als Manipulationshand. Sie fasst wie bei der normalen Rotationstraktion von vorn um den Hals des Patienten herum und legt sich je nach Behandlungshöhe mit dem 3. Finger bzw. der Ulnarkante im hinteren Rotationsquadranten an. Die tischnahe Hand wird als Haltehand dicht paramedian unter dem Okziput angelegt.

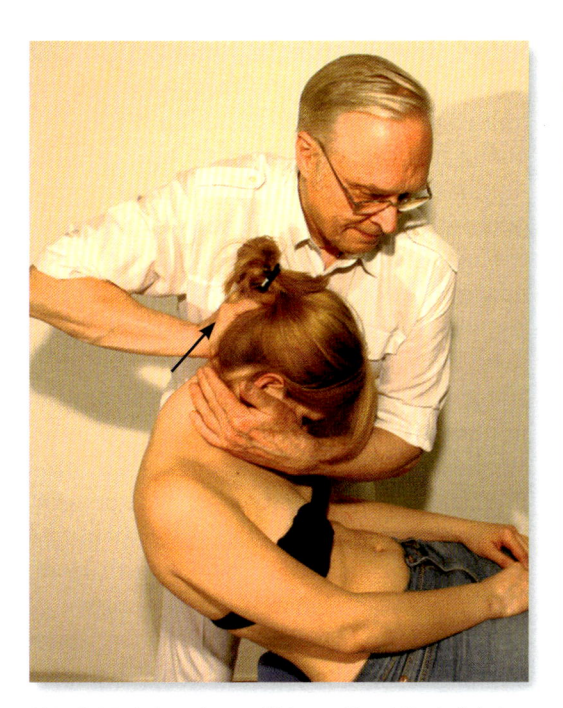

Abb. 8.36: Anlage der modifizierten Kurs-1-Technik bei lordosierungsempfindlicher Blockierung an der HWS

15°-Lateralflexion zur Seite der Rotationsempfindlichkeit zu erreichen (15°/15°-Regel).

> **Kurzfassung:**
> - Patient sitzt auf dem hochgestellten Fußteil der Behandlungsliege.
> - Therapeut steht auf der Versetzungsseite neben der Liege.
> - Tischferne Hand wird mit dem Mittelfinger bzw. der Ulnarkante im hinteren Rotationsquadranten angelegt.
> - Tischnahe Hand liegt dicht paramedian am Okziput.
> - Weiter Ausfallschritt nach vorn.
> - Nach diagnostischer Probemobilisation Impuls mit Verstärkung von Traktion, Rotation und Kyphosierung.

Anschließend wird der Patient so weit zurückgelegt, dass seine dem Therapeuten zugewandte Schulter gegen dessen tischnahe Spina iliaca anterior superior angelegt wird. Das tischnahe Bein des Therapeuten steht in Schulterhöhe des Patienten. Danach geht der Therapeut mit seinem tischfernen Bein in einen weiten Ausfallschritt nach vorn, wodurch er seinen Unterarm vom Patientenkinn lösen kann (Vermeidung einer zu starken Rotation). Mit der am Okziput liegenden Hand werden zunächst eine Traktionsvorspannung und danach eine kyphosierende sowie eine um 15° in die freie Richtung rotierende Vorspannung aufgenommen. Diese drei Komponenten werden anschließend im Sinne einer diagnostischen Probemobilisation verstärkt und daraufhin wird der manipulative Impuls nach den bereits aufgeführten Regeln eingesetzt. Dabei neigt sich der Therapeut leicht zum Patienten hin, um die gewünschte

Besonderheiten bei der Behandlung des Schiefhalses (Refr.)

Die Kyphosierungstechniken werden auch zur Behandlung des Schiefhalses empfohlen (*Caviezel*). Gerade dabei ist aber zu beachten, dass dieser auch reflektorisch scheinbar aus heiterem Himmel bei als absolute Kontraindikationen geltenden Situationen (z. B. Entzündung oder Tumor) auftreten kann. Diese müssen vor einer manuellen Therapie klinisch und radiologisch ausgeschlossen werden. Nach der Erfahrung der Autoren erscheint eine unter den Kautelen der sanften atraumatischen Manipulation durchgeführte Therapie nur am Tag des Auftretens der Symptomatik sinnvoll. Kommt der Patient erst am nächsten Tag, ist von einer Manipulation kein wesentlicher Erfolg mehr zu erwarten.

Der Schiefhalspatient zeigt mit seiner Schonhaltung bereits die freie Richtung an. Mit der Rotation in die freie Richtung hat dabei praktisch kein Therapeut Schwierigkeiten. Nicht genügend beachtet wird aber nach unseren Beobachtungen die Tatsache, dass die stets kyphotische Schonhaltung des Patienten auf keinen Fall bei der Vorspannung vermindert werden darf. Sie muss sogar verstärkt werden. Es genügt dazu nicht, den Patienten weit zurückzulehnen. Das führt nur zu einer verstärkten kyphotischen Einstellung der oberen Brustwirbelsäule.

Bereits länger bestehende Schiefhälse sollten mit den üblichen physikalischen Mitteln (z. B. je nach subjektivem Empfinden der Patienten mit Kälte oder Wärme), Myotonolytika, NSAR, therapeutischer Lokalanästhesie oder allenfalls sehr vorsichtig dosiert mit in absoluter Schonhaltung eingesetzten neuromuskulären Techniken behandelt werden.

Heteronyme Rotationstraktion an der unteren Halswirbelsäule (AK 1)

Eine heteronyme (gegenläufige) Technik, die sich bei Blockierungen im Bereich von C5–C7 und in der bereits beschriebenen Variante (s. BWS) an der oberen BWS sehr bewährt, ist die heteronyme Rotationstraktion an der unteren HWS am Patienten in Bauchlage (Abb. 8.37).

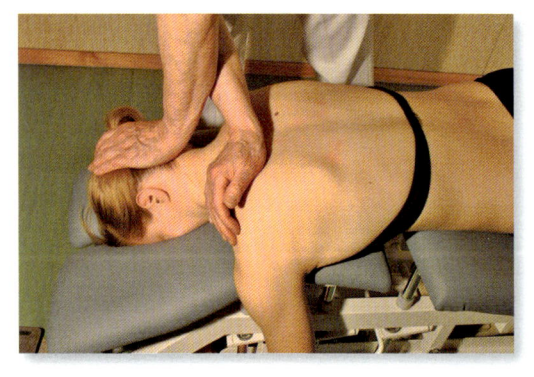

Abb. 8.37: Heteronyme Rotationstraktion an der unteren HWS am Patienten in Bauchlage

Dabei liegt der Patient in Bauchlage auf der Behandlungsliege, wobei das Kopfteil nach unten geneigt und das schmale Zwischenstück gering angehoben wird, um einen „Kyphosierungsschutz" für den zervikothorakalen Übergang zu sichern. Der Therapeut steht neben der Liege mit Blickrichtung zum Kopfende derselben. Das tischnahe Bein des Therapeuten wird in Höhe der Achselaussparung in die Axilla des Patienten eingestellt. Mit der tischfernen Hand wird anschließend nach kaudalisierendem Ausstreichen der kontralateralen Nackenweichteile die Ulnarkante im hinteren Rotationsquadranten des zu behandelnden Wirbels angelegt.

Nach Herstellung des Tiefenkontaktes wird eine kaudolateroventrale Vorspannung aufgenommen. Diese Vorspannung ist während des gesamten weiteren Vorgehens unbedingt zu halten, um ein Mitgehen des Wirbels in seine blockierte Richtung und damit eine Zunahme der Nozireaktion bei der gegenläufigen Rotation vom Kopf her zu vermeiden. Danach umfasst die tischnahe Hand des Therapeuten die Stirn des Patienten von der Gegenseite her. Es folgt eine Lateralflexion der Patienten-HWS um ca. 15° zum Therapeuten hin. Danach wird der Kopf des Patienten um ca.15° vom Therapeuten weg rotierend aufgelegt. Die Therapeutenhand wechselt nun von der Stirn an das Okziput, wo sie durch eine paramediane Anlage die dosierte Rotation hält und zusätzlich mit dem subokzipital angelegten Handballen eine deutliche Traktionsverstärkung aufnimmt.

Diese Hand wirkt während des Impulses als reine Haltehand. Sie ist also an der Impulssetzung nicht beteiligt. Es ist vor allem jede Rotationsverstärkung vom Kopf her zu vermeiden. Anschließend geht der Therapeut in einen weiten Ausfallschritt nach vorn. Dabei achtet er darauf, dass beide Füße genau in Längsrichtung der Liege gestellt bleiben. Der Therapeut beugt sich über das ausgestellte Bein so weit nach vorn, bis der (fast) gestreckte Impulsarm möglichst tangential zur Körperlängsachse des Patienten eingestellt ist. Nach Durchführung der diagnostischen Probemobilisation wird der Impuls in die Vorspannungsrichtung mithilfe eines nach rückwärts gerichteten „elastischen Beckenschwunges" gesetzt.

> **Kurzfassung:**
> - Patient liegt in Bauchlage auf dem Kyphosierungstisch.
> - Therapeut steht auf der Versetzungsseite mit Blickrichtung zum Kopfende neben der Liege.
> - Tischnahes Bein steht in der Achselaussparung.
> - Ulnarkante der tischfernen Hand legt sich mit laterokaudoventraler Vorspannung in den hinteren Rotationsquadranten.
> - Tischnahe Hand lagert Kopf in 15°/15°-Stellung mit kräftiger Traktion.
> - Tischfernes Bein geht in weiten Ausfallschritt nach vorn.
> - Nach diagnostischer Probemobilisation Impuls aus einem nach rückwärts gerichteten elastischen Beckenschwung.
> - Fallstricke: harter unelastischer Stoß aus der Schulter, zu starke Rotation, Zusatzimpuls aus der Haltehand.

Behandlung rotationsempfindlicher Blockierungen mit der „Schwitzkastentechnik" (AK 1)

Die manipulativen Deblockierungen an der Halswirbelsäule können auch am Patienten in Rückenlage durchgeführt werden. Hierbei ist eine besonders gute Entspannung der Patienten möglich. Mit dieser Technik kann auch eine Behandlung an bettlägerigen und plegischen Patienten, bei denen sich eine Aufrichtung noch schwierig gestaltet, durchgeführt werden. Die wichtigste dieser Techniken ist die Behandlung der rotationsempfindlichen Blockierung an der Halswirbelsäule am in Rückenlage auf dem Flachtisch liegenden Patienten mit der sog. Schwitzkastentechnik (*Sell*). Auch dabei können eine homonyme (Mitnehmer-)Technik und eine heteronyme (gegenläufige) Technik zur Anwendung kommen.

Homonyme Technik

Der Patient liegt in Rückenlage auf dem Flachtisch (Abb. 8.38). Der Therapeut postiert sich in Höhe des Kopfendes der Liege auf der Seite der Rotationsempfindlichkeit mit Blickrichtung zum Fußende. Er kniet auf dem tischnahen Bein. Das Knie befindet sich in Schulterhöhe des Patienten. Seine tischnahe Hand umfasst das Kinn des Patienten und legt den Patienten-

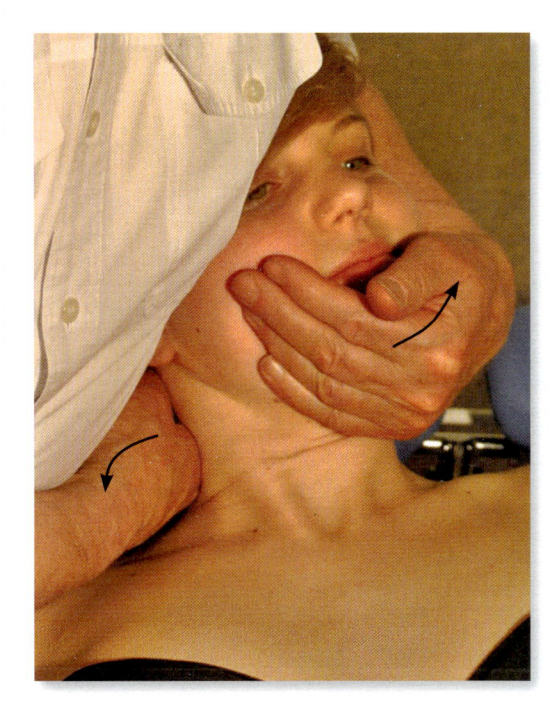

Abb. 8.38: Homonyme Manipulation an der Halswirbelsäule in der Schwitzkastentechnik

kopf mit dem Hinterhaupt auf seinen Beckenkamm, mit einer Schläfe an seinen Thorax und mit der anderen Schläfe an die Innenseite seines Oberarmes sowie mit der Stirn unter seine Axilla. Dadurch sind eine gute Führung des Patientenkopfes sowie eine ausreichende Traktion und Vorrotation möglich. Eine zu starke Lateralflexion wird dadurch vermieden, dass der gesamte Oberkörper zur Therapeutenseite hin geneigt ist.

Die tischferne Therapeutenhand wird mit der Radialkante des Zeigefingers unter Aufnahme von Tiefenkontakt und Rotationsvorspannung an den hinteren Rotationsquadranten angelegt. Der Kopf des Patienten wird um ca. 15° zum Therapeuten hin geneigt und um ca. 15° zur Gegenseite hin rotiert (15°/15°-Regel). Unter Traktionsvorspannung wird dann die diagnostische Probemobilisation durchgeführt. Anschließend wird in die Vorspannung vor der diagnostischen Probemobilisation zurückgegangen und daraus der manipulative Impuls in die freie Richtung eingesetzt.

Kurzfassung:
- Patient liegt in Rückenlage auf dem Flachtisch.
- Therapeut kniet in Höhe der Patientenschulter auf der Rotationsseite.
- Tischnahe Hand umfasst das Kinn des Patienten und nimmt seinen Kopf in den „Schwitzkasten".
- Tischferne Hand wird mit der Radialkante im hinteren Rotationsquadranten angelegt.
- Einstellung der 15°/15°-Stellung.
- Impuls nach diagnostischer Probemobilisation.
- Fallstricke: zu starke Lateralflexion, Patientenkopf vor dem Therapeutenkörper statt im „Schwitzkasten".

Heteronyme (gegenläufige) Technik

Der Patient liegt hierbei ebenfalls in Rückenlage auf dem Flachtisch (Abb. 8.39). Der Therapeut kniet auf der Versetzungsseite. Die Anlage des Haltearmes erfolgt analog zur homonymen Technik, nur wird dabei die Rotationsvorspannung am Kopf in Richtung der Rotationsempfindlichkeit aufgenommen. Bereits vorher wird mit der im hinteren Versetzungsquadranten wiederum mit der Radialkante angelegten Manipulationshand am Wirbel in die freie Richtung gegengehalten. Diese im hinteren Versetzungsquadranten angelegte Manipulationshand führt die Nackenmuskulatur flächig in Richtung Dornfortsatz. Sie nimmt eine Vorspannung in Richtung auf den hinteren Rotationsquadranten hin auf.

Nach der diagnostischen Probemobilisation erfolgt der gegenläufige manuelle Impuls. Dabei wird mit dem Haltearm die gegen die Manipulationshand gerichtete Vorspannung gering verstärkt und gleichzeitig aus der Manipulations-

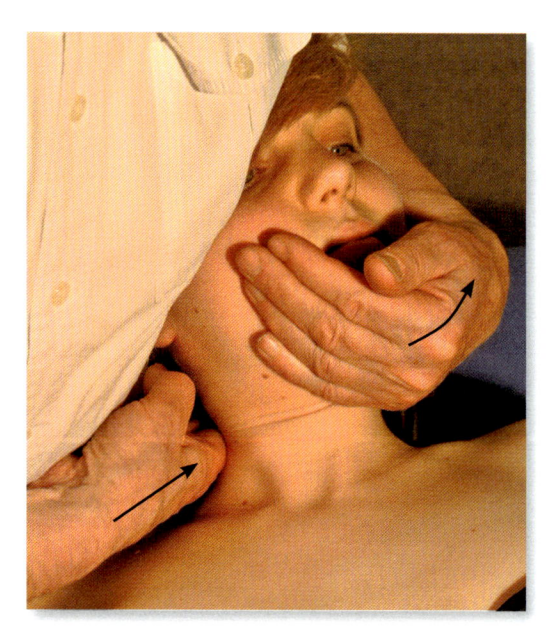

Abb. 8.39: Heteronyme Manipulation an der Halswirbelsäule in der Schwitzkastentechnik

hand der deblockierende Impuls zur Seite der Rotationsempfindlichkeit hin eingesetzt.

> **Kurzfassung:**
> - Patient liegt in Rückenlage auf dem Flachtisch.
> - Therapeut kniet in Höhe der Patientenschulter auf der Versetzungsseite.
> - Tischnahe Hand umfasst das Kinn des Patienten und nimmt dessen Kopf in den „Schwitzkasten".
> - Tischferne Hand wird mit der Radialkante im hinteren Versetzungsquadranten angelegt.
> - Einstellung der 15°/15°-Stellung.
> - Gegenläufiger Impuls nach diagnostischer Probemobilisation.

Behandlung lordosierungsempfindlicher Blockierungen am Patienten in Rückenlage (AK 1)

Auch für stärker lordosierungsempfindliche Blockierungen im Bereich der Halswirbelsäule gibt es eine Behandlungsmöglichkeit am in Rückenlage auf dem Flachtisch liegenden Patienten. Auch bei diesen Situationen kann prinzipiell homonym und heteronym (gleichlaufend und gegenläufig) behandelt werden. Für beide Situationen wird heute die von *Lackner* angegebene Modifikation der ursprünglichen Technik von *Karl Sell* gelehrt. Diese ist vor allem hinsichtlich der Lagerung und Vorspannung bei bettlägerigen Patienten schonender.

Homonyme Technik

Für diese Technik wird der Patient in Rückenlage auf dem Flachtisch mit hochgestelltem Kopfteil gelagert. Der Therapeut steht am Kopfende der Behandlungsliege auf der Seite der Rotationsempfindlichkeit. Er legt den Unterschenkel seines tischnahen Beines auf das Kopfteil der Liege, so dass sein Knie in Höhe des zervikothorakalen Überganges – ohne Kontakt mit demselben – liegt. Der Patientenkopf wird in die Leistenbeuge des Therapeuten gelegt, sodass sich eine Traktion bereits durch das Körpergewicht des Patienten ergibt. Durch eine Verringerung seiner Hüftbeugung stellt der Therapeut die Halswirbelsäule des Patienten in eine Kyphosierungshaltung ein. Die tischnahe Hand fasst das Patientenkinn und stellt unter Traktion die HWS in die 15°/15°-Stellung ein. Die tischferne Hand legt der Therapeut mit der Radialkante in den hinteren Rotationsquadranten und nimmt damit Tiefenkontakt und Vorspannung in die freie Rotationsrichtung auf (Abb. 8.40). Nach der diagnostischen Probemobilisation erfolgt der Rotationsimpuls bei gleichzeitiger Streckung im Hüftgelenk mit geringem Beckenvorschub. Dadurch wird im Impuls noch eine geringe Verstärkung der Kyphosierung erreicht.

> **Kurzfassung:**
> - Patient liegt in Rückenlage auf dem Flachtisch mit hochgestelltem Kopfteil.
> - Therapeut steht auf der Seite der Rotationsempfindlichkeit, das tischnahe Knie auf dem Kopfteil ohne Kontakt zum CTÜ.
> - Der Kopf des Patienten liegt in der Leistenbeuge des Therapeuten.
> - Die tischnahe Hand fasst das Patientenkinn.
> - Die tischferne Hand wird mit der Radialkante im hinteren Rotationsquadranten angelegt.
> - Während des Rotationsimpulses wird zur Verstärkung der Kyphosierung die Hüfte des Therapeuten nach vorn geschoben.
> - Fallstricke: zu starke Rotation, Auflage des Patientenrückens am Therapeutenbein.

Heteronyme Technik

Bei Anwendung der heteronymen Technik steht der Therapeut im Unterschied zur homonymen Anwendung auf der Versetzungsseite (Abb. 8.41). Der tischnahe Arm dient als Haltearm, die tischferne Hand als Manipulationshand. Die Manipulationshand wird mit der Radialkante unter Aufnahme des Tiefenkontaktes und einer zur Rotationsseite hin gerichteten Vorspannung im hinteren Versetzungsquadranten angelegt. Der Haltearm dreht den Patientenkopf um ca. 15° in Richtung der Rotationsempfindlichkeit. Danach erfolgt die gegenläufige Manipulation nach den bereits genannten Regeln.

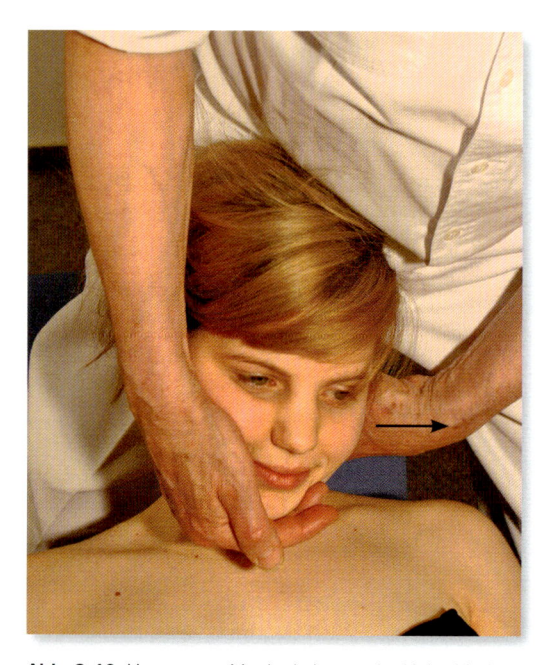

Abb. 8.40: Homonyme Manipulation an der Halswirbelsäule in der modifizierten Schwitzkastentechnik bei Lordosierungsempfindlichkeit

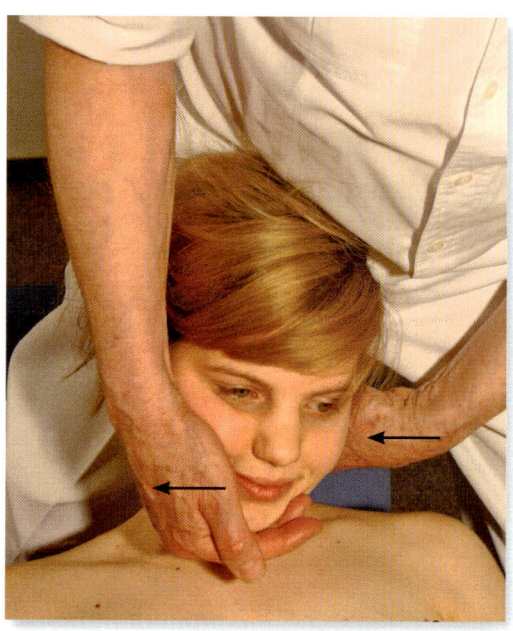

Abb. 8.41: Anlage zur heteronymen Manipulation an der Halswirbelsäule bei Lordosierungsempfindlichkeit (Modifikation nach *Lackner*)

8.3 Muskelenergietechniken und myofasziale Behandlungen (AK 2)

8.3.1 Muskelenergietechniken

Bei den für die Behandlung an der Halswirbelsäule beschriebenen Muskelenergietechniken handelt es sich um Mobilisationen, die nach einer vorhergehenden dosierten isometrischen Anspannung gegen die beabsichtigte Behandlungsrichtung durchgeführt werden. In dieser Weise kann mit den bisher beschriebenen Mobilisierungs- und Manipulationstechniken auch gesondert für das einzelne Segment gearbeitet werden.

Das Gleiche gilt im Prinzip für einen Teil der myofaszialen Behandlungen.

8.3.2 Myofasziale Behandlung der oberen Kopfgelenke

Eine anwendbare Technik, die auch bei Fällen, in denen eine Kontraindikation für Manipulationen oder Mobilisationen im Kopfgelenkbereich besteht, ist die

Detonisierende Einwirkung auf die subokzipitale Muskulatur ("subokzipitales Release") (GK 1)

Diese Möglichkeit zur Schmerztherapie besonders bei zervikozephalen Syndromen und auch zur allgemeinen Tonusminderung besteht darin, dass detonisierend auf die subokzipitale Muskulatur eingewirkt wird (Abb. 8.42).

Bei dieser Anwendung liegt der Patient in Rückenlage auf dem Flachtisch. Der Therapeut sitzt am Kopfende und legt seine Mittelfingerkuppen direkt subokzipital dicht nebeneinander neben der Mittellinie an. Es wird zunächst mit den Mittelfingerkuppen mit einer weichen, sich am Gewebegefühl orientierenden rhythmisch-ventralisierenden Einwirkung gearbeitet. Jede Spannungszunahme ist als Zeichen einer zu starken Krafteinwirkung zu werten. Wenn an dieser Stelle eine erkennbare Detonisierung erreicht wurde, wird mit sehr kleinen kreisenden Bewegungen und einem sich an der Spannungsminderung orientierenden langsamen Vorgehen nach lateral gearbeitet. Stößt der Therapeut bei diesem Vorgehen auf eine nozireaktive Gewebeverhärtung, wird an diesem Ort wieder so lange weich und rhythmisch nach ventral eingewirkt, bis auch hier die erwartete Detonisierung eingetreten ist. Erst dann wird weiter nach lateral vorgegangen. Das Ganze kann mehrfach wiederholt werden. Diese manuelle Methode hat sich auch bei Kindern und sehr alten Patienten bewährt.

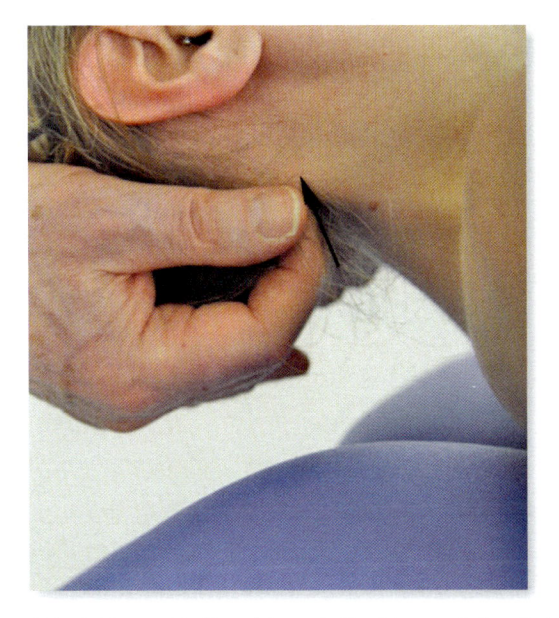

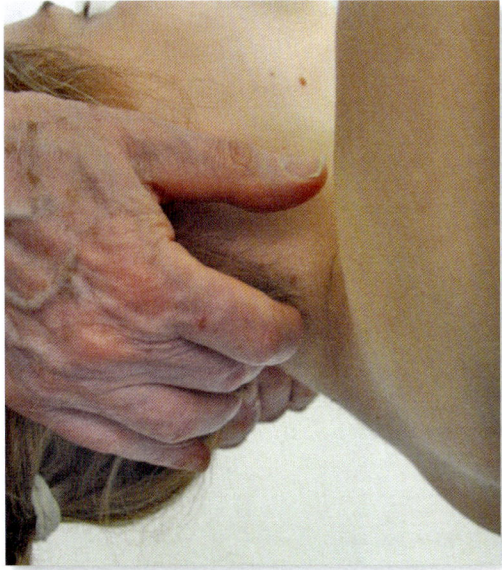

Abb. 8.42 a und b: Detonisierende Einwirkung auf die subokzipitale Muskulatur

Kurzfassung:
- Patient liegt in Rückenlage auf dem Flachtisch.
- Therapeut sitzt am Kopfende.
- Er legt beide Mittelfingerkuppen dicht paravertebral neben der Mittellinie an.
- Sanfte kreisende Bewegungen der Mittelfingerkuppen zunächst in die Tiefe, dann nach lateral.
- Fallstricke: mangelnde Orientierung am Gewebegefühl.

Auch weitere Möglichkeiten der myofaszialen Behandlung im Kopfgelenkbereich können bei den genannten Fällen risikolos zur Anwendung kommen.

Dabei liegt der Patient ebenfalls in Rückenlage auf dem Flachtisch. Der Therapeut sitzt am Kopfende der Liege. Er nimmt das Hinterhaupt des Patienten in seine Hohlhände (wie bei der laterolateralen Mobilisation). Unter leichter Traktion und angedeuteter (!) Flexion im okzipitozervikalen Übergang wird in allen Richtungen mit der gebotenen Vorsicht nach hypomobilem Bewegungsanschlag gesucht und anschließend die obere HWS bis zur ersten Barriere in die freie Richtung bewegt und dort bis zum Eintritt der Lockerung gehalten (Abb. 8.43). Danach kann die gleiche Technik unter denselben Kautelen auch in die blockierte Richtung eingesetzt werden.

Noch schonender ist eine myofasziale Behandlungstechnik, die bei gleicher Lagerung und Handanlage streng aus der Mittelstellung heraus ohne Bewegung der HWS arbeitet. Dabei legt der Therapeut seine beiden Mittelfingerkuppen dicht subokzipital von beiden Seiten her über dem Atlas an. Er lässt den Patienten ruhig atmen. Während der Exspirationsphasen verstärkt er sehr gering seinen Druck auf der freien Seite. Nach etwa 15 Atemzyklen sollte der Finger auf der blockierten Seite eine Tonusminderung und eine Bewegungszunahme spüren. Das kann mehrfach unter Überprüfung des Abbaus der nozireaktiven Zeichen und der Bewegungszunahme wiederholt werden.

8.3.3 Myofasziale Behandlung der HWS (AK 2)

An der mittleren und unteren Halswirbelsäule wird ebenfalls aus der beschriebenen Ausgangsstellung gearbeitet. Der obere Partnerwirbel des beschriebenen Segmentes wird nach Möglichkeit gering zur Seite der freien Rich-

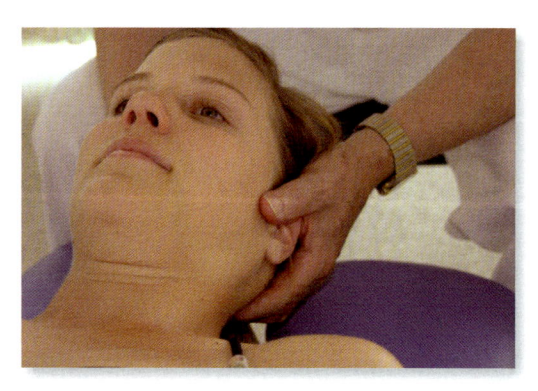

Abb. 8.43: Anlage zur myofaszialen Behandlung im Bereich der Kopfgelenke

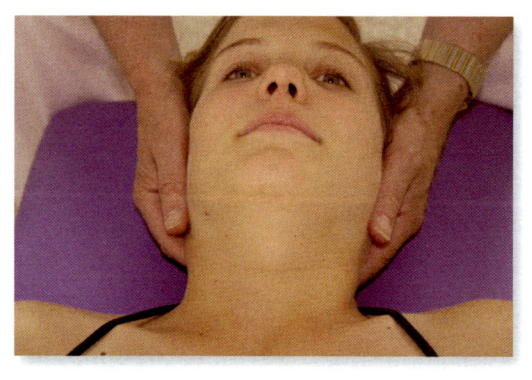

Abb. 8.44: Anlage zur myofaszialen Behandlung im Bereich der mittleren HWS

tung vorrotiert. Die Mittelfingerkuppen beider Therapeutenhände liegen dorsal an der Halswirbelsäule. Die Hand auf der Blockierungsseite fixiert den Gelenkfortsatz des kaudalen Partnerwirbels, die Hand auf der Gegenseite übt am Gelenkfortsatz des kranialen Partnerwirbels einen gering dosierten Druck in die freie Richtung aus. In dieser Stellung kann die Entspannung abgewartet oder nach vorsichtig dosierter Gegenspannung versucht werden, den Bewegungsweg zu erweitern (Abb. 8.44). Letzteres ist eigentlich eine Muskelenergietechnik.

8.4 Beteiligung der Kiefergelenke

In den letzten Jahren sind im Zusammenhang mit der manuellen Untersuchung und Behandlung von blockierungsbedingten Zervikalsyndromen die Kiefergelenke zu Recht wieder mehr in das Blickfeld der Manualmediziner gerückt. Auch an anderen Störungen kann eine heute Craniomandibuläre Dsyfunktion (CMD) genannte Störung beteiligt sein, wenn sich auch die Ansichten über die Häufigkeit deutlich widersprechen. Wenn die Halswirbelsäule an diesem Beschwerdekomplex beteiligt ist, kann es über den M. erector spinae, der vom Hinterhaupt bis zum Becken reicht, auch zur Beteiligung anderer Abschnitte des Stammskeletts und von dort aus zur Beteiligung auch peripherer Strukturen kommen. Das Krankheitsbild wurde erstmals 1931 als Costen-Syndrom beschrieben. Schon *Karl Sell* hat in seinen Kursen Techniken zur Mobilisierung der Kiefergelenke gelehrt, 1991 wurden die Techniken zur manuellen Untersuchung und Behandlung der Kiefergelenke wieder in das Kursprogramm des Dr.-Karl-Sell-Ärzteseminars in Isny-Neutrauchburg aufgenommen. Neben den nach unseren Beobachtungen bei Patienten im mittleren und höheren Lebensalter auch isoliert beobachteten Funktionsstörungen bei Präarthrosen, Arthrosen oder nicht optimal passgerechten Inlays, Zahnkronen oder Brücken sind es die durch muskuläre Dysbalancen bedingten Kiefergelenkstörungen, die das Interesse – besonders auch im Rahmen der Rezidivprophylaxe bei HWS-Blockierungen – auf sich ziehen. Hierbei müssen wir uns aber wie bei allen Störungen im Rahmen von Verkettungssyndromen darüber im Klaren sein, dass sowohl die HWS- als auch die Kiefergelenksstörung primär sein kann (keine „Einbahnstraße").

Über die Wechselwirkung zwischen M. masseter und M. temporalis einerseits und der Zungenbeinmuskulatur andererseits – wobei Letztere wiederum durch muskuläre Imbalancen zwischen tiefen Halsbeugern und dorsalen Halsstreckern beeinflusst werden – können sich sowohl Störungen der Kiefergelenke auf die Halswirbelsäule als auch Störungen der Halswirbelsäule auf die Kiefergelenke auswirken. Dieser mögliche Zusammenhang ist im Rahmen der Rezidivprophylaxe zu berücksichtigen. Das gilt auch für mögliche Zusammenhänge mit der Zungen,- Schlund- und Kehlkopfmuskulatur.

Auf die Beteiligung der Kiefergelenke weist der Patient meist durch die Aussage hin, dass der Schmerz vom Nacken zum Ohr ausstrahle. Dann wird er nach der genauen Lokalisation dieser ausstrahlenden Schmerzen gefragt. Zeigt er dann auf die Region hinter der Ohrmuschel, handelt es sich meist um Insertionstendinosen oder Irritationspunkte am lateralen Rand der Linea nuchae (M. splenius capitis). Zeigt er auf den Gehörgang, handelt es sich weit überwiegend um Kiefergelenksaffektionen.

8.4.1 Funktionsprüfung (AK 1 und AK 3)

Die Untersuchung wird als aktive und vor allem im Rahmen der Gelenkspieluntersuchung als passive Prüfung durchgeführt. Bei der aktiven Prüfung wird der Bewegungsverlauf beim Öffnen und Schließen des Mundes beobachtet. Dabei werden neben der Öffnungsweite auch die Symmetrie bzw. Asymmetrie der Bewegung registriert. Die Öffnungsweite des Mundes beträgt beim Erwachsenen in der Regel 3,5–4,5 cm.

Außerdem wird die Bewegung des Unterkiefers gegen den Oberkiefer bei Protrusion (2–4 mm), Retrotrusion (1–4 mm) sowie Laterotrusion (4–6 mm) geprüft. Im Vordergrund steht dabei aber die Palpation der Bewegung. *Hoppenfeld* schlägt dafür das Einbringen des palpierenden Fingers in den Gehörgang vor. *Ernst* und Mitarbeiter beschreiben eine Palpation von der Retromandibularloge her.

Wir legen den palpierenden Zeige- oder Mittelfinger auf den Tragus, verschließen damit den Gehörgang und palpieren von dort aus den Bewegungsablauf (Abb. 8.45). Eine evtl. vermehrte Krepitation als Zeichen einer bereits eingetretenen strukturellen Schädigung wird dabei nicht nur mit dem palpierenden Finger erfasst, sondern auch vom Patienten selbst gehört. Ein dabei festgestelltes Schnappphänomen weist auf einen Schaden des Discus articularis hin, stellt aber in aller Regel keine Indikation für eine manuelle Behandlung dar. Patienten mit Störungen in den Kiefergelenken geben bei der Palpation auch oft Schmerzen am Gelenk, besonders an der ventralen Begrenzung und am ventralen Anteil des Caput mandibulae an. Wenn ein starker Hypertonus der Kaumuskula-

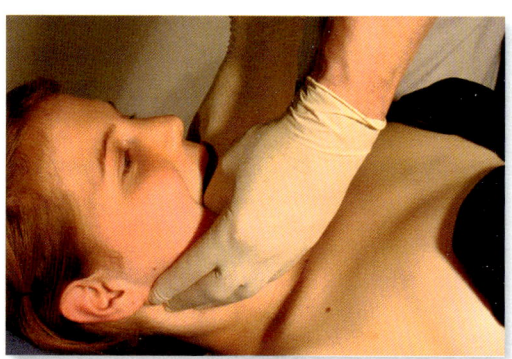

Abb. 8.46 a: Anlage der Mobilisation der Kiefergelenke

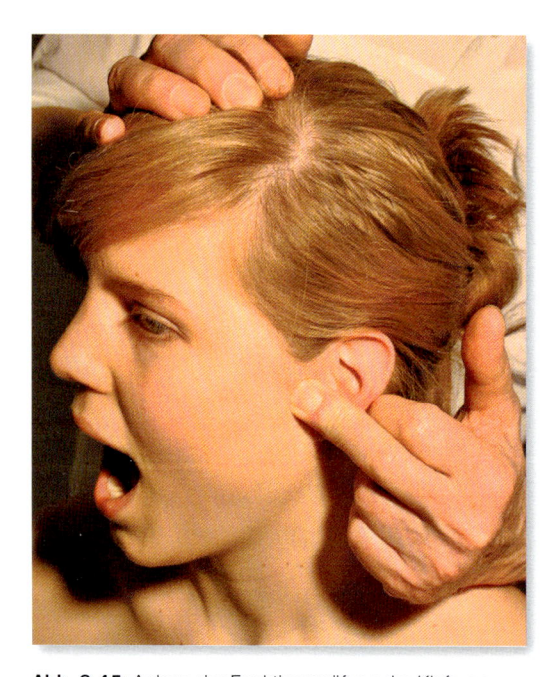

Abb. 8.45: Anlage der Funktionsprüfung der Kiefergelenke

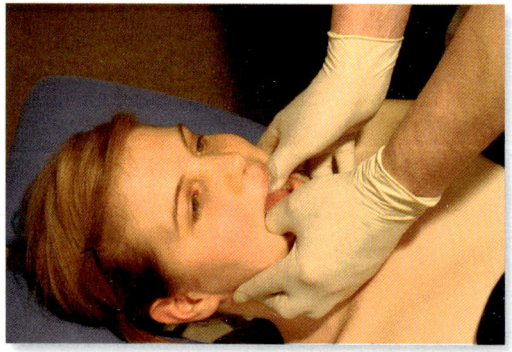

Abb. 8.46 b: Anlage der Mobilisation der Kiefergelenke am liegenden Patienten

tur festgestellt wird, ist u. a. auch an die Beteiligung psychischer Faktoren zu denken.

Für die Gelenkspielprüfung werden Traktion (Distraktion der Gelenkflächen) sowie dorsoventrales und laterolaterales Gleiten untersucht. Diese Untersuchung kann sowohl im Seitenvergleich als auch doppelseitig durchgeführt werden. Diese Techniken werden gegebenenfalls anschließend auch in der Therapie eingesetzt (Abb. 8.46 a und b). Da die Führung des Kiefergelenkes bei der Mobilisation von außen her nicht so exakt möglich ist, wird die Technik mit den in den Mund des Patienten eingelegten Therapeutendaumen bevorzugt. Dabei liegen die Daumen flächig auf den Unterkiefermolaren und die Langfinger umfassen von außen die aufsteigenden Unterkieferäste. Die Mobilisationen können, wenn eine Hilfskraft zur Verfügung steht, am sitzenden Patienten sofort an beiden Kiefergelenken durchgeführt werden. Steht keine Hilfskraft zu Verfügung, kann der Untersucher den Patientenkopf mit einem Arm halten und dann jedes Kiefergelenk einzeln mobilisieren oder er versucht es beidseitig am liegenden Patienten (Kopf in der Mulde der Liege). Werden bei der Untersuchung Artikulations- oder Kontaktstörungen festgestellt, ist die Konsultation eines kieferorthopädisch versierten Zahnarztes anzuraten.

Bei der Untersuchung werden auch Funktion und Tonus der beteiligten Muskeln geprüft, auf die bei der Mobilisation auch im Sinne einer Detonisierung mit eingewirkt wird. Dazu gehören auch die sich an der Funktion orientierenden Widerstandstests.
- Am Senken der Mandibula sind folgende Muskeln beteiligt: M. digastricus, M. mylohyoideus, M. geniohyoideus, M. omohyoideus (obere Zungenbeinmuskeln), M. pterygoideus lateralis (unterer Kopf).
- Am Heben der Mandibula sind folgende Muskeln beteiligt: M. masseter, M. temporalis, M. pterygoideus medialis, M. pterygoideus lateralis (oberer Kopf).
- Die seitliche Bewegung der Mandibula wird bewirkt durch: M. temporalis (ipsilateral), M. pterygoideus medialis (kontralateral), M. pterygoideus lateralis (unterer Kopf, kontralateral), M. digastricus (vorderer Bauch, ipsilateral).
- Die Protraktion im Kiefergelenk wird bewirkt durch: M. masseter, M. pterygoideus medialis, M. pterygoideus lateralis (unterer Kopf).
- Die Retraktion im Kiefergelenk wird bewirkt durch: M. temporalis (mittlere und hintere Anteile), M. digastricus.

Bei den auf das Kiefergelenk einwirkenden Muskeln gilt das Augenmerk naturgemäß nicht nur der Funktion der einzelnen Muskeln, sondern auch dem muskulären Gleichgewicht bzw. Ungleichgewicht. Sie sind im Fall einer Schmerzsymptomatik auch auf Triggerpunkte zu überprüfen.

Immer wieder werden die Kiefergelenke als Wurzel allen Übels angesehen. Selbstverständlich sind sie über muskuläre Ketten und Spannungsänderungen mit den übrigen Körperregionen verbunden. Das ist aber, wie schon betont, keine Einbahnstraße. Sie sind häufig sekundär beteiligt. So wirken sich Störungen im Bereich der Mm. sternocleidomastoidei, der Mm. trapezii, der subokzipitalen Muskulatur, aber auch hypo- oder hypermobile Störungen im HWS- und oberen Thorakalbereich sowie der infrahyoidalen Muskulatur besonders oft auf die Funktion der Kiefergelenke aus. Im Rahmen von Verkettungssyndromen muss auch bei fernab liegenden Störungen am Achsenorgan einschließlich der SIG damit gerechnet werden.

Es wird immer wieder auch auf Zusammenhänge zwischen einer Craniomandibulären Dysfunktion (CMD) und einer variablen Beinlängendifferenz hingewiesen. Solche Zusammenhänge sind aber bei jeder einseitigen muskulären Anspannung im Nacken-Schulterbereich beobachtet worden.

8.4.2 Therapie

Mobilisation der Kiefergelenke

Bei der Arbeit am sitzenden Patienten lehnt dieser seinen Hinterkopf an den Thorax einer Hilfskraft an, die mit beiden Händen die Stirn des Patienten umfasst und damit den Patientenkopf fixiert. Der Therapeut steht vor dem Patienten und fordert diesen auf, seinen Mund zu öffnen. Er legt seine beiden Daumen (Handschuhe!) flächig auf die Unterkiefermolaren. Seine Langfinger umfassen von außen her die aufsteigenden Unterkieferäste. Durch einen kaudalisierenden Druck auf die Unterkiefermolaren (keine anguläre Bewegung!) wird zunächst ein- und dann doppelseitig die Traktionsmöglichkeit in den Kiefergelenken geprüft und bei Bewegungseinschränkung ein- oder ggf. doppelseitig mobilisierend therapiert. Wenn die Beschwerdesymptomatik durch eine einseitige Hypermobilität hervorgerufen wird, bewährt sich die Mobilisierung auf der Gegenseite zur Wiederherstellung eines Gleichgewichts.

Für die Kiefergelenke gilt genau wie für die Extremitätengelenke, dass vor der Durchführung translatorischer Gleitmobilisationen durch die Schaffung einer ausreichenden Traktionsmöglichkeit ein traumatisierendes Aufreiben der Knorpelflächen bzw. eine weitere Schädigung des Discus articularis vermieden werden soll. Bei ausreichend freier (oder freigearbeiteter) Distraktion der Gelenkflächen wird das dorsoventrale Gleiten ebenfalls wieder ein- und/oder doppelseitig geprüft und bei entsprechendem Befund in die Behandlung einbezogen. Erst danach wird die Mobilisation mit einer der Kiefergelenkbewegung noch mehr entsprechenden elliptischen Bahn wiederum ein- und danach auch doppelseitig vorgenommen. Diese Bewegung kann sowohl von vorn absteigend als auch von vorn aufsteigend durchgeführt werden. Bei der Arbeit von vorn aufsteigend ist besonders auf geringste eintretende Zeichen einer Nozireaktion zu achten. Das kann ein Hinweis auf eine Schädigung des Discus articularis sein und veranlasst zum sofortigen Abbruch dieser Anwendung.

Unabhängig davon wird auch das nur mit sehr kleiner Amplitude mögliche laterolaterale Gelenkspiel in die Untersuchung und Behandlung der Kiefergelenke einbezogen. Den Abschluss der Mobilisation an den Kiefergelenken bildet die Kombination der Mobilisation auf der elliptischen Bahn mit der laterolateralen Mobilisierung. Wie bei allen anderen Gelenkmobilisationen wird auch hierbei keine direkte Einwirkung auf die Gelenkflächen angestrebt, sondern es wird dehnend und detonisierend auf die Gelenkkapsel, den Bandapparat und die das Gelenk begleitende Muskulatur, in diesem Fall die Kaumuskulatur, eingewirkt.

Falls kein Helfer zur Verfügung steht, kann die Mobilisation der Kiefergelenke auch am liegenden Patienten durchgeführt werden. Dazu wird das kurze Zwischenstück der Chirotherapieliege gering angehoben und der Patient so gelagert, dass sein Hinterhaupt in der Aussparung im Kopfteil ruht und das angehobene Zwischenstück einen ausreichenden Halt von kaudal her gibt.

Zu der sich an der Funktion orientierenden Dehnungsbehandlung der Kaumuskulatur gehört auch die Prüfung auf evtl. vorhandene

Triggerpunkte. Diese sind zur Rezidivvermeidung in die Behandlung einzubeziehen. Der häufigste Triggerpunkt in diesem Bereich liegt im M. pterygoideus lateralis, der von außen behandelt wird. Er ist dicht vor dem Kiefergelenk direkt unter dem lateralen Ende des Jochbogens tastbar. Der Triggerpunkt des M. pterygoideus medialis wird von der Mundhöhle aus behandelt. Triggerpunkte im M. masseter sind vor der postisometrischen Dehnungsbehandlung zu beseitigen. Triggerpunkte im M. temporalis treten seltener auf. Hier sind Verwechslungen mit druckdolenten Nervenendigungen, die von der Dura aus durch die Schädelknochen treten, möglich.

Bei Beteiligung der Kiefergelenke wird besonders im Rahmen der Rezidivprophylaxe immer wieder eine therapeutische Lokalanästhesie erwogen. Die Lokalanästhesie dient v. a. dem Schutz vor einem schnellen, reflektorischen Wiederaufbau der Nozireaktion. Sie darf aber nur bei weit geöffnetem Mund durchgeführt werden, da sonst die Gefahr einer Knorpelschädigung oder einer Schädigung des Discus in unvertretbarem Maß gegeben ist.

Mobilisation am Kehlkopf (AK 1)

Eine weitere Möglichkeit zur Rezidivprophylaxe nach manueller Behandlung von hypomobilen Dysfunktionen (Blockierungen) im HWS-Bereich, die mit einer primären oder sekundären Dysbalance zwischen dorsaler und ventraler Halsmuskulatur einhergehen, besteht in der Mobilisation am Kehlkopf. Das dabei entstehende Beschwerde- und Krankheitsbild wurde von *Hülse* als zervikale Dysphonie beschrieben. Auch nach unseren Erfahrungen und den Untersuchungen der manualmedizinischen Ambulanz der Universität Graz bewährt sich diese Behandlung besonders bei Zervikalsyndromen, die mit einem Globusgefühl oder mit nicht neurologisch bedingten Phonationsstörungen einhergehen. Die Grazer Arbeitsgruppe um *Lackner* und *Mengemann* konnte das an einem größeren Kollektiv von Chorsängern nachweisen. Da die Zungenbeinmuskulatur häufig auch bei Störungen der Kiefergelenke beteiligt ist, wird die Dehnung der infrahyoidalen Muskulatur dabei häufig von Nutzen sein. Überdies führt diese Behandlung auch zu einer Mobilisierung des Zungenbeins und wirkt damit auch ohne direktes Arbeiten am Zungenbein auf die suprahyoidale Muskulatur ein. Die direkte Arbeit am Zungenbein wird von vielen Patienten als unangenehm empfunden.

Bei der manuellen Therapie am Kehlkopf steht der Therapeut seitlich vom sitzenden Patienten. Mit einer Hand fasst er den Patientenkopf, die andere Hand stützt er mit der Ulnarkante am Sternum des Patienten ab. Mit dieser Hand fasst er den Schildknorpel weich zwischen

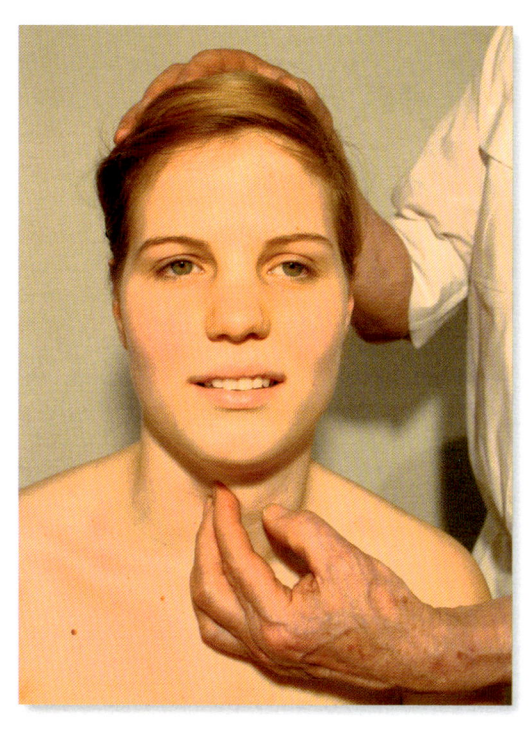

Abb. 8.47: Anlage zur Kehlkopfmobilisierung

Daumen und Langfingern und testet zunächst vorsichtig die laterolaterale Verschieblichkeit und damit die Spannung der infrahyoidalen Muskulatur. Kommt es dabei zu einem „Springen" über den Ösophagus, ist der Kopf zur Entspannung der infrahyoidalen Muskeln vermehrt so weit nach vorn zu neigen, bis dieses nicht mehr auftritt.

Anschließend erfolgt die sehr weiche, befundorientierte Mobilisation (Abb. 8.47). Dabei können auch laterokaudale bzw. laterokraniale Schübe zur Anwendung kommen. Durch die sehr weiche repetitive Mobilisation, die erstaunlich weite Wege erzielen kann, kommt es zu einer detonisierenden Einwirkung auf die Zungenbeinmuskulatur. Diese Mobilisation hat gegenüber den direkt am Zungenbein einwirkenden Techniken den Vorteil, dass sie vom Patienten wesentlich besser toleriert wird. Bei sehr empfindlichen Patienten kann die Einwirkung dadurch noch verträglicher gestaltet werden, dass der Therapeut nur am Kehlkopf gegenhält und der Kopf des Patienten gegen diesen Gegenhalt gedreht wird oder er ihn selbst dagegen dreht.

Befunderhebung und Behandlung funktioneller Störungen an den Extremitätengelenken 9

Die Ausbildung in der manuellen Diagnostik und Therapie der Extremitätengelenke umfasst zunächst die Wiederholung der funktionellen Gelenkanatomie und der Muskelfunktionsuntersuchungen einschließlich der Widerstandstests. Sie werden in diesem Buch nicht dargestellt, sondern es wird auf die einschlägige Literatur verwiesen. Außerdem umfasst die Ausbildung in der manuellen Befunderhebung die gesamte weitere Untersuchung des Bewegungsablaufs, insbesondere der Prüfung des Gelenkspiels und selbstverständlich auch als Testverfahren die Techniken zur Wiederherstellung eines normalen Gelenkspiels.

9.1 Befunderhebung

Bei der Gelenkuntersuchung wird zunächst die aktive Beweglichkeit eines Gelenkes geprüft. Diese ist, wie bereits im Einführungskapitel dargestellt, vorgegeben durch Form und Anordnung der knöchernen Gelenkanteile, Weite und Anordnung der Gelenkkapsel, Anordnung und Spannung der das Gelenk stabilisierenden Bänder sowie die auf das Gelenk einwirkende Muskulatur.

Zur Prüfung der passiven Beweglichkeit gehört zunächst die passive Prüfung der Funktionsbewegungen des Gelenkes. Die bei dieser Prüfung über das aktiv erreichbare Maß hinausgehenden Bewegungsteile werden definitionsgemäß zum Gelenkspiel gerechnet. Außerdem umfasst die passive Prüfung der Beweglichkeit auch alle weiteren Anteile des Gelenkspiels, das Voraussetzung für die Durchführung der Funktionsbewegungen ist. Unter Gelenkspiel wird die Gesamtheit der passiven Bewegungsmöglichkeiten eines Gelenkes, mit Ausnahme der auch aktiv durchführbaren Funktionsbewegungen, verstanden. Hierbei werden zunächst mit reinen Traktionstechniken die Distraktionsmöglichkeiten zwischen den Gelenkanteilen untersucht, sodann die translatorischen Gleitbewegungen und in einem Teil der Gelenke das Seitneigungsfedern.

Zur Prüfung des Gelenkspiels gehört auch die Beurteilung des sog. Endgefühls. Unter Bewegungsendgefühl wird das Anschlaggefühl verstanden, das im nur passiv prüfbaren Endbereich der Funktionsbewegung auftritt. Dieses Endgefühl bei der passiven Bewegungsprüfung kann hart, hart-elastisch, straff-elastisch und weich-elastisch sein.

Ein harter fester Anschlag entspricht einem knöchernen Hindernis und wird als knöcherner Anschlag bezeichnet. Der hart-elastische

Anschlag entspricht in der Regel dem Endgefühl bei einer vorliegenden Gelenkblockierung, der straff-elastische Anschlag ist der physiologische Endanschlag und somit als Normalbefund bei der endgradigen passiven Prüfung der Bewegung zu bezeichnen. Ein weich-elastisches Endgefühl bei in der Regel noch etwas über die zu erwartende Bewegungsgrenze hinausgehender Bewegung ist bei hypermobilen Gelenken festzustellen. Einen hart-elastischen Endanschlag wie bei Blockierungen findet man meist auch bei Kontrakturen durch Verkürzung von Bändern, Kapsel oder Muskeln.

Die zu prüfenden Gelenkspielbewegungen, mit Ausnahme des Bewegungsendgefühls, sind es auch, die in der Therapie mit Techniken, die denen der Befunderhebung sehr ähneln oder sogar entsprechen, zur Anwendung kommen. Letztlich folgt auch die manuelle Diagnostik an den Extremitätengelenken den Grundsätzen der Drei-Schritt-Diagnostik. Zunächst wird die Hypo- oder Hypermobilität festgestellt, dann mit der Prüfung des Bewegungsendgefühls eine nozireaktive Spannung bzw. die erste Barriere und schließlich die Richtung einer sich verstärkenden oder abschwächenden Nozireaktion.

9.2 Behandlungsgrundsätze

Es ist in der manuellen Therapie der Extremitätengelenke ein absoluter Grundsatz, dass ein Beüben der Funktionsbewegungen erst dann durchgeführt wird, wenn das Gelenkspiel frei ist. Dabei hält man sich bei der Therapie an folgende Reihenfolge:
a) Traktion
b) Restliche Gelenkspielbewegungen
c) Funktionsbewegungen

Durch Widerstandstests, Muskelfunktionsprüfungen, Tonusuntersuchung und Prüfung der passiven Bewegungsmöglichkeit werden von außerhalb des Gelenkes kommende Störungen, wie Erkrankungen des Nervensystems, Ansatz- und Ursprungstendinosen, Myosen und Kontrakturen, die behandelt werden müssen, ausgeschlossen. Für die Kontrakturbehandlung eignen sich vor allem auch die Traktionsbehandlungen der Manuellen Medizin, die dann in der Ausgangslage dem jeweiligen Befund anzupassen sind.

Eine Indikation zur manuellen Mobilisations- und Manipulationsbehandlung von Extremitätengelenken ist nur bei einer hypomobilen Störung des Gelenkspiels gegeben. Als Kontraindikationen müssen unter anderem Gelenkinfektionen, entzündliche Erkrankungen des rheumatischen Formenkreises – solange eine entsprechende entzündliche Aktivität vorliegt –, noch nicht genügende Stabilität nach Traumen oder operativen Eingriffen (Übungsstabilität muss erreicht sein!), neoplastische Veränderungen sowie ein Sudeck-Syndrom (CRPS) im Stadium I und II angesehen werden. Während vorsichtig dosierte Mobilisationen schon bei Übungsstabilität möglich sind, kommen Manipulationen nur bei belastungsstabilen Gelenken infrage. Im Gegensatz zur Manipulation an der Wirbelsäule, die ein nicht delegierbarer Bestandteil der ärztlichen Tätigkeit ist, können Manipulationen an den Extremitätengelenken auch an Physiotherapeuten mit der Zusatzqualifikation „Manuelle Therapie" delegiert werden.

An den Extremitätengelenken gibt es ein charakteristisches Bewegungsmuster, das Kapselmuster, das auf eine Störung hinweist, die ihren Ursprung im Gelenk selbst hat. Als Kapselmuster wird die Bewegungsrichtung bzw. die Reihenfolge der Bewegungsrichtungen bezeichnet, die bei einer aus dem Gelenk selbst kommenden Bewegungseinschränkung gestört ist. Auch die „normalen" Arthrosen folgen diesem Muster. Folgt die Bewegungseinschränkung eines Gelenkes nicht dem Kapselmuster, so ist davon auszugehen, dass diese Störung primär von außerhalb des Gelenkes liegenden Strukturen ausgeht.

> ℹ️ Für die Behandlung gilt allgemein, dass bis auf Ausnahmen bzw. Störungen des Gelenkspiels bei Kontrakturen aus der funktionellen Nulllage heraus gearbeitet wird. Auf die anatomisch bedingten Ausnahmen wird in den einzelnen Abschnitten gesondert eingegangen.

Die Ausgangsstellung für die Arbeit am in der Bewegung eingeschränkten Gelenk wird auch durch das Ausmaß der freien Beweglichkeit bestimmt. Es kommt hierbei vor allem darauf an, dass das Gelenk spannungsfrei gelagert ist und nicht an die Grenze der Bewegungsmöglichkeit herangegangen wird. Das heißt also, dass beispielsweise bei einer Kniebeugekontraktur von 15° als Ausgangsstellung zur Mobilisation eine Kniebeugung von ca. 25° gewählt wird. Das Arbeiten direkt an der Kontrakturgrenze führt zum unerwünschten (traumatisierenden) Pressdruck auf die Knorpelflächen.

Es gilt grundsätzlich, dass die Arbeits- und die Haltehand so gelenknah wie möglich angelegt werden, um störende Biegebelastungen zu vermeiden. So gelenknah wie möglich heißt aber auch, dass einem zur Abwehrspannung führenden Schmerz, z. B. bei Rhizarthrose, ausgewichen wird. Nach Möglichkeit soll die translatorische Gleitbewegung bei gleichzeitiger Traktion ausgeführt werden. Ein Druck auf die Gelenkflächen, der meist mit einem schädlichen Aufreiben der Knorpelflächen verbunden ist, wird beim translatorischen Arbeiten grundsätzlich vermieden.

Aus der Störung der Funktionsbewegung ergibt sich schon die gestörte Gelenkspielbewegung. Hierfür gelten die einfachen Gesetze der Mechanik. Liegt der Drehpunkt der Bewegung hinter dem Gelenkspalt – wie es bei der Behandlung an einem distalen konkaven Gelenkpartner der Fall ist –, so ist das Gleiten im Gelenk in Richtung der eingeschränkten Funktionsbewegung gestört. Liegt der Drehpunkt der Bewegung vor dem Gelenkspalt – wie es bei der Arbeit an einem konvexen Gelenkanteil der Fall ist –, so ist das Gleiten im Gelenk in der Gegenrichtung der eingeschränkten Funktionsbewegung gestört. Die Anwendung dieser mechanischen Gesetzmäßigkeit am Gelenk wird auch als Konkav-Konvex-Regel nach *Kaltenborn* bezeichnet (Abb. 9.1). Beispiele für die Arbeit an einem distalen konvexen Gelenkanteil sind die Schulter- und Hüftgelenke, für die Arbeit an einem konkaven distalen Anteil die Knie- und Humeroulnargelenke. Eine Besonderheit hierbei stellt das Daumensattelgelenk dar, da bei Flexion/Extension an einem konkaven und bei Abduktion/Adduktion an einem konvexen distalen Gelenkpartner gearbeitet wird.

Bei der Bewegung im Gelenk handelt es sich weit überwiegend um ein Rotations-(Dreh-)Gleiten und nicht um ein Rollgleiten. Da diese Begriffe immer wieder nicht klar auseinandergehalten werden, wird es hier noch einmal dargestellt. Beim Rollgleiten nimmt immer ein neuer Punkt des Rollkörpers Kontakt mit einem neuen Punkt der Gleitfläche auf. Das bedeutet, dass er sich gegenüber der Gleitfläche fortbewegt. Ein Rollgleiten findet nur auf kurzen Wegstrecken wie am Kniegelenk am Bewegungsbeginn statt. Wenn es anders wäre, würde sich der konvexe Gelenkpartner letztlich aus der Gelenkpfanne

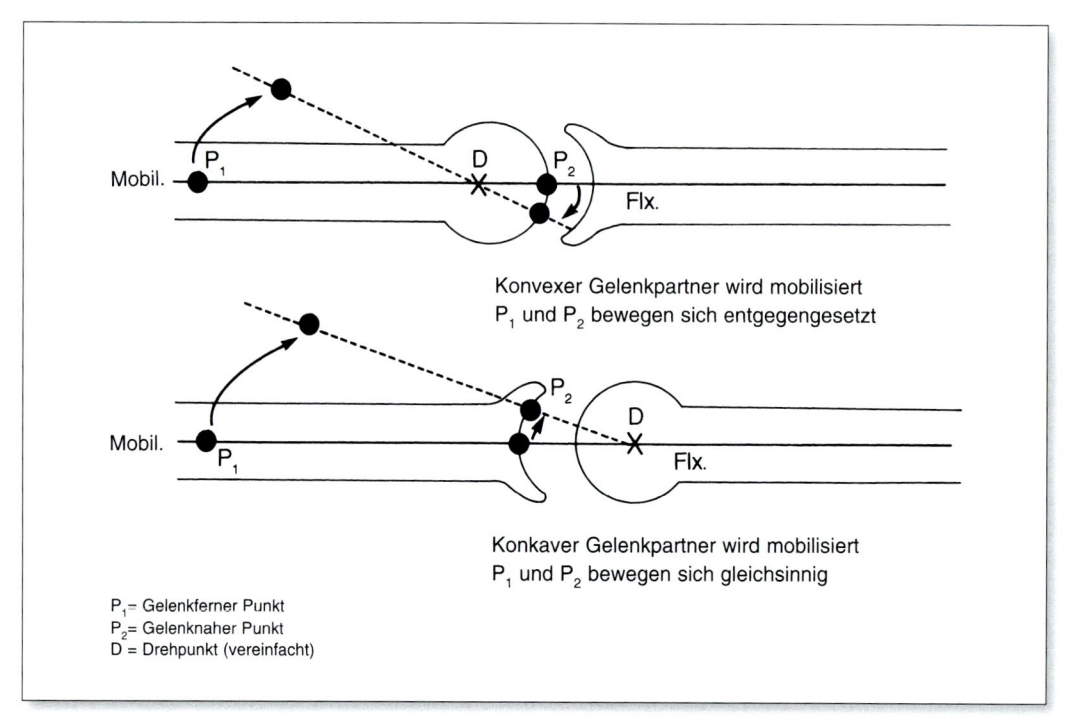

Abb. 9.1: Bewegung der vor bzw. hinter der Bewegungsachse liegenden Gelenkflächen bei Störung einer Funktionsbewegung (Konkav-Konvex-Regel nach *Kaltenborn*)

Konvexer Gelenkpartner wird mobilisiert
P_1 und P_2 bewegen sich entgegengesetzt

Konkaver Gelenkpartner wird mobilisiert
P_1 und P_2 bewegen sich gleichsinnig

P_1 = Gelenkferner Punkt
P_2 = Gelenknaher Punkt
D = Drehpunkt (vereinfacht)

entfernen. Beim Rotationsgleiten nimmt jeweils ein neuer Punkt des Drehkörpers Kontakt mit demselben Punkt der Gleitfläche auf. Dadurch kommt es nicht zur Luxation.

Grundsätzlich wird aber auch die Einschränkung der Gleitbewegung, die durch die aktive Bewegungsprüfung festgestellt wurde, durch das Ergebnis der Gelenkspielprüfung erhärtet. Vor allem sagt das Ergebnis der Gelenkspielprüfung, ob sofort in die gestörte Richtung hinein mobilisiert werden kann, was nach Möglichkeit angestrebt wird. Voraussetzung für die Mobilisation in die gestörte Richtung ist das Vorliegen einer freien Wegstrecke, d. h., dass bei der Behandlung in die eingeschränkte Richtung ein Stück des möglichen Weges schmerzfrei und ohne Spannungszunahme durchführbar ist. Ist die Gelenkspielbewegung in die eingeschränkte Richtung hinein bereits am Bewegungsbeginn schmerzhaft, so wird zunächst so lange in die freie (Gegen-)Richtung mobilisiert, bis sich mindestens eine freie Wegstrecke in die blockierte Richtung hinein ergibt.

Immer wieder führt auch das Mobilisieren in die freie Richtung hinein schon zum Normalisieren des Gelenkspiels. Wenn sich nach der Mobilisierung in die freie Richtung nur eine freie Wegstrecke in die gestörte Richtung ergibt, so wird diese zunächst „weich- rhythmisch-federnd-repetitiv" bis an die Spannungsgrenze heran behandelt und danach geprüft, wie weit sich der spannungs- bzw. schmerzfreie Weg erweitert hat. Das wird so lange fortgesetzt, bis das Gelenkspiel frei ist.

Die Traktion als Grundlage der weiteren Behandlung wird selbstverständlich als erste Gelenkspielbewegung geprüft. Ist die Distanz-

zunahme zwischen den Gelenkpartnern dabei eingeschränkt bzw. ist diese Testung endgradig schmerzhaft, so wird zunächst die Traktion als Therapie ohne weiteres translatorisches Gleiten eingesetzt. Sie wird von uns in den drei Stufen
- Lösen
- Straffen
- Dehnen

angewendet und geübt.

Die lösende Traktion wird mit weicher Anlage der unter Vermeidung eines Schmerzes möglichst gelenknah angreifenden Hände oder Finger nur so weit durchgeführt, dass der Gelenkbinnendruck neutralisiert wird. Es wird also hierbei noch keine Distraktion, d. h. noch kein Entfernen der Gelenkflächen voneinander, angestrebt. Es wird also zunächst nur eine rein detonisierende Behandlung ohne eigentlichen Bewegungserfolg durchgeführt. Man erkennt die korrekte Durchführung der lösenden Traktion daran, dass sich die Hautfalten über dem Gelenk voneinander entfernen „wollen". Eine solche lösende Traktion kann als einzige Anwendung der manuellen Therapie auch am rheumatischen Gelenk im Stadium der akuten Entzündung als schmerzlindernde Traktion durchgeführt werden. Dabei wird eine lösende Traktion von je ca. 8 Sekunden Dauer mit einer dazwischen liegenden Pause von 6–8 Sekunden (je nach Intensität der entzündlichen Aktivität) 10- bis 15-mal durchgeführt.

Die straffende Traktion geht in die Distraktion der Gelenkflächen bis zu einer Anspannung des Kapsel-Band-Apparates hinein. Es ist klar, dass bei einer vollen Straffung translatorische Gleitbewegungen nicht mehr in nennenswertem Umfang möglich sind. Deshalb werden unsere translatorischen Gleitbewegungen etwa auf halbem Weg bis zur Straffung durchgeführt. Voraussetzung hierfür ist aber eine ausreichende Distraktion der Gelenkflächen. Ist noch keine ausreichende Vergrößerung der Gelenkflächendistanz möglich, muss zunächst versucht werden, durch eine dehnende Traktion den Weg bis zur Straffung so weit zu erweitern, dass eine translatorische Gleitbewegung ohne jegliches traumatisierendes Aufreiben der Knorpelflächen möglich ist (Abb. 9.2).

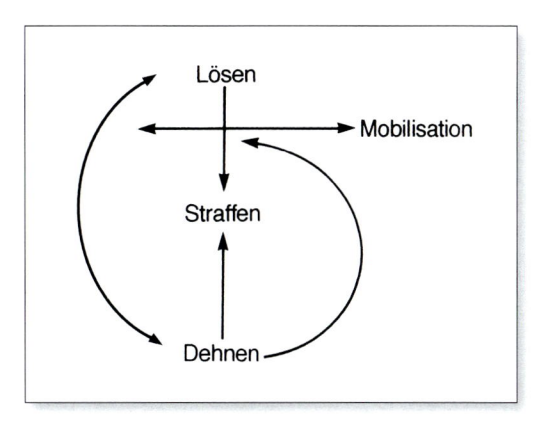

Abb. 9.2: Traktion in drei Stufen

Man muss sich darüber im Klaren sein, dass diese Mobilisationstechniken mit einer gleichzeitigen Dehnung der periartikulären Weichteile – häufig einschließlich der Muskulatur – einhergehen. Was bei einigen Krankheitsbildern mit Kontrakturen des Kapsel-Band-Apparates oder (Myo-)Tendinosen, wie bei der Epicondylopathia humeri radialis, durchaus therapeutisch genutzt werden kann. Wenn man sich vorstellt, dass beispielsweise eine bei der schmerzhaft eingeschränkten Schulter bereits mögliche vorsichtige, bei adduziertem Oberarm durchgeführte Lateraltraktion des Humeruskopfes außer der Erweiterung der Distanz zwischen Humeruskopf und Glenoid (bei gleichzeitiger Traktion in Richtung der Oberarmlängsachse) auch noch eine Vergrößerung der Distanz zwischen Humeruskopf und Schulterdach, eine Kapseldehnung und auch eine Muskeldehnung (M. deltoideus und M. supraspinatus) bewirkt, so wird klar, dass man die Gelenkmobilisation in ihrer Gesamtheit nicht zu isoliert auf das Verhalten der knöchernen Gelenkanteile zueinander beziehen darf.

Letztlich handelt es sich immer um detonisierende und sanft dehnende Einwirkungen auf die Gelenkweichteile. Die Techniken der weichen rhythmischen Traktion sowie das ebenfalls weich und rhythmisch durchgeführte translatorische Gleiten führen nicht nur zu einer Dehnung des Kapsel-Band-Apparates, sondern auch zu einer Verminderung des auf das Gelenk einwirkenden Muskeltonus und damit zu einer Verminderung des Gelenkbinnendruckes. Damit wird vor allem der schmerzstillende Effekt dieser Behandlungstechnik erklärt. Bei unserem System wird nie bewusst in den Schmerz hinein gearbeitet. Grundsätzlich wird so gearbeitet, dass jeder einzelne Behandlungsschub oder -zug die Probebehandlung für den nächsten darstellt und dass nach Möglichkeit eine Verstärkung der Nozizeptorenaktivität und damit eine Verstärkung der Nozireaktion vermieden wird.

Deshalb ist es von besonderer Bedeutung, die einzelne Mobilisationsbehandlung so durchzuführen, dass eine Änderung des Bewegungs- und Gewebegefühls genau registriert wird und daraus die Intensität der nachfolgenden Mobilisation resultiert.

> Es gilt der Grundsatz: „Keine schlafenden Nozizeptoren wecken!"

In unserer täglichen klinischen Erfahrung hat sich immer wieder gezeigt, dass die Anwendung von zu viel Kraft (typischer Anfängerfehler!) zu einer Verstärkung der Nozireaktion und damit zu einer vermeidbaren Gegenspannung führt. Meist zeigt sich, dass in diesen Fällen die Halbierung (oder Viertelung) der eingesetzten Energie zum Erfolg führt.

Gerade bei einer solchen, auch detonisierend wirkenden Behandlung tritt gleichzeitig mit dem schmerzlindernden Effekt eine Verbesserung der Gelenktrophik ein, da die rhythmisch repetitiv durchgeführten Traktionen, die die Produktion der Synovialflüssigkeit begünstigen, und die rhythmische Druckentlastung mit einem gewissen Pumpeffekt insgesamt zur Verbesserung der Knorpelernährung beitragen. Die Behandlung an den Extremitätengelenken erfolgt in der Gelenkstellung mit größtmöglicher Entspannung des Weichteilmantels bei minimaler Rezeptorenaktivität und größtem Gelenkinhalt (Ruhestellung, loose-packed-position).

In dieser Stellung ist der Kapsel-Band-Apparat maximal entspannt, die Gelenkpartner haben den geringsten Kontakt und für das Gelenkspiel ist der größtmögliche Raum gegeben. Die aktuelle Ruhestellung kann bei struktureller Pathologie (siehe oben) davon abweichen. Sie entspricht dann nicht der anatomischen Ruhestellung.

Im Gegensatz dazu steht die verriegelte Stellung (closed-packed-position), in der durch möglichst großen Gelenkflächenkontakt und/oder Spannung des Weichteilmantels der größtmögliche Gelenkschluss erreicht wird.

9.3 Untersuchungs- und Behandlungstechniken an den oberen Extremitäten

9.3.1 Gelenke der Hand und Handwurzel

Fingergelenke

An allen Fingergelenken kommen folgende Mobilisierungstechniken zur Anwendung: Traktion, dorsales Gleiten, palmares Gleiten, Rotationsgleiten („spin"), Seitneigungsfedern, lateraler Neigungsschub.

Rein funktionelle Störungen im Bereich der Fingergelenke sind selten. Hier werden meist Störungen bei strukturellen Veränderungen gefunden, vor allem bei der Fingerpolyarthrose, bei Rhizarthrose und bei rheumatoider Arthritis vor allem in den Fingergrundgelenken. Weiterhin sind die Fingergelenke betroffen bei der Sudeck-Algodystrophie (CRPS I), wobei hier vom Arzt auch die Halswirbelsäule in seine Überlegungen zu einer mobilisierenden Behandlung mit einbezogen wird. Außerdem fallen oft auch posttraumatische Veränderungen in das Indikationsspektrum.

Finden sich keine strukturellen Veränderungen, so muss bedacht werden, dass über Ursprungs- und Ansatztendinosen auch Veränderungen im Ellenbogenbereich (Epikondylopathie) im Rahmen von Verkettungen mit hineinspielen können. Das ist auch bei der Behandlung zu berücksichtigen. Bei jeder Behandlung im Hand- und Fingerbereich ist auf eine Entspannung des Ellenbogenbereiches zu achten, da eine Anspannung der von den Humerusepikondylen entspringenden Beuger und Strecker auch eine Mobilisationsbehandlung im Bereich der Hand- und Fingergelenke behindert.

1. Fingerendgelenke

- Funktionsbewegung: Flexion/Extension 70–80°/0°/5°
- Gelenktyp: Scharniergelenk mit Bandführung
- Kapselmuster: Flexion > Extension
- Ausgangsstellung für die Mobilisationsbehandlung (Ruhestellung): 10–15° Flexion
- Verriegelte Stellung: maximale Extension

Zunächst werden die Funktionsbewegungen aktiv/passiv geprüft und anschließend Traktion, dorsopalmares und radioulnares Gleiten, Rotationsgleiten und durch Seitneigungsprüfung die Festigkeit des Bandapparates. Diese Tests werden 2- bis 3-mal wiederholt. Flexion und Extension werden auch gegen Widerstand geprüft.

Nicht nur bei den nachfolgend beschriebenen Behandlungstechniken, sondern auch bei allen weiteren wird am Ende der Behandlung genauso wie zu Beginn eine Befunderhebung mit Überprüfung des Gelenkspiels zur Kontrolle des Behandlungserfolges durchgeführt. Diese Kontrolle dient auch vor Beginn der nachfolgenden Behandlung zur Überprüfung, inwieweit sich der Befund vom Ende der durchgeführten Behandlung bis zum Beginn der nächsten Mobilisationstherapie – im einen wie im anderen Sinne – verändert hat.

> **Merke**
>
> Befundkontrolle am Ende jeder einzelnen und vor Beginn jeder weiteren Behandlung.

Die Behandlung erfolgt, wie bereits im allgemeinen Teil betont, immer wieder nur bis kurz vor die Schmerzgrenze. Es wird also an der Spannungsgrenze (erste Barriere) und nicht an der Schmerzgrenze gearbeitet.

Traktion
Die Traktion ist auch in der Therapie die erste Mobilisationsbewegung. Arbeits- und Haltehand werden möglichst gelenknah an der End- bzw. Mittelphalanx des zu behandelnden Fingers von dorsal und palmar her angelegt.

Die Hand an der Mittelphalanx dient, wie auch bei den weiteren Mobilisierungstechniken an den Fingerendgelenken, als reine Haltehand, die Hand an der Endphalanx entsprechend als Arbeitshand. Der Therapeut arbeitet möglichst körpernah, d. h., er nimmt die zu behandelnde Hand des Patienten an seine Körpervorderseite und stützt seine eigenen Hände am Oberbauch ab.

Anschließend wird aus einer Flexion von 10–15° (wegen der exzentrischen Anordnung des Bandapparates) heraus eine Traktionsmobilisierung bis an die Grenze der Straffung oder nötigenfalls i. S. der Dehnung durchgeführt. Nur bei der aktivierten Fingerpolyarthrose, entzündlich aktivierter rheumatoider Arthritis und bei noch aktiver Algodystrophie ist allein die lösende Traktion indiziert. Wird das Einnehmen der Ruhestellung durch eine Kontraktur verhindert, so wird selbstverständlich im schmerzfreien Raum gearbeitet.

Dorsopalmares translatorisches Gleiten
Wenn bereits genügend Raum für die translatorischen Gleitbewegungen vorhanden ist oder dieser Raum durch die vorhergehende Traktionsmobilisation geschaffen wurde, wird bei gleicher Anlage der Therapeutenhände aus der Ruhestellung heraus ein dorsopalmares translatorisches Gleiten durchgeführt (Abb. 9.3).

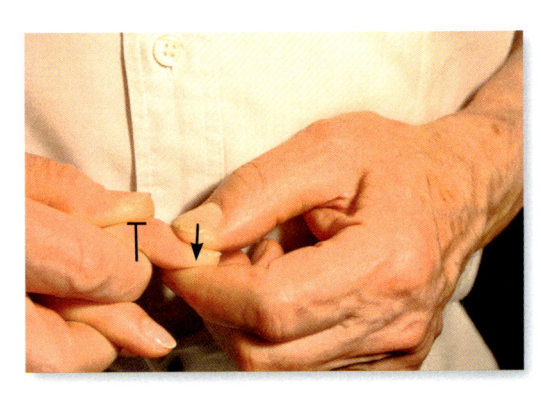

Abb. 9.3: Palmargleiten im distalen Interphalangealgelenk

Wie bei allen Mobilisationsbewegungen ist darauf zu achten, dass nicht versucht wird, mit einer einzigen Gleitbewegung möglichst viel zu erreichen. Vielmehr soll so weich wie möglich mit einer Reihe rhythmischer Wiederholungen der Bewegung bis zur ersten Barriere gearbeitet werden. Es wird auch jeweils repetitv in die eingeschränkte Richtung gearbeitet. Ein ständiges Hin- und Herpendeln zwischen den entgegengesetzten Mobilisationsrichtungen im Sinne einer oszillierenden Bewegung ist zu vermeiden.

Beim dorsopalmaren Gleiten ist weiterhin zu beachten, dass wirklich eine parallele translatorische Gleitbewegung unter Traktion und keine ungewollte Flexions-Extensionsbewegung durchgeführt wird. Es zeigt sich bereits bei solch einfachen Techniken, dass bei starkem Forcieren der Einzelbewegung eine unwillkürliche Abwehrspannung im Sinne einer aufkommenden Nozireaktion dem Therapeuten die Arbeit erschwert und dem Patienten unnötig Schmerzen zugefügt werden. Andererseits lässt bei weicher rhythmischer Wiederholung der translatorischen Gleitbewegung die Gewebespannung laufend nach und die Mobilisierung ist mit wesentlich geringerer Kraft schmerzfrei durchführbar.

> **Merke**
>
> weich-rhythmisch-federnd-repetitiv!

Radioulnare Gleitbewegungen
Zur Durchführung der radioulnaren Gleitbewegungen werden Arbeits- und Haltehand wieder möglichst gelenknah von radial und ulnar her angelegt. Die radioulnare Gleitbewegung wird ebenfalls aus der Ruhestellung (wenn möglich) durchgeführt (Abb. 9.4).

Eine weitere Mobilisationsmöglichkeit ist die Rotation des distalen Gelenkanteils um seine Längsachse. Hierzu wird die Mittelphalanx des betreffenden Fingers fixiert und in der beschriebenen Ausgangsstellung die Endphalanx unter Traktion um ihre Längsachse rotiert (Abb. 9.5).

Fehler bei diesen ersten Techniken sind nicht genügend gelenknahes Ansetzen von Arbeits- und Haltehand sowie u. a. dadurch bedingte dorsopalmare und radioulnare Biegebelastungen.

Seitneigungsfedern
An den Fingerendgelenken kann ein Seitneigungsfedern sowohl nach radial als auch nach ulnar durchgeführt werden.

Hierzu fasst die Haltehand wiederum die Mittelphalanx des zu behandelnden Fingers, die Arbeitshand legt den Daumen beim Seitneigungsfedern nach radial an die radiale Seite des Gelenkspaltes. Die Zeigefingerendphalanx der Arbeitshand wird von ulnar her an die Fingerkuppe angelegt. Von der Fingerkuppe her erfolgt ein weiches Seitneigungsfedern gegen den Gegenhalt am Gelenkspalt. Dabei ist zu beachten, dass die Daumenkuppe genau auf dem Gelenkspalt liegt, weil dadurch ein Pressdruck auf die Gelenkflächen auf dieser Seite bestmöglich vermieden wird.

Beim Seitneigungsfedern nach ulnar werden Daumenkuppe und Zeigefingerendglied entsprechend gewechselt. Besonders bei dieser Technik ist ein weiches Arbeiten unbedingt erforderlich, um eine schmerzhafte Dehnung des Bandapparates zu vermeiden (Abb. 9.6).

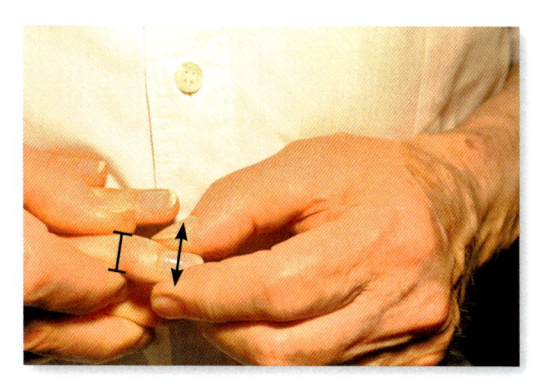

Abb. 9.4: Radioulnares Gleiten im distalen Interphalangealgelenk

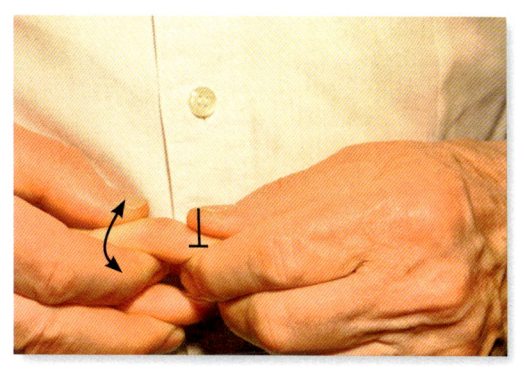

Abb. 9.5: Rotationsgleiten im distalen Interphalangealgelenk

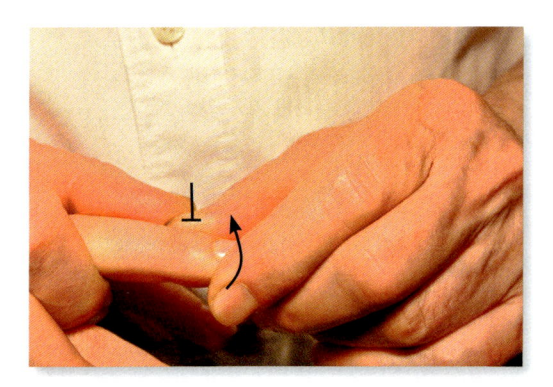

Abb. 9.6: Seitneigungsfedern im distalen Interphalangealgelenk

Fingerendgelenken ergeben sich nicht (Abb. 9.7 und 9.8).

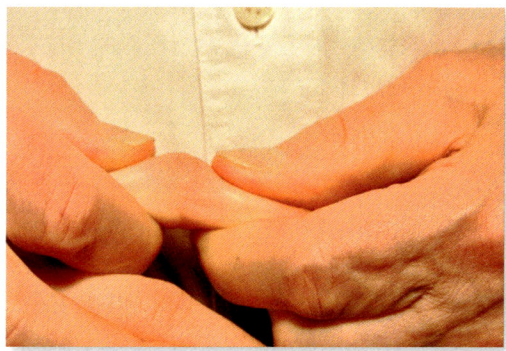

Abb. 9.7: Anlage zur dorsoventralen Mobilisation im proximalen Interphalangealgelenk

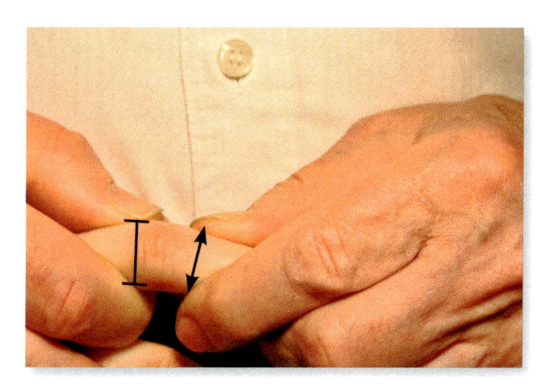

Abb. 9.8: Radioulnares Gleiten im proximalen Interphalangealgelenk

2. Fingermittelgelenke (proximale Interphalangealgelenke, PIP)

- Funktionsbewegung: Flexion/Extension: 90°(100°)/0°/5°
- Gelenktyp: Scharniergelenk mit Bandführung
- Kapselmuster: Flexion > Extension
- Ausgangsstellung: 15°-Flexion
- Verriegelte Stellung: maximale Extension

An diesen Gelenken werden in analoger Technik wie an den Fingerendgelenken ebenfalls Traktion, dorsopalmare Verschiebung, Rotation um die Längsachse des distalen Gelenkpartners und Seitneigungsfedern durchgeführt. Für *Sachse* gilt die Härte des Seitneigungsfederns als verlässliches Zeichen einer hypomobilen Gelenkstörung, da sie wenig durch Muskelspannung beeinflusst werde.

Die weichen Techniken an Fingerend- und -mittelgelenken werden, wie bereits betont, vor allem von Polyarthrotikern außerhalb des Stadiums der aktivierten Arthrose dankbar akzeptiert. Dabei bewährt sich an den straffen Mittelgelenken vor allem die Rotationstraktion. Technische Besonderheiten gegenüber den

3. Fingergrundgelenke (Metakarpophalangealgelenke, MCP)

- Funktionsbewegung: Flexion/Extension: 90°/0°/20°
- Radiale und ulnare Abduktion: 20°/20°
- Gelenktyp: Kugelgelenk (MCP I - Scharniergelenk)
- Kapselmuster: maximale Flexion (MCP I - maximale Extension)
- Ruhestellung: Flexion von 10–15°

Anatomische Orientierung: Es ist zu beachten, dass ein weites Hineingreifen in die Interdigitalräume erforderlich ist, da das Gelenk ca. einen Querfinger proximal der Schwimmhäute liegt. Um eine palmares Gleiten zu ermöglichen, muss der Gegenhalt dicht proximal der distalen Hohlhandfalte erfolgen. Im Übrigen werden im Prinzip dieselben Techniken wie an den Fingerend- und -mittelgelenken durchgeführt. Außer den bereits genannten Tests kann, wie auch an den vorher abgehandelten Gelenken, ein vorsichtiger Kompressionstest durchgeführt werden. Dieser gibt bei Schmerzhaftigkeit in erster Linie einen Hinweis auf eine Knorpelschädigung bzw. eine Synoviabeteiligung.

Weiterhin muss berücksichtigt werden, dass der Gegenhalt an den Ossa metacarpalia nur von dorsopalmar her exakt möglich ist. Die Arbeitshand wird auch hierbei wieder möglichst gelenknah angelegt. Beim translatorischen Gleiten nach radial und ulnar werden die fixierenden Finger der Haltehand dorsopalmar an der Ulnarseite bzw. dorsopalmar an der Radialseite der Mittelhandköpfchen angelegt. Beim Seitneigungsfedern kann sowohl der Daumen als auch die Zeigefingerkuppe an den Gelenkspalt angelegt werden.

Die Mobilisationsbehandlung an den Fingergrundgelenken wird vor allem bei der rheumatischen Arthritis im aktivitätsstabilisierten Stadium bzw. bei der „ausgebrannten" Polyarthritis und posttraumatisch bzw. postoperativ eingesetzt. Gerade das Arbeiten an der Rheumatikerhand erfordert aber ein geschultes Gewebe- und Bewegungsgefühl, und es muss hier besonders darauf hingewiesen werden, dass all diese Techniken weich und vorsichtig federnd eingesetzt werden (Abb. 9.9 und 9.10).

Stichwort: „lockeres Hineinfedern"

4. Daumensattelgelenk (Karpometakarpalgelenk I)

- **Gelenktyp:** Sattelgelenk
- **Funktionsbewegung:** Flexion/Extension: 20°/0°/30°
- **Adduktion/Abduktion:** 20°/0°/35°
- **Kapselmuster:** Abduktion
- **Ruhestellung:** Mittelstellung
- **Verriegelte Stellung:** maximale Opposition

Am Daumensattelgelenk kommen folgende Techniken zur Anwendung: Traktion, dorsales Gleiten, ventrales Gleiten, radiales Gleiten, ulnares Gleiten, Manipulation.

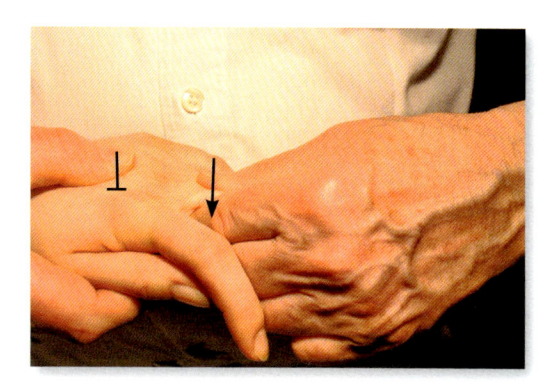

Abb. 9.9: Palmarmobilisation im MCP-Gelenk

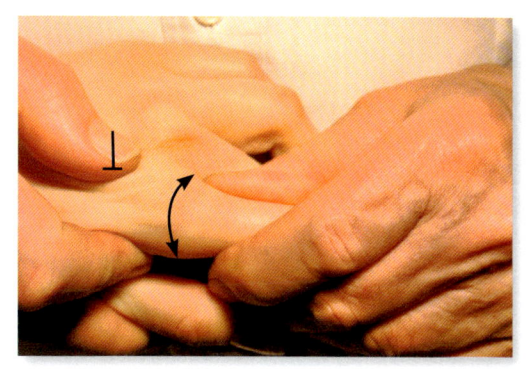

Abb. 9.10: Rotationsmobilisation im MCP-Gelenk

Das Daumensattelgelenk nimmt insofern eine Sonderstellung ein, als es anatomisch von der Form seiner gelenkbildenden Skelettanteile her als strenges Sattelgelenk angelegt ist, funktionell aber annähernd wie ein Kugelgelenk beansprucht wird. Es ist das Gelenk mit der häufigsten Arthrose an der oberen Extremität. Neben der Arthrose finden sich aber vor allem bei jungen Patienten rein funktionelle Blockierungen ohne klinisch oder radiologisch fassbare arthrotische Veränderungen.

Für die Prüfung der Beweglichkeit, einschließlich des Gelenkspiels, ist zunächst die anatomische Orientierung erforderlich. Der Gelenkspalt des Daumensattelgelenkes lässt sich vor allem bei Ab- bzw. Adduktionsbewegung am dorsoradialen Gelenkrand gut tasten. Am besten palpiert man zuerst den radialen Rand des Os metacarpale I, gleitet hier hinab zur Basis und kann bei langsamer Ab- und Adduktionsbewegung den Gelenkspalt und anschließend auch das Os trapezium gut palpieren. Die Abgrenzung des Trapezium zum Skaphoid erfasst man am besten bei leichter Ulnarduktion, da dabei das Skaphoid mehr in die radiale Kante der Handwurzel hineinbewegt wird.

Bei der anschließenden Prüfung der Funktionsbewegungen ist zu beachten, dass das Os metacarpale I gegenüber den anderen Metakarpalia nicht nur nach palmar verlagert, sondern auch um fast 90° in Pronationsstellung gedreht ist. Nach der aktiven und passiven Prüfung der Funktionsbewegungen werden vor allem die Traktion sowie das dorsopalmare und radioulnare Gleiten geprüft. Beim Umsetzen der Untersuchungsergebnisse der Gelenkspielprüfung ist zu beachten, dass der distale Gelenkanteil bei Flexion/Extension konkav, bei Abduktion/Adduktion konvex ist. Beim Rhizarthrotiker ist die arthrotische Verformung des Gelenkes tastbar und vom Patienten wird über dem Gelenkspalt und in der Umgebung desselben ein Druckschmerz angegeben. Insbesondere bei der Mobilisationsbehandlung am arthrotisch veränderten Daumensattelgelenk ist auf diese starke Druckschmerzhaftigkeit Rücksicht zu nehmen.

Bei den rein funktionellen Störungen im Sinne einer Blockierung, die sich bei Fehlen von Arthrosezeichen vor allem in einer Störung der Greiffunktion beim Schreiben, Halten einer Tasse oder Ähnlichem zeigt, erweist sich die Manipulationsbehandlung der Mobilisation in der Regel überlegen. Die Patienten geben bei diesen Störungen neben der Behinderung der Greif- und Haltefunktion meist einen bei längerem Schreiben in den Daumen ausstrahlenden Schmerz an. Wenn diese Funktionsstörung nicht von einer Hypermobilität oder Instabilität des Daumensattelgelenkes ausgeht, ist bei dieser Blockierung fast immer eine Prominenz an der Basis des Os metacarpale I tastbar.

Manipulation

Zur Manipulation des Daumensattelgelenkes hält der Therapeut die Hand des Patienten mit dem Handrücken vor seinen Körper. Die Haltehand umfasst von palmar her das Handgelenk des Patienten. Die Arbeitshand umfasst mit den drei hinteren Langfingern den Daumen. Die Daumenkuppe der Arbeitshand wird auf der dorsolateral zu tastenden Prominenz an der Basis des Os metacarpale I aufgelegt und durch die Daumenkuppe der Haltehand unterstützt. Mit der Arbeitshand wird eine kräftige Traktion am Daumen vorgenommen. Der zu behandelnde Daumen wird in eine leichte Abduktion gebracht und mit den Kuppen der Therapeutendaumen an der Basis des Os metacarpale I wird eine Vorspannung nach medial-distal hin aufgenommen. Es ist vor allem auf eine gute Traktionsvorspannung zu achten.

Aus dieser Vorspannung heraus wird unter gleichzeitiger Verstärkung der Traktion und unter geringer Verstärkung der Abduktion mit den Daumenkuppen ein manipulativer Schub nach medial-distal durchgeführt (Abb. 9.11). Bei ungenügender Traktion führt die Lösung dieser Blockierung zu einem deutlichen Schmerz. Außerdem führt eine ausreichende Traktion zu einer Erleichterung der Deblockierung.

> ℹ️ Dieser, bei einer rein funktionellen Blockierung sehr bewährte Griff ist bei Rhizarthrose wegen der damit verbundenen Schmerzhaftigkeit absolut kontraindiziert.

Mobilisation des Daumensattelgelenkes

Bei der Rhizarthrose kann nur die Mobilisation des Daumensattelgelenks durchgeführt werden (Abb. 9.12). Dabei fasst bei Störungen von Flexion/Extension die patientennahe Hand des Therapeuten das zu behandelnde Handgelenk, wobei das Trapezium mit der Beugeseite des Zeigefingers von dorsal, radial und palmar umfasst wird. Der Daumen der körperfernen Hand schient das Os metacarpale I von dorsal. Der Zeigefinger der körperfernen Hand wird mit der Radialseite der Mittelphalanx von palmar her an die Mitte des Os metacarpale I angelegt. Auch die Daumenkuppe wird wegen der damit verbundenen Schmerzhaftigkeit nicht direkt an den Gelenkspalt angelegt, sondern von distal her nur bis an die Grenze zwischen medialem und proximalem Drittel vorgeführt. Nach der Aufnahme einer Traktionsvorspannung wird zunächst eine rhythmische therapeutische Traktion und anschließend bei weiterhin gehaltener Traktion ein rhythmisches Palmargleiten der Basis des Os metacarpale I sowie nach einigen zwischengeschalteten Traktionen ein ebensolches Dorsalgleiten durchgeführt. Bei Störungen der Abduktion wird bei radioulnarem Gegenhalt in analoger Weise zunächst ein nach ulnar gerichtetes Gleiten und nach wiederum zwischengeschalteten Traktionen ein nach radial gerichtetes Gleiten durchgeführt.

Mobilisation des Gelenkspaltes zwischen Skaphoid und Trapezium

Nach unseren klinischen Beobachtungen kommt es gerade bei hypomobilen Störungen im Daumensattelgelenk in der Folge zu einer Störung des Gelenkspiels zwischen Skaphoid und Trapezium. Dieses gestörte Gelenkspiel beeinflusst weiterhin die Greiffunktion des Daumens negativ und fördert im weiteren Verlauf einer Rhizarthrose die Entstehung einer arthrotischen Veränderung zwischen Skaphoid und Trapezium, sodass sich später daraus das typische Bild einer Strahlarthrose des ersten Handwurzelstrahls ergibt.

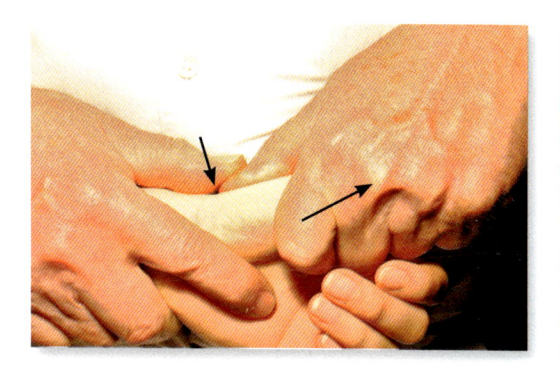

Abb. 9.11: Manipulation im Daumensattel-gelenk

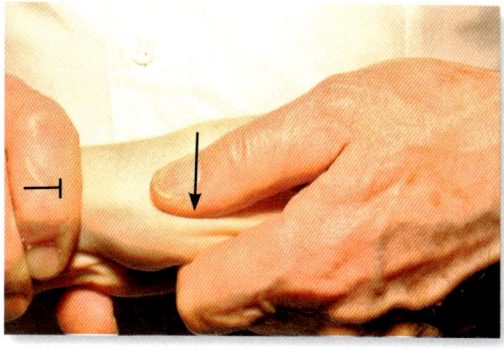

Abb. 9.12: Mobilisation im Daumensattelgelenk

Diese Störung des Gelenkspiels zwischen Skaphoid und Trapezium tritt deshalb nur sehr selten als isolierte Blockierung auf, häufig aber als Überlastungsblockierung bei kompensatorischer funktioneller Überlastung des Gelenkspaltes zwischen Skaphoid und Trapezium. Deshalb wird vor allem bei der Rhizarthrose versucht, das Gelenkspiel zwischen diesen beiden Handwurzelknochen sowohl im Sinne der Traktion als auch des dorsopalmaren Gleitens zu untersuchen und ggf. durch Mobilisation zwischen Skaphoid und Trapezium zu erhalten.

Dazu fasst der Therapeut das Handgelenk des Patienten bei proniertem Unterarm und legt die Ulnarkante der Hand an seinen Körper an. Das Handgelenk des Patienten wird zunächst in eine deutliche Ulnarduktion eingestellt, da dadurch das Skaphoid mehr in die radiale Handkante hineingedreht wird und besser fassbar ist. Außerdem führt die Ulnarduktion zu einer Traktion im radialen Handwurzelstrahl. Daumen und Zeigefinger der körpernahen Hand des Therapeuten fassen nunmehr das Skaphoid. Daumen und Zeigefinger der körperfernen Therapeutenhand das Trapezium. Nach der Prüfung des Gelenkspiels im Seitenvergleich erfolgt nach vorsichtiger Vortraktion eine rhythmische dorsopalmare Mobilisierung von Skaphoid und Trapezium gegeneinander bei gehaltener Ulnarduktion (Abb. 9.13).

> ℹ Bei dieser Technik ist die anatomisch korrekte Griffanlage besonders wichtig, da es sonst leicht zum „Skaphoidschaukeln" kommt. Auf eine möglichst weiche Anlage der gegenläufig arbeitenden Fingerkuppen ist genauso hinzuwirken wie auf ein ausreichend laterales Anlegen der Therapeutenfinger.

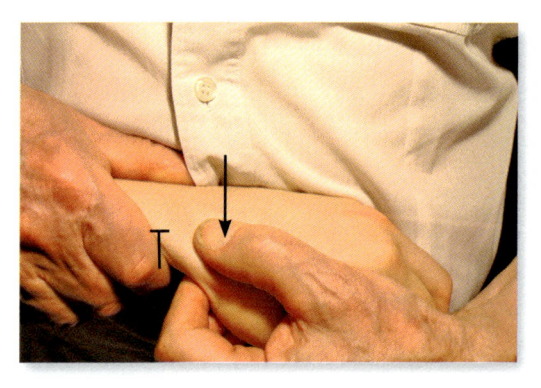

Mobilisation zwischen Skaphoid und Radius
Besonders in der Nachbehandlung nach Radiusfrakturen kommen die Traktion zwischen der Radiusbasis und dem Skaphoid sowie das dorsopalmare Gleiten in diesem Anteil des Handgelenkspaltes zum Einsatz (Abb. 9.14).

Dazu fasst der Therapeut das Handgelenk des Patienten bei proniertem Unterarm und legt die Ulnarkante der Patientenhand an seinen Körper an. Um sich der Gelenkebene an der Basis radii anzupassen, wird eine Palmarflexion von 10° eingestellt. Bei posttraumatischen Fehlstellungen ist entsprechend zu variieren. Die Haltehand umfasst den distalen Unterarm und die Arbeitshand das Skaphoid zwischen Daumen- und Zeigefingerkuppe. Nach vorhergehender repetitiver Traktion wird bei ausreichender

Abb. 9.13: Mobilisation zwischen Skaphoid und Trapezium

Abb. 9.14: Mobilisation zwischen Skaphoid und Radius

Distanz zwischen Radius und Skaphoid (kein traumatisierendes Aufreiben der Knorpelflächen!) eine dorsopalmare Mobilisierung mit Betonung der gestörten Gelenkspielrichtung durchgeführt. Das Zwischenschalten von Mobilisierungen in die Gegenrichtung fördert die gewünschte Detonisierung.

Verbindungsreihe der Metakarpalköpfchen

Diese Verbindungsreihe stellt kein eigentliches Gelenk dar. Die Metakarpalköpfchen II–V liegen locker nebeneinander im Weichteilgewebe der Mittelhand. Auch die Bandverbindung zwischen ihnen ist relativ locker. Eine Bewegungseinschränkung in diesem Bereich findet sich vor allem posttraumatisch bzw. nach längerer Ruhigstellung und beim Polyarthritiker im Stadium der Defektarthrose.

Bei der Untersuchung wird das dorsopalmare Gleiten der Mittelhandköpfchen gegeneinander geprüft. Das Bewegungsspiel nimmt von radial nach ulnar deutlich zu. Wenn auch eine Untersuchung im Seitenvergleich erforderlich ist, muss darauf hingewiesen werden, dass gerade hier fast immer merkliche Seitendifferenzen festzustellen sind. Die Verbindung zwischen den Metakarpalköpfchen der Arbeitshand ist in der Regel straffer.

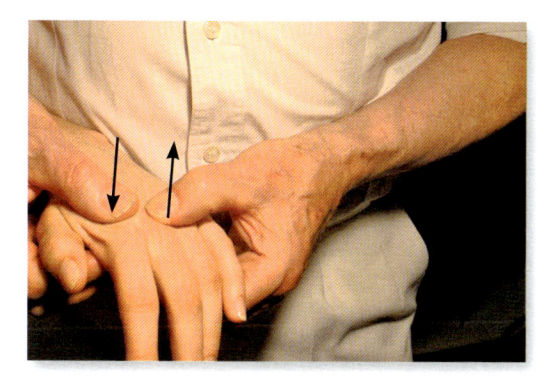

Abb. 9.15: Mobilisation zwischen Metakarpalköpfchen II und III

Mobilisation

Zur Untersuchung und Therapie werden zunächst zwei benachbarte Metakarpalköpfchen von dorsal und palmar her zwischen Daumen und Zeigefinger gefasst und das gegenläufige Gleiten geprüft (Abb. 9.15). Bei eingeschränktem Gelenkspiel kann dann mit der gleichen Technik behandelt werden.

Zeltstocktechnik (Sell)

Besonders nach längerer Ruhigstellung und im Defektstadium nach Polyarthritis bewährt sich dagegen die „Zeltstocktechnik" (Sell).

Dabei fasst der Therapeut die zu behandelnde Patientenhand von vorn und legt die Kuppen seiner 3. und 4. Finger von palmar her zwischen die Metakarpalköpfchen III und IV des Patienten. Die Daumenballen werden von dorsal her in gleicher Höhe angelegt und dehnen über die von palmar her angelegten Fingerkuppen die Mittelhand des Patienten nach radial und ulnar, wobei die Mittelhand – wie ein Zeltdach über den Zeltstock – über die gegenhaltenden Fingerkuppen gedehnt und nach palmar hin aufgebogen wird (Abb. 9.16 a und b).

Handwurzel

Im Handwurzelbereich besteht sowohl die Möglichkeit, die Gelenkreihen (Abb. 9.17) des Mediokarpalgelenkes bzw. des Radiokarpalgelenkes insgesamt als auch das Gelenkspiel der einzelnen Handwurzelknochen gegeneinander zu untersuchen und zu behandeln. Zu Beginn der Untersuchung wird also nicht nur die Überprüfung der Dorsalextension, der Palmarflexion sowie der Radial- und Ulnarduktion aktiv und passiv durchgeführt, sondern auch die Traktion, das dorsopalmare und radioulnare Gleiten in diesen Gelenkreihen und das Gelenkspiel der einzelnen Handwurzelknochen gegen den jeweiligen Nachbarn geprüft, da die Störung

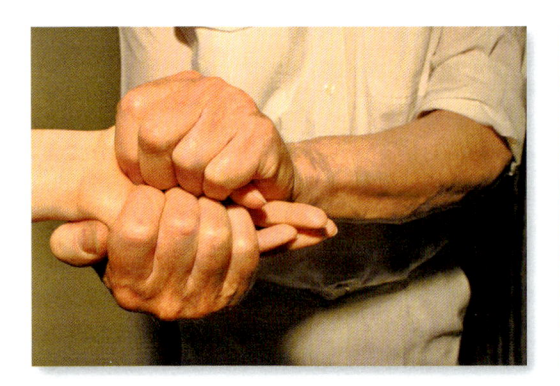

Abb. 9.16 a: Anlage der Therapeutenhände von volar zur Mobilisierung der Verbindungsreihe der Metakarpalköpfchen

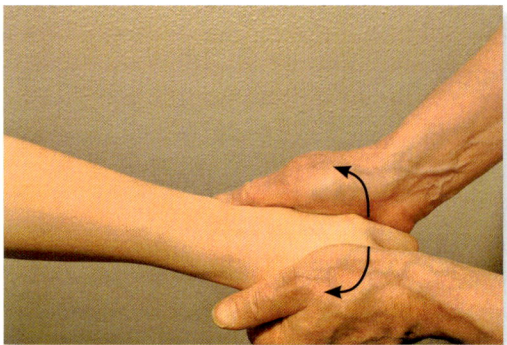

Abb. 9.16 b: „Zeltstocktechnik" zur Mobilisierung der Verbindungsreihe der Metakarpalköpfchen

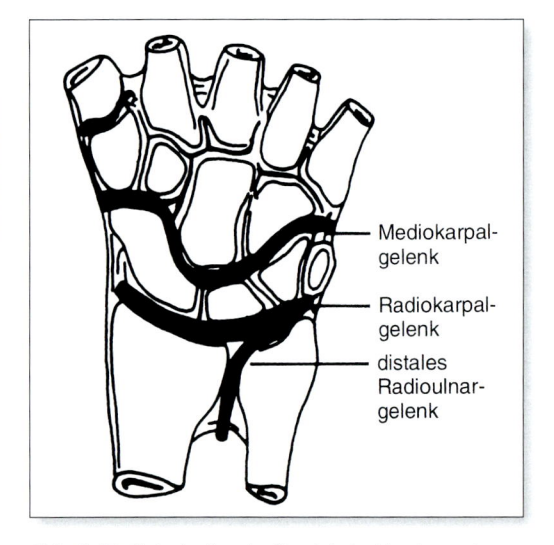

Abb. 9.17: Gelenkreihen im Bereich der Handwurzel

der komplexen Bewegungen in den Gelenkreihen durchaus auf verschiedenen Störungen der Einzelkomponenten beruhen kann. Bei der Bewegungsprüfung der einzelnen Handwurzelknochen finden sich vor allem Störungen der dorsopalmaren Gleitbewegung. Die geringste Bewegung zeigt sich zwischen Skaphoid und Trapezoid. Bewegungseinschränkungen werden analog der zwischen Skaphoid und Trapezium beschriebenen Technik untersucht und behandelt. Im Radiokarpalgelenk ist auch eine Traktion zwischen einzelnen Handwurzelknochen und dem Radius bzw. dem Discus articularis prüf- und ggf. behandelbar. Eine Traktion zwischen den einzelnen Handwurzelknochen ist nur in distaler Richtung in geringem, aber spürbarem Maß möglich und therapeutisch verwertbar.

Traktion

Die Traktion im Handwurzelbereich wird deshalb vorwiegend als Gesamttraktion durchgeführt. Dazu fasst die Haltehand des Therapeuten den distalen Unterarm des Patienten und die Arbeitshand umfasst dessen Mittelhand. Je nach Indikation wird eine lösende, straffende oder dehnende Traktion durchgeführt. Sie betrifft in diesem Fall sowohl das Mediokarpal- als auch das Radiokarpalgelenk. Eine isolierte Traktion im Mediokarpalgelenk ist wegen der Probleme mit einem Gegenhalt an der proximalen Handwurzelreihe nicht möglich. Die isolierte Traktion im Radiokarpalgelenk kann durch die Anlage der Arbeitshand direkt vor den Processus styloidei erreicht werden (Abb. 9.18). Die Traktion im Handwurzelbereich kann ggf. durch eine postisometrische Relaxation der Flexoren vorbereitet werden.

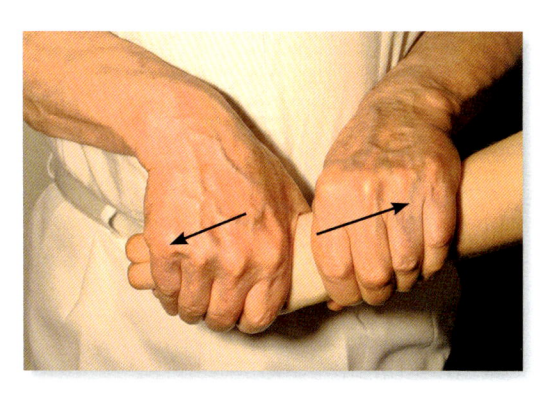

Abb. 9.18: Traktion im Handgelenk-Handwurzel-Bereich

1. Mediokarpalgelenk

- **Funktionsbewegung:** Beteiligung an den Funktionsbewegungen des gesamten Handgelenk- und Handwurzelbereichs, also an Dorsalextension, Palmarflexion, Radialduktion und Ulnarduktion; das Mediokarpalgelenk beteiligt sich vor allem an der Dorsalextension und Radialduktion
- **Kapselmuster:** Dorsalextension
- **Ruhestellung:** Nullstellung (evtl. leichte Ulnarduktion)
- **Verriegelte Stellung:** maximale Dorsalextension

Als Mediokarpalgelenk (bzw. Interkarpalgelenk) wird die Gelenklinie zwischen den beiden Reihen der Handwurzelknochen bezeichnet. Diese Linie ist insofern eine anatomische Besonderheit, als die distalen Hauptpartner Os capitatum und Os hamatum konvex sind, die am radialen Anteil des Gelenkspaltes liegenden distalen Partner – Os trapezium und Os trapezoideum – aber konkav sind. Für die Behandlung wird die konvexe Krümmung von Capitatum und Hamatum als entscheidend angesehen.

Im Bereich des Mediokarpalgelenkes kommen folgende Techniken zur Anwendung: Palmarmobilisation der distalen Handwurzelreihe, manipulative Deblockierung, mobilisierender Ulnarschub, dorsopalmare und Traktionsmobilisation zwischen den einzelnen Komponenten. Wenn auch die Behandlung im Einzelnen von der genauen Prüfung des Gelenkspiels abhängig zu machen ist, so ist doch zu beachten, dass als Funktionsbewegungen vor allem die Dorsalextension und die Radialduktion ablaufen. Eine Störung der Dorsalextension weist als Kapselmuster auf das Mediokarpalgelenk hin. Eine Störung der Radialduktion beruht seltener auf einer Gelenkspielstörung im Mediokarpalgelenk als auf einer solchen in den Radioulnargelenken. Die freie Radial- und Ulnarduktion ist mit einer pro- und supinatorischen Verschiebung zwischen Radius und Ulna verbunden.

Da die Störung der Dorsalextension im Mediokarpalgelenk an den Hauptgelenkpartnern einer Störung des Palmargleitens entspricht (Bewegungsachse im Bereich von Capitatum und Hamatum liegt vor der Gelenkebene), gilt es hier, eine Mobilisation bzw. Manipulation der distalen Handwurzelreihe nach palmar durchzuführen.

Palmarmobilisation der distalen Handwurzelreihe

Der Unterarm des Patienten wird mit der Ventralseite auf eine Unterlage gelegt, wobei die Hand über den Rand der Unterlage hinausragt. Die Haltehand umfasst den distalen Unterarm und das Radiokarpalgelenk, wobei der Zeigefinger an der Palmarseite der proximalen Handwurzelreihe angelegt wird. Die Schwimmhaut der Arbeitshand wird von dorsal her an die distale Handwurzelreihe angelegt. Dann erfolgt mit der Arbeitshand eine Traktion. In diese Traktion hinein erfolgt die rhythmische Gleitbewegung nach palmar.

Auch hierbei ist darauf zu achten, dass Halte- und Arbeitshand möglichst gelenknah angelegt werden, um Biegebelastungen zu vermeiden und wirklich zu einem parallelen Traktionsgleiten zu kommen. Dazu ist es wichtig, dass der Zeigefinger der Haltehand einen „aktiven" Gegenhalt nach dorsal gibt, da die Gleitbewegung sonst in das wesentlich beweglichere Radiokarpalgelenk hineinwirkt. Bei kräftigem aktivem Gegenhalt von palmar her ist eine Auflage des Patientenarmes nicht erforderlich (Abb. 9.19).

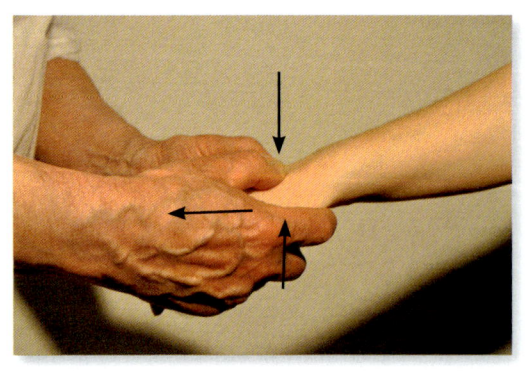

Manipulative Deblockierung im Mediokarpalgelenk

Eine Blockierung im Mediokarpalgelenk kann auch manipulativ behandelt werden (Abb. 9.20): Hierzu steht der Therapeut vor dem Patienten. Er fasst von vorn mit beiden Händen die zu behandelnde Hand, wobei die Zeigefinger von palmar her an die proximale Handwurzelreihe angelegt werden. Die Daumenkuppen werden von dorsal her auf Capitatum und Hamatum aufgelegt. Anschließend erfolgt eine kreisende Bewegung („Kaffeemühle" nach *Sell*), wobei beim Überschreiten der Mittelstellung jeweils mit den Zeigefingern und den Daumenkuppen eine gegenläufige dorsopalmare Vormobilisierung durchgeführt wird.

Nach einer solchen repetitiv durchgeführten Vormobilisation erfolgt wiederum aus der Mittelstellung heraus eine schnelle Traktionsbewegung mit gleichzeitiger Verstärkung sowohl des Palmarschubes mit den Daumenkuppen als auch des Dorsalschubes mit den Zeigefingern. Dabei ist zu beachten, dass der Therapeut nahe genug vor dem Patienten steht, um eine nicht gewollte Einwirkung auf das Schultergelenk zu vermeiden. Weiterhin ist darauf zu achten, dass die Manipulation in der Neutralstellung des Handgelenkes erfolgt und vor allem eine verstärkte Dorsalextension vermieden wird.

Mobilisierender Ulnarschub

Beruht in seltenen Fällen eine Störung der Radialduktion der Hand auf einer Einschränkung des Lateralgleitens im Mediokarpalgelenk, so wird ein mobilisierender Ulnarschub (Bewegungsachse vor dem Gelenkspalt) durchgeführt (Abb. 9.21). Dazu fasst der Therapeut mit der Haltehand die proximale Handwurzelreihe des Patienten und gibt einen Gegenhalt von ulnar her in Höhe des Os triquetrum. Die Arbeitshand fasst mit der Schwimmhaut die distale Handwurzelreihe vom Os Trapezium her. Die Langfinger der Arbeitshand liegen mit ihren Kuppen in Höhe der Metakarpalköpfchen an der Ulnarseite der Hand und stellen eine geringe (reizlose) Radialduktion ein. Anschließend

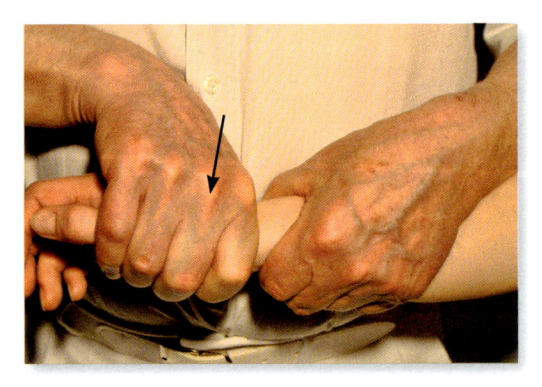

Abb. 9.19: Gleitmobilisation im Mediokarpalgelenk nach palmar

Abb. 9.20: Manipulative Deblockierung im Mediokarpalgelenk

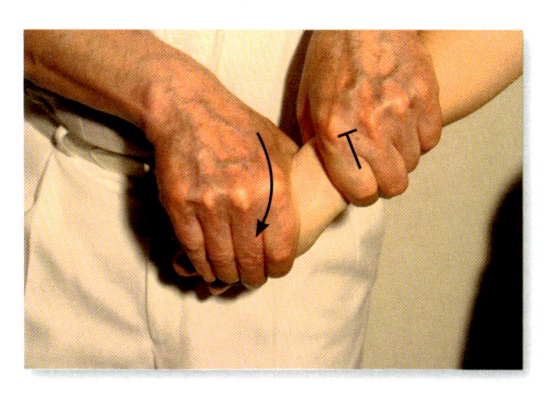

Abb. 9.21: Mobilisierender Ulnarschub im Mediokarpalgelenk

wird unter niedrig dosierter Traktion ein Schub nach ulnar durchgeführt, der der geschwungenen Gelenklinie des Mediokarpalgelenkes folgt.

2. Radiokarpalgelenk

- **Gelenktyp:** Eigelenk (Ovoid)
- **Funktionsbewegung:** zusammen mit dem Mediokarpalgelenk Palmarflexion, Dorsalextension, Radial- und Ulnarduktion mit besonderer Betonung von Palmarflexion und Ulnarduktion
- **Bewegungsausmaß:** Flexion/Extension 85°/0°/85° (davon bei Palmarflexion im Radiokarpalgelenk 50°, im Mediokarpalgelenk 35°; bei Dorsalextension im Radiokarpalgelenk 35°, im Mediokarpalgelenk 50°); Radialduktion/Ulnarduktion 15°/0°/45°
- **Kapselmuster:** Palmarflexion
- **Ruhestellung:** Nullstellung (evtl. mit leichter Ulnarduktion)
- **Verriegelte Stellung:** maximale Dorsalextension

Im Radiokarpalgelenk erfolgen als Hauptbewegungen die Palmarflexion, die Dorsalextension und die Ulnarduktion. Die Ulnarduktion ist ebenso wie die Radialduktion im Mediokarpalgelenk weitgehend von der freien Pro- und Supinationsbewegung in den Radioulnargelenken abhängig. Der Palmarflexion entspricht als Gelenkspielbewegung das dorsale Gleiten der proximalen Handwurzelreihe gegenüber dem Radius und dem Discus articularis (Bewegungsachse vor der Gelenkebene).

Dorsale Gleitmobilisierung
Bei einer Störung der Palmarflexion aus dem Gelenk selbst heraus wird bei der Gelenkspielprüfung eine deutliche Störung des dorsalen Gleitens festgestellt. Dann wird eine dorsalisierende Gleitmobilisierung im Radiokarpalgelenk durchgeführt (Abb. 9.22).

Dabei wird der Unterarm des Patienten nach Möglichkeit mit der Dorsalseite auf einer Unterlage aufgelegt. Die Haltehand des Therapeuten fixiert den distalen Unterarm analog des Vorgehens bei der Palmarmobilisation im Mediokarpalgelenk. Die Arbeitshand legt sich mit der Schwimmhaut von palmar her an die proximale Handwurzelreihe an. Anschließend wird unter Traktion eine nach dorsal gerichtete Gleitbewegung durchgeführt. Bei einer Einschränkung der Supinationsbewegung, z. B. nach einer distalen Radiusfraktur, wird am mit der Ventralsei-

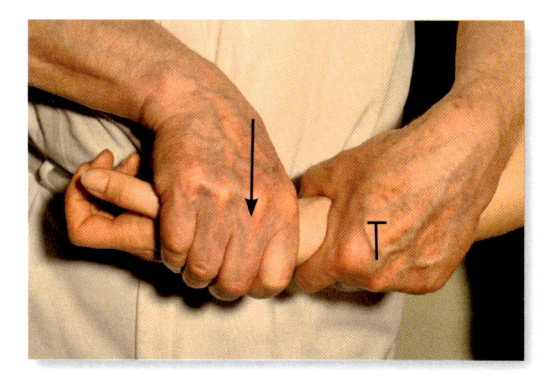

Abb. 9.22: Gleitmobilisation nach dorsal im Radiokarpalgelenk

te aufliegenden Patientenunterarm gearbeitet, wobei der Zeigefinger der Arbeitshand an die Palmarseite der proximalen Handwurzelreihe angelegt wird.

Anschließend wird eine nach palmar gerichtete Mobilisation durch Anheben der Hand unter Vermeidung einer Extensionsbewegung durchgeführt. Bei normaler Stellung der distalen Radiusgelenkfläche wird aus einer Palmarflexion von 10° (Gleiten parallel zur Gelenkfläche), bei posttraumatisch veränderter Gelenkflächenneigung auf einer entsprechend angepassten Ebene, gearbeitet.

Manipulative Dorsalisierung

Eine hypomobile Störung des Dorsalgleitens im Radiokarpalgelenk kann durch die manipulative Dorsalisierung im Radiokarpalgelenk behandelt werden (Abb. 9.23).

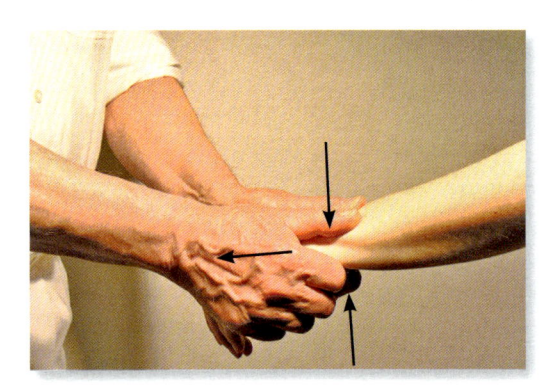

Abb. 9.23: Manipulative Deblockierung im Radiokarpalgelenk

Auch hierbei steht der Therapeut, wie bei der Manipulation im Mediokarpalgelenk, vor dem Patienten. Wie bei allen Mobilisationen und Manipulationen im Handgelenksbereich ist auf eine Entspannung in der Ellenbogenregion zu achten. Der Therapeut fasst die Patientenhand von vorn mit beiden Händen und legt die Zeigefinger von palmar her an die proximale Handwurzelreihe an. Die Daumenkuppen werden anschließend von dorsal her auf den distalen Unterarm aufgelegt. Nun erfolgen ebenfalls während einer Rotationsbewegung im Sinne einer Sell'schen „Kaffeemühle" als repetitive Vormobilisierung ein Palmarschub mit den Daumenkuppen am distalen Unterarm und ein Dorsalschub mit den Zeigefinger-Radialkanten an der proximalen Handwurzelreihe. In angedeuteter Palmarflexion (höchstens 10°) wird dann während eines schnellen Traktionsimpulses der ebenfalls schnelle Manipulationsimpuls mit den Zeigefingern nach dorsal und mit den Daumen nach ventral durchgeführt.

Mobilisierender Radialschub

In den Fällen, in denen eine Einschränkung der Ulnarduktion der Hand nicht auf einer Störung in den Radioulnargelenken, sondern auf einer Störung des Radialgleitens im Radiokarpalgelenk beruht, wird ein mobilisierender Radialschub (Bewegungsachse vor dem Gelenkspalt) durchgeführt (Abb. 9.24).

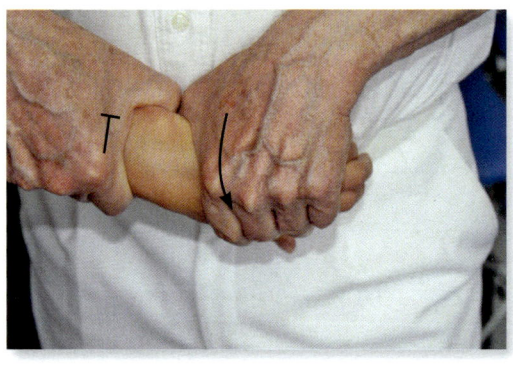

Abb. 9.24: Mobilisierender Radialschub im Radiokarpalgelenk

Hierzu wird mit der Haltehand der distale Unterarm des Patienten fixiert. Die Arbeitshand fasst mit der Schwimmhaut das Os triquetrum und führt unter leichter Ulnarduktion und geringer Traktion einen rhythmisch mobilisierenden

Radialschub aus. Durch die bereits vorher eingenommene leichte Ulnarduktionsstellung und die auf einem Kreisbogen erfolgende Bewegung wird die Krümmung des Gelenkspaltes berücksichtigt. Wegen dieser Krümmung sowie der Anordnung des Processus styloideus radii ist eine reine Lateralbewegung nicht nutzbar.

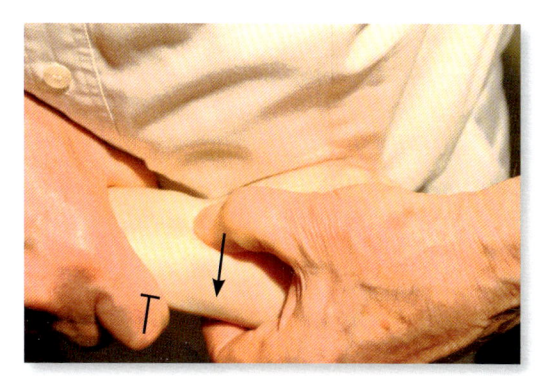

Dorsoventrale Mobilisierung des Skaphoids

Vor allem bei der Nachbehandlung von distalen Radiusfrakturen kommt die dorsopalmare Mobilisierung des Skaphoids zum Einsatz. Voraussetzung für diese Behandlung ist die Übungsstabilität (Abb. 9.25).

Der Therapeut fasst mit der Haltehand den distalen Unterarm des Patienten und stellt eine Palmarflexion von ca. 10° im Radiokarpalgelenk entsprechend der Neigung der distalen Radiusgelenkfläche ein (bei in Fehlstellung verheilten Frakturen ist die aktuelle Neigung der Gelenkfläche zu berücksichtigen).

Anschließend wird das Skaphoid zwischen Daumen- und Zeigefingerkuppe weich gefasst und eine dorsopalmare Mobilisierung derart durchgeführt, dass die eingeschränkte Gelenkspielbewegung repetitiv bis zur ersten Barriere ca. 10-mal mobilisiert wird und dann jeweils 2–3 weiche Mobilisationsschübe in die Gegenrichtung zwischengeschaltet werden.

Entsprechend kann bei gleicher Indikation auch mit dem Os lunatum verfahren werden.

Dorsalmobilisierung des Skaphoids

Vor allem nach Distorsionen im Handwurzelbereich ergibt sich immer wieder die Notwendigkeit, eine schnelle Dorsalmobilisierung des Skaphoids durchzuführen (Abb. 9.26).

Dabei steht der Therapeut vor dem Patienten. Er fasst mit beiden Händen locker dessen Handgelenk und legt die Radialkante des Zeigefingers seiner von radial her kommenden Hand an der Palmarseite des Skaphoids an. Der Gegenhalt von dorsal her wird mit beiden Daumen so gegeben, dass die Radialkante des Skaphoids die Basis eines gleichschenkligen Dreiecks bildet, sodass während des Dorsalschubs am Skaphoid die benachbarten Knochen, vor allem Radius und Lunatum, nach palmar gegengehalten werden.

Anschließend erfolgt eine Drehbewegung im Sinne einer Sell'schen „Kaffeemühle" derart, dass die Patientenhand auf der Ulnarseite fußwärts und auf der Radialseite kopfwärts geführt wird. Im Moment der stärksten Ulnarduktion und dem gleichzeitig erfolgenden Übergang von der Neutralstellung in die Palmarflexion

Abb. 9.25: Dorsoventrale Mobilisierung des Skaphoids

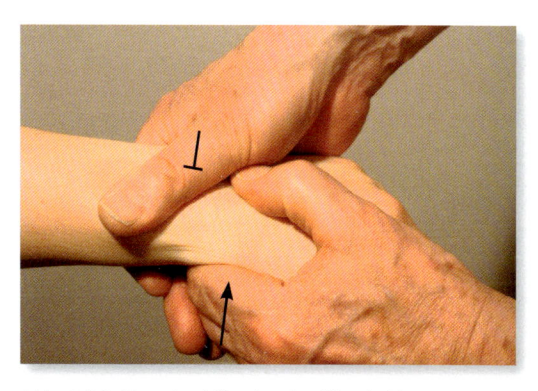

Abb. 9.26: Dorsalmobilisation des Skaphoids

wird mit der Radialkante des Zeigefingers der Arbeitshand ein kurzer, fast manipulativer Dorsalschub am Skaphoid gesetzt.

Weitere Mobilisationen

Wie bereits in der Eingangsbemerkung zur Handwurzel erwähnt, finden sich auch hypomobile Störungen vorwiegend des dorsopalmaren Gleitens zwischen einzelnen Handwurzelknochen. Dabei handelt es sich meist um eine Störung des perilunären Gelenkspiels und um die bereits in der Behandlung beschriebene Störung des dorsopalmaren Gleitens im radialen Handgelenkstrahl.

Traktionen an einzelnen Handwurzelknochen werden therapeutisch vor allem zwischen Radius bzw. Discus articularis einerseits und dem Lunatum und dem Triquetrum andererseits durchgeführt. Hinsichtlich der Störung des dorsopalmaren Gleitens wird auch das gesamte perilunäre Gelenkspiel im Sinne einer „Reise um das Lunatum" geprüft und bei Einschränkung therapiert.

Dabei wird die Hand des Patienten in Pronationsstellung gehalten und das Lunatum zwischen Daumen und Zeigefinger der Haltehand fixiert. Die Arbeitshand fasst die einzelnen benachbarten Handwurzelknochen, also Skapho-id, Capitatum, Hamatum und Triquetrum, weich zwischen Daumen und Zeigefinger und mobilisiert diese gegenüber dem Lunatum, aber auch das Lunatum gegen den Radius (Abb. 9.27 a und b). Außer der Mobilisation gegenüber dem Os lunatum kommen noch folgende Möglichkeiten der dorsopalmaren Gleitmobilisierung der Karpalia gegeneinander zur Anwendung:
- gegenüber dem Os capitatum: Os trapezoideum, Os lunatum, Os hamatum
- gegenüber dem Os scaphoideum: Os trapezium, Os trapezoideum, Os lunatum
- gegenüber dem Os triquetrum: Os hamatum.

3. Distales Radioulnargelenk

- **Gelenktyp:** Radgelenk
- **Funktionsbewegung:** Pronation und Supination (gemeinsam mit dem proximalen Radioulnargelenk) 80°/0°/85°
- **Kapselmuster:** keine eigentliche Bewegungseinschränkung, endgradige Schmerzhaftigkeit von Pronation und Supination
- **Ruhestellung:** 10°-Pro- oder -Supination
- **Verriegelte Stellung:** Mittelstellung, endgradige Pro- oder Supination

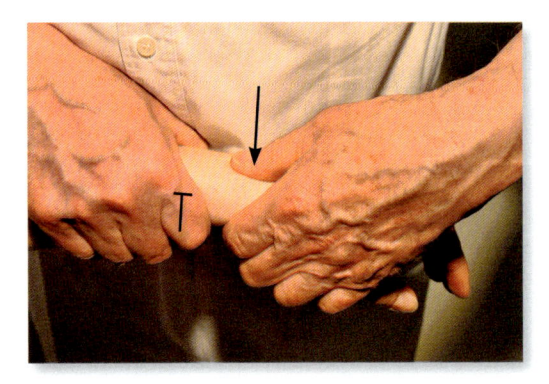

Abb. 9.27 a: Mobilisation des Os lunatum gegen den Radius

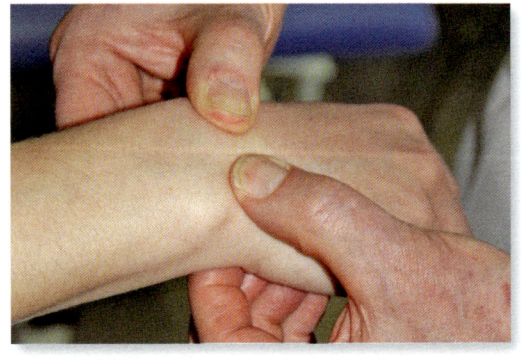

Abb. 9.27 b: Reise um das Lunatum

Bei hypomobilen Störungen der Pro- und Supination bzw. der Radial- und Ulnarduktion wird vor allem das Gelenkspiel im distalen und proximalen Radioulnargelenk geprüft. Hierbei ist besonders zu beachten, dass hypomobile Störungen im distalen Radioulnargelenk relativ selten sind. Es handelt sich dort im Gegenteil meist um hypermobile Störungen, die natürlich eine Kontraindikation für Mobilisationsbehandlungen darstellen.

Zur Prüfung des Gelenkspiels wird im Seitenvergleich die dorsoventrale Verschieblichkeit der distalen Ulna gegen den Radius geprüft. Dazu wird der distale Radius zwischen den Langfingerkuppen und dem Daumenballen gefasst, die distale Ulna wird dicht proximal ihrer Basis (Vermeidung eines Periostschmerzes) zwischen Daumen und Zeigefinger gehalten. Zeigt die anschließende Prüfung der dorsoventralen Verschieblichkeit an der distalen Ulna eine hypomobile Störung, so wird mit der gleichen Technik mobilisiert (Abb. 9.28).

Bei kräftigen Armen empfiehlt sich dabei, auch die distale Ulna zwischen Langfingerkuppen und Daumenballen zu fassen, und nach Möglichkeit am auf einer Unterlage aufliegenden Unterarm zu arbeiten (Abb. 9.29).

9.3.2 Ellenbogenbereich

In der gemeinsamen Kapsel finden sich in diesem Bereich drei Teilgelenke:
- Humeroulnargelenk
- Humeroradialgelenk
- proximales Radioulnargelenk

Für unsere Belange sind vor allem das proximale Radioulnargelenk und das Humeroulnargelenk von Bedeutung. Im Humeroradialgelenk finden sich sehr selten Indikationen für eine Mobilisationsbehandlung und wenn, dann vor allem posttraumatisch oder nach rheumatischen Erkrankungen.

Untersuchungstechniken

Nach aktiver und passiver Prüfung nach orthopädischen Gesichtspunkten (Neutral-Null-Methode) erfolgt die Prüfung des Gelenkspiels im Humeroulnargelenk, Humeroradialgelenk und proximalen Radioulnargelenk. Die Prüfung erfolgt auch hier im Seitenvergleich.

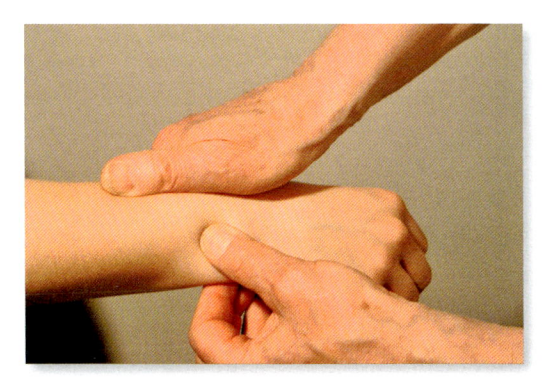

Abb. 9.28: Gelenkspielprüfung im distalen Radioulnargelenk

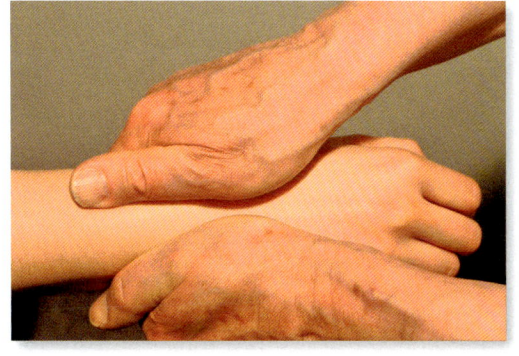

Abb. 9.29: Dorsoventrale Gleitmobilisierung im distalen Radioulnargelenk

Humeroulnargelenk

- **Gelenktyp:** Scharniergelenk
- **Funktionsbewegung:** Flexion/Extension 150°/0°/5°
- **Kapselmuster:** Flexion
- **Ruhestellung:** 70°-Flexion und 10°-Supination
- **Verriegelte Stellung:** maximale Extension und Supination

Zunächst wird der Endanschlag bei der Streckung im Humeroulnargelenk geprüft. Dabei stehen sich Patient und Therapeut gegenüber. Der Patient legt seine Hände in Mittel- oder Supinationsstellung an die Taille des Therapeuten. Der Therapeut umfasst dann von dorsal her den Ellenbogen des Patienten und legt seine Mittelfingerkuppen auf die proximale Begrenzung des Olekranon. Anschließend wird in die aktiv mögliche Endstreckung gegangen und aus dieser Stellung heraus noch ein passives Endstreckfedern durchgeführt. Der Normalbefund ist ein fest-elastisches Endstreckfedern. Ein hart-elastischer Endanschlag spricht für eine Blockierung im Humeroulnargelenk.

Diese Prüfung erfolgt bei lockeren Schultern, da das Hochziehen der Schultern über eine Anspannung des M. triceps brachii zu einem falsch pathologischen Befund im Sinne einer Blockierung führt (Abb. 9.30).

Humeroradialgelenk

- **Gelenktyp:** Kugelgelenk
- **Funktionsbewegung:** Beteiligung an den Funktionsbewegungen der beiden anderen Gelenke
- **Kapselmuster:** Flexion
- **Ruhestellung:** 70°-Flexion und 30°-Supination
- **Verriegelte Stellung:** maximale Extension und maximale Supination

Die Prüfung des Gelenkspiels im Humeroradialgelenk erfolgt dadurch, dass die Kuppe des Zeigefingers zwischen Caput radii und Humerus eingelegt wird. Gleichzeitig kann auch die Kuppe des Mittelfingers zwischen Caput radii und Ulna gelegt werden. Danach wird der zu untersuchende Patientenellenbogen zwischen Streckung und 90°-Beugung bewegt. Wobei sich die Bewegung des Caput radii gegenüber dem Humerus und auch eine geringe Bewegung des Caput radii gegenüber der Ulna feststellen lassen (Abb. 9.31).

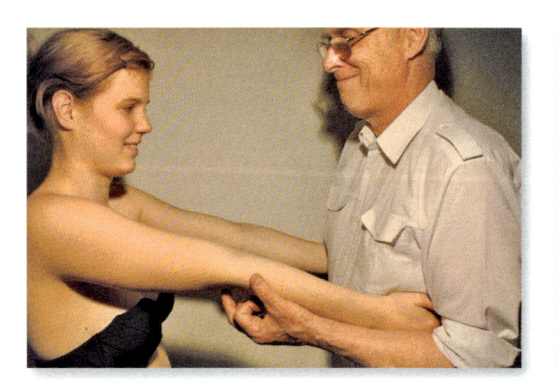

Abb. 9.30: Prüfung des Endanschlages bei Streckung im Humeroulnargelenk

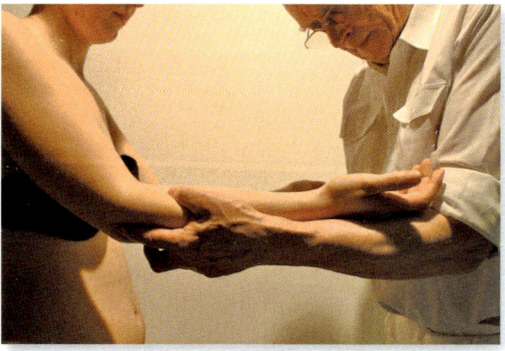

Abb. 9.31: Funktionsprüfung im Humeroradialgelenk

Proximales Radioulnargelenk

- Gelenktyp: Zapfengelenk
- Funktionsbewegung: Pronation/Supination 90°/0°/80-90°
- Kapselmuster: Supination
- Ruhestellung: 70°-Flexion und 10°-Supination
- Verriegelte Stellung: maximale Pronation, maximale Supination

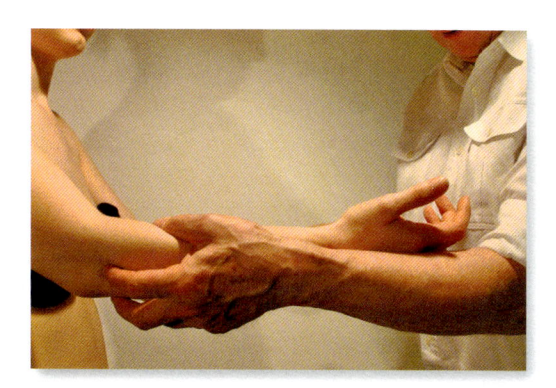

Zur Prüfung im proximalen Radioulnargelenk wird der Patient gebeten, bei gebeugtem Ellenbogengelenk eine Pronations- und Supinationsbewegung durchzuführen. Die Zeigefingerkuppe des Untersuchers liegt dabei an der ulnaren Begrenzung des Caput radii. Dann wird im Seitenvergleich festgestellt, wie weit sich das Caput radii bei der Pronation nach dorsal herausdreht bzw. bei der Supination in das Gelenk hineindreht (Abb. 9.32).

Das Gelenkspiel im proximalen Radioulnargelenk kann auch direkt durch die Prüfung des translatorischen dorsoventralen Gleitens geprüft werden. Dazu wird bei gebeugtem Ellenbogengelenk das Caput radii zwischen Daumen- und Zeigefingerkuppe weich gefasst und gegen den Gegenhalt an der Ulna das dorsoventrale Federn geprüft (Abb. 9.33).

Die Störung des Gleitens nach dorsal entspricht einer solchen der Pronationsbewegung, die Störung des Gleitens nach ventral einer Störung der Supinationsbewegung. Bei vielen Beschwerden, die fälschlicherweise als Epicondylopathia humeri radialis angesehen werden, handelt es sich um Blockierungen im Bereich des Caput radii sowie um Störungen im Bereich des Ligamentum anulare radii. Eine Epicondylopathie kann aber auch mit diesen Störungen kombiniert sein.

Die Blockierungen im Bereich des Radiusköpfchens können sowohl mobilisierend als auch manipulativ gelöst werden. Nach unseren Beobachtungen liegt bei diesen Blockierungen meist eine Störung der Supinationsbewegung und damit eine Störung des Ventralgleitens des Caput radii vor, die mit den nachfolgend beschriebenen Techniken beseitigt werden kann.

Behandlungstechniken am proximalen Radioulnargelenk

Am proximalen Radioulnargelenk kommen folgende Techniken zur Anwendung: Ventralmobilisation des Radiusköpfchens (zwei Techniken), Ventralmanipulation des Radius-

Abb. 9.32: Funktionsprüfung im proximalen Radioulnargelenk

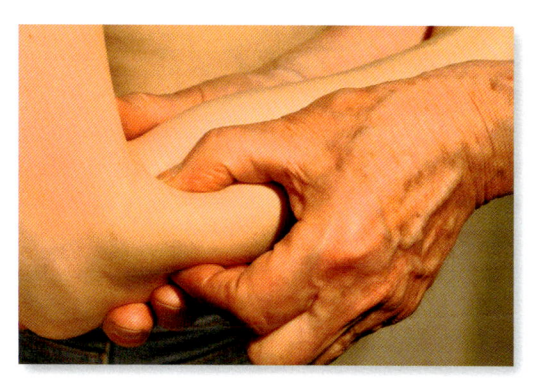

Abb. 9.33: Prüfung des translatorischen Gleitens im proximalen Radioulnargelenk

köpfchens, Dorsalmobilisation des proximalen Radius.

Ventralmobilisierung des Radiusköpfchens

Als erste therapeutische Technik am proximalen Radioulnargelenk wird die Ventralmobilisierung des Radiusköpfchens mit einem von *Karl Sell* als „Schwengeltechnik" gelehrten Griff durchgeführt (Abb. 9.34).

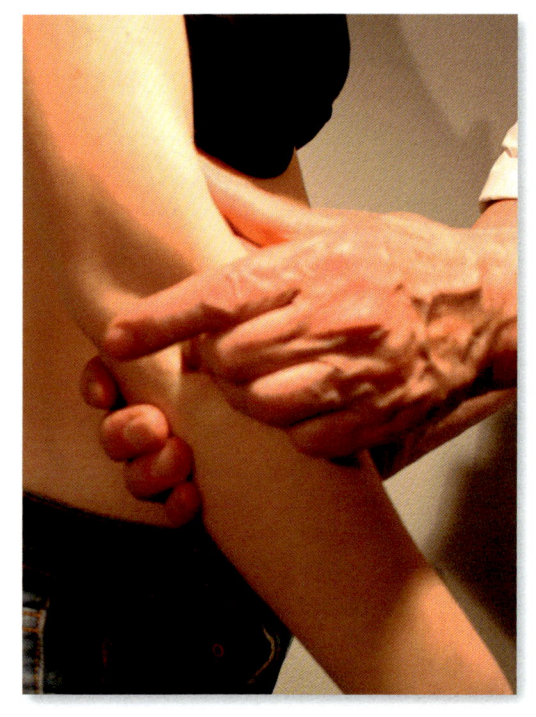

Abb. 9.34: Ventralmobilisierung des proximalen Radius mittels „Schwengeltechnik"

Dabei stehen sich Patient und Therapeut gegenüber. Der Ellenbogen des Patienten wird mit beiden Händen von dorsal her gefasst. Die Daumen liegen an der Ventralseite des distalen Oberarms. Die Langfinger der von ulnar her angreifenden Therapeutenhand liegen an der Streckseite der proximalen Ulna als sog. „Durchschlagbremse". Die von radial her greifende Therapeutenhand ist die Arbeitshand.

Sie wird zunächst mit der Kuppe des Zeigefingers auf das Radiusköpfchen und mit den Kuppen des Mittel- und Ringfingers dicht distal davon in die Muskelnische zwischen proximalem Radius und proximaler Ulna angelegt. Der Finger auf dem Radiusköpfchen wird dann zur Vermeidung eines Periostschmerzes weggenommen. Mit den Kuppen des Mittel- und Ringfingers wird während eines rotierenden Schwingens des Unterarmes (Schwengeln) ein ventralisierender Impuls gesetzt.

Ventralmanipulation des Radiusköpfchens

Die Einschränkung des Ventralgleitens des Radiusköpfchens kann auch mit der ventralisierenden Manipulation des Radiusköpfchens behandelt werden (Abb. 9.35 a und b).

Dabei steht der Therapeut seitlich zum Patienten. Die Haltehand umfasst das Handgelenk

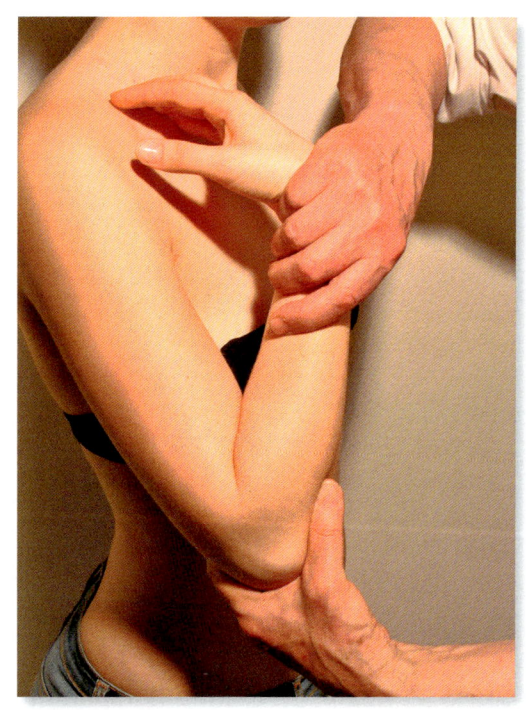

Abb. 9.35 a: Ausgangsstellung zur Ventralmanipulation am Radiusköpfchen

Untersuchungs- und Behandlungstechniken an den oberen Extremitäten

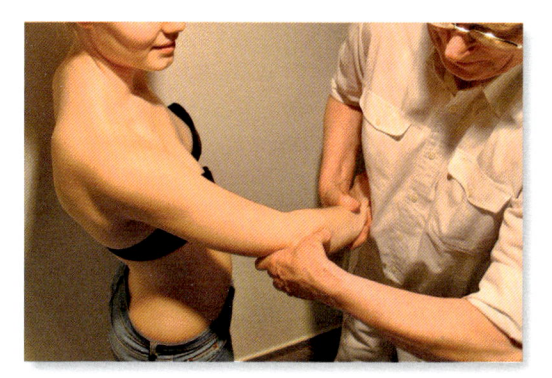

Abb. 9.35 b: Ventralisierender Manipulationsschub am Radiusköpfchen

des Patienten bei supiniertem Unterarm und ca. 120°-Flexion im Ellenbogengelenk. Die Arbeitshand umfasst streckseitig das Ellenbogengelenk dicht oberhalb des Olekranons, wobei der Daumen mit seiner Ulnarkante längs an den proximalen Radius in der Nische zwischen Radius und Ulna parallel zur Unterarmlängsachse angelegt wird. Die Langfinger umfassen von dorsal her den Ellenbogen. Dann wird der Unterarm in eine pronierende Streckung mit einer Restbeugung von ca.15° gebracht.

Der Therapeut legt anschließend seine Haltehand an seine eigene Taille und fixiert damit den Patientenunterarm in Pronationsstellung, um einerseits in Richtung Schulter zu verriegeln und andererseits ein Durchschlagen in die Streckung zu verhindern. Anschließend erfolgt der ventralisierende Impuls mit der Ulnarkante des Daumens der Haltehand. Dabei ist streng darauf zu achten, dass der Daumen immer flächig parallel am proximalen Radius angelegt bleibt und ein Periostschmerz am Radius ebenso vermieden wird wie ein Durchschlagen in die Endstreckung des Ellenbogengelenkes oder ein Abgleiten des Daumens nach radial.

Das Durchschlagen in die Streckung wird auch dadurch verhindert, dass die flächig an der Beugeseite des Unterarmes angelegte Haltehand durch aktiven Gegenhalt die Beugestellung von ca. 15° sichert.

Dorsalmobilisation des proximalen Radius

Bei eingeschränkter Pronation (gestörtes Dorsalgleiten des Radius im proximalen Radioulnargelenk) wird eine Dorsalmobilisation durchgeführt (Abb. 9.36).

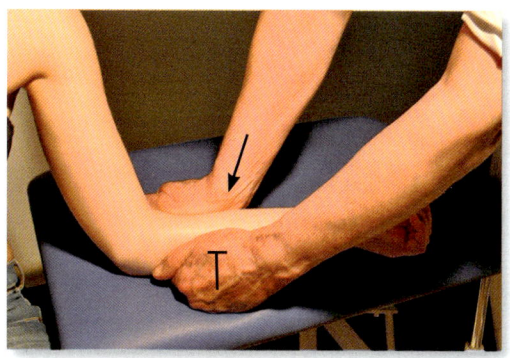

Abb. 9.36: Dorsalmobilisierung des proximalen Radius

Hierzu wird der Unterarm des Patienten bei einer Beugestellung des Ellenbogengelenkes von ca. 70° auf den Behandlungstisch aufgelegt. Die Haltehand des Therapeuten unterlegt mit den Langfingern die aufgelegte Ulna. Die Arbeitshand legt den Daumenballen von ventral her an den proximalen Radius an und übt eine weiche rhythmische Dorsalmobilisation aus. Bei entsprechender Änderung der Handanlage kann bei Supinationseinschränkung auch nach ventral mobilisiert werden.

Seitneigungsfedern im Ellenbogengelenk

Das Seitneigungsfedern im Ellenbogengelenk wirkt auf alle drei Teilgelenke ein (Abb. 9.37 a und b). Es bewirkt sowohl eine Verschiebung des Radius gegen die Ulna als auch eine Verschiebung des Olekranon und des Radiusköpfchens gegen den Humerus und außerdem eine Weichteildehnung am lateralen bzw. medialen Gelenkspalt, je nach Behandlungsrichtung.

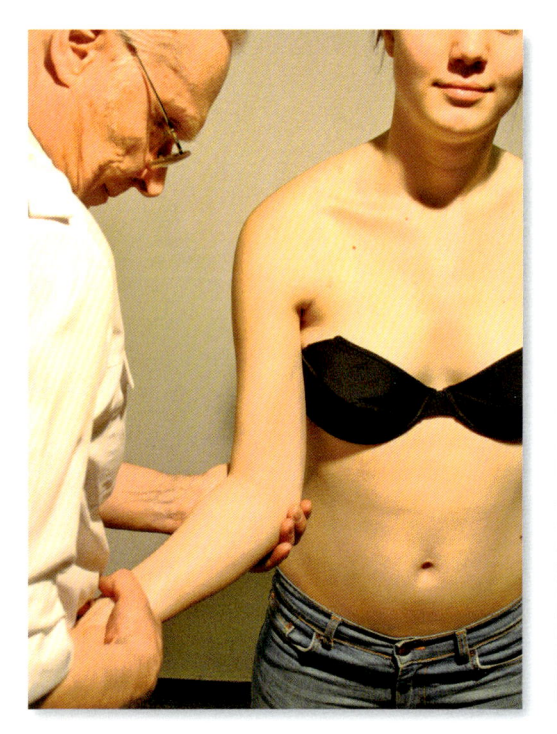

Abb. 9.37 a: Seitneigungsmanipulation im Ellenbogengelenk nach ulnar

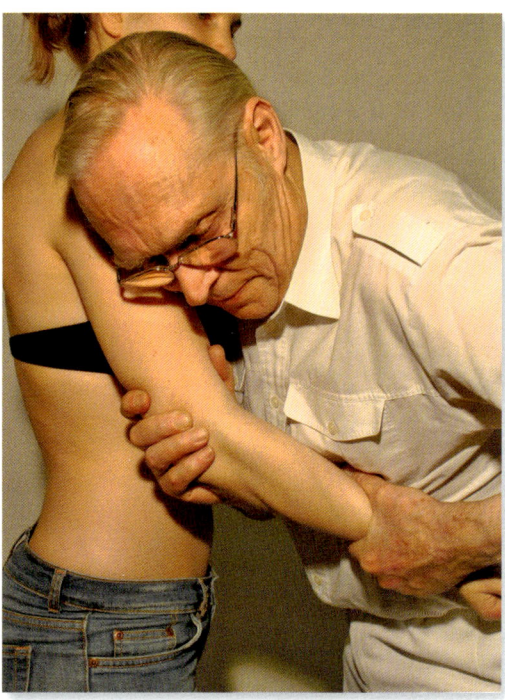

Abb. 9.37 b: Seitneigungsmanipulation im Ellenbogengelenk nach radial

Deshalb kann dieser Griff auch bei der chronischen Epikondylopathie (sowohl radial als auch ulnar) eingesetzt werden. Bei der akuten Epikondylopathie kommt diese Technik meist als Manipulation zum Einsatz.

Dabei steht der Therapeut vor dem Patienten. Der Patientenarm wird in ca. 45°-Ellenbeugung gehalten und an der Taille bzw. an der Hüfte des Therapeuten in leichter Supinationsstellung angelegt. Die Haltehand umfasst den zu behandelnden Arm am Handgelenk. Die Arbeitshand wird je nach vorgegebener Behandlungsrichtung von radial oder ulnar her an den Ellenbogengelenkspalt angelegt. Mit der Arbeitshand wird ein repetitiver Mobilisationsschub zur Gegenseite durchgeführt. Bei der akuten Epikondylopathie bewährt es sich, nach Vormobilisation einen manipulativen Impuls zu setzen.

Bei der Mobilisation oder Manipulation nach radial ist zum Schutz der Schulter des Patienten dessen Oberarm mit dem Kopf des Therapeuten zu fixieren. Bei der Arbeit nach ulnar ist zum Schutz der Schulter darauf zu achten, dass der Oberarm des Patienten dicht vor seinem Oberkörper liegt und nicht zu weit nach vorn eleviert wird.

Bei dieser Technik ist streng darauf zu achten, dass die Arbeitshand von radial bzw. ulnar her genau auf dem Gelenkspalt platziert wird. Andernfalls besteht die Gefahr, dass der Impuls sich in einer Verstärkung der Beugung oder Streckung im Ellenbogengelenk erschöpft.

Behandlungstechniken am Humeroradial- und Humeroulnargelenk

Traktionsmobilisation am Humeroradialgelenk

Eine Längsverschiebung in den Radioulnargelenken kann auch durch eine Traktion am distalen Radius bei rechtwinklig gebeugtem Ellenbogengelenk erreicht werden (Abb. 9.38).

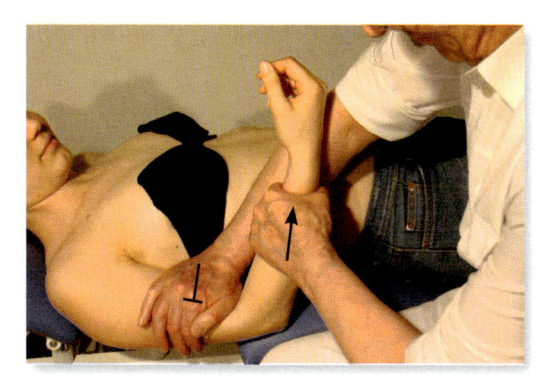

Abb. 9.38: Traktionsmobilisation im Humero-radialgelenk

Dabei liegt der Patient in Rückenlage auf der Behandlungsliege. Der distale Unterarm des Patienten wird bei rechtwinklig gebeugtem Ellenbogengelenk von radial her gefasst. Die Haltehand des Therapeuten (tischnahe Hand) fixiert den Patientenoberarm von der Beugeseite her auf der Liege. Die Arbeitshand (tischferne Hand) übt einen gering dosierten Zug am distalen Radius in Richtung der Unterarmlängsachse aus. Diese Bewegung kann nur auf den Radius einwirken, da sich das Olekranon in der Fossa olecrani bei dieser Traktion selbst fixiert.

Dieser Griff kann bei entsprechender Technik auch am stehenden Patienten eingesetzt werden. Eine Erleichterung kann dabei die Nutzung einer postisometrischen Relaxation nach vorhergehendem Faustschluss darstellen. Durch diese in ihrer Traktionskraft sehr gering gehaltene, auf die Streckmuskulatur detonisierend wirkende Traktion wird auch ein positiver Effekt bei der Epicondylopathia radialis bewirkt.

Traktionsmobilisation im Humeroulnargelenk

Diese Technik wird ebenfalls am gebeugten Ellenbogengelenk ausgeführt. Der Patient wird für diese Mobilisation in Rückenlage auf die Behandlungsliege gelegt. Wenn sowohl auf die ventralen als auch auf die dorsalen Anteile des Kapsel-Band-Apparates eingewirkt werden soll, wird bei einer Beugestellung von 80°–90° gearbeitet. Das Handgelenk des Patienten wird an die Schulter des sitzenden Therapeuten angelehnt. Die tischferne Hand des Therapeuten fixiert den distalen Oberarm des Patienten und gibt einen aktiven Gegenhalt in Richtung Schultergelenk. Dadurch wird die nachfolgende Traktion auf das Ellenbogengelenk beschränkt.

Die tischnahe Hand des Therapeuten liegt möglichst ellenbogennah flächig an der Beugeseite des proximalen Unterarmes und übt einen repetitiven mobilisierenden Zug in Richtung der Oberarmlängsachse aus. Dieser Griff hat sich nicht nur zur Behandlung von hypomobilen Störungen im Ellenbogengelenk, sondern in Verbindung mit einer postisometrischen Relaxation auch bei der Ansatztendinose des M. triceps brachii bewährt.

Wenn eine Störung der Extension im Gelenk vorliegt, sollen vor allem die Weichteile auf der Ventralseite gedehnt werden (Abb. 9.39 a). Dann wird eine Ausgangsstellung in Flexion von 45°–60° gewählt. Bei Störungen der Flexion sollten die dorsalen Weichteile aus einer Flexion von über 90° gedehnt werden (Abb. 9.39 b).

Radioulnare Gleitmobilisation im Ellenbogengelenk

Zur Mobilisierung im Humeroulnar- und Humeroradialgelenk sowie zur Weichteildehnung

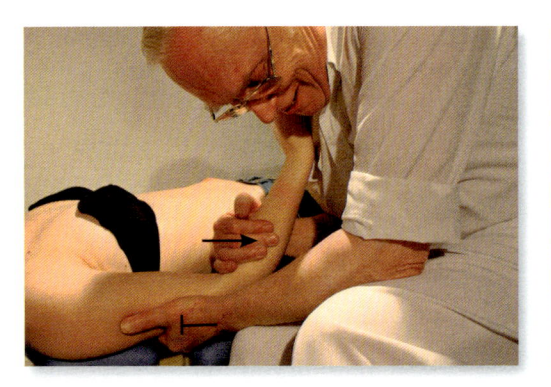

Abb. 9.39 a: Traktionsmobilisation im Humeroulnargelenk: Dehnung des ventralen Kapselanteils

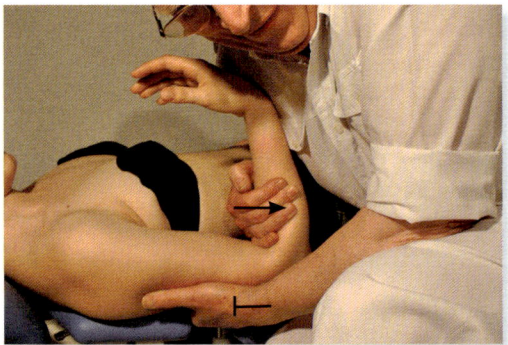

Abb. 9.39 b: Traktionsmobilisation im Humeroulnargelenk: Dehnung des dorsalen Kapselanteils

bei radialer und ulnarer Epikondylopathie wird auch die radioulnare Gleitmobilisation im Ellenbogengelenk angewendet (Abb. 9.40).

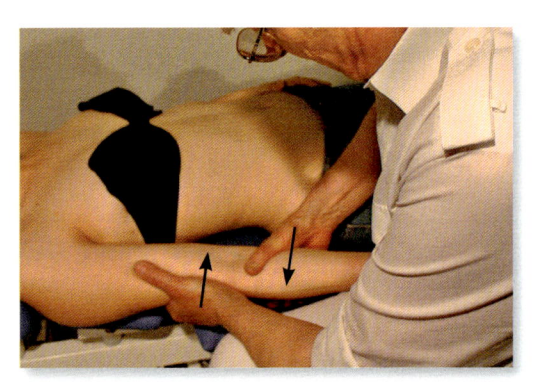

Abb. 9.40: Radioulnare Gleitmobilisation im Ellenbogengelenk

Der Patient liegt in Rückenlage auf der Behandlungsliege. Der Therapeut sitzt auf der zu behandelnden Seite mit Blickrichtung zum Kopfende neben der Liege. Beide Hände des Therapeuten werden möglichst gelenknah von radial bzw. ulnar her an den distalen Oberarm bzw. den proximalen Unterarm des Patienten flächig angelegt.

Die am Unterarm anliegende Hand nimmt auch eine geringe Traktionsvorspannung auf. Anschließend führen die Hände am gering (ca. 10°) angebeugten Ellenbogengelenk eine sanfte, exakt parallel nach radial bzw. nach ulnar gerichtete Mobilisation durch. Durch das möglichst gelenknahe Anlegen der mobilisierenden Hände wird eine Biegebelastung vermieden. Bei dieser Grifftechnik ist ebenfalls eine weiche, rhythmische Einwirkung, die immer mehrmals in eine Richtung arbeitet, erforderlich.

9.3.3 Schulterbereich

Am Schultergürtel kommt aufgrund der vielfältigen Störungsmöglichkeiten aus seinen einzelnen Anteilen ein besonders großes Griffrepertoire zur Anwendung. Für die einzelnen Abschnitte kommen folgende Techniken in Betracht:
a) Skapulothorakale Gleitebene:
   - Mobilisierung mit Dehnung der periskapulären Muskelschlinge
b) Subakromialer Gleitweg:
   - Mobilisation im subakromialen Gleitweg aus aktueller Ruhestellung
   - Mobilisation im subakromialen Gleitweg bei 90°-Schulterabduktion
   - unter e) genannte Techniken
c) Akromioklavikulargelenk (ACG):

- dorsoventrale Mobilisierung der Klavikula
- innenrotierende Mobilisierung der Klavikula
- außenrotierende Mobilisierung der Klavikula
- „Traktionsmobilisation"

d) Sternoklavikulargelenk (SCG):
  - kaudoventraler Schub an der Klavikula
  - Innenrotation an der Klavikula
  - Außenrotation an der Klavikula
  - dorsokranialer Schub an der Klavikula
  - dorsokaudale Mobilisation der Klavikula am liegenden Patienten

e) Glenohumeralgelenk:
  - unter b) genannte Techniken
  - Lateralisation des Caput humeri
  - dorsoventrale Gleitmobilisation bei adduziertem Oberarm
  - dorsoventrale Gleitmobilisation bei adduziertem Oberarm
  - dorsokaudale Mobilisierung des Caput humeri
  - dorsolaterale Mobilisierung des Caput humeri
  - postisometrische Traktion
  - Abduktionsmobilisation
  - Abduktions-Außenrotations-Mobilisation

Für das Akromioklavikular- und das Sternoklavikulargelenk gibt es keine eigenen Kapselmuster. Beide Gelenke reagieren auf Störungen des Gelenkspiels mit einer endgradigen Schmerzhaftigkeit der Bewegung und einem harten Endanschlag.

Die Untersuchungs- und Behandlungstechniken am Schultergürtel umfassen nicht nur das Schultergelenk und den Muskelmantel der Schultergelenke selbst, sondern auch die skapulothorakale Gleitebene und die den Schultergürtel mit dem Rumpf verbindenden Akromioklavikular- und Sternoklavikulargelenke. Am Schultergelenk selbst ist als weitere wichtige Gleitebene noch der subakromiale Gleitweg zu erwähnen.

Nach *Mink* und Mitarbeitern wird prinzipiell ein glenohumerales System – zu dem das Glenohumeralgelenk, der subakromiale Gleitweg und der bizipitale Gleitmechanismus gehören – und ein skapulothorakales System unterschieden. Zum Letzteren gehören Akromioklavikulargelenk, Sternoklavikulargelenk und skapulothorakale Gleitebene.

Vor allem die aus dem Sternoklavikulargelenk auf den Schultergürtel einwirkenden Störungen werden häufig unterschätzt. Wir haben in unserer Klinik mehrere Fälle beobachtet, bei denen eine Behandlung der Epicondylopathia humeri radialis erst nach Lösung einer gleichzeitig bestehenden Blockierung im SC-Gelenk erfolgreich war. Auf diesen möglichen Zusammenhang hat auch *Schneider* hingewiesen.

Nach der Stellungs- und Funktionsuntersuchung an den genannten Gelenken werden die Gelenkspielprüfungen und – besonders an der Schulter – die bekannten muskulären Widerstandstests durchgeführt. Bei diesen Tests können die Muskeln sowohl gruppenweise als auch einzeln geprüft werden. Hinsichtlich der Muskelprüfungen wird auf die einschlägige Literatur hingewiesen.

Skapulothorakale Gleitebene, subakromialer Gleitweg

Mobilisation der Skapula
Bei der Behandlung am Schultergürtel kommt es besonders bei stärkerer Bewegungseinschränkung im Schultergelenk darauf an, dem Patienten möglichst bald ein gewisses Erfolgserlebnis ohne unangenehme Einwirkung an der schmerzhaften Schulter selbst zu verschaf-

fen. Zur Einleitung der Behandlung hat sich vor allem die Mobilisation der Skapula (skapulothorakale Gleitebene) bewährt (Abb. 9.41), da bei Schmerzzuständen aus der Schulter oder der Halswirbelsäule ein reflektorischer Hypertonus der Schulterblattmuskulatur die Mitbewegung der Skapula in der skapulothorakalen Gleitebene hemmt. Auch die obere und mittlere Halswirbelsäule kann an dieser Stelle über den M. levator scapulae einwirken.

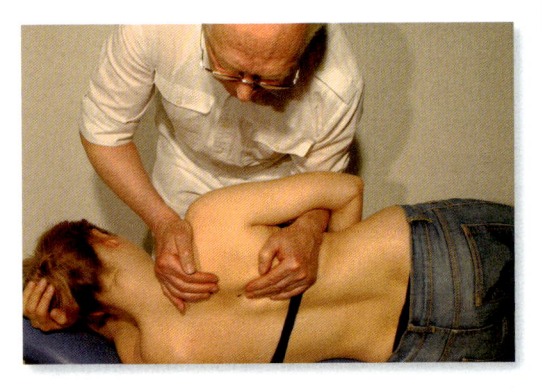

Abb. 9.41: Mobilisation der skapulothorakalen Gleitebene

Zu dieser Behandlung wird der Patient in Seitenlage auf dem Behandlungstisch gelagert. Die zu behandelnde Schulter liegt oben. Der Therapeut steht vor dem Patienten, den er möglichst nahe an sich heranlegt. Die kopfnahe Hand des Therapeuten wird auf das Akromion gelegt, die fußnahe Hand umfasst den unteren Schulterblattwinkel. Das vom Therapeuten umfasste Schulterblatt wird zunächst kopfwärts, fußwärts, zur Wirbelsäule und zur Flanke hin bewegt. Es schließt sich eine kreisende Bewegung der Skapula an. Ebenso wird eine kippende Bewegung der Skapula durchgeführt, ohne dass es dabei zu wesentlichen Bewegungen im Glenohumeralgelenk kommt.

Anschließend erfolgt die Dehnung der periskapulären Muskulatur nach lateral (Abb. 9.42). Dabei wird der mediale Skapularand durch Druck auf das Akromion vom Rücken abgehoben und die Kuppen der Langfinger umfassen den medialen Skapularand und dehnen die Muskelschlinge nach lateral hin auf. Es ist natürlich darauf zu achten, dass nur die Fingerkuppen einen festen Kontakt haben und nicht die Fingernägel zum Einsatz kommen.

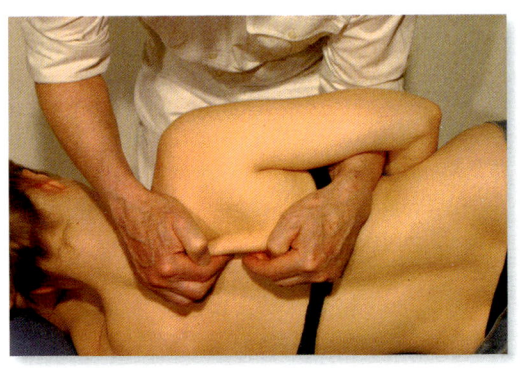

Abb. 9.42: Mobilisation der skapulothorakalen Gleitebene mit Lateraldehnung der periskapulären Muskeln

Mobilisation des subakromialen Gleitweges

Bei dieser Grifftechnik sitzt der Patient auf dem Fußende der Behandlungsliege. Der zu behandelnde Arm wird in eine noch ohne Spannung oder gar Schmerzen mögliche Abduktion gebracht und dann mit gebeugtem Ellenbogen auf den distalen Oberschenkel des Therapeuten aufgelegt. Der seitlich neben dem Patienten stehende Therapeut legt beide Daumen mit gestreckten Endgelenken so dicht wie möglich vor dem Akromion senkrecht zur Oberarmlängsachse an den dorsalen und ventralen Rand der Rotatorenmanschette an (Abb. 9.43). Die Langfinger liegen ohne jeden Druck in der Axilla.

Anschließend erfolgt unter Traktion zum Behandler hin eine Gleitmobilisierung des Humeruskopfes nach kaudal. Damit wird eine pleuelartige Bewegung durchgeführt, wobei der Druck nach kaudal und der Zug nach la-

Untersuchungs- und Behandlungstechniken an den oberen Extremitäten

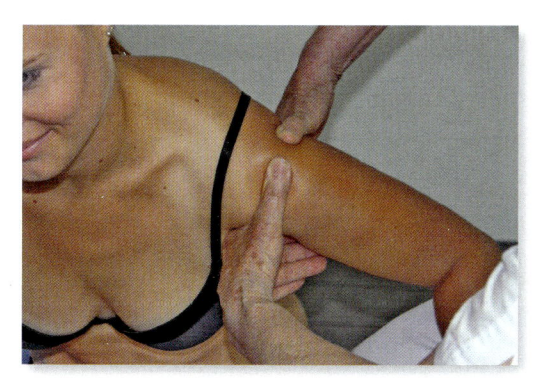

Abb. 9.43: Anlage der Daumen zur Mobilisation des subarkromialen Gleitweges

teral vom Patienten weg unter weicher, dosierter und für den Patienten schmerzloser Kraftanwendung erfolgen sollen. Das Zurückführen des Armes in die Ausgangsstellung erfolgt vom Therapeutenoberschenkel her (Abb. 9.44). Diese Technik bewährt sich vor allem bei Verklebungen im Bereich der Rotatorenmanschette, besonders der Supraspinatussehne. Sie verlangt aber häufig vor ihrer Anwendung eine Lockerung in der skapulothorakalen Gleitebene und eine vorsichtige laterale Kapseldehnung am Schultergelenk (s. u. Glenohumeralgelenk).

Bei der Anlage des Griffes ist auch darauf zu achten, dass zunächst kein zu starker Druck mit den Daumen auf die Rotatorenmanschette ausgeübt wird. Deshalb werden zunächst der dorsale und der ventrale Rand der Rotatorenmanschette getastet und nur so weit von dorsal und ventral her mit den Daumen gefasst, dass in etwa eine Daumenbreite Abstand zwischen den beiden Daumenkuppen bleibt. Erst mit dem Fortschritt der Behandlung werden die beiden Daumenkuppen einander angenähert (Druck auf die Rotatorenmanschette muss schmerzfrei sein!). Wenn der Druck auf der ganzen Breite der Rotatorenmanschette reizlos vertragen wird, können die Daumenkuppen durch die Ulnarkante einer Hand ersetzt werden (Abb. 9.45). Dann kann auch die Traktion am Arm mit der zweiten Hand verstärkt werden.

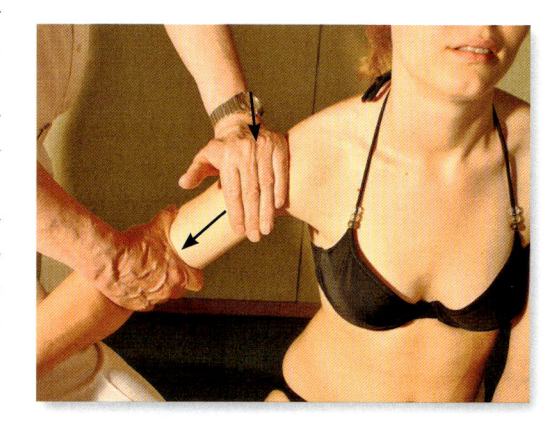

Abb. 9.45: Mobilisation des subakromialen Gleitweges mit der Ulnarkante

> Fehler bei dieser Anlage sind vor allem nicht genau senkrecht zur Oberarmlängsachse angelegte Daumen, gebeugte Daumenendgelenke und damit ein zu punktueller Druck durch die Daumenkuppen, zu weit lateral vom Akromion angelegte Daumen sowie in die Axilla hineindrückende Langfinger.

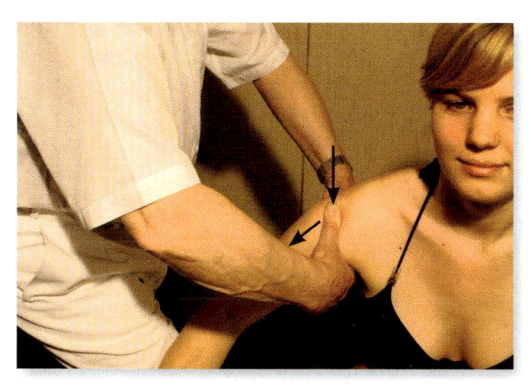

Abb. 9.44: Mobilisation des subakromialen Gleitweges

Mobilisation des subakromialen Gleitweges mittels rotierendem Beckenschub

Der Patient liegt in Rückenlage auf der Behandlungsliege, der Therapeut stellt sich neben die zu behandelnde Schulter. Er führt das Ellenbogengelenk des betroffenen Armes in 90°-Flexion, greift mit seiner fußnahen Hand innenseitig um das Ellenbogengelenk herum und fixiert den Patienten mit seinem Unterarm an seinem Rumpf. Anschließend führt er den Arm des Patienten in eine spannungsfreie Abduktion und zusätzlich in eine Anteversion von ca. 20°, entsprechend der Achse der Schultergelenkpfanne. Nun modelliert er die kopfnahe Hand mit der Schwimmhaut von kranial an den Humeruskopf an (die Finger zeigen Richtung Fußboden). Zusätzlich stabilisiert er diese Arbeitshand durch Anlage des gleichseitigen Oberschenkels. Nun erfolgt eine sanfte Schutztraktion am Patientenarm mit dem Haltearm bei gleichzeitiger rhythmisch-repetitiver kreisender Bewegung mit dem anderen Oberschenkel über einen Beckenschwung nach kaudal-distal (bezogen auf das Schultergelenk) (Abb. 9.46).

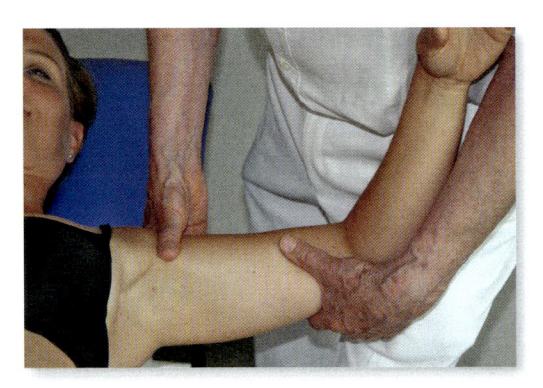

Abb. 9.46: Mobilisation des subakromialen Gleitweges mittels rotierendem Beckenschub

Untersuchungstechniken an Akromioklavikular- und Sternoklavikulargelenk

Nach der Durchführung der beiden genannten Griffe werden zunächst die Akromioklavikular- und die Sternoklavikulargelenke geprüft.

Bei der Prüfung des Akromioklavikulargelenks steht der Therapeut hinter dem Patienten und palpiert es. Zunächst erfolgt eine orientierende Palpation, die eine Stufenbildung, eine Randwulstbildung und das sog. „Klaviertastenphänomen" erfasst. Letzteres weist auf eine ausgeprägte Hypermobilität und damit auf eine Kontraindikation für Mobilisierungsmaßnahmen am AC-Gelenk hin.

Am Akromioklavikulargelenk finden sich sog. Maximalpunkte (*Lewit*) an der vorderen unteren und – geringer ausgeprägt – an der vorderen oberen Begrenzung des Gelenkes. Es wird durch Außen- und Innenrotation im Schultergelenk festgestellt, bei welchen Bewegungen sich die Schmerzen in diesen Maximalpunkten verstärken bzw. verringern. Gleichzeitig kann dabei die geringe rotatorische Bewegung im Gelenk erfasst werden, wobei besonders der Bewegungsendanschlag beurteilt wird.

Einen Hinweis auf eine Beteiligung des AC-Gelenkes an Schulterschmerzen gibt auch der endgradig schmerzhafte Bogen bei der Abduktion und die horizontale Adduktion. Neben dem Gelenkspiel bei der Rotation werden auch das dorsoventrale Gleiten und die Traktion im AC-Gelenk in die Gelenkspielprüfung mit einbezogen (Abb. 9.47 und 9.48).

Die Untersuchung des Sternoklavikulargelenkes erfolgt in analoger Weise. Zunächst wird wieder die Palpation der Gelenkkonturen im Seitenvergleich durchgeführt, um Stellungsanomalien, Vorwölbungen, Überwärmungen und Instabilitäten zu erfassen bzw. auszuschließen.

Untersuchungs- und Behandlungstechniken an den oberen Extremitäten

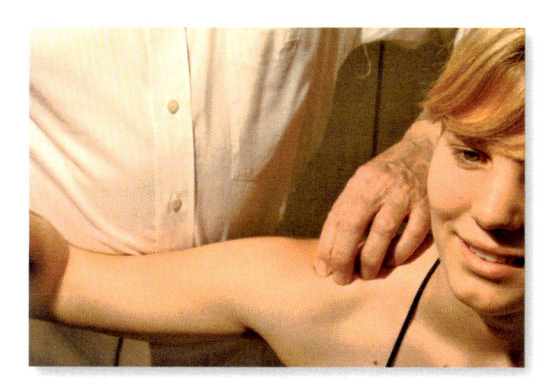

Abb. 9.47: Funktions- bzw. Irritationsprüfung am Akromioklavikulargelenk

des Gelenkspiels werden vor allem auch die Traktion und ein nur sehr gering mögliches Gleiten von dorsokranial nach ventrokaudal einbezogen (Abb. 9.49). Nach der bei diesen Prüfungen festgestellten Richtung der Schmerzabnahme erfolgt zunächst die Behandlung. Erst bei Vorliegen eines größeren freien Weges auch in die blockierte Richtung erfolgt dann die übliche Mobilisationsbehandlung vom Bewegungsausgangspunkt weg zu der dann vorliegenden ersten Barriere, um diese langsam bei der Mobilisation vor sich herzuschieben und damit den Bewegungsumfang zu erweitern.

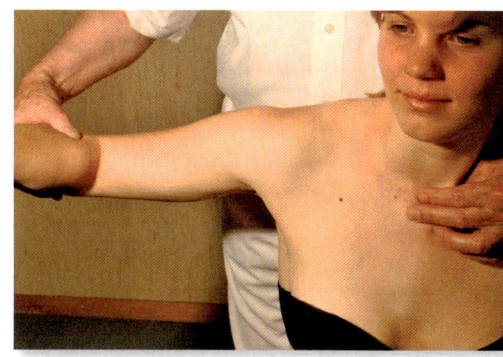

Abb. 9.49: Funktionsprüfung am Sternoklavikulargelenk

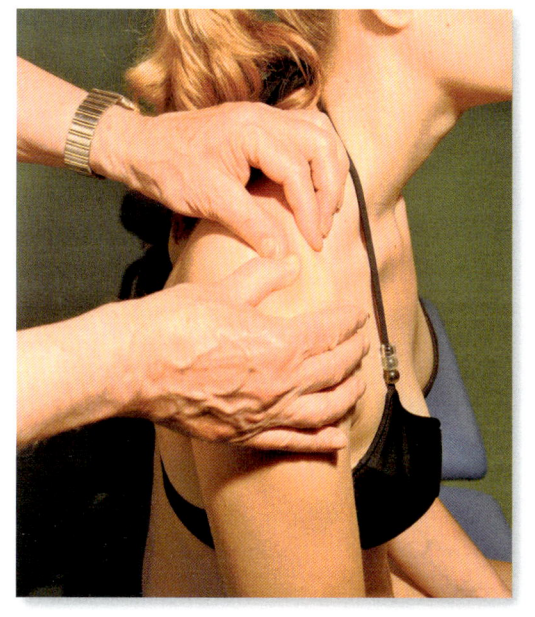

Abb. 9.48: Gelenkspielprüfung am Akromioklavikulargelenk

Am Sternoklavikulargelenk liegt der Maximalpunkt gleichfalls an der unteren Begrenzung des Gelenkes. Beim Vorliegen eines solchen Maximalpunktes für die Schmerzpalpation, der auch meist mit einer vermehrten Gewebespannung einhergeht, wird ebenfalls durch die Innen- und Außenrotation geprüft, in welcher Richtung sich der Schmerz verstärkt bzw. in welcher Richtung er abnimmt. In die Prüfung

Behandlungstechniken am Akromioklavikulargelenk

Innenrotierende Mobilisation der Klavikula

Der Therapeut steht hinter dem sitzenden Patienten. Soll das rechte Akromioklavikulargelenk behandelt werden, lässt er den Patienten zur Förderung der Entspannung an seinem linken Oberschenkel bzw. seiner linken Hüfte anlehnen. Bei der Behandlung des linken AC-Gelenkes erfolgt die Anlehnung rechts. Danach legt der Therapeut die Radialkante der Zeigefingergrundphalanx seiner patientennahen Hand an das laterale Ende der Klavikula (Abb. 9.50).

Befunderhebung und Behandlung funktioneller Störungen an den Extremitätengelenken

> Bei diesem Griff ist besonders streng auf die Erhaltung des Tiefenkontaktes zu achten, da jedes Gleiten der Zeigefingergrundphalanx über das Periost an der Klavikulavorderkante zu einem ausgeprägten Periostschmerz führt.

Außenrotierende Mobilisation an der lateralen Klavikula

Wird eine Schmerzverstärkung am Akromioklavikulargelenk bei Innenrotation im Schultergelenk angegeben, so erfolgt die außenrotatorische Mobilisation der lateralen Klavikula (Abb. 9.51).

Dabei wird in der gleichen Ausgangsstellung wie bei der innenrotatorischen Mobilisation die körpernahe Hand des Therapeuten mit den Grundphalangen der Langfinger von kaudal her kommend an das akromiale Ende der Klavikula angelegt, wobei möglichst viel Weichteile

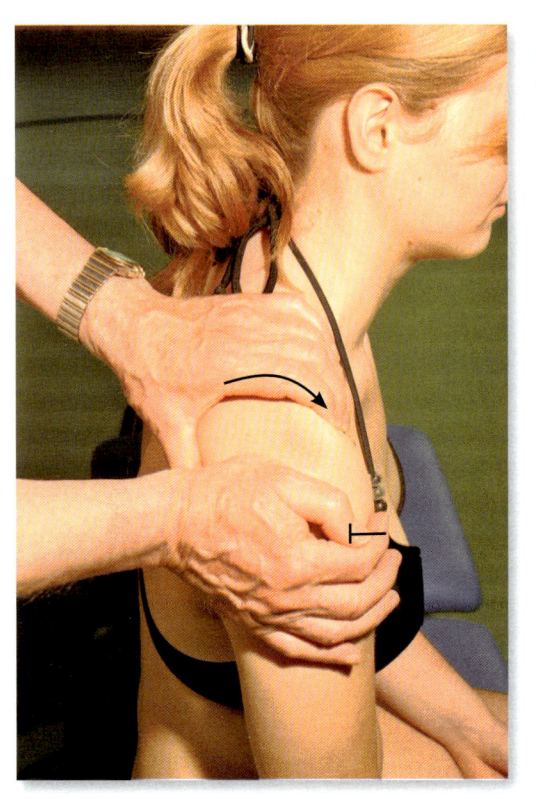

Abb. 9.50: Innenrotierende Mobilisation der Klavikula im AC-Gelenk

Zur Auflage und Aufnahme des Tiefenkontaktes wird das lateral gelenknah vorhandene Plateau an der kranialen Fläche der Klavikula ausgenutzt. Der Daumen der Arbeitshand legt sich mit seiner Kuppe unter die gleichseitige Spina scapulae, wodurch die Anlage der Zeigefingergrundphalanx gegen ein Verrutschen gesichert wird. Die Haltehand umfasst das Akromion und den Humeruskopf von vorn. Die angelegte Zeigefingergrundphalanx modelliert sich anschließend unter Aufnahme eines festen Tiefenkontaktes und einer innenrotatorischen Vorspannung an. Aus dieser Hand erfolgt ein leicht federnder Impuls im Sinne einer in die Innenrotation verlaufenden „Nickbewegung". Die Haltehand am Akromion übt lediglich einen leichten Zug nach dorsal als Gegenhalt aus.

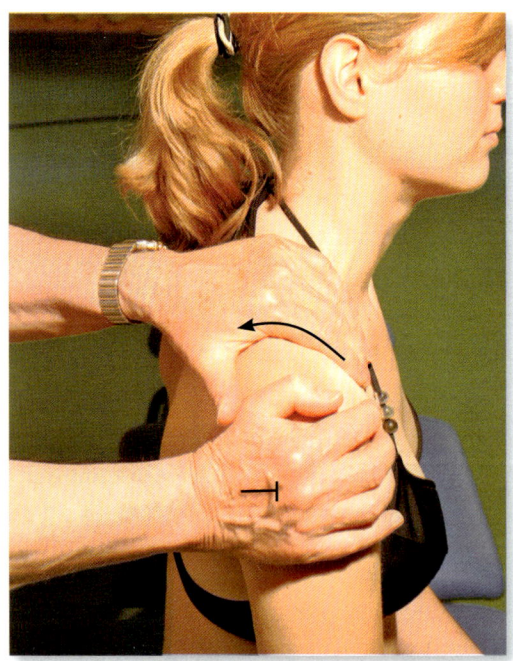

Abb. 9.51: Außenrotierende Mobilisation der Klavikula im AC-Gelenk

"aufgeladen" werden (Periostschutz). Auch bei dieser Behandlung ist wieder streng auf einen sehr guten Tiefenkontakt und eine gut gehaltene Vorspannung zu achten. Bei exakter Anlage liegt die Klavikula nach Ausstreichen der Weichteile an der Beugeseite der proximalen Interphalangealgelenke. Der Gegenhalt mit der körperfernen Hand erfolgt von dorsal her am Akromion bzw. Humeruskopf mit leicht ventralisierendem Druck. Danach wird wieder eine weiche rhythmische „Nickbewegung" eingesetzt – in diesem Fall nach hinten oben, d. h., es wird eine Außenrotation der Klavikula bewirkt.

Traktionsmobilisation und dorsoventrale Mobilisation

Im Akromioklavikulargelenk werden zur Wiederherstellung eines freien Gelenkspiels weiterhin die Traktionsmobilisation und die dorsoventrale Mobilisation eingesetzt.

Die Traktionsmobilisation wird am sitzenden Patienten durchgeführt. Der Therapeut steht seitlich hinter dem Patienten und legt bei der Arbeit am rechten AC-Gelenk seinen linken Handballen an den medialen Rand der Skapula. Mittelhand und Finger werden nicht auf die Skapula aufgelegt, da das den gewünschten, rein lateralen Schub verhindern würde. Die rechte Hand wird mit dem Daumenballen fixierend auf die Mitte der Klavikula aufgelegt. Mit der linken Hand wird dann weich-rhythmisch-federnd ein Mobilisationsschub nach lateral durchgeführt (Abb. 9.52).

Auch die dorsoventrale Mobilisation im AC-Gelenk kann am sitzenden (alternativ auch am liegenden) Patienten eingesetzt werden. Der Therapeut steht wiederum hinter dem Patienten und fasst bei der Arbeit am rechten AC-Gelenk mit der rechten Hand fixierend das Akromion. Daumen und Zeigefinger der linken Hand werden möglichst flächig von dorsal bzw. ventral her an die Klavikula angelegt und führen einen weichen nach dorsal bzw. nach ventral gerichteten Mobilisationsschub durch (Abb. 9.53).

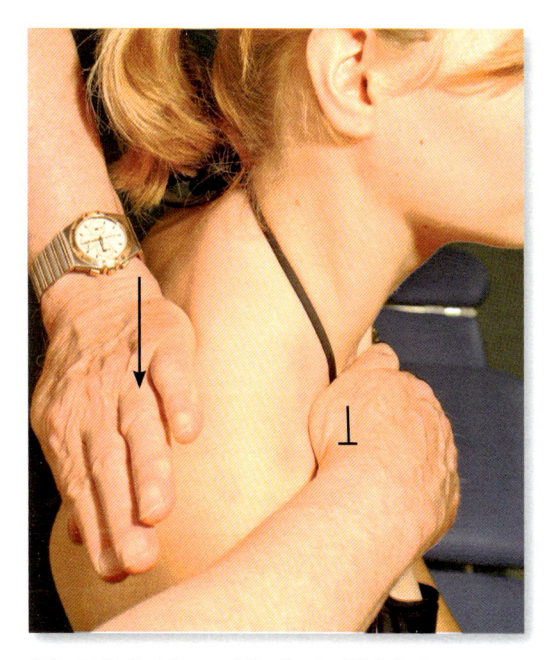

Abb. 9.52: Traktionsmobilisation im AC-Gelenk

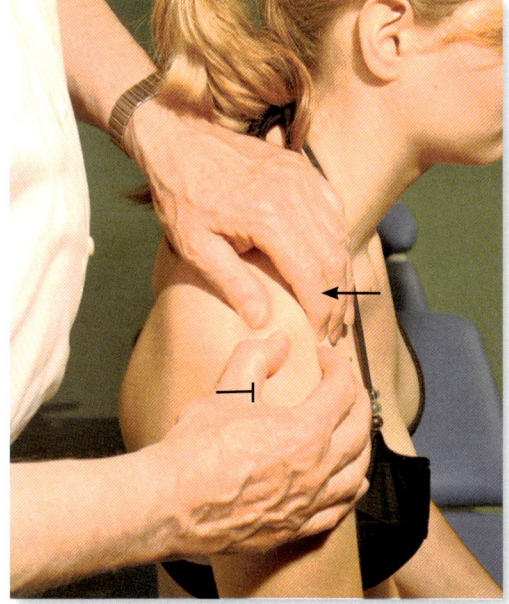

Abb. 9.53: Dorsalmobilisation am AC-Gelenk

Behandlungstechniken am Sternoklavikulargelenk

Für die Behandlung am Sternoklavikulargelenk (SC-Gelenk) gilt, dass bei Schmerzzunahme bei einer Innenrotation der Schulter das sternale Klavikulaende nach kaudal innenrotierend, bei Schmerzzunahme bei Außenrotation im Schultergelenk das sternale Klavikulaende nach kranial außenrotierend mobilisiert wird. Das Sternoklavikulargelenk wird bei den Rotationsbewegungen der Schulter wesentlich stärker beteiligt als das Akromioklavikulargelenk. Die kaudalisierende Mobilisation der Klavikula im Sternoklavikulargelenk kann am sitzenden Patienten in ventrokaudaler oder am liegenden Patienten in dorsokaudaler Richtung durchgeführt werden.

Ventrokaudal gerichtete Mobilisation

Die Behandlung erfolgt am sitzenden Patienten. Er wird nach hinten an den Oberschenkel des hinter ihm stehenden Therapeuten angelehnt und gebeten, den Kopf zur Entspannung der vorderen Halsweichteile weit nach vorn zu neigen. Anschließend werden beide Daumen gedoppelt von dorsal her auf das mediale Klavikulaende gelegt und es wird eine mit nur geringem Weg mögliche Serie weich kaudalisierender Mobilisationen mit ventralisierender Komponente ausgeführt (Abb. 9.54).

Innenrotierende Mobilisation mit kaudalisierender Komponente

Der Therapeut steht hinter dem sitzenden Patienten. Hierbei kann ohne wesentliche Traktion aus einer Neutralhaltung der Schulter oder bei freiem Schultergelenk mit Traktion aus einer Außenrotations-Abduktionshaltung im Schultergelenk heraus gearbeitet werden. Dazu legt der Patient seine Hand auf der Behandlungsseite in den Nacken und der Therapeut kann durch einen dorsalisierenden Druck auf den distalen Oberarm des Patienten die Traktion im Sternoklavikulargelenk verstärken. (Abb. 9.55).

Der Therapeut steht auf der zu behandelnden Seite des Patienten. Der Daumenballen seiner patientenfernen Hand, die bei vorhandener Außenrotationsmöglichkeit der Patientenschulter mit dem Oberarm von vorn her Kontakt am Patientenoberarm zur Verstärkung der Traktion aufnimmt, modelliert sich von lateral her – an der Klavikula entlanggleitend – auf der kranialen Fläche des sternalen Klavikulaendes an. Der Patient wird gebeten, seinen Kopf zur Gegenseite zu wenden.

Der Daumenballen der patientennahen Hand legt sich doppelnd auf den Daumen der Arbeitshand, und es erfolgt eine weich federnde, nach innen rotierende Mobilisation am sterna-

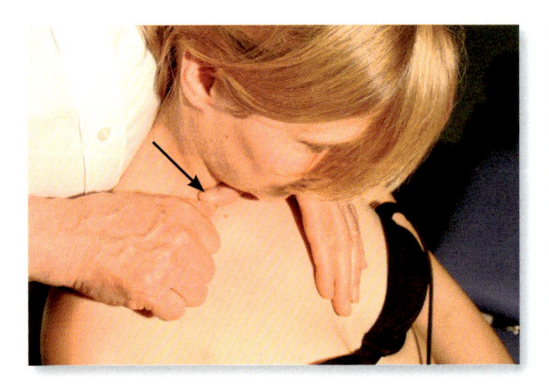

Abb. 9.54: Ventrokaudal gerichtete Mobilisation im SC-Gelenk

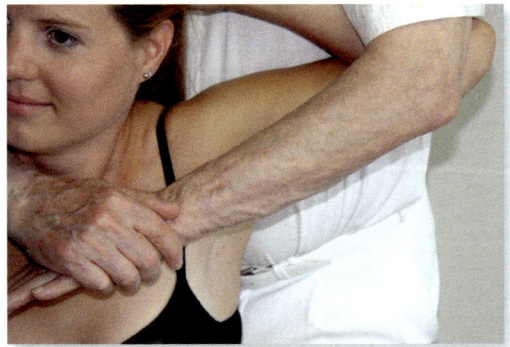

Abb. 9.55: Innenrotierende Mobilisation der Klavikula am Sternoklavikulargelenk

len Klavikulaende, in die eine kaudalisierende Komponente eingearbeitet wird. Bei Anlage des Daumenballens und Aufnahme der Vorspannung dürfen weder ein Druck in die Halsweichteile noch ein kaudalisierender Zug an der Haut des Halses einwirken.

Kranialisierende Mobilisation

Verstärkt sich der Schmerz im Sternoklavikulargelenk bzw. der Schmerz über dem Schmerzpunkt (Maximalpunkt) dieses Gelenkes bei der Außenrotation im Schultergelenk, so wird die kranialisierende Mobilisation im SC-Gelenk ggf. mit außenrotatorischer Komponente durchgeführt (Abb. 9.56 a).

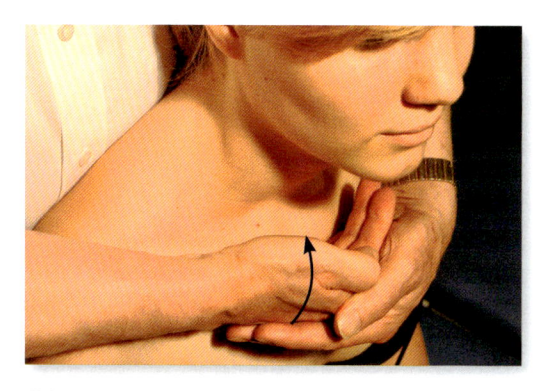

Abb. 9.56 a: Kranialschub an der medialen Klavikula

Es wird dieselbe Ausgangsstellung wie bei der innenrotierenden Mobilisation eingenommen. Die patientennahe Hand des Therapeuten nimmt von kaudal her kommend unter Mitnahme von Weichteilen einen Tiefenkontakt mit dem Hypothenar im Bereich des sternalen Klavikulaendes auf. Die patientenferne Hand legt sich zur Verstärkung doppelnd auf die Behandlungshand auf. Anschließend wird mit einem sanft federnden, rhythmischen Vorgehen das mediale Klavikulaende von kaudal nach kranial mobilisiert, wobei gleichzeitig eine Außenrotationsbewegung durchgeführt werden kann.

Eine kranialisierende Mobilisation kann auch am in Rückenlage auf dem Behandlungstisch liegenden Patienten angewendet werden. Dazu modelliert der Therapeut die Kuppen seiner beiden Daumen von kaudal her an das mediale Drittel der Klavikula an und übt einen weichen Kranialschub aus (Abb. 9.56 b).

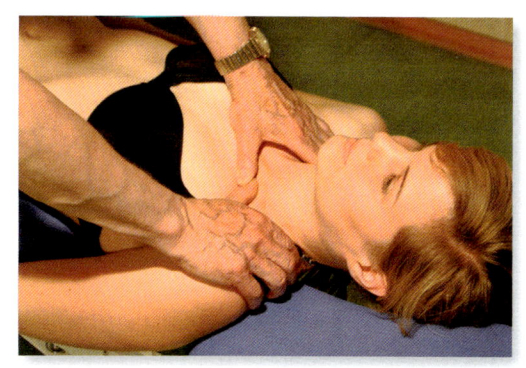

Abb. 9.56 b: Kranialschub an der medialen Klavikula (liegende Patientin)

Dorsokaudale Mobilisation/Manipulation

Bei hartnäckigen Blockierungen kann auch die dorsokaudale Mobilisation/Manipulation zur Anwendung kommen (Abb. 9.57).

Dabei liegt der Patient in Rückenlage auf der Behandlungsliege. Der Therapeut steht auf der zu behandelnden Seite am Kopfende der Liege. Er fasst mit der tischfernen Hand den distalen

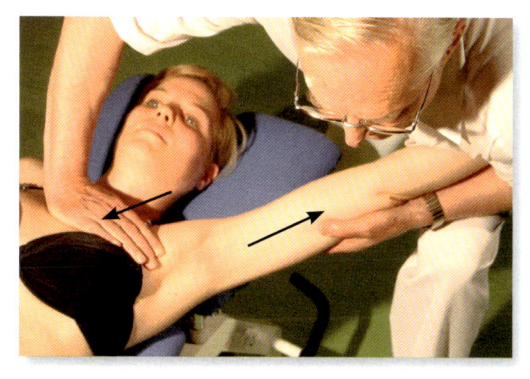

Abb. 9.57: Anlage zur dorsokaudalen Mobilisation/Manipulation der Klavikula im SC-Gelenk

Oberarm des Patienten und abduziert diesen nach Möglichkeit so weit, dass die Oberarmlängsachse in Verlängerung des Klavikulaverlaufes liegt. Der Ellenbogen des Therapeuten sowie der Unterarm des Patienten ruhen dabei auf dem nach vorn ausgestellten Oberschenkel des Therapeuten (Knie und Hüfte sind um ca. 90° gebeugt). Durch Zug am Oberarm wird eine Traktionsvorspannung auf das Sternoklavikulargelenk aufgebaut.

Die körpernahe Hand legt sich dann von der Gegenseite her kommend mit dem Daumenballen am sternalen Ende der Klavikula an, so dass die Fingerkuppen zum Therapeuten hin zeigen. Nun werden Tiefenkontakt und dorsokaudale Vorspannung an der Klavikula aufgenommen. Dann geht der Therapeut in einen weiten Ausfallschritt und verstärkt durch eine Beckendrehung bei gehaltener Vorspannung mit einem schnellen Impuls gleichzeitig die Traktion am Arm des Patienten und die dorsokaudale Vorspannung am sternalen Ende der Klavikula.

> *i* Wichtig ist dabei, dass der Therapeut aus ganz klar gehaltener Vorspannung heraus mit der Beckendrehung arbeitet, sodass beide Komponenten der Manipulation streng synchron eingesetzt werden.

Diese von *Sell* als Manipulation gelehrte Technik hat sich auch als Mobilisation mit langsamem repetitivem Schub sehr bewährt. Ein Schmerzpunkt am sternalen Klavikulaende, der nach der Wiederherstellung der freien Gelenkbeweglichkeit persistiert, kann auch von einer Ursprungstendinose des M. sternocleidomastoideus herrühren. Findet sich hier ein entsprechender Hypertonus, so ist dieser entweder durch eine therapeutische Lokalanästhesie oder eine gezielte Muskeldehnung (s. S. 302)

zu behandeln. Sonst kann er ein Rezidivpotenzial darstellen.

Behandlungstechniken am Glenohumeralgelenk

- **Gelenktyp:** Kugelgelenk
- **Funktionsbewegung:** Abduktion, Adduktion, Außenrotation, Innenrotation, Elevation, Ante- und Retroversion
- **Kapselmuster:** Außenrotation, Abduktion, Innenrotation (in dieser Reihenfolge)
- **Ruhestellung:** 30°-Flexion, 30°-Abduktion, 10°-Innenrotation; die Ausgangsstellung zur Behandlung im Schultergelenk ist in besonderem Maß dem jeweiligen Befund im Sinne einer entspannten Situation anzupassen
- **Verriegelte Stellung:** maximale Abduktion und Außenrotation

Dehnung der Schultergelenkkapsel nach lateral

Als erster Griff am Glenohumeralgelenk wird besonders bei einer einsteifenden Periarthropathia humeroscapularis die Dehnung der Schultergelenkkapsel nach lateral durch Lateraltraktion des Humeruskopfes bei adduziertem Oberarm durchgeführt (Abb. 9.58).

Dazu liegt der Patient in Rückenlage auf dem Flachtisch. Der Therapeut sitzt auf der Seite des zu behandelnden Gelenks neben dem Patienten mit Blickrichtung zum Kopfende des Behandlungstisches. Die körpernahe Hand des Therapeuten legt sich dann zwischen proximalem Oberarm und Thoraxwand in die Axilla, wobei die Hohlhand zum Oberarm zeigt und der Daumenballen an der Ventralseite sowie die Langfingerkuppen an der dorsalen Be-

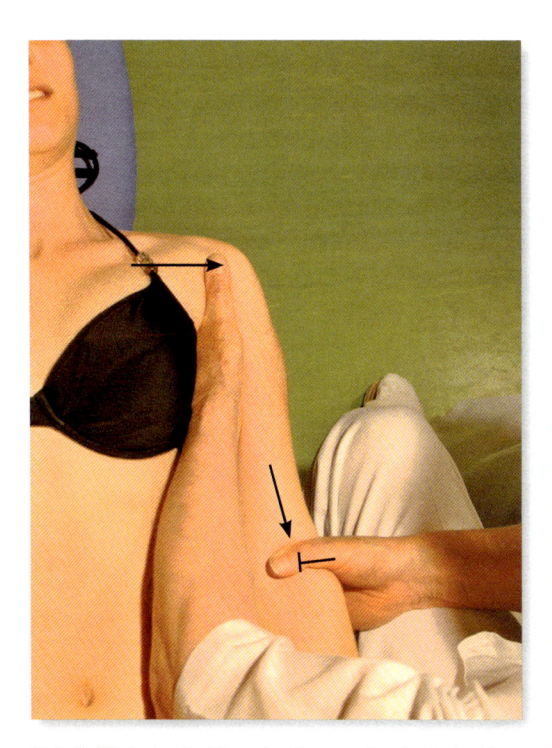

Abb. 9.58: Lateraltraktion des Humeruskopfes bei adduziertem Oberarm

grenzung der Oberarminnenfläche liegen. Der Therapeutenarm darf nicht zwischen Patiententhorax und Oberarm liegen, da er sonst die gewünschte maximale Adduktion behindern würde.

Die körperferne Hand umfasst als Gegenhalt den distalen Patientenoberarm und verhindert dadurch die Abduktion desselben. Gleichzeitig führt sie eine leichte Traktion nach kaudal zur Druckentlastung im subakromialen Gleitweg durch. Anschließend erfolgt eine sanfte repetitive Traktion nach lateral, die bei guter Adduktion auch zu einer vorsichtigen Dehnung des M. supraspinatus führt.

> ℹ️ Bei diesem Griff ist unbedingt darauf zu achten, dass die Arbeitshand nicht zu flach angelegt wird, da sonst durch eine Kompression des Gefäßnervenbündels Irritationen auftreten. Als Warnzeichen kann dem Therapeuten die fühlbare Pulsation der Arterien dienen.
> Ferner wird der Patient aufgefordert, auftretende Parästhesien oder einschießende Schmerzen – vor allem im Versorgungsgebiet des N. ulnaris – sofort mitzuteilen. Dann muss die Griffanlage sofort korrigiert werden.

Ventralisierende und dorsalisierende Gleitmobilisation des Humeruskopfes

Anschließend erfolgt am sitzenden Patienten die dorsalisierende und ventralisierende Gleitmobilisation des Humeruskopfes.

Der Patient sitzt dabei mit dem Rücken zum Therapeuten. Die patientennahe Hand des Therapeuten fixiert als Haltehand das Akromion. Das Knie des Behandlers fixiert von lateral her den herabhängenden Arm, um ein Pendeln desselben zu verhindern. Die patientenferne Hand legt sich von dorsal her über dem Humeruskopf an und führt eine rhythmische ventralisierende Gleitbewegung durch (Abb. 9.59).

Zum Dorsalgleiten gibt das Knie des Therapeuten dem herabhängenden Arm einen Gegenhalt von dorsal. Die patientennahe Hand legt sich von dorsal her an das Akromion und die Skapula an und gibt einen ventralisierenden Gegenhalt. Die patientenferne Hand legt die Langfinger von ventral her flächig über dem Humeruskopf an und zieht diesen weich-rhythmisch mobilisierend nach laterodorsal (Abb. 9.60). Bei beiden Mobilisationen darf die Arbeitshand nicht zu dicht kaudal des Akromions angelegt werden, da die dann auftretende Weichteilspannung die beabsichtigte Mobilisation behindern würde. Außerdem ist beim Gleiten nach dorsal ein Druck mit den Fingerkuppen in die lange Bizepssehne zu vermeiden.

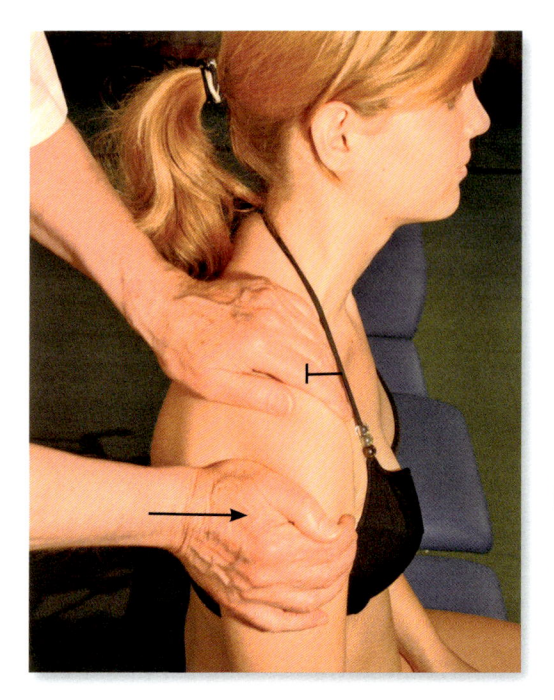

Abb. 9.59: Gleitmobilisation des Humeruskopfes nach ventral

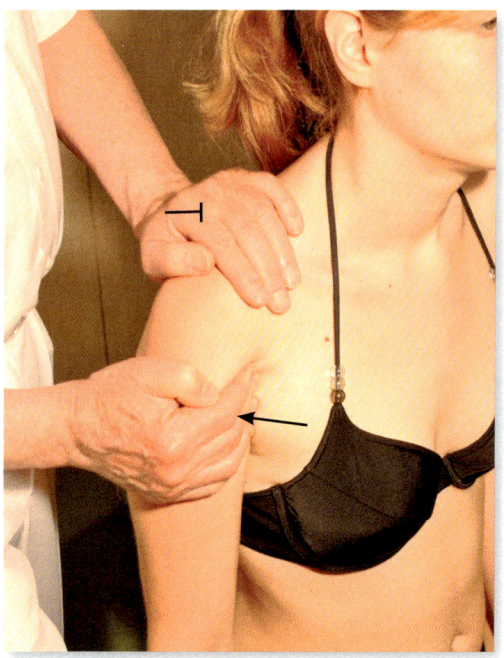

Abb. 9.60: Gleitmobilisation des Humeruskopfes nach dorsal

Bei bereits freier Abduktion der Schulter wird der freie Abduktionsgrad ausgenutzt, um das dorsoventrale Gleiten auch bei unter dem Schulterdach eingestelltem Tuberculum maius und bei zusätzlicher Außenrotation auch des Tuberculum minus zu üben (Abb. 9.61 und 9.62). Es bringt keinen Gewinn, hierfür nur die Mitbewegung der Skapula auszunutzen, da das nicht zu einer Änderung der Einstellung des Humeruskopfes unter dem Akromion führt.

Das Gleiche gilt für die Möglichkeit der kaudalisierenden Gleitmobilisation des Humeruskopfes am Patienten in Rückenlage, die nur bei abduziertem Oberarm möglich ist.

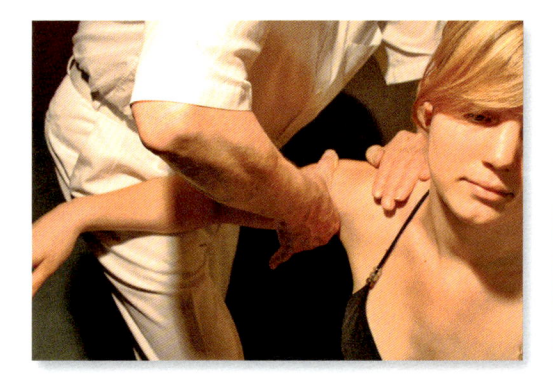

Abb. 9.61: Dorsoventrale Gleitmobilisierung bei abduziertem Oberarm

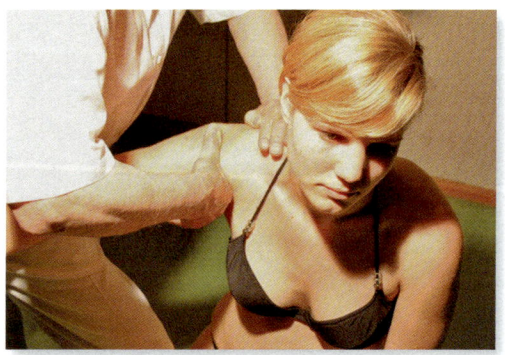

Abb. 9.62: Dorsoventrale Gleitmobilisierung bei abduziertem und außenrotiertem Oberarm

Dorsokaudale und dorsolaterale Gleitmobilisierung des Humeruskopfes

Eine gute Möglichkeit der Gleitmobilisierung im Schultergelenk ergibt sich auch durch die dorsokaudale und dorsolaterale Gleitmobilisierung des Humeruskopfes. Beide Techniken haben sich bei einer Einschränkung der Rotationsbewegungen bewährt.

Der Patient liegt in Rückenlage auf dem Flachtisch. Der Therapeut sitzt mit Blickrichtung zum Kopf des Patienten an der Behandlungsseite. Beim dorsokaudalen Gleiten wird der Oberarm des Patienten in einer Anteflexionsstellung von 45° mit dem Ellenbogen an die Schulter des Therapeuten angelegt (Abb. 9.63). Beide Therapeutenhände legen sich möglichst schultergelenknah von ventral her an den proximalen Oberarm an und üben einen Zug senkrecht zur Oberarmlängsachse aus. Im Fall von genau 45°-Anteflexion halten sich Dorsalisierung und Kaudalisierung die Waage. Bei vermehrter Anteflexion nimmt die kaudalisierende Komponente, bei verminderter Anteflexion die dorsalisierende Komponente entsprechend dem Kräfteparallelogramm zu.

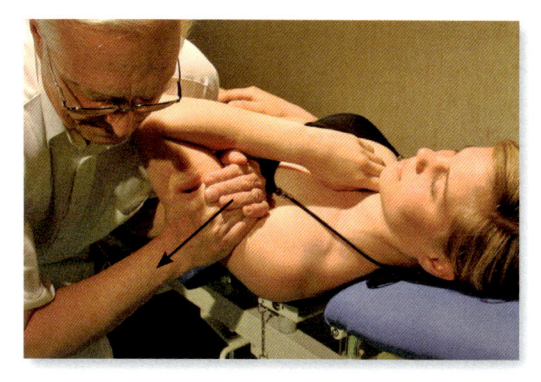

Abb. 9.63: Dorsokaudale Mobilisierung des Humeruskopfes

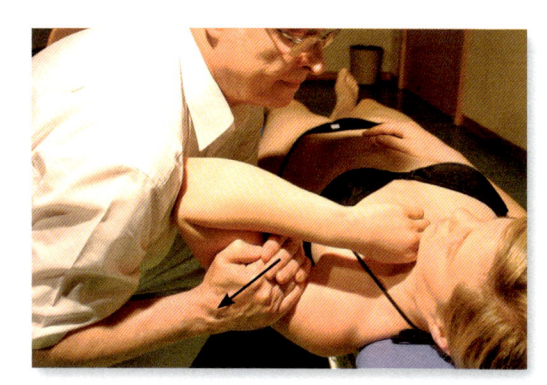

Abb. 9.64: Dorsolaterale Mobilisierung des Humeruskopfes

Bei der dorsolateralen Mobilisation wird der Arm nach Möglichkeit um 90° abduziert und um 45° nach vorn eleviert (Abb. 9.64). Der Ellenbogen des Patienten wird wiederum an die Schulter des Therapeuten angelegt. Die Therapeutenhände legen sich auch hierbei möglichst schultergelenknah an den proximalen Oberarm an und führen einen Zug senkrecht zur Oberarmlängsachse durch. Bei dieser ebenfalls weichen repetitiven Traktion wird bei 45°-Anhebung auch wieder in gleichem Maß dorsalisiert und lateralisiert.

Bei starker Anhebung wird vermehrt lateralisiert, bei verminderter Anhebung vermehrt dorsalisiert. Selbstverständlich kann diese Technik auch bei weniger als 90° Abduktion durchgeführt werden, wenn die Abduktion noch entsprechend eingeschränkt ist. Auch hier gilt, dass es wichtiger ist, an einem entspannt gelagerten Gelenk zu arbeiten, als die ideale Ausgangslage zu erzwingen.

Abduktionsmobilisation aus der Seitenlage („Schulterkaffeemühle" nach *Sell*)

Dieser Griff und die nachfolgenden Griffe werden bei weitgehend freiem Gelenkspiel und noch gestörter Funktionsbewegung durchgeführt.

Bei der Abduktionsmobilisation liegt der Patient in Seitenlage auf der Behandlungsliege

(Abb. 9.65). Der Therapeut steht hinter dem Patienten. Während die eine Hand des Therapeuten die Skapula fixiert, umfasst die andere den distalen Oberarm des Patienten und prüft zunächst mit einer vorsichtigen, rotierenden Bewegung das vorhandene Bewegungsausmaß. Gegen Ende der freien, in die Abduktion hineingehenden Bewegung erfolgt dann eine kräftige Traktion in Richtung der Oberarmlängsachse.

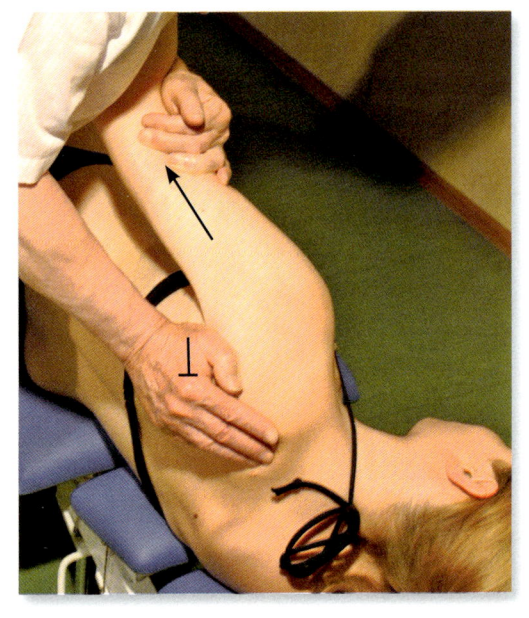

Abb. 9.65: Abduktionsmobilisation im Schultergelenk

Es wird versucht, in dieser Traktion während der Rotationsbewegung eine langsame Zunahme der Abduktionsfähigkeit zu erreichen. Eine Zunahme der Abduktion bei Anwendung dieser Technik kann nur unter sehr kräftigem Zug erreicht werden. Dabei ist aber auf jeden Fall die Schmerzgrenze zu respektieren, ohne aber vor ihr zu kapitulieren. Beim Nachlassen der Abduktion in der Rotationsbewegung wird auch die Traktion vermindert und der Arm langsam durch eine spannungsfreie Phase geführt. Gegen Ende der möglichen Abduktion wird dann wieder die Traktion deutlich verstärkt.

Postisometrische Traktion im Schultergelenk

Bei der Behandlung einer schmerzhaften Bewegungseinschränkung der Schulter sowie nach postoperativer oder posttraumatischer Ruhigstellung hat sich die von *Lewit* beschriebene postisometrische Traktion im Schultergelenk sehr bewährt (Abb. 9.66).

Dazu legt der Therapeut seine patientennahe Schulter in die Axilla des stehenden Patienten ein und fasst den Patientenunterarm mit beiden Händen. Während der Therapeut nun einen niedrig dosierten Zug nach distal aufbaut, wird der Patient gebeten, mit gleicher Stärke gegenzuhalten. Es ist unbedingt darauf zu achten, dass es nicht zu einem gegenseitigen Aufschaukeln von Zug und Gegenhalt kommt. Die Zugkraft muss so eingestellt sein, dass dadurch keine Schmerzen erzeugt werden. Außerdem ist der Patientenarm möglichst

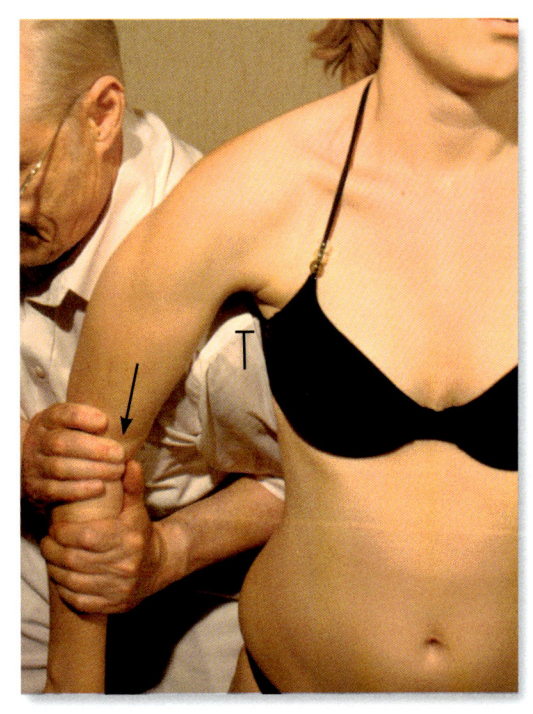

Abb. 9.66: Postisometrische Traktion zur Entlastung des subakromialen Gleitweges

adduziert zu halten. Der konstante Zug wird gegen den ebenfalls konstanten Gegenhalt ca. 10–15 Sekunden gehalten. Dann wird der Patient aufgefordert, tief einzuatmen und seinen Gegenhalt gering zu verstärken.

Der Zug des Therapeuten muss sich dieser geringen Gegenhaltverstärkung anpassen. In die anschließende Exspirationsphase hinein soll der Patient seinen Gegenhalt aufgeben und der Therapeut übt nun einen sich langsam verstärkenden Zug aus. Bei anfangs nach schmerzhaft eingeschränkter Schulterbeweglichkeit wird der letzte Teil dieser Technik unterlassen. Der Patient wird in diesem Fall nach 10–15 Sekunden aufgefordert, von sich aus zu entspannen, wodurch der gleichbleibende Zug des Therapeuten zu einer weichen Distraktion und Muskeldehnung im Bereich der Schulter führt.

Abduktionsmobilisation der Schulter aus der Rückenlage (angelehnt an die Technik der Narkosemobilisation)

Bei dieser Technik liegt der Patient in Rückenlage auf der Behandlungsliege (Abb. 9.67). Der Therapeut sitzt auf der Seite der zu behandelnden Schulter mit Blickrichtung zum Kopf des Patienten. Der Patient liegt möglichst nah am Rand der Liege, damit das tischnahe Knie des Therapeuten fest in die Axilla des Patienten einmodelliert werden kann. Damit wird dem Humeruskopf von kaudal her ein ausreichender Halt gegeben und die Fixierung der Skapula (Punctum fixum) verbessert.

Die patientennahe Hand des Therapeuten fixiert nun das Schultergelenk vom Akromion her. Anschließend greift der Therapeut mit seiner patientenfernen Hand von lateral her durch den gebeugten Ellenbogen hindurch und fixiert mit pronierter Hand den Patientenoberarm. Der Patient legt zur Optimierung der Ausgangsstellung seine Hand an die tischferne Schulter des Therapeuten. Aus dieser Ausgangsstellung erfolgt anschließend eine Traktion mit gleichzeitigem Oberarmkreisen.

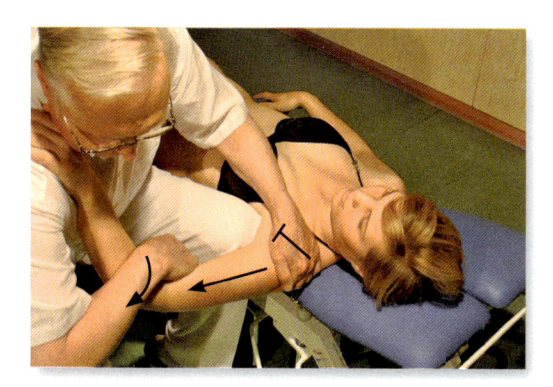

Abb. 9.67: Anlage zur Abduktionsmobilisation (Technik der Narkosemobilisation)

9.4 Untersuchungs- und Behandlungstechniken an der unteren Extremität

9.4.1 Fuß

Vor allem im Bereich des Mittelfußes und der Fußwurzel ist die topographische Orientierung von besonderer Bedeutung. Für die anatomische Orientierung am Fuß werden folgende, der Palpation gut zugängliche Punkte benutzt: Zehenend- und Mittelgelenke, Großzehengrundgelenk, Tarsometatarsalgelenk I, Basis des Os metatarsale V, Os naviculare, Gelenkspalt des Talonavikulargelenkes, Malleolen.

1. Vorfuß: Zehengelenke

- **Gelenktyp:** Scharniergelenke
- **Funktionsbewegung:** Metatarsophalangealgenke: Flexion/Extension: 40°/0°/40°; distale und proximale Interphalangealgelenke: Flexion: 50°(40°)/0°
- **Kapselmuster:** Extension (besonders Metatarsophalangealgelenk I)
- **Funktionelle Ruhestellung:** Metatarsophalangealgelenke: 10°-Flexion, Interphalangealgelenke: 5°-Flexion
- **Verriegelte Stellung:** maximale Extension

Auch an den Zehengelenken werden neben den Funktionsbewegungen bei der Gelenkspielprüfung Traktion, dorsoplantares und tibiofibulares Gleiten (soweit möglich) untersucht. Die Behandlungsgrundsätze und -techniken sind denen an den Fingergelenken sehr ähnlich und werden deshalb nur kurz dargestellt.

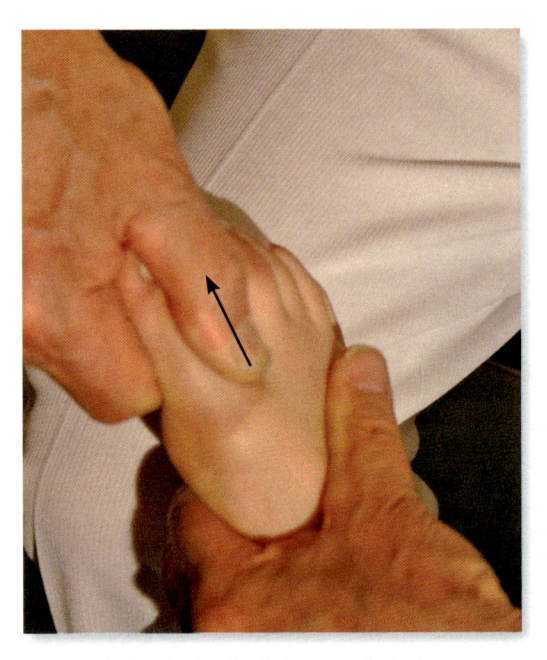

Abb. 9.68: Traktion im Großzehengrundgelenk

Traktion in den Zehengelenken
Sie wird aus der Nullstellung oder einer Flexionsstellung von 5° ausgeführt. Die Finger fassen, ebenso wie an der Hand möglichst gelenknah, und es wird eine Traktion in Richtung der Längsachse der mobilisierten Phalanx durchgeführt (Abb. 9.68).

Dorsoplantares und tibiofibulares Gleiten
Aus der gleichen Ausgangsstellung wird das dorsoplantare Gleiten durchgeführt. Die körpernahe Hand dient als Fixationshand, die körperfern angelegte Hand führt unter leichter Traktion ein translatorisches Gleiten in dorsoplantarer Richtung durch, wobei die eingeschränkte Gelenkspielrichtung betont wird. Es wird, ebenso wie an den Fingern, nicht direkt zwischen dorsalem und plantarem Gleiten gewechselt, sondern jeweils „weich-rhythmisch-federnd-repetitiv" mehrmals in die gleiche Richtung gearbeitet. Beim Richtungswechsel bewährt es sich, erneut mehrere Traktionsmobilisationen zwischenzuschalten (Abb. 9.69). Das tibiofibulare Gleiten wird analog der vorbeschriebenen Technik bei einer Fixation von tibial bzw. von fibular her durchgeführt (Abb. 9.70).

Rotationsgleiten im Großzehengrundgelenk
Dieser Griff hat sich bei der Halluxarthrose sehr bewährt. Dazu fixiert die körpernahe Hand des Therapeuten das Os metatarsale I. Die Arbeitshand führt unter Traktion in einer Flexionsstellung von 10° eine Rotation um die Längsachse der Großzehengrundphalanx durch (Abb. 9.71).

Seitneigungsfedern
Das Seitneigungsfedern wird analog der Technik an den Fingergelenken durchgeführt, ist aber an den Zehen wesentlich seltener indiziert. In den Grundgelenken der 2.–4. Zehe ist es praktisch nicht durchführbar (Abb. 9.72).

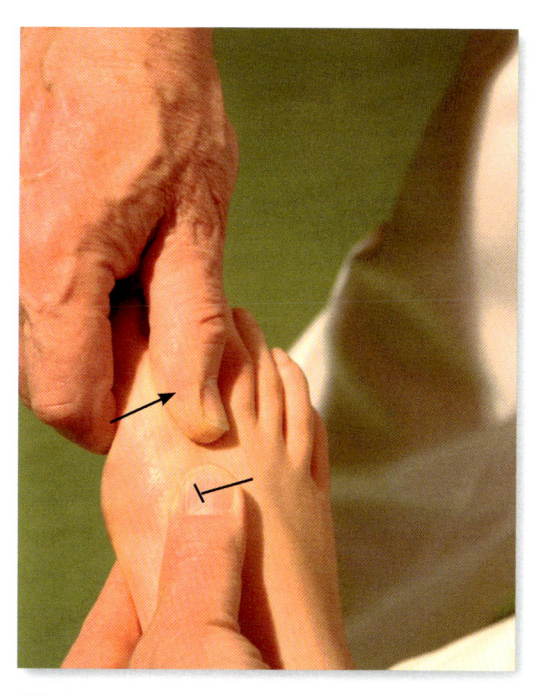

Untersuchungs- und Behandlungstechniken an der unteren Extremität

Abb. 9.69: Dorsoplantares Gleiten im Großzehengrundgelenk

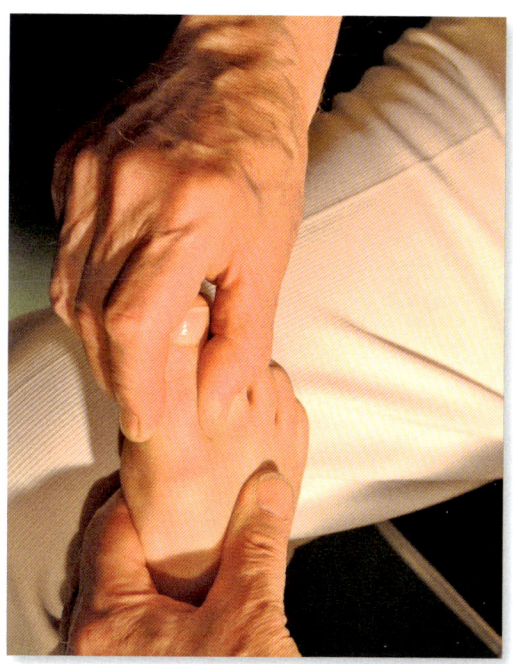

Abb. 9.70: Tibiofibulares Gleiten im Großzehengrundgelenk

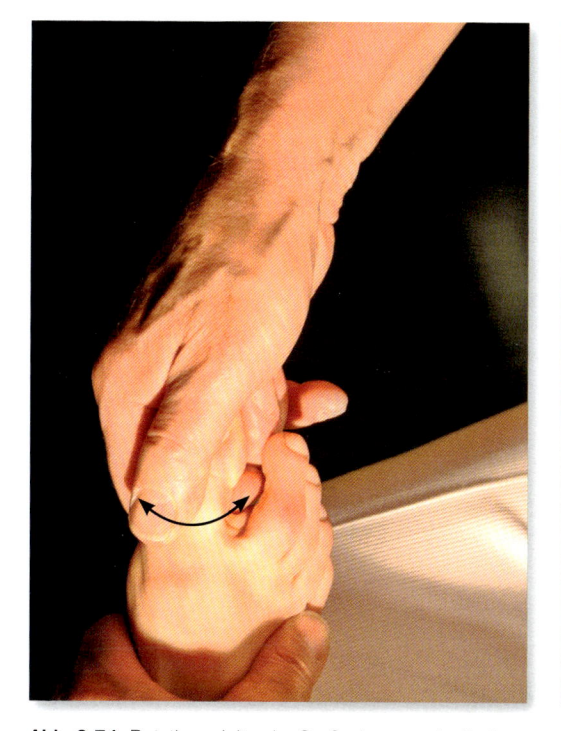

Abb. 9.71: Rotationsgleiten im Großzehengrundgelenk

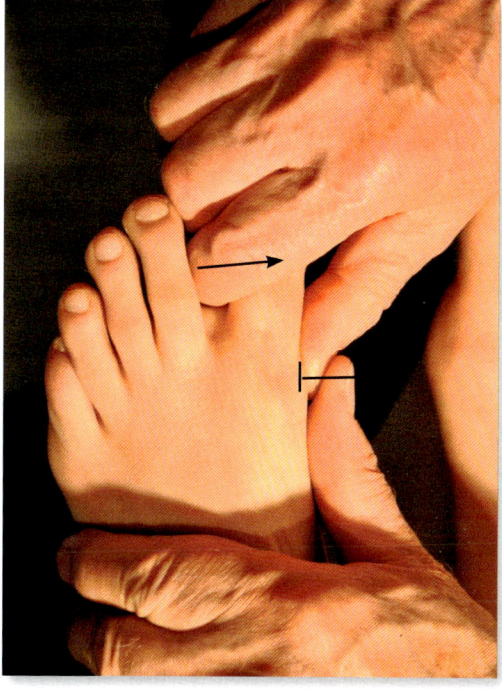

Abb. 9.72: Seitneigungsfedern im Großzehengrundgelenk

2. Mittelfuß: Metatarsalköpfchen

Eine Mobilisierung der Verbindungsreihe der Metatarsalköpfchen ist vor allem beim (teil-)kontrakten Spreizfuß, aber auch nach längerer Ruhigstellung angezeigt. Zunächst wird das dorsoplantare Gleiten der Metatarsalköpfchen geprüft. Dabei ist ein größeres Spiel zwischen dem ersten und zweiten, ein geringeres Spiel zwischen dem zweiten und dritten und ein wieder zunehmendes Spiel bis zum fünften Metatarsalköpfchen feststellbar. Diese Prüfung wird grundsätzlich im Seitenvergleich vorgenommen.

Hierzu werden zwei benachbarte Metatarsalköpfchen zwischen Daumen- und Zeigefingerkuppen beider Hände gefasst und gegeneinander auf dorsoplantare Verschieblichkeit geprüft und bei Einschränkung des Gelenkspiels auch gleich mobilisiert (Abb. 9.73). Bei sehr kontrakten, großen und schweren Füßen werden die benachbarten Metatarsalköpfchen von dorsal her mit den Daumenballen und von plantar her mit den Langfingerkuppen gefasst und auf diese Weise geprüft und ggf. mobilisiert.

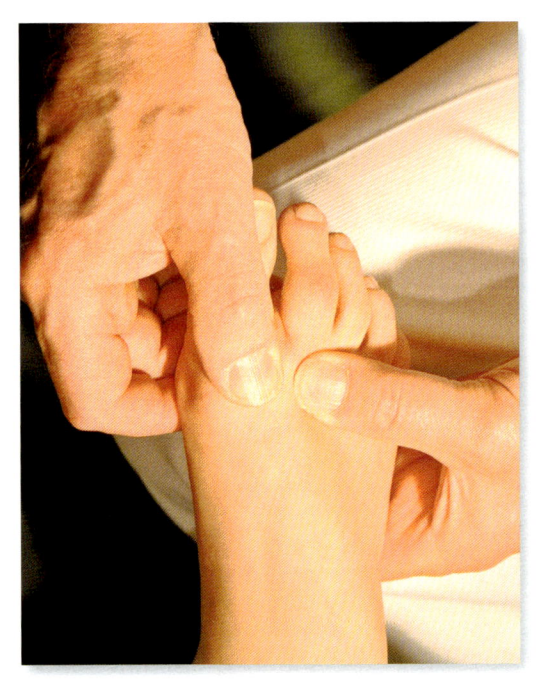

Abb. 9.73: Gelenkspielprüfung zwischen den Mittelfußköpfchen I und II

Vor allem für hartnäckige Beschwerden zwischen dem zweiten und dritten Mittelfußstrahl (Spreizfußbeschwerden) bieten sich die beiden nachfolgenden Techniken an.

Dehnung des Fußquergewölbes mittels „Zeltstocktechnik" (Sell)

Diese Dehnung des Fußquergewölbes wird analog der „Zeltstocktechnik" an der Hand durchgeführt. Der Patient liegt dabei in Rückenlage auf der Behandlungsliege. Die Kuppen der Langfinger beider Hände werden dicht proximal der Metatarsalköpfchen des Patienten von plantar her zwischen dem zweiten und dritten Mittelfußstrahl einmodelliert. Die Daumenballen liegen unter Aufnahme von Tiefenkontakt und lateralisierender Vorspannung auf dem Fußrücken auf dem zweiten und dritten Strahl. Sie streichen anschließend gegen den Gegenhalt der Fingerkuppen lateralisierend aus. Dabei erfolgt eine Lateraldehnung mit gleichzeitigem Plantarschub am medialen und lateralen Fußrand gegen den dorsalisierenden Gegenschub der Langfinger des Therapeuten (Abb. 9.74 a und b).

Dorsalmobilisierung der Metatarsalköpfchen II und III

Damit kann derselbe Effekt wie mit der vorbeschriebenen Technik am in Bauchlage liegenden Patienten erreicht werden. Für diese Technik liegt der Patient in Bauchlage auf dem Flachtisch. Das Knie des zu behandelnden Beines ist um 90° gebeugt. Die Daumenkuppen des Therapeuten werden dicht proximal der

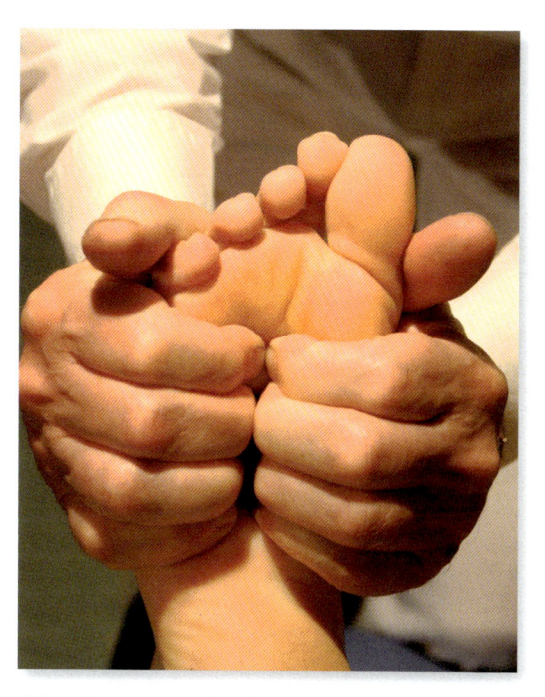

Abb. 9.74 a: »Zeltstocktechnik« zur Aufdehnung des Fußquergewölbes (Anlage der Fingerkuppen von plantar)

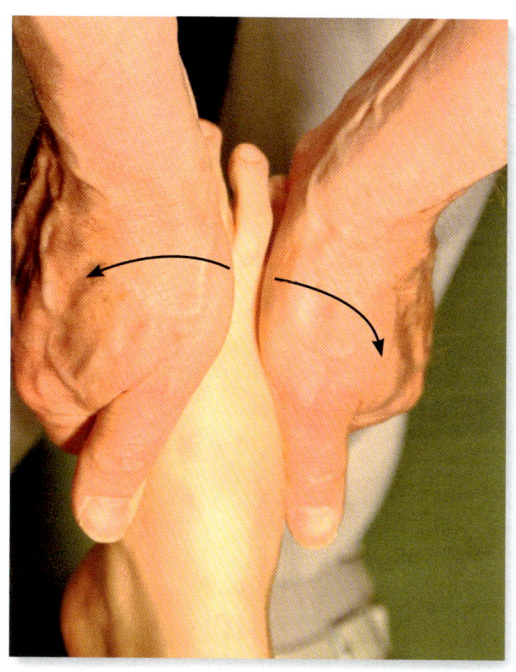

Abb. 9.74 b: »Zeltstocktechnik« zur Aufdehnung des Fußquergewölbes (Anlage der Daumenballen von dorsal)

Köpfchen der Metatarsalia II und III an der Fußsohle angelegt. Die Langfinger beider Hände liegen am inneren bzw. äußeren Fußrand. Während einer Kreisbewegung im Kniegelenk wird beim jeweiligen Überschreiten der Senkrechten in Flexionsrichtung ein Dorsalschub mit den Daumenkuppen bei gleichzeitigem Plantarzug mit den Radialkanten der Zeigefinger an den Fußrändern durchgeführt (Abb. 9.75).

> ℹ Bei diesem Griff ist darauf zu achten, dass das Sprunggelenk nahe der Mittelstellung bleibt und eine Spitzfußstellung vermieden wird.

3. Mittelfuß: Tarsometatarsalgelenke

Die Reihe der Tarsometatarsalgelenke (Lisfranc-Gelenk) wird ebenfalls durch eine nach dorsal bzw. nach plantar gerichtete Gleitmo-

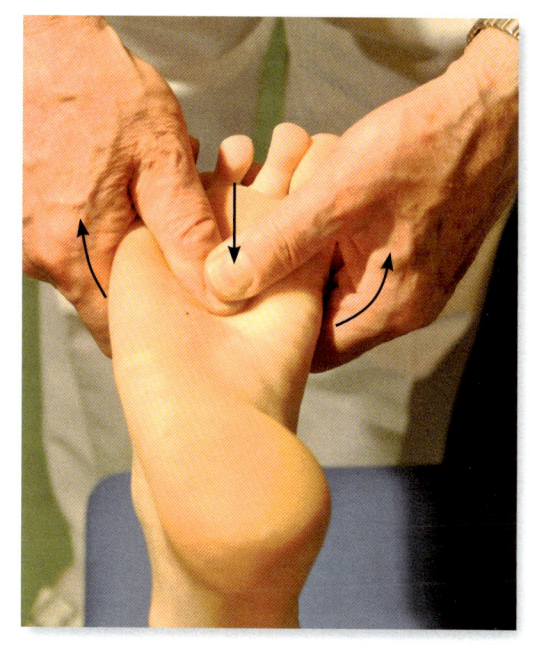

Abb. 9.75: Aufdehnen des Fußquergewölbes mittels Daumenschub

bilisation behandelt, wobei der Plantarschub an den Basen der Metatarsalia in toto erfolgen kann, da sich das Fußquergewölbe bei einer Anlage der Schwimmhaut von dorsal her insgesamt gut anpasst. Der Dorsalschub muss getrennt am Tarsometatarsalgelenk I, an den Tarsometatarsalgelenken II–IV und am Tarsometatarsalgelenk V vorgenommen werden. Die Tarsometatarsalgelenke sind an der Dorsal- und Plantarflexion beteiligt und führen damit, je nach Richtung, zu einer Betonung bzw. Abflachung des Fußlängsgewölbes.

Plantarschub an den Basen der Ossa metatarsalia

Diese Technik wird am in Rückenlage auf dem Flachtisch liegenden Patienten ausgeführt (Abb. 9.76). Hüft- und Kniegelenk auf der zu behandelnden Seite werden angebeugt, das Sprunggelenk verbleibt annähernd in der Nulllage. Der Therapeut sitzt am Seitenrand der Liege mit Blick zum Patientenfuß und sucht zunächst den Verlauf der Linie der Tarsometatarsalgelenke auf. Dazu ertastet er als Erstes den Gelenkspalt des Tarsometatarsalgelenkes I sowie die Basis des Os metatarsale V. Die Haltehand wird von plantar her mit der Schwimmhaut am Tarsus angelegt, die Arbeitshand von dorsal her an den Basen der Ossa metatarsalia. Unter aktivem dorsalisierendem Gegenhalt der Haltehand an der distalen Fußwurzelreihe wird anschließend mit der Arbeitshand ein Plantarschub an den Basen der Ossa metatarsalia durchgeführt.

i Dabei ist darauf zu achten, dass beide Hände möglichst gelenknah liegen und eine „kulissenartige" Verschiebung erfolgt. Es soll nicht versucht werden, mit einem einzigen Schub die Mobilisation zu erzwingen, sondern auch hier wird „weich-rhythmisch-federnd-repetitiv" gearbeitet.

Das Kräfteverhältnis vom Einsatz der Haltehand zum Einsatz der Arbeitshand verhält sich bei dieser Mobilisation ungefähr wie 9:1. Der aufmerksame Therapeut ist erstaunt, mit welch geringer Kraft aus der Arbeitshand dieser Plantarschub erfolgen kann.

Dorsalschub an den Basen der Ossa metatarsalia II-IV

In Technik und Ausgangsstellung wird dies ähnlich dem Dorsalschub an den Metatarsalköpfchen II–IV durchgeführt. Hierbei werden beide Daumenendglieder gedoppelt und flächig über der Basis des Os metatarsale III angelegt (Abb. 9.77).

Diese flächige Anlage wird dadurch erreicht, dass die Kuppe des zweiten Daumens nicht direkt auf der Kuppe des an der Fußsohle liegenden Daumens, sondern auf dessen Nagelfalz aufgelegt wird. Der Patientenfuß wird in Spitzfußstellung gehalten. Im Moment der Mobilisation wird die Plantarflexion noch zur weiteren Entspannung der Plantarfaszie verstärkt.

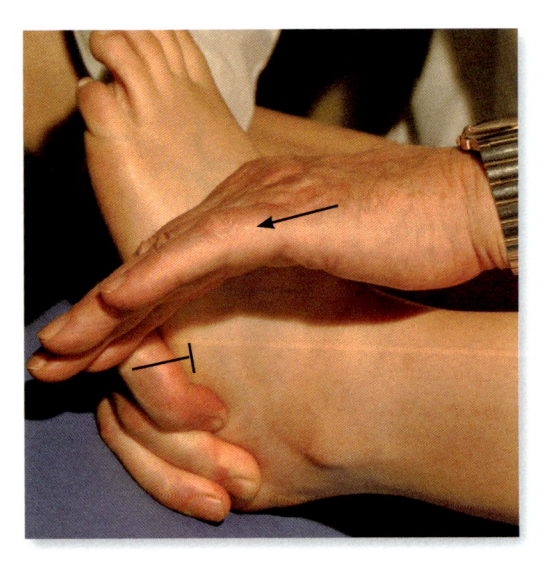

Abb. 9.76: Plantarmobilisation der Basen der Metatarsalia in der Lisfranc-Gelenklinie

anlage) gefasst (Abb. 9.78). Die Arbeitshand fasst die Basis des Os metatarsale V zwischen Daumen und Zeigefinger und führt die dorsoplantare (bei Senkfußbeschwerden vorwiegend plantare) Gleitmobilisation durch.

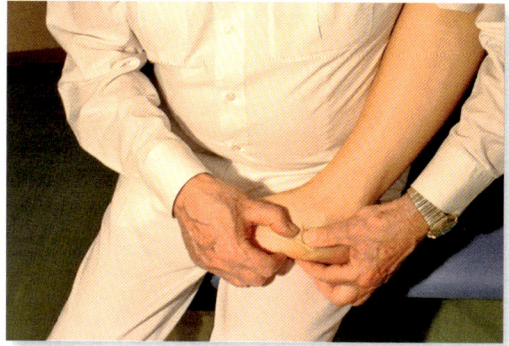

Abb. 9.78: Dorsoplantare Mobilisation der Basis des Os metatarsale V

Dorsoplantare Mobilisation der Basis des Os metatarsale I im Tarsometatarsalgelenk I

Diese Technik wird ebenfalls am in Rückenlage auf dem Flachtisch liegenden Patienten durchgeführt. Der Therapeut steht oder sitzt seitlich vom Behandlungstisch und fixiert mit der Haltehand zwischen Daumen und Zeigefinger bzw. mit der Schwimmhaut das Os cuneiforme mediale (Abb. 9.79 a).

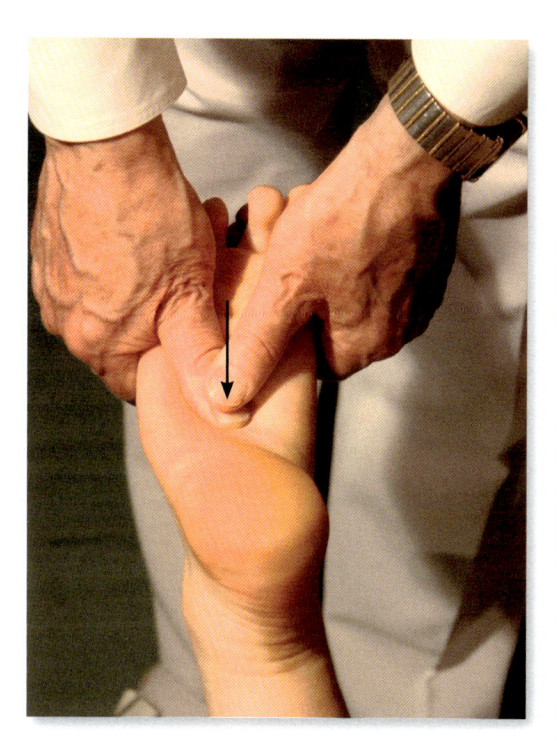

Abb. 9.77: Mobilisierender Dorsalschub an den Basen der Metatarsalia II–IV

Das geschieht dadurch, dass die Zeigefingerradialkanten nicht wie beim Dorsalschub am Fußquergewölbe auf der Höhe der Daumenendglieder an die Fußränder angelegt werden, sondern weiter distal in Höhe der Metatarsalköpfchen. Besonders bei diesem Griff ist durch flächiges Anlegen der Daumenendglieder und ein weiches Arbeiten sowie durch die maximale Spitzfußstellung ein sonst an der nicht genügend entspannten Plantarfaszie entstehender Schmerz zu vermeiden.

Dorsoplantare Gleitmobilisation an der Basis des Os metatarsale V

Diese Technik ist sehr leicht durchführbar. Der Patient liegt hierbei in Rückenlage auf dem Flachtisch. Das Os cuboideum wird mit der Haltehand von dorsal, fibular und plantar zwischen Daumen und Zeigefinger (evtl. Schwimmhaut-

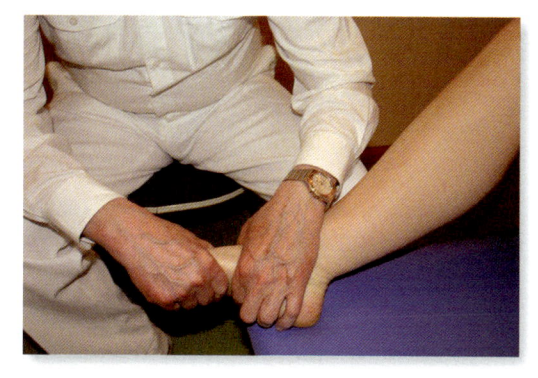

Abb. 9.79 a: Dorsoplantare Mobilisation im Tarsometatarsalgelenk I

In derselben Weise wird die Arbeitshand an der Basis des Os metatarsale I angelegt Unter leichtem Aufbiegen nach fibular wird mit der Radialkante des Zeigefingers von plantar her ein Dorsalschub ausgeübt. Entsprechend kann in der Gegenrichtung auch ein isolierter Plantarschub durchgeführt werden.

Ist das Gelenk besonders kontrakt, wird mit beiden Händen gegenläufig mobilisiert (Abb. 9.79 b). Dazu wird der laterale Fußrand des Patienten auf den distalen Oberschenkel des Therapeuten aufgelegt und der mediale Fußrand nach fibular aufgebogen. Beide Hände arbeiten nun mit gegenläufigen Bewegungen („Wringtechnik").

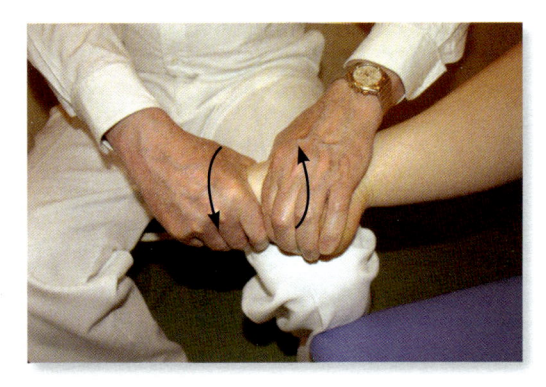

Abb. 9.79 b: Dorsoplantare Mobilisation im Tarsometatarsalgelenk I mittels „Wringtechnik"

4. Fußwurzel einschließlich Chopart-Gelenk

In diesen Bereich fallen Grifftechniken zur Behandlung von Senkfußbeschwerden und die Griffe zur Behandlung des gestörten Gelenkspiels im Chopart-Gelenk (auch bei Arthrose).

Dorsalschub am Os naviculare und am Os cuboideum

Diese Technik wird bei Senkfußbeschwerden vor allem zu Zeiten eines weiteren Absenkens des Fußquergewölbes angewendet und in derselben Ausgangsstellung wie die dorsalisierende Mobilisation an den Basen der Ossa metatarsalia II–IV durchgeführt (Abb. 9.80). Die Daumenendglieder werden dabei wieder möglichst flächig von plantar her auf das Os naviculare und das Os cuboideum – je nach Sitz der Störung mehr zur Fußmitte oder zum Os naviculare hin – aufgelegt. Zur Entspannung der Plantarfaszie wird der Fuß plantarflektiert. Es wird aus der bereits beschriebenen Ausgangsstellung eine kreisende Bewegung mit kleinen Bewegungsausschlägen bei einer Knieflexion von ca. 40° durchgeführt und am distalsten Punkt dieser Bewegung ein weicher federnder dorsalisierender Schub mit den Daumenkuppen ausgeführt. Es ist dabei darauf zu achten, dass dabei kein Schmerz an der Plantarfaszie (zu starker Druck) ausgelöst wird.

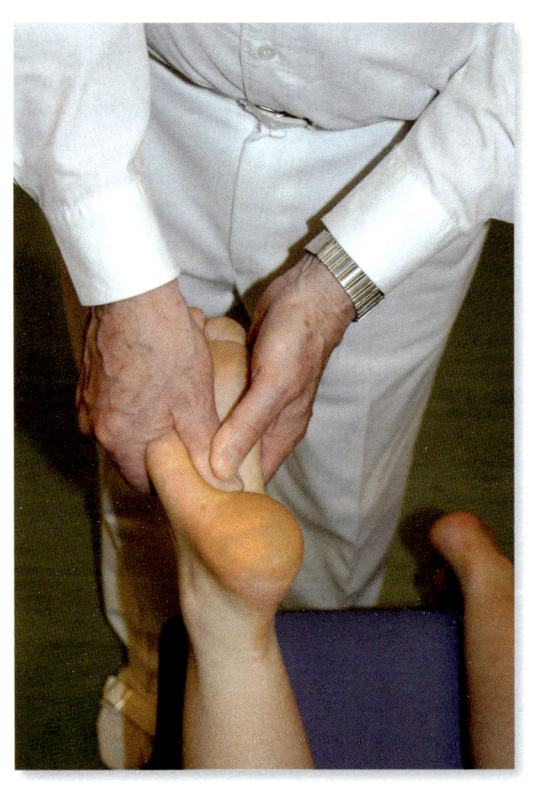

Abb. 9.80: Dorsalschub an Kuboid und Navikulare mittels Daumenschub

Mobilisierung im Chopart-Gelenk

Im Chopart-Gelenk sind zur Untersuchung und auch zur Behandlung vor allem der Dorsal- und der Plantarschub von Bedeutung. Das Gelenk ist sowohl an der Plantar- und Dorsalflexion als auch an Abduktion, Adduktion, Pronation und Supination beteiligt.

Der Patient liegt zur Mobilisierung in Rückenlage auf dem Behandlungstisch. Hüft- und Kniegelenk des zu behandelnden Beines werden gebeugt. Das obere Sprunggelenk befindet sich möglichst in der Nulllage. Die Haltehand des Therapeuten umfasst von dorsal her mit der Schwimmhaut den Talushals, wobei die Schwimmhaut fest anmodelliert wird (Abb. 9.81). Die Arbeitshand wird von plantar herunter dem Os naviculare und dem Os cuboideum angelegt und führt ein mobilisierendes Dorsalgleiten aus.

Dabei ist besonders darauf zu achten, dass ein guter Gegenhalt mit der Haltehand erfolgt, um eine Dorsalflexion im oberen Sprunggelenk zu vermeiden. Diese würde den Griff weitgehend wirkungslos machen. Außerdem ist darauf zu achten, dass beide Hände möglichst gelenknah angelegt werden und der Dorsalschub genau senkrecht zur Fußlängsachse ausgeführt wird. Der Behandler wird feststellen, dass ein weiches rhythmisches Arbeiten mit geringer Kraft eher zum Erfolg führt als der Versuch, die Gleitbewegung durch den Einsatz von Kraft zu erzwingen. Der vor allem bei einer Einschränkung der Inversion gebrauchte Plantarschub wird analog der Technik des Plantarschubes im Lisfranc-Gelenk (s. S. 254) durchgeführt (Abb. 9.82).

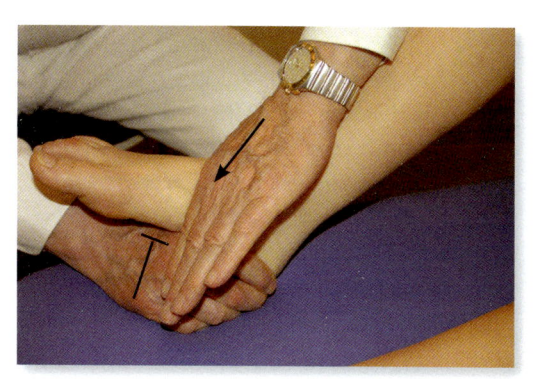

Abb. 9.82: Plantarschub an der Fußwurzel in der Chopart-Gelenklinie

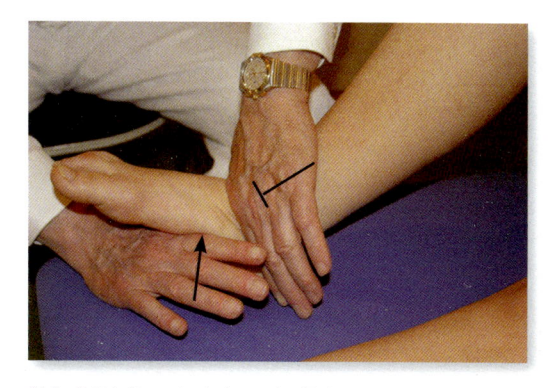

Abb. 9.81: Dorsalschub an der Fußwurzel in der Chopart-Gelenklinie

9.4.2 Unteres und oberes Sprunggelenk

In beiden Gelenken treten sehr häufig – vor allem posttraumatisch – Blockierungen auf, die nach manueller Untersuchung und Feststellung einer reversiblen Hypomobilität mit sehr gutem Erfolg einer mobilisierenden Behandlung zugeführt werden können.

Es ist vor allem erstaunlich, wie schnell sich mit solchen einfachen Mobilisationen (meist genügen 1–2 Behandlungen) hartnäckige Beschwerden nach länger zurückliegenden Distorsionen erfolgreich behandeln lassen.

1. Unteres Sprunggelenk

- **Funktionsbewegung:** Pronation/Supination 10°/0°/20°
- **Kapselmuster:** Supination
- **Verriegelte Stellung:** maximale Supination

In diesem Gelenk sind vor allem eine Traktion sowie eine Rotations-, Pro- und Supinationsmobilisierung des Kalkaneus von Bedeutung. Zunächst werden diese Gelenkspielbewegungen mit den im Folgenden beschriebenen Techniken geprüft.

Traktionsmobilisierung im unteren Sprunggelenk (Articulatio subtalaris und Articulatio talocalcaneonavicularis)

Diese Technik wird am in Bauchlage auf dem Behandlungstisch liegenden Patienten durchgeführt (Abb. 9.83). Das Kniegelenk des zu behandelnden Beines wird um 90° flektiert. Der Oberschenkel des Patienten wird mit dem Fuß oder dem Knie des Therapeuten kniegelenknah auf der Behandlungsliege fixiert. Die Hände des Therapeuten werden mit den Schwimmhäuten einmal von dorsal her am Kalkaneus und einmal von ventral her unter dem Os naviculare und dem Os cuboideum angelegt.

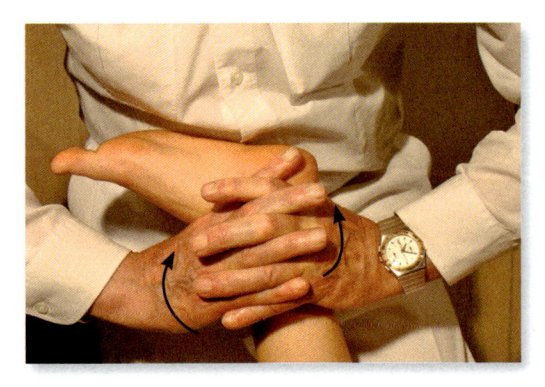

Abb. 9.83: Traktionsmobilisation im unteren Sprunggelenk

Die Langfinger sind an der tibialen Begrenzung des Sprunggelenkes mit schräg nach oben weisenden Fingerkuppen ineinander verschränkt. Es wird sodann unter Pektoralisanspannung (zur Verbesserung eines flächigen Tiefenkontaktes) die Traktionsvorspannung aufgenommen.

Die verschränkten Finger beider Hände werden als Bewegungsachse genutzt, um die beide Schwimmhäute fußsohlenwärts aufgebogen werden. Es ist zum einen darauf zu achten, dass die Fixation am distalen Oberschenkel des Patienten weich erfolgt und zum anderen die Anlage der Schwimmhaut der von ventral her angelegten Hand nicht auf dem Talus erfolgt, weil dann die Traktion vorwiegend auf das obere Sprunggelenk wirken würde.

Rotations-, Pro- und Supinationsmobilisation im unteren Sprunggelenk (Articulatio subtalaris)

Diese Techniken werden am in Bauchlage mit möglichst rechtwinklig gebeugtem Kniegelenk auf dem Behandlungstisch liegenden Patienten durchgeführt. Die Haltehand des Therapeuten umfasst fixierend den Talus.

Die Arbeitshand des Therapeuten fasst den Kalkaneus mit gestreckt angelegtem Daumen von fibular und mit den gestreckt angelegten Langfingern von tibial her und führt zunächst eine Traktionsmobilisation durch. Soll das gesamte Talokalkanealgelenk gleichmäßig zur Distraktion gebracht werden, wird sie in Verlängerung der Unterschenkellängsachse durchgeführt. Soll die Traktion mehr auf den vorderen Anteil des Gelenkes einwirken, wird sie in einem Winkel von ca. 30° nach dorsal durchgeführt (Abb. 9.84 und 9.85).

Unter Traktion werden auch eine Rückfußrotation und eine pro- und supinatorische Mobi-

Untersuchungs- und Behandlungstechniken an der unteren Extremität

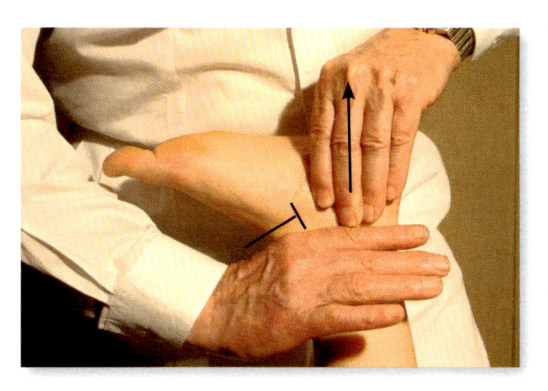

Abb. 9.84: Traktion im Talokalkanealgelenk

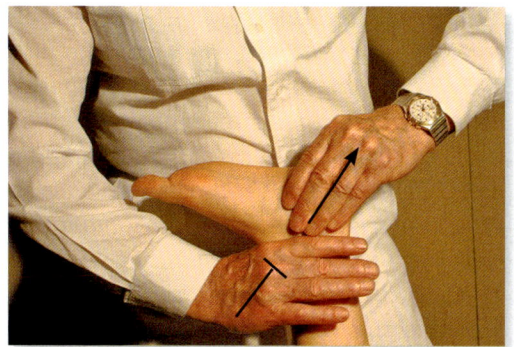

Abb. 9.85: Traktion im Talokalkanealgelenk (Betonung des vorderen Anteiles)

lisation des Kalkaneus durchgeführt (Abb. 9.86 und 9.87).

> Die Streckung der Fingergelenke der Arbeitshand ist erforderlich, um eine flächige Anlage zu gewährleisten. Bei diesen Griffen ist besonders auf eine gute Fixation des Talus zu achten, um Mitbewegungen im oberen Sprunggelenk möglichst auszuschließen.

Ventroplantare Manipulation am Kalkaneus

Die Traktion im unteren Sprunggelenk kann auch als ventroplantare Manipulation am Kalkaneus ausgeführt werden (Abb. 9.88).

Dabei liegt der Patient in Rückenlage auf dem Flachtisch. Der zu behandelnde Fuß ragt über das Fußende der Behandlungsliege hinaus.

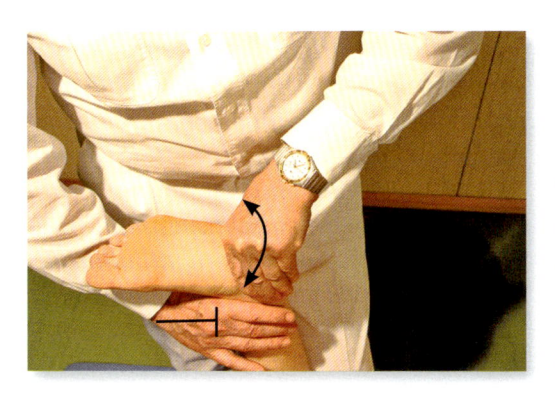

Abb. 9.86: Pro- und supinatorische Mobilisation im unteren Sprunggelenk

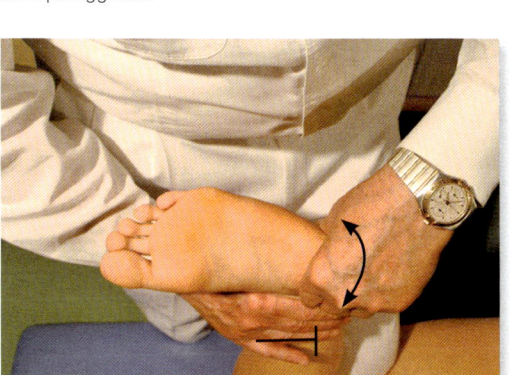

Abb. 9.87: Rotationsmobilisation am Rückfuß

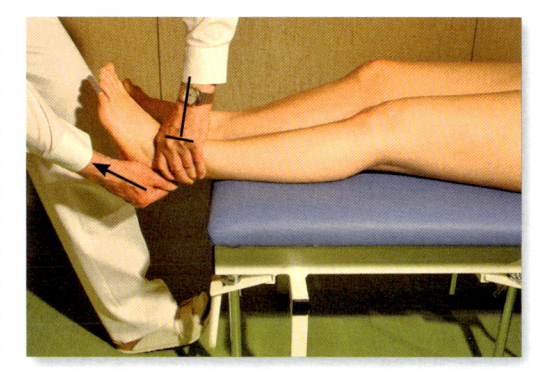

Abb. 9.88: Traktionsmanipulation am Kalkaneus (unteres Sprunggelenk)

Der Therapeut steht in Ausfallschrittstellung am Fußende mit Blickrichtung zum Kopf des Patienten und fixiert mit der Schwimmhaut der Haltehand den Talus vom Fußrücken her. Die Arbeitshand greift mit der Hohlhand vom Rückfuß her den Kalkaneus und geht damit in eine ventroplantare Vorspannung. Aus der gehaltenen Vorspannung heraus erfolgt ein schneller manipulativer Impuls in die Vorspannungsrichtung. Eine gute Fixation des Talus ist dabei von besonderer Bedeutung.

Diese Technik kann naturgemäß auch mobilisierend angewendet werden.

2. Oberes Sprunggelenk

- Funktionsbewegung: Dorsalflexion/Plantarflexion 20°/0°/40° (passiv je 10° mehr)
- Kapselmuster: Plantarflexion
- Ruhestellung: 10°-Plantarflexion
- Verriegelte Stellung: maximale Dorsalflexion

An diesem Gelenk finden sich Indikationen zur manuellen Mobilisierung vor allem bei Gelenkspielstörungen nach längerer Ruhigstellung, nach Operationen mit bereits wieder genügend gefestigtem Kapsel-Band-Apparat, bei Sprunggelenksarthrose und besonders auch bei Beschwerden nach bereits länger zurückliegenden Distorsionen.

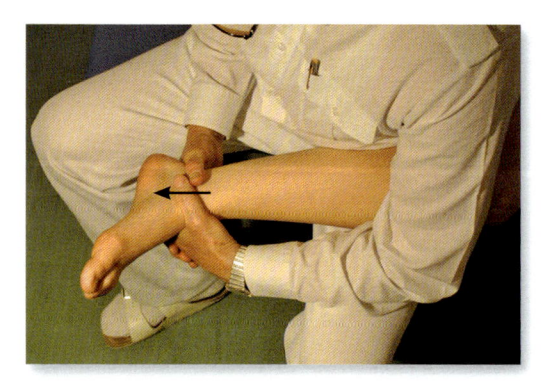

Die Gelenkspieluntersuchung prüft vor allem das dorsoventrale Gleiten (Schubladenzeichen des oberen Sprunggelenks) und die Distraktionsmöglichkeit. Reversible Gelenkspielstörungen nach länger zurückliegenden Distorsionen finden sich oft als Ursache von teils erheblichen Restbeschwerden. Diese sind einer manuellen Therapie besonders gut zugänglich. Als wichtigste Techniken gelten die Traktionsmobilisationen.

Traktionsmobilisation im oberen Sprunggelenk

Hierzu wird der Patient in Rückenlage auf dem Flachtisch gelagert (Abb. 9.89). Der Therapeut sitzt auf der Seite des zu behandelnden Beines auf dem Behandlungstisch mit Blickrichtung zum Fußende der Liege. Dabei gibt er dem Oberschenkel des Patienten mit seiner Hüfte bzw. mit seinem Rücken einen festen Gegenhalt und legt das Knie des Patienten auf seinen Oberschenkel auf. Das Patientenknie wird gebeugt.

Die Hände des Therapeuten werden mit der Schwimmhaut einmal dicht hinter der Malleolengabel an Talus und Kalkaneus, zum anderen dicht vor der Malleolengabel am Talushals angelegt. Die Ellenbogen des Therapeuten werden zum Gegenhalt an die tischnahe Leiste bzw. den tischfernen Oberschenkel angelegt. Die mit der Schwimmhaut angelegten Hände werden möglichst stark palmarflektiert.

Danach erfolgt eine repetitive Traktionsmobilisation durch Dorsalextension in den Handgelenken. Nach ca. 10 Wiederholungen wird die Traktion deutlich verstärkt und der Talus

Abb. 9.89: Traktionsmobilisation im oberen Sprunggelenk

im OSG wird wiederholt proniert, supiniert und rotiert. Vor dem Nachlassen der Traktion wird der Talus wieder in die Mittelstellung zurückgeführt. Bei dieser Technik ist vor allem ein guter Gegenhalt am Oberschenkel und Knie des Patienten erforderlich.

Traktionsmanipulation im oberen Sprunggelenk
Wie am unteren Sprunggelenk besteht auch am oberen Sprunggelenk die Möglichkeit, die Traktion mit einem schnellen manipulativen Impuls durchzuführen. Dadurch wird in der Regel eine schnelle Lösung hartnäckiger Blockierungen bewirkt (Abb. 9.90).

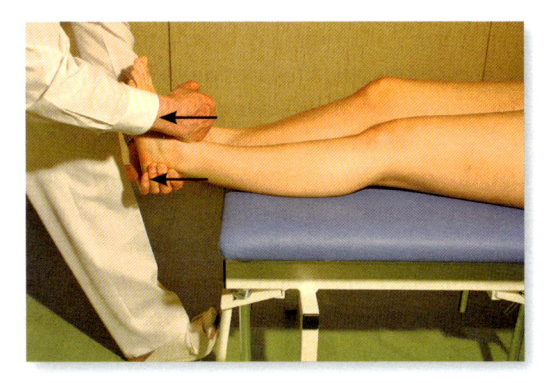

Abb. 9.90: Traktionsmanipulation im oberen Sprunggelenk

Der Patient liegt in Rückenlage auf dem Behandlungstisch und wird entweder mit einem Gurt fixiert oder er wird aufgefordert, selbst aktiv einen Gegenhalt am Tischrand zu suchen. Der Therapeut fasst mit einer Hand den Kalkaneus und legt die andere Hand mit der Ulnarkante vom Fußrücken her am Talushals an. Der Unterschenkel wird auf die Unterlage aufgedrückt, um die Einwirkung des nachfolgenden Impulses möglichst auf das obere Sprunggelenk zu beschränken. Aus einer kräftigen Vorspannung heraus wird mit beiden Händen ein schneller manipulativer Impuls nach distal in Verlängerung der Unterschenkellängsachse gesetzt.

Dorsoventrale Gleitmobilisierung der Talusrolle in der Malleolengabel
Vor den Traktionstechniken wird aber – auch zum Ausschluss von bis dahin nicht erkannten Kontraindikationen (v. a. Bandinstabilität) – die dorsoventrale Gleitmobilisation der Talusrolle in der Malleolengabel eingesetzt. Sie wird am in Rückenlage auf dem Behandlungstisch liegenden Patienten durchgeführt. Der zu behandelnde Fuß ragt über den unteren Rand der Behandlungsliege hinaus.

Beim Ventralgleiten fixiert die Haltehand den distalen Unterschenkel von ventral her, die Arbeitshand umgreift den Kalkaneus von dorsal (Abb. 9.91 a). Um eine translatorische Bewegung zu gewährleisten und eine Dorsalflexion zu vermeiden, wird der Unterarm des Therapeuten an der Fußsohle angelegt und gegen die eigene Oberschenkelinnenseite angelehnt. Es wird eine leichte Spitzfußstellung vorgegeben und durch Ventralzug mit der Arbeitshand die Gleitmobilisation durchgeführt.

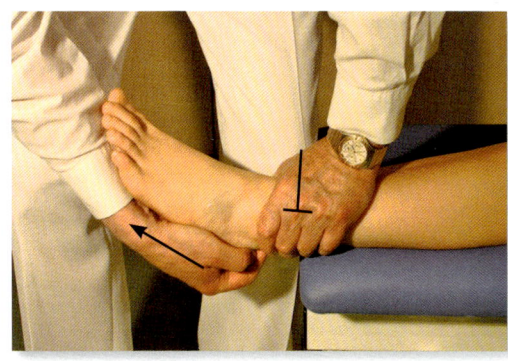

Abb. 9.91 a: Mobilisierender Ventralschub am oberen Sprunggelenk

Das Ventralgleiten kann auch mit einer postisometrischen Relaxation kombiniert werden. Die Anspannung durch den Patienten erfolgt dabei in Richtung Plantarflexion.

Beim Dorsalgleiten fixiert die Haltehand von dorsal her den distalen Unterschenkel (Abb. 9.91 b). Dabei wird ein Druck auf die Achillessehne möglichst vermieden. Die Arbeitshand fasst den Rückfuß von plantar her. Der Unterarm liegt wiederum der Fußsohle an und der Patientenfuß wird in 20°-Plantarflexion eingestellt, um nicht den breiteren Anteil des Talus in die Malleolengabel zu zwängen und damit die Gleitbewegung zu verhindern. Danach wird ein weicher repetitiver Dorsalschub ausgeführt. Bei eingeschränkter Dorsalflexion wird der Talus nach dorsal mobilisiert, bei eingeschränkter Plantarflexion nach ventral (kein Gegensatz zur „Konvex-Konkav-Regel").

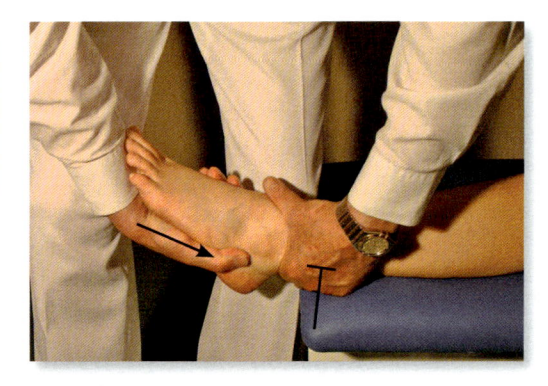

Abb. 9.91 b: Mobilisierender Dorsalschub im oberen Sprunggelenk

Diese Technik kann ebenfalls mit einer postisometrischen Relaxation kombiniert werden. Die Anspannung durch den Patienten erfolgt dabei in Richtung Dorsalflexion.

Ventralisierender und dorsalisierender Mobilisationsschub am Malleolus fibularis

Diese Techniken kommen bei verminderter Elastizität der tibiofibularen Syndesmose sowie bei Blockierungen im oberen Sprunggelenk zum Einsatz. Der Patient liegt dabei in Rückenlage auf der Behandlungsliege. Das zu behandelnde Bein wird in Hüfte und Knie gebeugt, der Fuß wird aufgestellt.

Der Therapeut sitzt am Fußende der Liege vor dem zu behandelnden Bein und umgreift mit der Haltehand die distale Tibia. Die Arbeitshand legt sich zum Dorsalschub von ventral her mit dem Daumenballen unter Weichteilschutz an den Malleolus fibularis an und übt einen weichen, sehr vorsichtig dosierten Dorsalschub aus, der sich der Gelenkebene anpasst (Abb. 9.92).

Bei der ventralisierenden Mobilisierung legen sich die Langfinger II–IV flächig mit gestreckten Endgelenken auf die Achillessehne (Abb. 9.93). Unter lateralem Ausstreichen der Weichteile als Schutz für die Peronaealsehnen wird mit weiterhin flächig angelegten Fingern ein

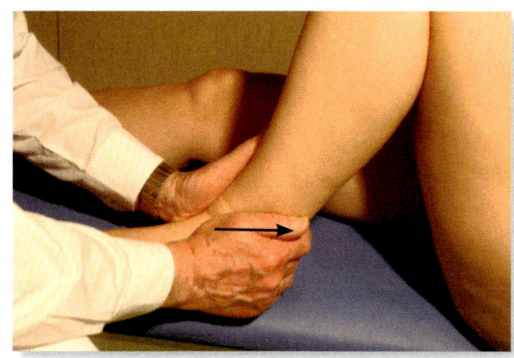

Abb. 9.92: Dorsalmobilisation am Malleolus fibularis

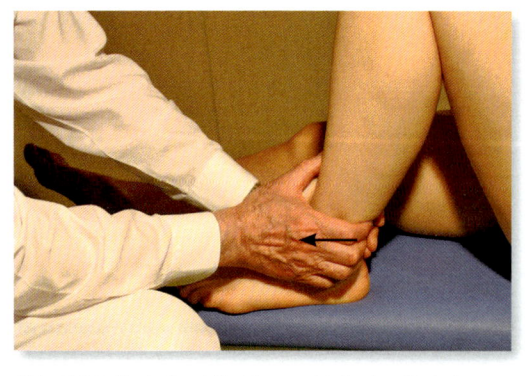

Abb. 9.93: Ventralmobilisation am Malleolus fibularis

ebenfalls sehr vorsichtig dosierter, dem Gelenkverlauf angepasster Ventralschub ausgeübt. Der Gegenhalt wird mit dem Daumenballen der Haltehand von ventral her gegeben. Es ist zu beachten, dass bei diesen Griffen mit erstaunlich geringer Kraft ein Bewegungserfolg zu erzielen ist.

9.3.4 Kniegelenkbereich

1. Proximales Tibiofibulargelenk

In diesem Gelenk findet vor allem eine dorsoventrale Gleitbewegung statt, die mit der Knierotation kombiniert ist. Außerdem erfolgt wie im distalen Tibiofibulargelenk eine Mitbewegung bei Dorsal- und Plantarflexion im oberen Sprunggelenk. Die Außenrotation im Kniegelenk ist mit einem dorsalen Gleiten der Fibula kombiniert, die Innenrotation mit einem ventralen Gleiten derselben. Diese Gleitbewegungen werden geprüft und ggf. mobilisierend oder manipulativ behandelt. Wir geben in der Regel der mobilisierenden Behandlung den Vorzug.

Dorsoventrale Mobilisierung am Fibulaköpfchen

An eine Blockierung im Tibiofibulargelenk ist nicht nur bei lokaler (auch posttraumatischer) Ursache zu denken, sondern auch bei therapieresistenten pseudoradikulären Lumbalsyndromen, die im Gefolge von Blockierungen im Bereich der oberen Lendenwirbelsäule, am sakroiliakalen Übergang und im Sakroiliakalgelenk als Sekundärblockierung auftreten können. Diese führen bei Nichtbeachtung meist zum Rezidiv der lumbalen oder sakroiliakalen Primärblockierung.

Hierbei wird aus derselben Ausgangsstellung wie bei der Mobilisation des Malleolus fibularis gearbeitet. Der Therapeut sitzt wiederum am Fußende der Liege vor dem Fuß des Patienten. Er kann sich dabei auch zur besseren Fixierung leicht auf den Vorfuß des Patienten setzen. Bei der Gleitmobilisation nach dorsal fixiert die Haltehand von dorsal her die Tibia (Abb. 9.94). Die Arbeitshand wird mit dem Daumenballen von ventral her an das Fibulaköpfchen angelegt und dieses repetitiv nach mediodorsal (entsprechend der Gelenkebene) mobilisiert.

Beim Ventralgleiten fixiert die Haltehand den Tibiakopf von ventral her (Abb. 9.95). Die Arbeitshand wird zunächst in der Kniekehle angelegt und nimmt von dort möglichst viele Weichteile zum Schutz des N. peronaeus nach fibular mit, bevor sie sich unter gutem Weichteilschutz von dorsal her über dem Fibulaköpfchen anlegt. Aus dieser Einstellung heraus wird anschließend das ventrolaterale Gleiten eingesetzt.

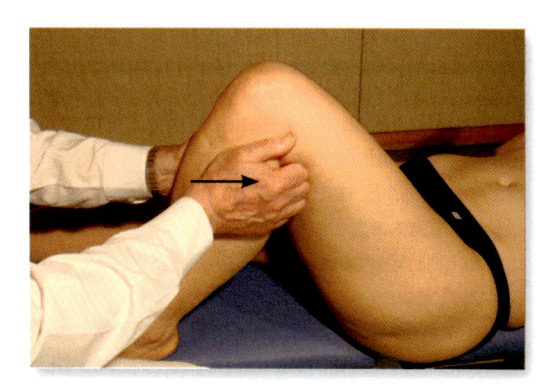

Abb. 9.94: Mobilisierender Dorsalschub am Fibulaköpfchen

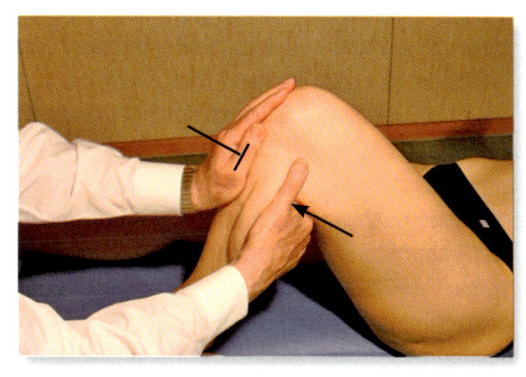

Abb. 9.95: Mobilisierender Ventralzug am Fibulaköpfchen

Sowohl beim Dorsal- als auch beim Ventralgleiten kann am Schluss der Bewegung ein manipulativer Impuls eingesetzt werden.

2. Patellofemoralgelenk

Zunächst wird das Patellaspiel untersucht, wobei sich Behandlungsindikationen bei eingeschränktem Patellaspiel, z. B. bei posttraumatischer oder postoperativer Hypomobilität ergeben.

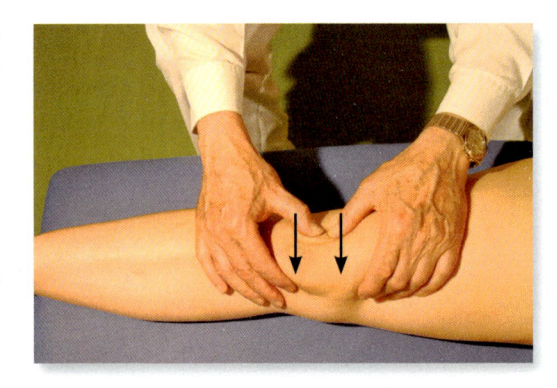

Abb. 9.96: Mediolaterale Mobilisierung der Patella

Zur Prüfung des Patellaspiels liegt der Patient bequem in Rückenlage bei entspannter pelvifemoraler Muskulatur. Der Untersucher sitzt seitlich neben der Behandlungsliege und greift weich mit den Daumen- und Zeigefingerkuppen beider Hände von fibular und tibial her an die oberen und unteren Patellaränder. Zunächst wird die Patella unter Vermeidung jeglichen Anpressdruckes mediolateral verschoben. Dabei wird auch die Druckempfindlichkeit der Patellarückfläche geprüft. Anschließend erfolgt die Prüfung der Verschieblichkeit nach distal und proximal.

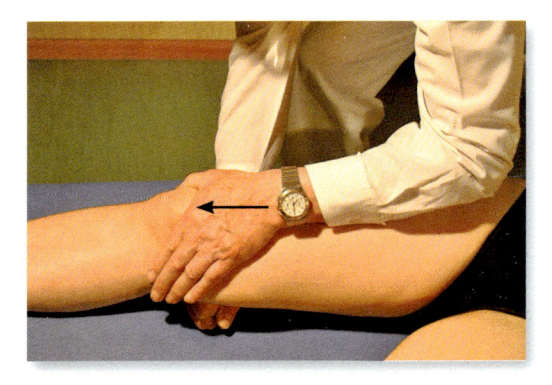

Abb. 9.97: Nach distal gerichteter Manipulationsschub an der Patella

Mobilisation der Patella

Bei festgestelltem eingeschränktem Patellaspiel erfolgt die Mobilisation der Patella aus der genannten Ausgangslage und Handanlage in die Richtung der Bewegungseinschränkung. Es wird wiederum weich und federnd unter Vermeidung jeglichen Anpressdruckes an der Patella gearbeitet. Die Finger dürfen also nicht auf die Vorderfläche der Patella aufgesetzt werden, sondern bleiben streng seitlich an den Patellarändern liegen (Abb. 9.96).

Distalmanipulation der Patella

Diese Technik kann nach längerer Ruhigstellung oder bei einer Indikation zur Dehnung des M. rectus femoris zur Anwendung kommen (Abb. 9.97).

Der Patient liegt dazu in Rückenlage auf der Behandlungsliege. Der Therapeut steht seitlich an der Liege mit Blickrichtung zum Fußende und geht mit dem tischfernen Bein in einen Ausfallschritt nach vorn. Die tischnahe Hand legt sich mit der Schwimmhaut an der Basis patellae an. Die tischferne Hand wird zur Faust geformt und unterlegt die Kniekehle, um ein Durchschlagen in die Endstreckung zu vermeiden. Der distalisierende Manipulationsschub wird aus Tiefenkontakt und Vorspannung nach distal mithilfe eines „elastischen Beckenschwunges" durchgeführt.

Ist das Ziel eine entspannende Dehnung des M. rectus femoris, so kann die Manipulation nach einer isometrischen Anspannung des Muskels als postisometrische Relaxation durchgeführt werden. Auch hierbei ist selbstverständlich ein Anpressen der Patella an die Femurkondylen zu vermeiden. Eine eventuell bestehende Beugekontraktur wird bei der Lagerung berücksichtigt.

3. Kniegelenk

- **Gelenktyp:** Drehscharniergelenk
- **Funktionsbewegung:** Flexion/Extension: 140°/0°/5°; Innenrotation/Außenrotation (bei 90°-Flexion): 15°/0°/40°
- **Kapselmuster:** Flexion
- **Ruhestellung:** 15°-Flexion
- **Verriegelte Stellung:** maximale Extension

Im Kniegelenk stehen zur Behandlung besonders mannigfaltige Möglichkeiten der Kombination von Traktions- und Gleitbewegungen, reine Traktions- und Gleitmobilisierungen sowie das Seitneigungsfedern zur Verfügung. Indikationen stellen sich sowohl bei Arthrosen als auch bei posttraumatischen und postoperativen Bewegungseinschränkungen, wobei auch bei den Mobilisierungen mindestens eine Übungsstabilität erreicht sein soll.

Traktionsmobilisation im Kniegelenk

Der Patient liegt in Bauchlage auf dem Flachtisch (Abb. 9.98). Das Bein des Patienten wird im Knie möglichst um 90° flektiert. Falls eine rechtwinklige Flexion wegen Spannung und Schmerzen nicht möglich ist, kann auch mit weniger Flexion gearbeitet werden. Das zu behandelnde Bein wird dicht proximal der Kniekehle mit dem Fuß oder dem Knie des Therapeuten auf der Unterlage fixiert (nur Gegenhalt, kein Druck!).

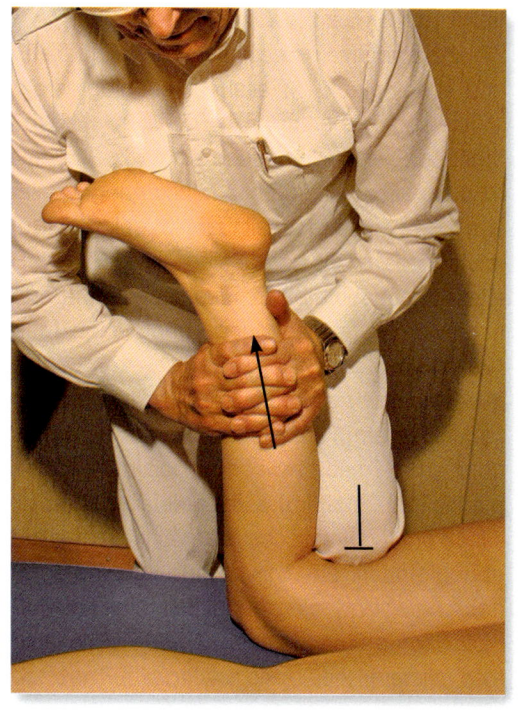

Abb. 9.98: Traktionsmobilisation im Kniegelenk

Beide Therapeutenhände umgreifen den distalen Unterschenkel, wobei die Daumen an der fibularen, die Langfinger an der tibialen Seite angelegt werden. Zur Sicherung eines flächigen Tiefenkontaktes spannt der Therapeut seine Pektoralismuskulatur an und führt eine dosierte Traktion in Verlängerung der Unterschenkellängsachse aus. Das Arbeiten mit einer weichen, sich rhythmisch wiederholenden Traktion ist zu empfehlen. Ein punktförmiger Andruck der Daumen oder Zeigefinger ist ebenso zu vermeiden, wie ein Anpressen der Radialkanten an der Malleolengabel (Periostschmerz).

Traktionsmobilisation mit gleichzeitigem Ventralgleiten

Der Patient liegt in Seitenlage auf der Behandlungsliege (Abb. 9.99). Der Therapeut sitzt ne-

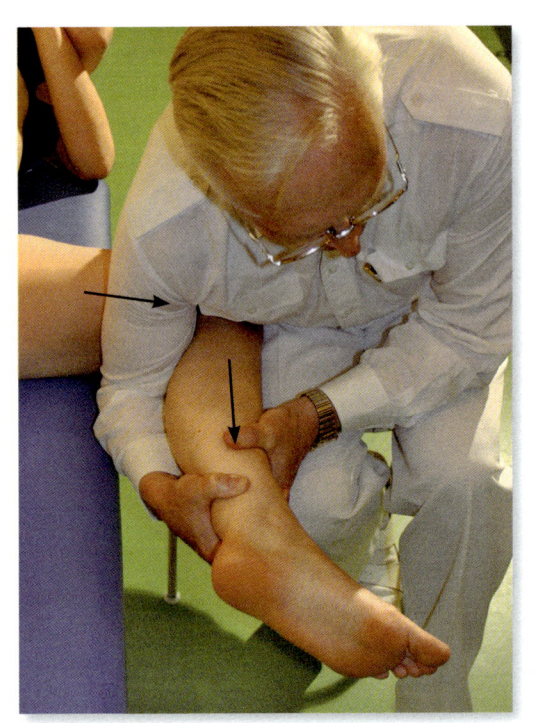

Abb. 9.99: Ventralgleiten des Tibiakopfes unter Traktion (Patient in Seitenlage)

wird. Gleichzeitig wird im Moment der Traktion der Tibiakopf des Patienten mit dem distalen Therapeutenoberarm durch eine Anspannung in Adduktionsrichtung nach ventral mobilisiert. Auch diese Technik wird aus einer Pektoralisanspannung heraus durchgeführt.

Ventralgleiten des Tibiakopfes unter Traktion

Eine rhythmische Gleitmobilisierung des Tibiakopfes unter Traktion kann auch mit einer der bewährten Sell'schen „Kaffeemühlen" erreicht werden. Diese Technik bewährt sich erfahrungsgemäß besonders bei Einschränkungen im Rahmen von Arthrosen. Dieses Ventralgleiten des Tibiakopfes unter Traktion wird am Patienten in Rückenlage durchgeführt (Abb. 9.100).

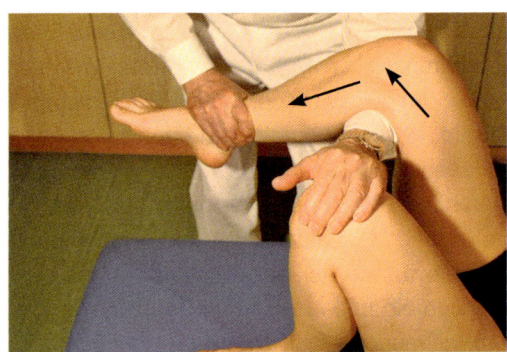

Abb. 9.100: Ventralgleiten des Tibiakopfes unter leichter Traktion im Kniegelenk

ben der Liege mit Blickrichtung zum Fußende und umgreift mit beiden Händen den distalen Unterschenkel des auf der Liege aufliegenden Patientenbeines dicht oberhalb der Malleolengabel, wobei er seinen Oberkörper über das Patientenbein beugt. Der patientennahe Arm des Therapeuten unterfährt mit dem Ellenbogen die Kniekehle des Patienten, so dass die Streckseite des distalen Therapeutenoberarmes sich am distalen Oberschenkel des Patienten anlegt. Ein Hineindrücken des Ellenbogens ist auf jeden Fall zu vermeiden. Beide Hände am distalen Unterschenkel werden maximal palmarflektiert.

Die Traktion erfolgt dadurch, dass mit dem distalen Oberarm ein Druck nach proximal und mit den aus der Palmarflexion herausgehenden Händen ein Zug nach distal ausgeübt

Der Therapeut steht auf der Seite des zu behandelnden Knies. Er unterfährt mit der kopfnahen Hand die Kniekehle des zu behandelnden Beines und legt die Hohlhand auf das kontralaterale Knie auf, so dass das Bein mit der Kniekehle ellenbogennah auf dem proximalen Therapeutenunterarm liegt.

Die fußnahe Hand des Therapeuten umfasst den distalen Patientenunterschenkel und führt eine Kreisbewegung ähnlich der eines Leierkastenmannes aus. Entscheidend ist dabei eine gegenläufige Bewegung, sodass beim Herunterführen des Unterschenkels und der dabei durchgeführten Traktion im Kniegelenk (in Verlängerung der Unterschenkellängsachse) ein gleichzeitiges Anheben des Therapeutenunterarmes unter der Kniekehle in Verlängerung der Oberschenkellängsachse erfolgt, wodurch der Tibiakopf nach ventral gleitet. Wenn der Unterschenkel in seiner kreisenden Bewegung nach oben geht, wird der unter der Kniekehle liegende Unterarm in seine Ausgangslage zurückgesenkt.

Der zur Haltehand gehörende Unterarm soll immer unterhalb der Horizontalen bleiben, damit ein Gleiten der Auflagefläche der Kniekehle in Richtung zum Handgelenk vermieden wird. Damit ginge nämlich der Weichteilschutz verloren und die Durchführung des Griffes wäre schmerzhaft. Therapeuten, die bei dieser Technik Schwierigkeiten mit der Koordination der Bewegungen haben, können sich an die Bewegung beim Benutzen eines Doppelpaddels erinnern.

> ℹ️ Da diese Technik mit einem kräftigen Zug auf das Hüftgelenk verbunden ist, verbietet sich ihre Anwendung bei Patienten mit Hüftendoprothese.

Dorsoventrale und mediolaterale Gleitmobilisation

Die Gleitbewegungen im Kniegelenk sind als dorsoventrales und mediolaterales Gleiten sowohl ohne als auch mit Traktion (in 5°- bis 10°-Flexion) möglich. Auch diese Techniken werden am in Rückenlage auf dem Flachtisch liegenden Patienten durchgeführt.

Der Therapeut steht für die Ventralisierung des Tibiakopfes auf der Seite des zu behandelnden Beines und legt seine fußnahe Hand von dorsal her an den Tibiakopf, die kopfnahe Hand von ventral her unter Aussparung der Patella an die Femurkondylen. Die kopfnahe Hand kann dabei nur gegenhalten; es kann aber auch gegenläufig mobilisiert werden. Bei der Dorsalisierung des Tibiakopfes legt sich die fußnahe Hand von ventral her an den Tibiakopf. Die kopfnahe Hand von dorsal her an die Femurkondylen an. Auch hier kann sowohl mit dem distalen Femur als Punctum fixum als auch gegenläufig mobilisiert werden (Abb. 9.101a und b).

Die dorsoventrale Gleitmobilisierung am Tibiakopf kann auch am gering gebeugten Kniegelenk unter Traktion ausgeführt werden (Abb. 9.102). Die Arbeitsrichtung ergibt sich aus der

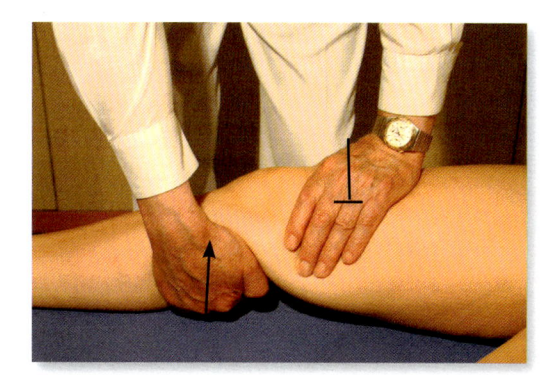

Abb. 9.101 a: Dorsoventrales Gleiten im Knie-gelenk (hier: Tibiakopf nach ventral)

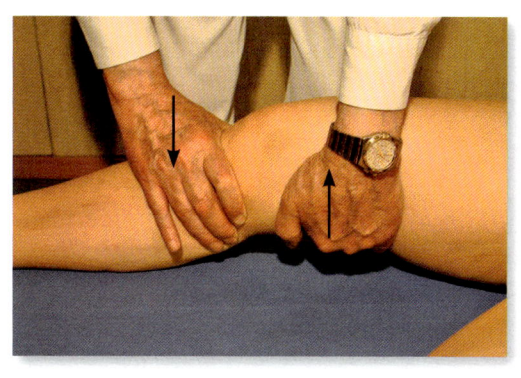

Abb. 9.101 b: Dorsoventrales Gleiten im Kniegelenk (hier: Tibiakopf nach dorsal)

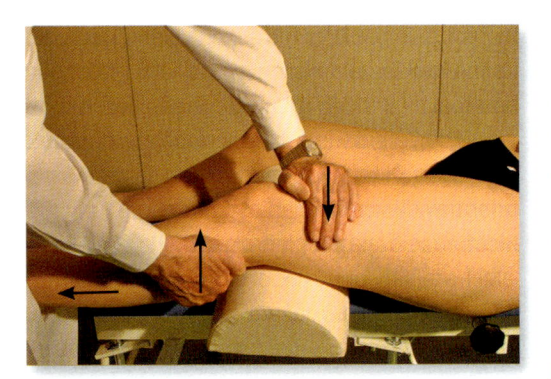

Abb. 9.102: Dorsoventrales Gleiten am gebeugten Kniegelenk unter Traktion

Therapeut das Patientenbein supramalleolär zwischen seine distalen Oberschenkel fasst und einen dosierten Traktionszug ausübt (Abb. 9.103 b). Dieser darf nicht zu einer zu starken, die Translationsbewegung sperrenden Anspannung des Bandapparates führen. Dabei ist eine Flexion im Kniegelenk von 10°-15° zu halten, was durch das Unterlegen einer Rolle oder Halbrolle gesichert werden kann.

selbstverständlich vorher durchgeführten Gelenkspielprüfung.

Die mediolaterale Gleitmobilisation erfolgt aus der gleichen Ausgangslage und wird am entspannt aufgelegten Kniegelenk durchgeführt (Abb. 9.103 a). Der Therapeut sitzt neben dem Behandlungstisch mit Blickrichtung zum Kopfende. Zur nach medial gerichteten Gleitmobilisierung wird der Daumenballen der tischfernen Hand von lateral her an den Tibiakopf, die tischnahe Hand mit der Ulnarkante von medial her an die Femurkondylen angelegt. Es ist darauf zu achten, dass möglichst gelenknah angelegt wird. Aus einer niedrig dosierten Vorspannung heraus wird mit beiden Händen vorsichtig unter ständiger Beobachtung des Bewegungsgefühls gegenläufig mobilisiert.

Zur nach lateral gerichteten Gleitmobilisierung des Tibiakopfes greifen die Hände um. Die tischferne Hand liegt dann mit der Ulnarkante an der lateralen Femurkondyle, die tischnahe Hand mit dem Daumenballen am lateralen Rand des Tibiakopfes. Die Mobilisierung erfolgt nach dem Ergebnis der Gelenkspielprüfung.

Eine dosierte Traktion kann bei beiden Griffen dadurch vorgenommen werden, dass der

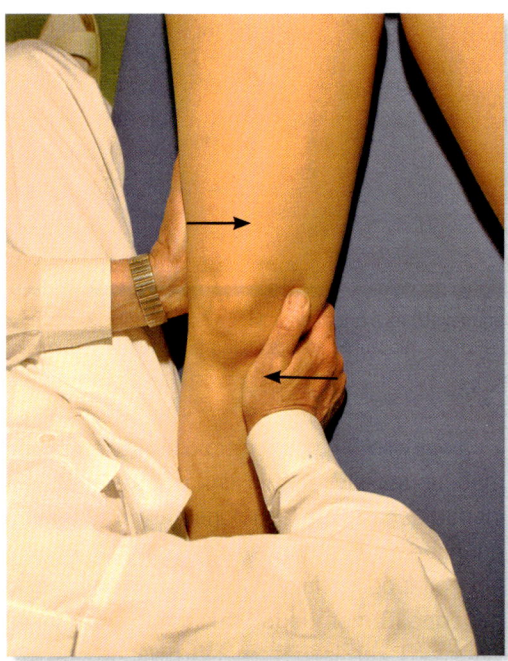

Abb. 9.103 a: Mediolaterale Mobilisation im Kniegelenk

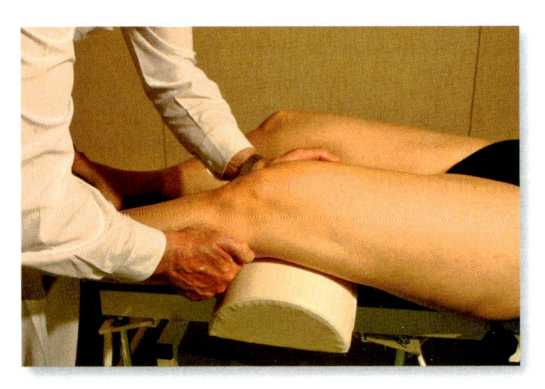

Abb. 9.103 b: Mediolaterale Gleitmobilisierung am gebeugten Knie unter leichter Traktion

Eine dorsoventrale Gleitmobilisierung des Tibiakopfes kann auch – wie bereits erwähnt – am stärker gebeugten Kniegelenk unter Traktion durchgeführt werden (Abb. 9.104). In dieser Position kann unter niedrig dosierter Traktion auch eine Rotationsmobilisation des Tibiakopfes durchgeführt werden, die sich unter anderem zur Beseitigung von Einklemmungen im Kniegelenk eignet. Die Arbeitsrichtung ergibt sich dabei jeweils aus dem Ergebnis der Gelenkspielprüfung.

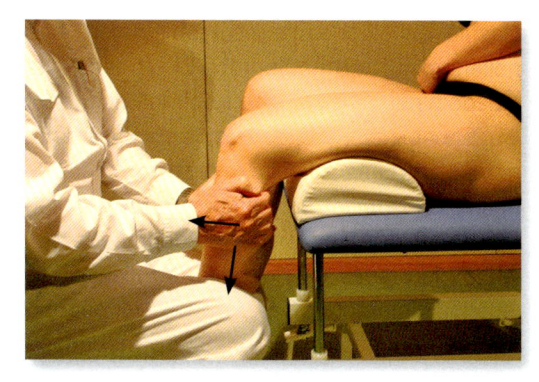

Abb. 9.104: Dorsoventrales Gleiten des Tibiakopfes bei gebeugtem Knie unter Traktion mit der Möglichkeit der zusätzlichen Rotation

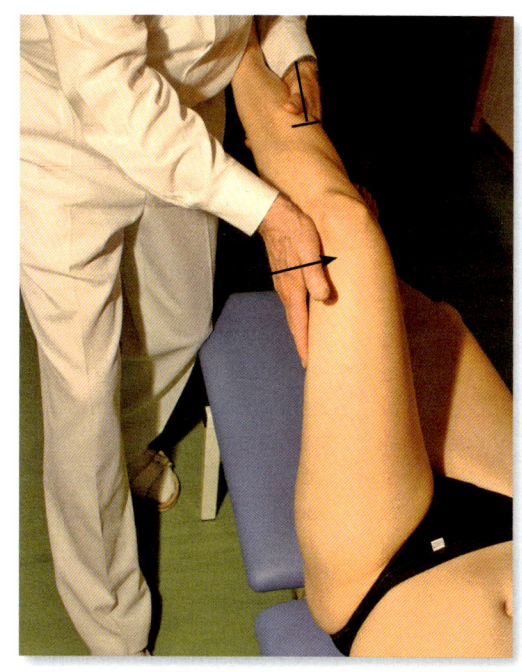

Abb. 9.105: Seitneigungsfedern im Kniegelenk nach medial

Seitneigungsfedern

Das Seitneigungsfedern ist am Kniegelenk ebenso wie am Ellenbogengelenk möglich. Hierzu liegt der Patient in Rückenlage auf der Behandlungsliege. Der Therapeut steht oder sitzt auf der Seite des zu behandelnden Beines und fixiert mit der Haltehand den distalen Unterschenkel. Beim Seitneigungsfedern nach medial wird im Hüftgelenk eine Flexion von ca. 45° und im Kniegelenk eine solche von ca. 30° eingestellt (Abb. 9.105). Die Arbeitshand liegt auf dem lateralen Kniegelenkspalt. Die Haltehand am distalen Unterschenkel fixiert das Bein in Außenrotationsstellung an der Therapeutenhüfte bzw. beim sitzenden Therapeuten seitlich am Therapeutenthorax. Dann wird eine medialisierende Vorspannung mit der Arbeitshand aufgenommen und aus dieser leichten Vorspannung heraus rhythmisch nach medial mobilisiert.

Beim Seitneigungsfedern nach lateral stellt oder setzt sich der Therapeut von medial an das Patientenbein (Abb. 9.106). Die Haltehand fixiert den distalen Unterschenkel und gibt einen innenrotatorischen Gegenhalt. Der Unterschenkel des Patienten wird wieder fest an die Hüfte oder den Thorax des Therapeuten angelegt. Die Arbeitshand liegt am medialen Kniegelenkspalt. Sie nimmt eine lateralisierende Vorspannung auf und führt aus dieser heraus „weich-rhythmisch-federnd-repetitiv" die Seitneigungsmobilisation durch.

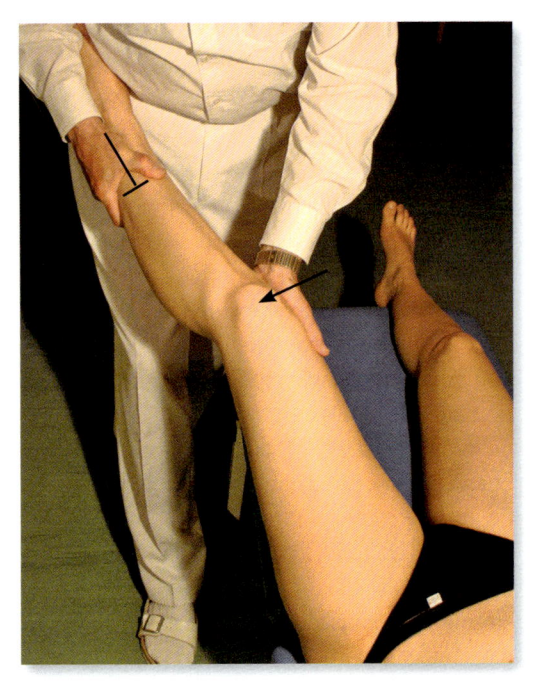

Abb. 9.106: Seitneigungsfedern im Kniegelenk nach lateral

Ventralgleiten des medialen oder lateralen Tibiakopfes

Bei Blockierungen im Kniegelenk, die ihren Sitz vorwiegend im medialen oder lateralen Gelenkspaltanteil haben, kann der Ventralschub am Tibiakopf durch einen Rotationsimpuls einseitig auf den medialen bzw. den lateralen Gelenkspalt einwirken. Das wird erreicht durch ein Ventralgleiten des Tibiakopfes mit Aufklappen des medialen bzw. lateralen Gelenkspaltes und gleichzeitigem Rotationsimpuls.

Hierfür wird der Patient in Bauchlage auf der Behandlungsliege gelagert. Der Therapeut steht bei der Arbeit am medialen Gelenkspalt auf der Seite des zu behandelnden Beines, bei der Arbeit am lateralen Gelenkspalt auf der Gegenseite, mit Blickrichtung zum Fußende der Liege. Das Patientenbein wird rechtwinklig angebeugt.

Bei der Arbeit am medialen Gelenkspalt wird die patientennahe Hand mit dem Handballen von dorsal her an den medialen Teil des Tibiakopfes angelegt (Abb. 9.107). Der Unterarm liegt auf der Dorsalseite des Oberschenkels auf und versucht, die Mitrotation im Hüftgelenk möglichst zu verhindern. Die patientenferne Hand umfasst den distalen Patientenunterschenkel und führt eine kreisende Bewegung von medial oben nach lateral unten und von lateral oben nach medial unten durch. Der Manipulationsimpuls (oder Mobilisationsschub) erfolgt mit der patientennahen Hand immer dann, wenn der nach lateral rotierende Unterschenkel (geöffneter medialer Gelenkspalt) innerhalb der Drehbewegung über die Senkrechte läuft. Dadurch wird der kaudalisierende Schub zu einem Rotationsimpuls am medialen Gelenkspalt.

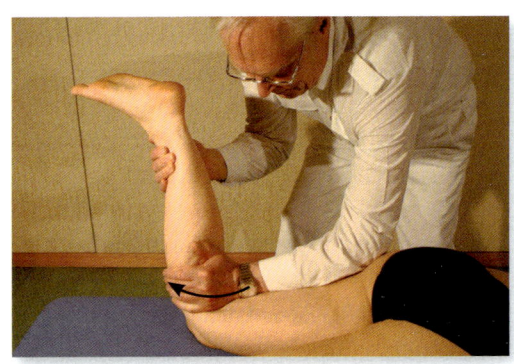

Abb. 9.107: Ventralgleiten des medialen Tibiakopfanteiles

Bei der Arbeit am lateralen Gelenkspalt erfolgt die Drehbewegung des Unterschenkels durch die am distalen Unterschenkel des Patienten angelegte, tischferne Hand in entgegengesetzter Richtung (Abb. 9.108). Die tischferne Hand legt sich von der Gegenseite kommend unter Weichteilschutz in Höhe des lateralen Anteils des Tibiakopfes an. Der Manipulationsimpuls (oder Mobilisationsschub) erfolgt mit dieser Hand immer dann, wenn der im Verlauf der Rotation nach innen geneigte Unterschenkel (geöffneter lateraler Gelenkspaltanteil) zum Körper hin über die Senkrechte läuft. Der Impuls erfolgt aus der Arbeitshand heraus, welche die Rotationskomponente betont.

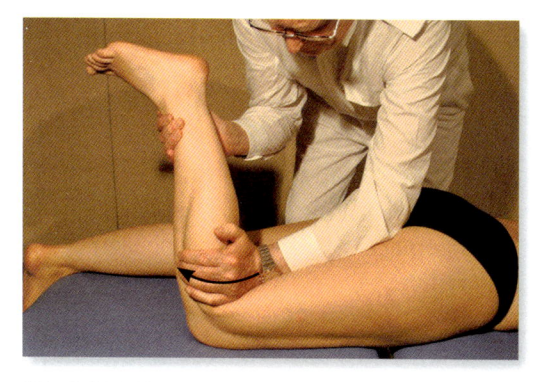

Abb. 9.108: Ventralgleiten des lateralen Tibiakopfanteiles

9.4.4 Hüftgelenk

- Gelenktyp: Nussgelenk (Sonderform eines Kugelgelenkes)
- Funktionsbewegung: Extension/Flexion: 10°/0°/130°: Abduktion/Adduktion: 40°/0°/30°; Innenrotation/Außenrotation: 30°/0°/45°
- Kapselmuster: Hyperextension, Innenrotation
- Verriegelte Stellung: maximale Hyperextension

Am Hüftgelenk kommen relativ wenige, dafür aber sehr effektive Mobilisationstechniken zur Anwendung. Da es sich bei den Bewegungen des Hüftgelenkes in der Regel um kombinierte Bewegungen handelt, kommen fast immer (je nach Ergebnis der Gelenkspielprüfung) mehrere Techniken zur Anwendung.

Die Mobilisierungsgriffe am Hüftgelenk haben sich besonders bei Störungen des Gelenkspiels im Rahmen präarthrotischer und arthrotischer Veränderungen, aber auch nach Traumen und Entzündungen bewährt. Vor allem Patienten mit bereits deutlichen Bewegungsstörungen bei Koxarthrose nehmen diese Behandlungen nach unseren Erfahrungen sehr dankbar an.

Die Behandlung erfolgt wie bei allen anderen Gelenken nach dem Befund einer genauen Funktionsprüfung gemäß den Regeln der orthopädischen Krankenuntersuchung, einschließlich der Prüfung des Gelenkspiels. Die beschriebenen therapeutischen Techniken eignen sich auch zur Gelenkspielprüfung.

Vibrationstraktion

Als erste Mobilisation am Hüftgelenk wird in der Regel die Vibrationstraktion durchgeführt. Dazu liegt der Patient in Rückenlage auf der Behandlungsliege mit einer nur geringen oder einer eventuellen Beugekontraktur angepassten Flexion. Eine vorhandene Beugekontraktur soll durch ein Anheben des Beines immer so weit berücksichtigt werden, dass der Patient mit ausgeglichener Lendenlordose spannungsfrei auf dem Behandlungstisch liegen kann (Abb. 9.109).

Der Therapeut steht am Fußende der Liege und umgreift mit beiden Händen die Knöchel-

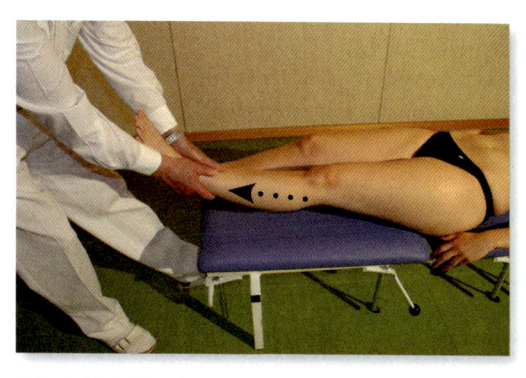

Abb. 9.109: Vibrationstraktion im Hüftgelenk

gabel des Patienten so, dass die Malleolen in seinen Hohlhänden liegen. Durch eine Anspannung der Pektoralismuskulatur wird eine flächige Anlage ermöglicht und ein schmerzhafter Pressdruck auf die Malleolengabel vermieden. Anschließend lässt sich der Therapeut etwas zurückfallen und übt eine Längstraktion mit feinschlägiger Vibration aus. Der Patient sichert sich gegen ein Nachrutschen durch einen aktiven Halt an der Liege. Zur Verstärkung der Traktionskraft kann sich der Therapeut mit einem Fuß am Behandlungstisch abstützen.

> Diese Mobilisation sollte bei einer Insuffizienz des Kniebandapparates nicht durchgeführt werden, da diese dadurch verstärkt werden könnte. In diesem Fall kann ein entsprechender, aber technisch schwieriger Zug mit Anlage der Therapeutenhände am distalen Oberschenkel angewandt werden.

Traktion am gebeugten Hüftgelenk

Diese Technik hat sich in der Mobilisationsbehandlung bei Koxarthrose-Patienten als wirksamste manuelle Behandlungsmöglichkeit erwiesen. Der Patient liegt auch hierbei in Rückenlage auf der Behandlungsliege (Abb. 9.110). Der Therapeut sitzt auf der Seite des zu behandelnden Beines auf dem Fußteil der Liege. Der Unterschenkel des Patienten wird auf die patientennahe Schulter des Therapeuten aufgelegt. Beide Hände des Therapeuten umfassen nunmehr möglichst gelenknah von ventral her den proximalen Oberschenkel und üben mit einer pleuelartigen Bewegung eine repetitive Traktion in Richtung der Körperlängsachse aus. Damit wird eine Entlastung des Pfannendaches erreicht.

Durch eine medioventrale Handanlage kann der Zug auch in Richtung der Schenkelhalslängsachse durchgeführt und damit eine Entlastung des Pfannengrundes erreicht werden. Bei dieser Technik ist grundsätzlich die schmerzfreie Beugefähigkeit zu berücksichtigen. Es zeigt sich jedoch, dass nach mehrfacher Anwendung die Beugefähigkeit in der Regel zunimmt.

Zur Adduktorendehnung kann diese Technik durch eine mediale Anlage der Therapeutenhände genutzt werden (Abb. 9.111). Hierzu ist unbedingt die Möglichkeit der postisometrischen Relaxation zu nutzen, da sonst die Gefahr besteht, dass der in den Adduktoren evtl. auftretende Schmerz nicht toleriert wird. Zu dieser Adduktorendehnung werden die Hände möglichst nah an den Ursprung des M. adductor magnus aufgelegt und der Druck der gesamten Handfläche auf die Ulnarkante verlagert. Anschließend wird der Patient aufgefordert, eine dosierte isometrische Adduktion, die der Therapeut noch ohne Anstrengung gut gegenhalten kann, durchzuführen. Diese Adduktionsspannung wird ca. 15 Sekunden gehalten.

Danach wird der Patient aufgefordert, bei noch gehaltener isometrischer Adduktorenspannung tief einzuatmen und während der nachfolgenden Ausatmung die Spannung nachzulassen. In dieser Phase verstärkt der Therapeut einerseits die Traktion in Richtung der Ober-

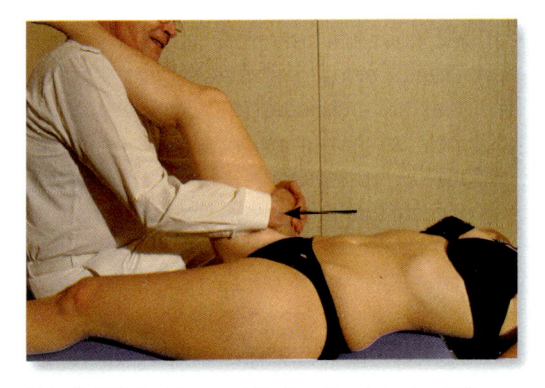

Abb. 9.110: Traktionsmobilisation im gebeugten Hüftgelenk

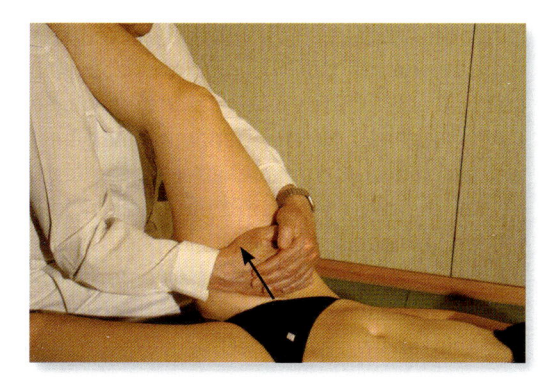

Abb. 9.111: Traktion im gebeugten Hüftgelenk in Richtung Schenkelhalslängsachse mit der Möglichkeit der postisometrischen Adduktorendehnung

schenkellängsachse und andererseits auch den Druck mit seinen Ulnarkanten in den Adduktorenursprung hinein und führt einen Zug nach distal durch. Hierbei kann bis nahe an die Toleranzgrenze herangegangen werden.

Lateralmobilisation im Hüftgelenk in Richtung der Oberschenkelhals-Längsachse

Die Lateraltraktion in Richtung der Oberschenkelhals-Längsachse mit Entlastung des Pfannengrundes kann auch mit einer der bewährten Sell'schen „Kaffeemühlen" durchgeführt werden (Abb. 9.112).

Hierzu liegt der Patient in Seitenlage auf der Behandlungsliege. Das auf dem Tisch aufliegende Bein wird in Hüfte und Knie um ca. 90° flektiert, damit Platz für die Mobilisation am zu behandelnden Bein gegeben ist. Der Therapeut steht hinter dem Patienten. Die dem Kopfende der Liege zugewandte Hand greift von dorsal her gelenknah unter dem Oberschenkel des Patienten hindurch und stützt sich auf dem Oberschenkel des aufliegenden Patientenbeines ab. Der proximale Oberschenkel des zu behandelnden Beines liegt möglichst ellenbogennah auf dem proximalen Therapeutenunterarm. Die fußnahe Therapeutenhand legt sich auf den lateralen Kniegelenkspalt des Patienten und führt eine Kreisbewegung („Kaffeemühle") durch.

Anschließend erfolgt eine gegenläufige Bewegung mit beiden Therapeutenarmen. Beim Senken des Knies zur Liege hin innerhalb der Drehbewegung erfolgt ein lateralisierender Gegenzug mit dem proximalen Therapeutenunterarm am proximalen Patientenoberschenkel. Hierbei ist darauf zu achten, dass nur kleine Bewegungsausschläge erfolgen. Sie vermeiden Schmerzen und ermöglichen den größtmöglichen Bewegungszuwachs.

Ventralschub über den Trochanter maior

Während nach dorsal keine nutzbare Verschiebung möglich ist, kann nach ventral das geringe Spiel des Femurkopfes in der Hüftpfanne genutzt werden (Abb. 9.113).

Der Patient liegt hierzu in Bauchlage auf der Behandlungsliege. Die zu behandelnde Hüfte liegt am Außenrand der Liege. Das Becken wird durch Unterlegen eines Sandsacks o. Ä. unter die Spina iliaca anterior superior auf der zu behandelnden Seite angehoben.

Der Therapeut steht seitlich an der Liege mit Blickrichtung zum Kopfende derselben. Die tischnahe Hand des Therapeuten legt sich von

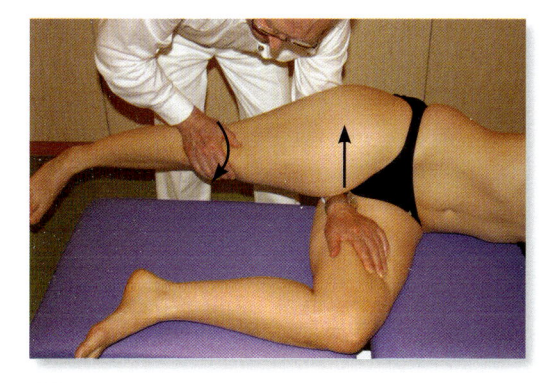

Abb. 9.112: Lateralmobilisation im Hüftgelenk in Richtung des Schenkelhalses

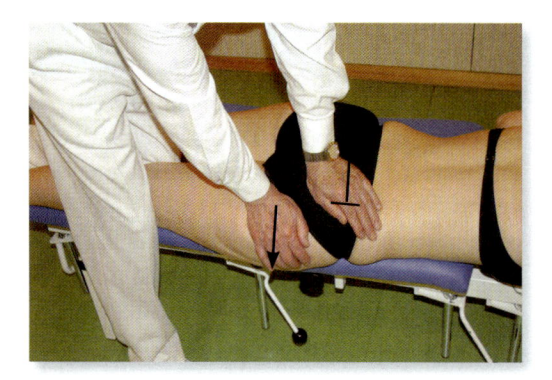

Abb. 9.113: Ventralschub über den Trochanter maior

dorsal her unter Aufnahme eines festen Tiefenkontaktes mit ausreichendem Weichteilschutz über dem Trochanter maior und dem Schenkelhals an. Es wird eine ventralisierende Vorspannung aufgebaut und aus dieser heraus erfolgt der repetitive mobilisierende Ventralschub. Die dabei normalerweise entstehende Innenrotation im Hüftgelenk wird dadurch gebremst, dass der Therapeut sein tischnahes Bein von medial her an den Patientenoberschenkel anlegt und die laterale Seite des distalen Patientenoberschenkels mit seinem tischfernen Bein sichert. Die verbleibende geringe Innenrotationsbewegung ist dabei durchaus erwünscht.

Bei der manuellen Mobilisationsbehandlung der Extremitätengelenke ist ebenso wie an der Wirbelsäule zu beachten, dass die Behandlung bei Fällen mit chronisch-rezidivierenden Beschwerden in ein physikalisch-therapeutisches Gesamtkonzept einzubauen ist. Vor allem bei muskulären Dysbalancen – gleich ob auslösend oder als Folge der Bewegungsstörung – müssen andere physiotherapeutische Verfahren, wie Muskeldehnungen oder gezieltes Auftrainieren einzelner Muskeln, ebenso in die Behandlung einbezogen werden wie die Korrektur fehlerhafter Bewegungsmuster. Weiterhin sind Möglichkeiten der Hydro-, Thermo- und Elektrotherapie, wie z. B. die Ultraschallanwendung bei Ursprungs- und Ansatztendinosen, sowie verschiedene Massagetechniken zur Verkürzung der Gesamtbehandlungsdauer und damit zur Ökonomisierung der Behandlung einzusetzen.

Manuelle Muskelbehandlungen

10.1 Grundlagen

Die Bedeutung der Muskelbehandlungstechniken (Muskeldehntechniken, fasziales Ausstreichen, Triggerpunktbehandlung) innerhalb der Manuellen Medizin ergibt sich zum einen aus der Rolle der Muskulatur in der pathogenetischen Kette der Blockierung und zum anderen aus ihrer Bedeutung als Rezidivpotenzial.

Die statisch bedingten Blockierungen, die Blockierungen durch Fehlhaltung am Arbeitsplatz oder durch sportliche Fehlbelastung, die Begleitblockierungen bei inneren Organerkrankungen und bei psychosomatisch bedingten Krankheitsbildern sind letztlich myogene Blockierungen. Ihnen geht ein zur Blockierung führender muskulärer Hypertonus voraus. Zum anderen ist der blockierungsbedingte reflektorische Muskelhypertonus, der lokal obligatorischer Bestandteil der Blockierung ist, genauso wie der im Gefolge von Blockierungen entstehende Hypertonus größerer Muskelgruppen bei längerem Bestehen als Rezidivursache wirksam.

Das trifft vor allem dann zu, wenn es schon zu einer strukturellen Verkürzung des Muskels gekommen ist. Die später noch besprochenen Verkettungssyndrome entstehen zum größten Teil auch unter Beteiligung der Muskulatur und damit auch ihrer Faszien. Wir müssen uns darüber klar sein, dass jede Muskelbehandlung auch auf die dazu gehörigen Faszien und jede Faszienbehandlung auf die entsprechenden Muskeln einwirkt. Es ist falsch, hier von isolierten Muskel- oder Faszienbehandlungen zu sprechen.

Die Muskelbehandlungstechniken werden deshalb ebenso wie die Muskelenergietechniken, bei denen der Patient durch eigene dosierte Muskelanspannung die Deblockierung unterstützt, nicht nur zur Unterstützung der Manipulations- oder Mobilisationsbehandlung, sondern auch zur Rezidivprophylaxe eingesetzt. Deshalb werden sie auch zur Einleitung und Unterstützung aktiver physiotherapeutischer Maßnahmen, zur Behebung auslösender oder reflektorischer muskulärer Dysbalancen eingesetzt. Diese stellen ihrerseits durchaus ein Rezidivpotenzial dar. Ein nicht zu unterschätzender Teil der weichteilbedingten Kontrakturen und auch ein Teil der Muskelverkürzungen werden ohnehin schon bei den eigentlichen Mobilisationen oder Manipulationen günstig beeinflusst, da jede Mobilisation am Gelenk zwangsläufig die Gelenkkapsel und je nach Arbeitsebene auch einzelne Bänder, Sehnen, Muskeln und Faszien mitbehandelt. Für den anderen Teil werden aber spezielle Techniken zur Anwendung gebracht. In diesem Lehrbuch wird deshalb eine Auswahl von Muskelbehandlungstechniken dargestellt, die sich auch im klinischen Alltag im Rahmen der manuellen Therapie bewährt haben. Selbstverständlich können unter Berücksichtigung der anatomischen und funktionellen Gegebenheiten (Ursprünge und Ansätze der betreffenden Muskeln, Bewegungsmöglichkeiten der umgebenden Strukturen) auch andere Ausgangsstellungen gewählt werden.

Die Muskelbehandlungen dienen dem Zweck, einen unerwünschten muskulären Hypertonus abzubauen, einen verkürzten Muskel zu längen und die Trophik des Muskels zu verbessern. Sie werden deshalb auch zur Wiederherstellung des Gleichgewichts zwischen langsamen Typ-I-Fasern (rote Fasern) und schnellen Typ-II-Fasern (schnelle rote oder weiße Fasern), zum Abbau pathologischer Bewegungsmuster und zur Vorbereitung sportlicher Aktivität eingesetzt. Vor allem in das sportliche Training haben aktive Muskeldehntechniken mit dem „Stretching" in der Aufwärmphase breiten Eingang gefunden. Im Rahmen der manuellen Therapie kommen dagegen durch den Therapeuten ausgeführte passive Techniken zur Anwendung, wobei besonderer Wert auf den Einsatz neuromuskulärer Techniken gelegt wird.

> Auch bei der Anwendung dosierter Dehnungsreize an der Muskulatur ist eine Reihe von (absoluten und relativen) Kontraindikationen zu beachten. Das sind vor allem entzündliche Veränderungen wie Myositis, Tendinitis, Paratenonitis, Arthritis oder Periostitis im Behandlungsbereich. Naturgemäß gehören hierher auch traumatische Veränderungen wie totale oder partielle Rupturen, aber auch Tumorerkrankungen (Myosarkom) der betreffenden Muskeln oder Sehnen.

Wie bei der Gelenkmobilisation wird auch bei den Muskelbehandlungstechniken sehr dosiert gearbeitet. Der Anfänger ist immer wieder erstaunt, wie wenig Kraft er vor allem bei der Anwendung neuromuskulärer Techniken anwenden muss. Ein Zuviel an Kraft führt auch hierbei zu einer Nozizeptorenreizung und verhindert damit die gewünschte Entspannung.

Der Einsatz neuromuskulärer Techniken in Form der postisometrischen Relaxation ist eine praktische Anwendung der Sherrington-Gesetze der reziproken Innervation. Zum einen wird ausgenutzt, dass der Muskel nach einer (deutlich submaximalen) Anspannung nach einer entsprechenden Dauer in eine Entspannungsphase geht (Agonistentechnik). Zum anderen wird ausgenutzt, dass jeder Muskelkontraktionsreiz mit einer Erschlaffung der Antagonisten einhergeht (Antagonistentechnik).

Bei den hier beschriebenen Muskeldehnungen kommt vorwiegend die Antagonistentechnik zur Anwendung. Wie bereits angedeutet, ist dabei eine maximale Anspannung nicht nur nicht erwünscht, sondern sogar kontraproduktiv. Es ist bei deutlich geringerer Anspannung allerdings erforderlich, die Anspannungsphase entsprechend zu verlängern (ca. 15 Sekunden), um den gewünschten Entspannungseffekt zu erzielen. Dadurch wird ein unnötiger Schmerzreiz vermieden und eine gewisse „Aufwärmung" erreicht; außerdem ist ein gezieltes Arbeiten am einzelnen Muskel besser möglich.

Aus Gründen der Gelenkschonung wird aus einer gering dosierten Vorspannung heraus gearbeitet und auch die isometrische Anspannung gering dosiert. Neben den verschiedenen Methoden der Längsdehnung hat sich im Rahmen der manuellen Therapie auch die Querdehnung bewährt, die auch in verschiedenen Arealen des Muskels – also nicht nur mitten im Muskelbauch, sondern beispielsweise auch am Muskel-Sehnen-Übergang – angewendet werden kann. Die Querdehnung bedient sich nicht der praktischen Anwendung der Sherrington-Gesetze, sondern der Adaptationsfähigkeit der Spannungsrezeptoren.

10.2 Muskeldehntechniken (AK II)

Bei der Muskeldehnung kommen folgende Weichteiltechniken zur Anwendung:
1) Statische passive Dehnung. Sie beruht auf dem langsamen Einnehmen einer Dehnposition und einem nachfolgenden längeren Halten derselben (zwischen 10 und 15 Sekunden).
2) Dynamische passive Dehnung. Sie beruht auf dem Beibehalten einer Dehnungsstellung im Grenzbereich und nachfolgendem, dem Befund in der Dosierung angepassten Dehnzug. Beim leichten Dehnzug verweilt man 10–30 Sekunden im Grenzbereich bis zu einer spürbaren Abnahme des Spannungsgefühls. Beim intensiven Dehnzug wird nach Durchführung des leichten Dehnzuges die Ausgangsstellung angepasst und für weitere 10–30 Sekunden gehalten.
3) Postisometrische Dehnung über eine dosierte Anspannung der Agonisten (s. o.)
4) Postisometrische Dehnung über die dosierte Anspannung der Antagonisten (s. o.)
5) Querdehnung. Sie beinhaltet die Dehnung quer zur Faserrichtung des Muskels. Die Intensität der Dehnung kann durch Veränderung der Gelenkposition variiert werden.

Hinsichtlich des technischen Vorgehens bei der postisometrischen Muskeldehnung hat sich das folgende Ablaufschema bewährt:
1) Bestimmung des zu behandelnden Muskels (Name, anatomischer Verlauf, Funktion), Lagerung des Patienten
2) Einnahme der Ausgangsstellung des Therapeuten
3) Einstellung der Ausgangslage der betreffenden Gelenke
4) Anlage der fixierenden bzw. dehnenden Hände
5) Festlegung der Anspannungs- und Dehnungsrichtung
6) Vordehnung durch Entfernen von Ansatz und Ursprung voneinander, isometrische Anspannung in Funktionsrichtung des Muskels, postisometrische Nachdehnung. Die postisometrische Nachdehnung erfolgt am besten während der (entspannenden) Exspirationsphase.

Der eigentliche Anspannungs- und Dehnvorgang wird in der Regel 5- bis 8-mal aus der jeweils neu gewonnenen Ausgangslage wiederholt.

10.3 Triggerpunktbehandlung (AK II)

Einen immer größeren Raum in der manuellen Muskelbehandlung nimmt die Behandlung muskulärer Triggerpunkte ein. Unter Triggerpunkten versteht man schmerzhafte Druckpunkte über muskulären Verhärtungen (u. a. Myogelosen) und auch über subkutanen Verhärtungen, die auch Schmerzen in anderen Regionen auslösen oder unterhalten (können). Zu den bekannten muskulären Triggerpunkten gehören jeweils typische, übertragene Schmerzmuster (Referenzzonen). Die Ausdehnung einer solchen Referenzzone steigt mit der Aktivität eines Triggerpunktes.

Selbstverständlich kann durch Druck in jede Myogelose ein lokaler Schmerz erzeugt werden, so wie auch jede Myogelose den betroffenen Muskel in seiner Funktion mehr oder weniger beeinträchtigt. Von einem aktiven Triggerpunkt spricht man erst dann, wenn durch Druck oder anderweitige Reizung der Schmerz in der für diesen Muskel typischen Referenzzone ausgelöst werden kann. Wenn eine Reizung in einem Triggerpunkt lange Zeit nicht stattfand, kann sich dieser in einen latenten Triggerpunkt verwandeln, der keinen Spontanschmerz verursacht und auch erst bei häufig wiederholten Reizen wieder die typische Schmerzausstrahlung zeigt. Es ist weiterhin zu beachten, dass Triggerpunkte nicht nur durch Über- und Fehlbelastung (z. B. bei Fehlstatik), sondern auch im Rahmen reflektorischer Reize durch segmentale oder artikuläre Funktionsstörungen (z. B. Blockierungen) entstehen können. Dann muss in die Triggerpunktbehandlung die Behandlung der primären (oder sekundären) Funktionsstörung mit einbezogen werden.

Bei der Triggerpunktbehandlung kommen vor allem die sog. Pumpmobilisation und die ischämische Kompression zur Anwendung. Die ischämische Kompression wird mit größerem Druck durchgeführt und entspricht in ihrer Intensität in etwa der früher mit Erfolg angewendeten Gelotrypsie. Sie erfolgt mit der Daumen- oder Mittelfingerkuppe, die durch den Daumen oder die Radialkante der anderen Hand unterstützt werden kann.

In der Anwendung besser zu steuern und deutlich weniger schmerzhaft ist die rhythmische Pumpmobilisation, die mit den Daumen, Mittel- oder Zeigefingern durchgeführt wird. Sie kann direkt „frontal" oder (besser) von der Seite her auf den Triggerpunkt einwirken. Bei der Beurteilung von Triggerpunkten bezüglich der erforderlichen Behandlung ist aber auch zu bedenken, dass sich die Lokalisationen des fortgeleiteten Schmerzes bei einer Reihe von Muskeln durchaus überlappen, was zu differenzialdiagnostischen Problemen führen kann.

Beim Nachweis von Triggerpunkten in einem Muskel mit verminderter Dehnfähigkeit sind diese vor der Anwendung einer postisometrischen Relaxation zu therapieren.

10.4 Fasziales Ausstreichen (AK II)

Besonders zur Vorbereitung einer Muskeldehnung oder auch einer Triggerpunktbehandlung eignet sich das fasziale Ausstreichen über dem zu behandelnden Muskel. Dabei geht der Therapeut mit seinem Hand- oder Daumenballen (je nach Größe des Muskels) über dem Muskel in die Tiefe. Je nach Behandlungsziel geht er so weit in die Tiefe, dass er das Gewebe über der Faszie auf dieser verschiebt, oder so weit, dass er auf die Faszie und die oberflächlichen Muskelschichten sanft im Sinne einer Detonisierung einwirkt.

Das Ziel dieser sanften, leicht hyperämisierenden Technik ist zunächst eine Minderung der Nozizeption aus den behandelten Strukturen.

Das führt zu einer Detonisierung und über die dosierte Hyperämisierung zu einer vorbereitenden Erwärmung für die nachfolgende Muskelbehandlung. Weiterhin wird dieser Technik eine Verbesserung des Gleitens zwischen dem subkutanen Bindegewebe und der Faszie nachgesagt. Inwieweit sie – wie immer wieder behauptet wird – auch zu einer Verbesserung der Verschieblichkeit zwischen Faszie und Muskel führt, bedarf noch des Nachweises.

10.5 Behandlungstechniken für einzelne Muskeln bzw. Muskelgruppen (AK II)

Im Folgenden werden die einzelnen Behandlungstechniken dargestellt. Es wird dabei so vorgegangen, dass jede einzelne Technik für sich allein nachzuschlagen ist. Das bedingt aber, dass immer wieder die gleichen Formulierungen verwendet werden, ohne auf bereits erfolgte Beschreibungen Bezug zu nehmen. Wenn der Therapeut seitlich mit Blickrichtung zur Liege steht, wird von seiner kopfnahen und fußnahen Hand gesprochen. Wenn er mit Blickrichtung zum Fuß- oder Kopfende steht, von seiner tischnahen und tischfernen Hand.

Die Indikation zum Einsatz der einzelnen Techniken ergibt sich, wenn auf Verkürzung beruhende Dysbalancen oder manifeste Triggerpunkte das Beschwerdebild unterhalten oder verstärken bzw. ein Rezidivpotenzial im Rahmen von Verkettungssyndromen darstellen. Die Anwendung der Muskelbehandlungstechniken setzt deshalb die Erhebung eines Muskelstatus im Behandlungsgebiet voraus.

Die nachfolgende Darstellung berücksichtigt die häufiger in eine manuelle Therapie einzubeziehenden Muskeln. Selbstverständlich können auch die meisten nicht genannten Muskeln mit einer postisometrischen Dehnung behandelt werden. Der Therapeut muss sich für seine dann gewählten Behandlungstechniken nur über Ursprung, Ansatz und Funktion des zu behandelnden Muskels informieren.

10.5.1 Muskeln der oberen Extremitäten

Unterarm und Hand

M. flexor carpi radialis

- U.: Epicondylus humeri ulnaris, Fascia antebrachii
- A.: Basis des Os metacarpale II (palmar)
- F.: Flexion im Radiokarpal- und Mediokarpalgelenk, radiale Abduktion
- N.: N. medianus (C5–C7)

Der Patient liegt in Rückenlage auf der Behandlungsliege. Der Therapeut sitzt neben der Liege mit Blickrichtung zum Fußende. Der Patientenarm wird im Schultergelenk um ca. 45° abduziert und mit dem Unterarm in Supination und leichter Ellenbogenflexion auf dem Therapeutenoberschenkel gelagert. Die tischnahe Hand des Therapeuten fasst den Ellenbogen, die tischferne Therapeutenhand nimmt am Handgelenk durch Dorsalextension und Ulnarduktion sowie Ellenbogenextension die Vordehnung auf. Nach isometrischer Anspannung in Richtung Palmarflexion und radialer Abduktion erfolgt die postisometrische Dehnung durch Verstärkung der Extension im Ellenbogengelenk (Abb. 10.1). Technik der Querdehnung: siehe M. flexor carpi ulnaris.

Manuelle Muskelbehandlungen

Das fasziale Ausstreichen erfolgt gemeinsam mit den anderen Flexoren mit dem Handballen von proximal nach distal (Abb. 10.3).

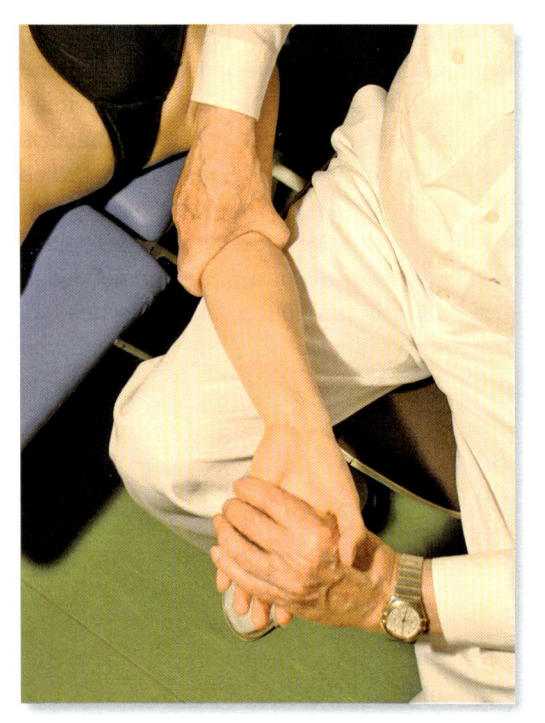

Abb. 10.1: Postisometrische Dehnung des M. flexor carpi radialis

Der Triggerpunkt für den M. flexor carpi radialis findet sich an der Grenze vom proximalen zum medialen Drittel in der Mittellinie an der Beugeseite des Unterarmes (Abb. 10.2). Die von ihm ausgehende Schmerzausstrahlung kann ein Karpaltunnelsyndrom vortäuschen.

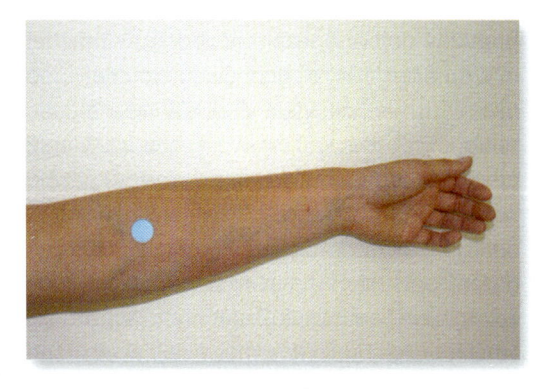

Abb. 10.2: Triggerpunkt des M. flexor carpi radialis

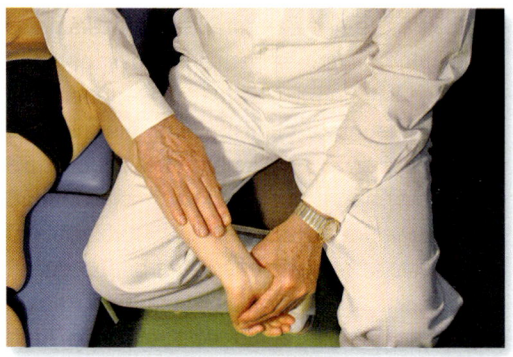

Abb. 10.3: Fasziales Ausstreichen über den Flexoren am Unterarm

M. flexor carpi ulnaris

- U.: Epicondylus humeri ulnaris, dorsale Fläche des Olekranon
- A.: Os hamatum, Os metacarpale V, Os pisiforme
- F.: Flexion im Radiokarpal- und Mediokarpalgelenk, ulnare Abduktion
- N.: N. ulnaris (C7–Th1)

Der Patient liegt in Rückenlage auf der Behandlungsliege. Der Therapeut sitzt neben der Liege mit Blickrichtung zum Fußende. Der Patientenarm wird im Schultergelenk um ca. 45° abduziert und mit dem Unterarm in Supination und leichter Ellenbogenflexion auf dem Therapeutenoberschenkel gelagert. Die tischnahe Hand des Therapeuten fasst den Ellenbogen, die tischferne Hand nimmt am Handgelenk durch Dorsalextension und Radialduktion sowie Ellenbogenextension die Vordehnung auf. Nach isometrischer Anspannung in Richtung Palmarflexion und ulnarer Abduktion erfolgt die postisometrische Dehnung durch Verstärkung der Extension Im Ellenbogengelenk (Abb. 10.4).

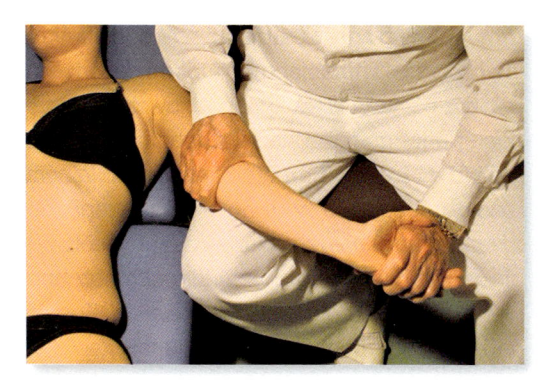

Abb. 10.4: Postisometrische Dehnung des M. flexor carpi ulnaris

Für die Querdehnung der Flexoren liegt der proximale Patientenunterarm auf dem tischnahen Oberschenkel des Therapeuten. Die Hand des Patienten liegt in Supinationsstellung und Dorsalextension unter der Beugeseite des tischfernen Therapeutenoberschenkels. Die Hände des Therapeuten umfassen von ulnar her den proximalen Unterarm, wobei die Daumen von der radialen Seite her flächig an die Flexoren angelegt werden. Sie nehmen eine Vorspannung nach ulnar bis zur ersten spürbaren Spannungszunahme der Flexoren auf. In dieser Stellung wird abgewartet, bis durch die Adaptation der Spindelorgane die Spannung nachlässt. Dann wird so weit weiter gegangen, bis erneut diese Spannungszunahme erreicht wird usw. (Abb. 10.5).

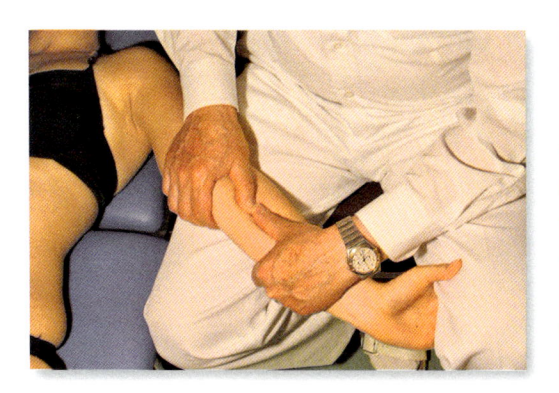

Abb. 10.5: Querdehnung der Flexoren am Unterarm

Der Triggerpunkt für den M. flexor carpi ulnaris findet sich an der ulnaren Beugeseite des Unterarmes an der Grenze vom proximalen zum medialen Drittel (Abb. 10.6). Das fasziale Ausstreichen erfolgt gemeinsam mit den anderen Flexoren am Unterarm mit dem Handballen von proximal nach distal.

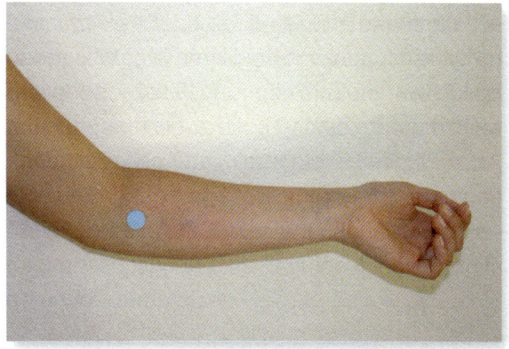

Abb. 10.6: Triggerpunkt des M. flexor carpi ulnaris

M. flexor digitorum superficialis

- U.: Epicondylus humeri ulnaris, Processus coronoideus ulnae, distal der Tuberositas radii
- A.: Basis der Metaphalangen des 2.–4. Fingers
- F.: Palmarflexion in den Grund- und Mittelgelenken der Finger, Unterstützung der Palmarflexion im Handgelenk
- N.: N. medianus

Der Patient liegt in Rückenlage auf der Behandlungsliege. Der Therapeut sitzt neben der Liege mit Blickrichtung zum Fußende. Der Patientenarm wird im Schultergelenk um ca. 45° abduziert und mit dem Unterarm in Supination und leichter Ellenbogenflexion auf dem Therapeutenoberschenkel gelagert. Die tischnahe Hand des Therapeuten fasst den Ellenbogen, die tischferne Hand nimmt durch Dorsalextension im Handgelenk und Ellenbogenextension die Vordehnung auf. Nach isometrischer Anspannung in Richtung Palmarflexion erfolgt die postisometrische Dehnung über eine weitere Verstärkung der Extension im Ellenbogengelenk (Abb. 10.7).

Technik der Querdehnung: siehe M. flexor carpi ulnaris. Die Triggerpunkte für diesen Muskel liegen dicht radial neben den Triggerpunkten für den M. flexor carpi radialis bzw. M. flexor carpi ulnaris (Abb. 10.8).

M. flexor digitorum profundus

- U.: Vorderfläche der proximalen Ulna und Membrana interossea
- A.: Basen der Endphalangen Dig. II–IV
- F.: Finger- und Handgelenkbeugung, Unterstützung der Ulnarduktion
- N.: Nn. medianus und ulnaris (C6–Th1)

Der Patient liegt in Rückenlage auf der Behandlungsliege. Der Therapeut sitzt neben der Liege mit Blickrichtung zum Fußende. Der Patientenarm wird im Schultergelenk um ca. 45° abduziert und mit dem Unterarm in Supination und leichter Ellenbogenflexion auf dem tischnahen Therapeutenoberschenkel gelagert. Die tischnahe Hand des Therapeuten fasst den Ellenbogen, die tischferne Hand nimmt durch Dorsalextension in den Hand- und Fingergelenken die Vorspannung auf. Nach isometrischer Anspannung in Richtung Palmarflexion in den Fingergelenken erfolgt die postisometrische Dehnung über eine weitere Verstärkung der Extension im Ellenbogengelenk. Sie nehmen eine Vorspannung nach radial bis zur ersten spürbaren Spannungszunahme der Extensoren auf.

Technik der Querdehnung: siehe M. flexor carpi ulnaris. Triggerpunkte: siehe M. flexor digitorum superficialis.

M. flexor pollicis longus
(Behandlung fällt selten an)

- U.: Vorderfläche des Radius (distal des Ansatzes des M. supinator)
- A.: Daumenendphalanx
- F.: Daumenbeugung, Unterstützung der Radialduktion
- N.: N. medianus

Der Patient liegt in Rückenlage auf der Behandlungsliege. Sein Oberarm ist flach auf der Liege aufgelegt. Der Ellenbogen wird gebeugt. Der Therapeut fasst mit seiner kopfnahen Hand die

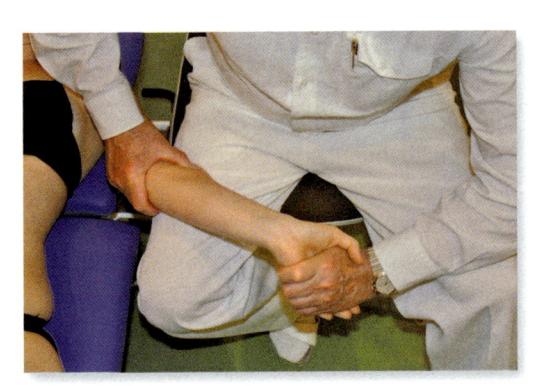

Abb. 10.7: Postisometrische Dehnung des M. flexor digitorum superficialis

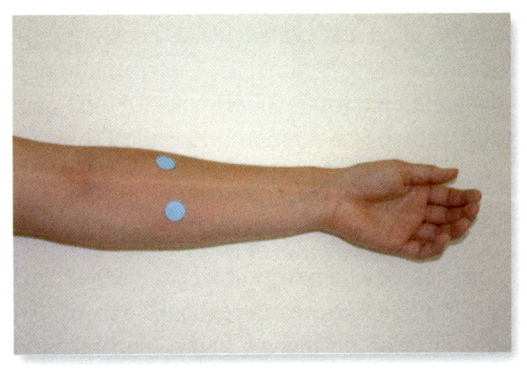

Abb. 10.8: Triggerpunkte des M. flexor digitorum superficialis

Mittelhand des Patienten. Anschließend wird durch Supinationsstellung des Unterarmes, Dorsalextension im Handgelenk und möglichst maximale Extension in den Daumengelenken die Vorspannung des Muskels bewirkt. Die postisometrische Dehnung erfolgt nach isometrischer Anspannung in Flexionsrichtung über eine vermehrte Dorsalextension im Handgelenk (Abb. 10.9).

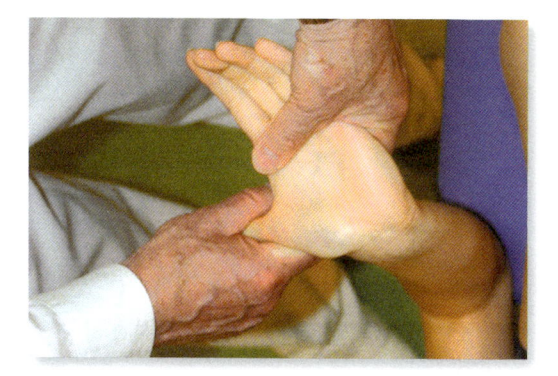

Abb. 10.9: Postisometrische Dehnung des M. flexor pollicis longus

Mm. extensor carpi radialis longus et brevis

- U.: laterale Kante des Humerus, Epicondylus humeri radialis, Ligamentum anulare radii
- A.: Basis der Ossa metacarpalia II und III
- F.: Extension im Handgelenk, Radialduktion
- N.: Ramus profundus n. radialis (C6–7)

Der Patient liegt in Rückenlage auf der Behandlungsliege. Der Therapeut sitzt neben der Liege mit Blickrichtung zum Fußende. Der Patientenarm wird im Schultergelenk um ca. 45° abduziert und mit dem Unterarm in Pronation und Ellenbogenflexion auf den Oberschenkel des Therapeuten aufgelegt. Die tischnahe Hand des Therapeuten fasst den Ellenbogen, die tischferne Hand fasst das in Palmarflexion und Ulnarduktion eingestellte Handgelenk. Die postisometrische Dehnung erfolgt nach isometrischer Anspannung in Richtung Dorsalextension und Radialduktion durch Extension im Ellenbogengelenk (Abb. 10.10).

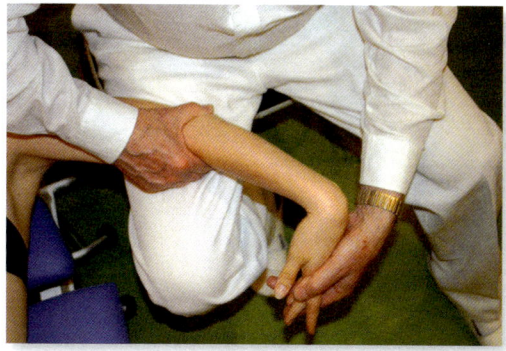

Abb. 10.10: Postisometrische Dehnung des M. extensor carpi radialis longus et brevis

Für die Querdehnung der Extensoren liegt der proximale Patientenunterarm auf dem tischnahen Oberschenkel des Therapeuten. Die Hand des Patienten liegt in Pronationsstellung und Palmarflexion unter der Beugeseite des tischfernen Oberschenkels des Therapeuten. Die Hände des Therapeuten umfassen von radial her den proximalen Patientenunterarm, wobei die Daumen von ulnar her flächig an die Extensoren angelegt werden. In dieser Stellung wird abgewartet, bis durch die Adaptation der Spindelorgane die Spannung nachlässt. Dann wird soweit weiter gegangen, bis die Spannungsverstärkung wieder erreicht ist. Das wird bis zum Erreichen des in der jeweiligen Therapiesitzung möglichen Dehnungserfolges fortgesetzt (Abb. 10.11).

Der Triggerpunkt für den M. extensor carpi radialis longus findet sich in der Mitte des Muskels dicht distal des Ellenbogens (Abb. 10.12).

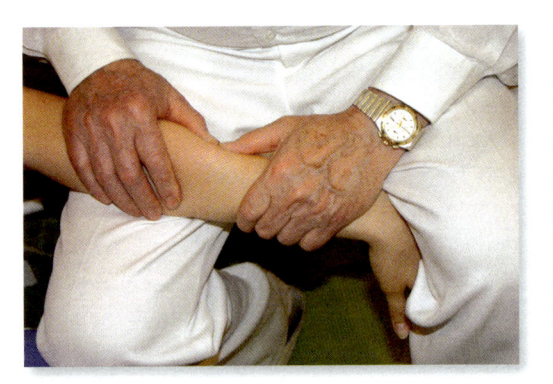

Abb. 10.11: Querdehnung der Extensorengruppe

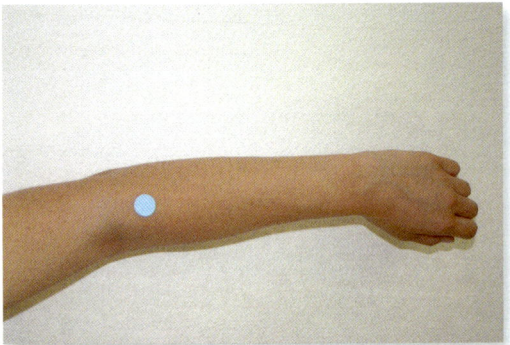

Abb. 10.12: Triggerpunkt des M. extensor carpi radialis longus

M. extensor digitorum

- U.: Epicondylus humeri radialis
- A.: Basis der Endphalangen II–V
- F.: Fingerstreckung, vor allem der Grundgelenke
- N.: Ramus profundus n. radialis

Der Patient liegt in Rückenlage auf der Behandlungsliege. Der Therapeut sitzt neben der Liege mit Blickrichtung zum Fußende. Der Patientenarm wird im Schultergelenk um ca. 45° abduziert und mit dem Unterarm in Pronation auf den Oberschenkel des Therapeuten aufgelegt. Die tischnahe Hand des Therapeuten fasst den Ellenbogen, die tischferne Hand das in mittlerer Palmarflexion eingestellte Handgelenk. Die Fingergelenke sind ebenfalls in Flexion eingestellt. Die postisometrische Dehnung erfolgt nach isometrischer Anspannung in Richtung Dorsalextension über eine Palmarflexion im Handgelenk (Abb. 10.13).

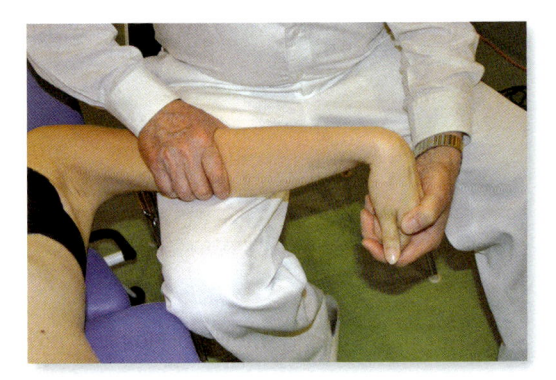

Abb. 10.13: Postisometrische Dehnung des M. extensor digitorum

Technik der Querdehnung: siehe M. extensor carpi radialis longus. Der Triggerpunkt für diesen Muskel befindet sich auf der Streckseite des Unterarmes in der Mitte des Muskels an der Grenze vom proximalen zum medialen Drittel des Unterarmes (Abb. 10.14).

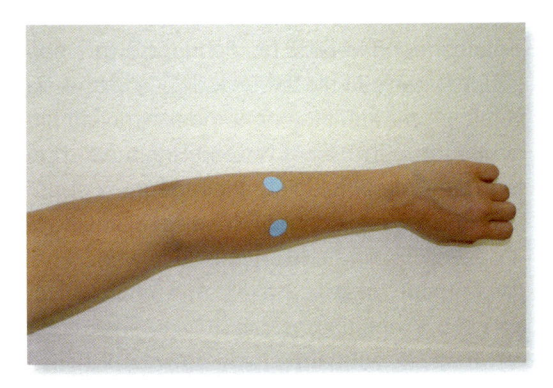

Abb. 10.14: Triggerpunkte des M. extensor digitorum und M. extensor carpi ulnaris

M. extensor carpi ulnaris

- U.: Epicondylus humeri radialis, Fascia antebrachii
- A.: Basis des Os metacarpale V
- F.: Dorsalextension im Handgelenk, Ulnarduktion
- N.: N. radialis (C7)

Der Patient liegt in Rückenlage auf der Behandlungsliege. Der Therapeut sitzt neben der Behandlungsliege mit Blickrichtung zum Fußende. Der Patientenarm wird im Schultergelenk um ca. 45° abduziert und mit dem Unterarm in Pronation auf den tischnahen Oberschenkel des Therapeuten aufgelegt. Die tischnahe Hand des Therapeuten fasst den Ellenbogen, die tischferne Hand das in Palmarflexion und Radialduktion eingestellte Handgelenk. Die postisometrische Dehnung erfolgt nach isometrischer Anspannung in Richtung Dorsalextension und Ulnarduktion über eine Palmarflexion und Radialduktion im Handgelenk (Abb. 10.15).

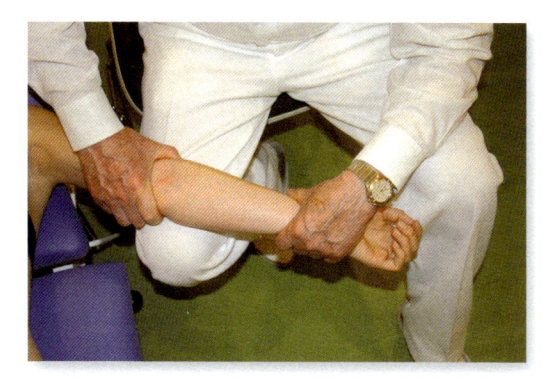

Abb. 10.15: Postisometrische Dehnung des M. extensor carpi ulnaris

Die Querdehnung erfolgt wie beim M. extensor carpi radialis longus. Der Triggerpunkt für diesen Muskel befindet sich in der Mitte des Muskels an der ulnaren Seite der Dorsalfläche des Unterarmes an der Grenze vom proximalen zum medialen Drittel (Abb. 10.14).

M. extensor pollicis longus

- U.: Membrana interossea
- A.: Daumenendphalanx
- F.: Streckung des Daumens im Grundgelenk
- N.: Ramus profundus n. radialis

Der Patient liegt in Rückenlage auf der Behandlungsliege. Das Schultergelenk auf der Behandlungsseite wird in Anteflexion und Innenrotation eingestellt. Der Therapeut steht auf der Behandlungsseite mit Blickrichtung zur Liege. Er fasst mit seiner kopfnahen Hand den Ellenbogen und mit seiner fußnahen Hand die Daumenendphalanx von dorsal her. Zur Vorspannung des Muskels werden der Ellenbogen gebeugt, der Unterarm proniert, das Handgelenk leicht palmarflektiert und der Daumen in Flexion sowie Opposition eingestellt. Nach isometrischer Anspannung in Extensionsrichtung erfolgt anschließend die postisometrische Dehnung über eine vermehrte Palmarflexion im Handgelenk (Abb. 10.16).

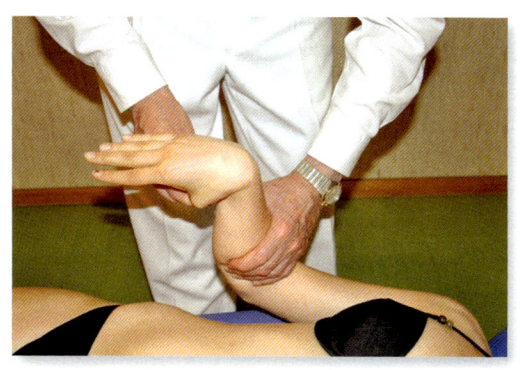

Abb. 10.16: Postisometrische Dehnung des M. extensor pollicis longus

M. pronator teres und M. pronator quadratus

- U.: Epicondylus humeri ulnaris, Processus coronoideus ulnae, distales Viertel der palmaren Ulnafläche (M. pronator quadratus)
- A.: distal des Ansatzes des M. supinator an der dorsalen und radialen Fläche des Radius
- F.: Pronation, Flexion im Ellenbogengelenk
- N.: N. medianus (C6)

Der Patient liegt in Rückenlage auf der Behandlungsliege. Der Therapeut sitzt neben der Liege mit Blickrichtung zum Fußende der Liege. Der Patientenarm wird im Schultergelenk um 45° abduziert und mit dem Unterarm in Supinationsstellung auf dem tischnahen Oberschenkel des Therapeuten aufgelegt. Die tischnahe Hand des Therapeuten fasst den gestreckten Ellenbogen, die tischferne Hand den distalen Unterarm des Patienten. Nach isometrischer Anspannung in Richtung Pronation erfolgt die postisometrische Dehnung durch Verstärkung der Supination und Ellenbogenextension (Abb. 10.17).

Der Triggerpunkt des Muskels findet sich in der Fossa cubiti an der Grenze vom medialen zum ulnaren Drittel (Abb. 10.18).

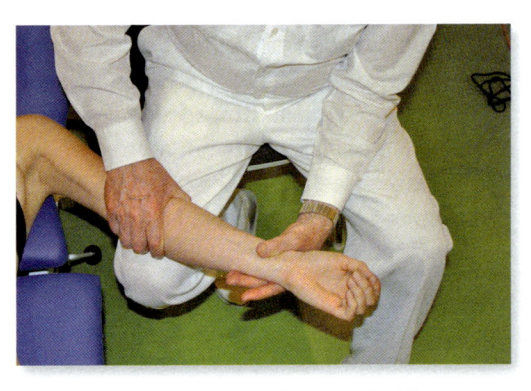

Abb. 10.17: Postisometrische Dehnung des M. pronator teres und M. pronator quadratus

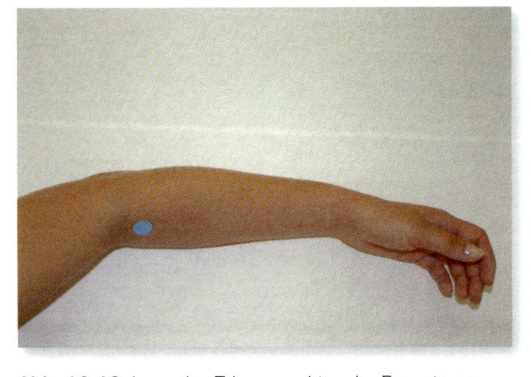

Abb. 10.18: Lage des Triggerpunktes der Pronatoren

M. supinator

- U.: Epicondylus humeri radialis, Ligamentum collaterale radiale und Ligamentum anulare radii
- A.: Radius zwischen Tuberculum radii und Ansatz des M. pronator teres
- F.: Supination, Flexion im Ellenbogengelenk
- N.: N. radialis

Der Patient liegt in Rückenlage auf der Behandlungsliege. Der Therapeut steht neben der Liege mit Blickrichtung zum Patienten. Die Schulter auf der Behandlungsseite wird in 90°-Anteflexion und Innenrotation eingestellt. Mit seiner kopfnahen Hand fasst der Therapeut den Ellenbogen und mit seiner fußnahen Hand den distalen Unterarm des Patienten. Die Vordehnung des Muskels erfolgt durch Flexion im Ellenbogengelenk und Unterarmpronation.

Nach Anspannung in Richtung Supination erfolgt die postisometrische Dehnung in Richtung Pronation und Ellenbogenextension (Abb. 10.19).

Der Triggerpunkt für diesen Muskel findet sich an der Beugeseite des proximalen Unterarmes über dem Radius ca. 2 Querfinger distal des Ellenbogengelenkes.

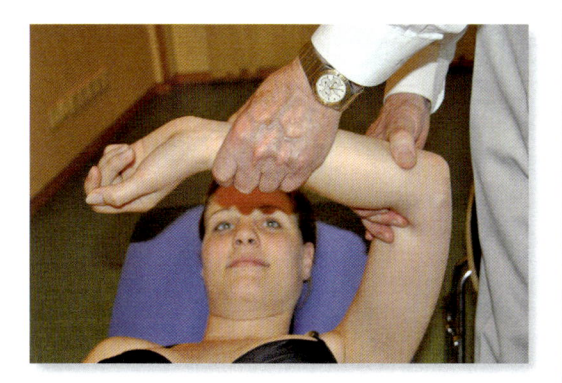

Abb. 10.19: Postisometrische Dehnung des M. supinator

M. brachioradialis

- U.: radiale Kante des distalen Humerusdrittels
- A.: radialer Rand des distalen Radius; Septum intermusculare laterale
- F.: Flexion des Ellenbogengelenkes
- N.: N. radialis (C5 und C6)

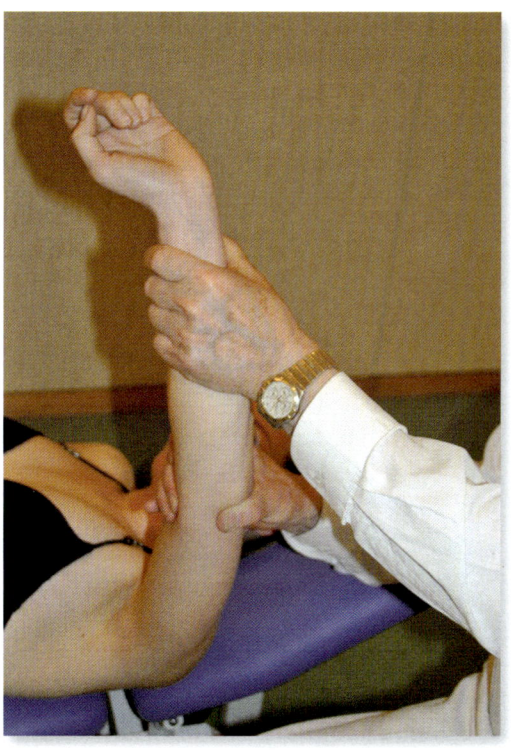

Abb. 10.20: Postisometrische Dehnung des M. brachioradialis

Der Patient liegt in Rückenlage auf der Behandlungsliege. Der Therapeut sitzt seitlich in Kopfhöhe des Patienten mit Blickrichtung zum Fußende der Liege. Er hebt den Patientenarm an und stellt das Schultergelenk in Anteflexion und Innenrotation ein. Seine tischnahe Hand fasst den Ellenbogen und seine tischferne Hand den distalen Unterarm des Patienten. Die Vordehnung des Muskels erfolgt über eine Extension im Ellenbogengelenk und eine Pronation des Unterarmes. Nach isometrischer Anspannung in Richtung Flexion erfolgt die postisometrische Dehnung in Richtung der Ellenbogenextension (Abb. 10.20).

M. brachialis

- U.: Vorderfläche des distalen Humerus (grenzt medial an den Ansatz des M. coracobrachialis)
- A.: Tuberositas ulnae
- F.: Flexion im Ellenbogengelenk (spannt dabei die Gelenkkapsel und verhindert deren Einklemmung bei der Beugung)
- N.: N. musculocutaneus (C5–C7).

Der Patient liegt in Rückenlage auf der Behandlungsliege. Der Therapeut sitzt seitlich in Kopfhöhe des Patienten mit Blickrichtung zum Fußende der Liege. Er hebt den Patientenarm an und stellt das Schultergelenk in Anteflexion und leichter Abduktion ein. Seine tischnahe Hand fasst den distalen Oberarm und seine fußnahe Hand den distalen Unterarm des Patienten. Nach einer dosierten Anspannung in Richtung Flexion wird die postisometrische Dehnung durch eine Verstärkung der Extension erreicht (Abb. 10.21).

Für die Querdehnung liegt der Oberarm des Patienten bei abduziertem Schultergelenk (ca. 60°) auf den Oberschenkeln des Therapeuten. Das Ellenbogengelenk ist in leichter Flexion und Unterarmpronation eingestellt. Die Daumen werden von radial her quer zum Faserverlauf an den Muskelbauch angelegt und führen eine Querdehnung gegen den Gegenhalt der Langfinger durch (Abb. 10.22).

Die Triggerpunkte für den M. brachialis liegen an der Beugeseite des Oberarmes. Der proximale Triggerpunkt in der Mitte des medialen Drittels, die distalen Triggerpunkte in der Mitte des distalen Drittels (Abb. 10.23).

Für das fasziale Ausstreichen der Unterarmmuskeln liegt der Patient in Rückenlage auf der Behandlungsliege. Der Therapeut sitzt in Kopfhöhe neben der Liege mit Blickrichtung zum Fußende derselben. Der Patientenarm wird im Schultergelenk um ca. 60° abduziert und mit supiniertem Unterarm auf die Oberschenkel des Therapeuten gelegt. Mit dem Handballen der tischnahen Hand wird anschließend von der Ellenbeuge aus nach distal ausgestrichen (Abb. 10.24).

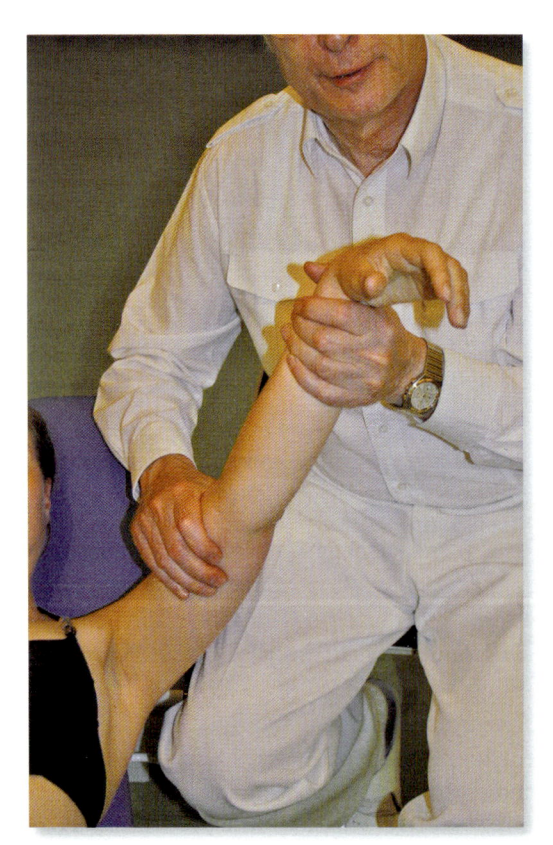

Abb. 10.21: Postisometrische Dehnung des M. brachialis

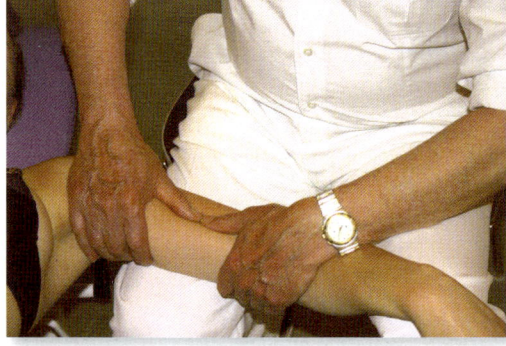

Abb. 10.22: Querdehnung des M. brachialis

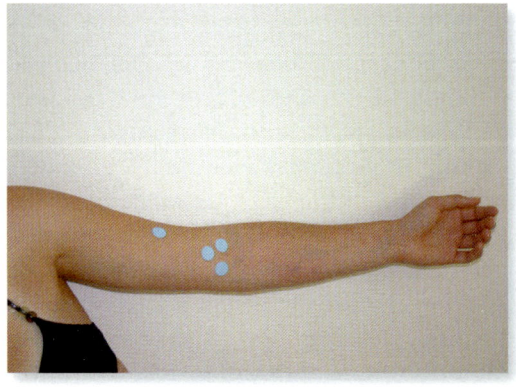

Abb. 10.23: Triggerpunkte des M. brachialis

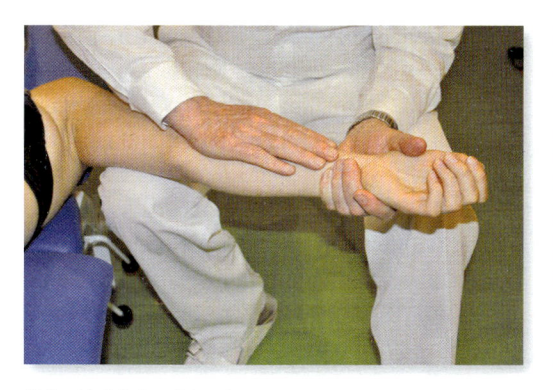

Abb. 10.24: Fasziales Ausstreichen über dem M. brachialis

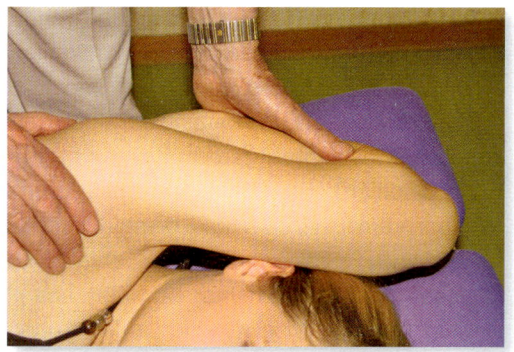

Abb. 10.25: Postisometrische Dehnung des M. triceps brachii

Oberarm und Schulter

M. triceps brachii

- U.: Tuberculum infraglenoidale, Margo lateralis scapulae (caput longum), dorsale Fläche des Humerus (Caput mediale und Caput laterale)
- A.: Olekranon
- F.: Extension im Ellenbogengelenk
- N.: N. radialis

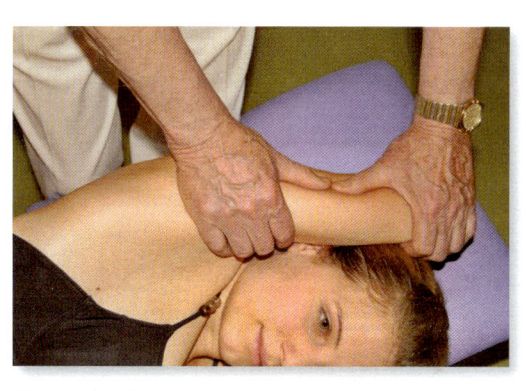

Abb. 10.26: Querdehnung des M. triceps brachii

Der Patient liegt in Seitenlage auf der Behandlungsliege: Der Therapeut steht hinter dem Patienten. Das Schultergelenk des Patienten wird in endgradige Anteflexion und Abduktion eingestellt, das Ellenbogengelenk in mittlere Flexion. Nach isometrischer Anspannung in Richtung Ellenbogenextension erfolgt die postisometrische Dehnung durch Verstärkung der Flexion (Abb. 10.25).

Die Querdehnung erfolgt aus der gleichen Lagerung heraus. Der Therapeut legt seine Daumen flächig an den ulnaren Rand des M. triceps brachii an und führt die Querdehnung gegen den Gegenhalt der Langfinger durch (Abb. 10.26).

Der gemeinsame Triggerpunkt des Muskels findet sich ca. 2 Querfinger proximal des Ansatzes, der wichtigste Triggerpunkt des Caput longum in der Mitte der Streckseite des Oberarmes am radialen Rand. Der Triggerpunkt für das Caput mediale liegt in gleicher Höhe am ulnaren Rand (Abb. 10.27).

Das fasziale Ausstreichen des Muskels erfolgt aus der gleichen Ausgangslage mit dem Handballen von proximal nach distal (Abb. 10.28).

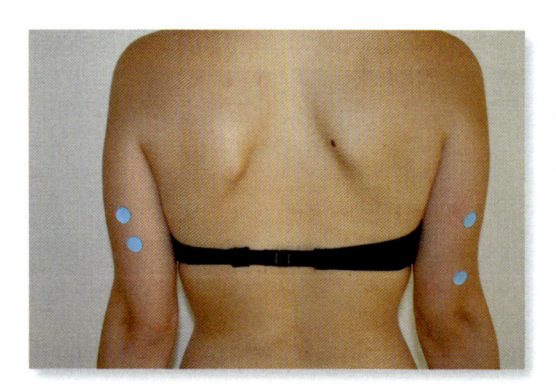

Abb. 10.27: Triggerpunkte des M. triceps brachii

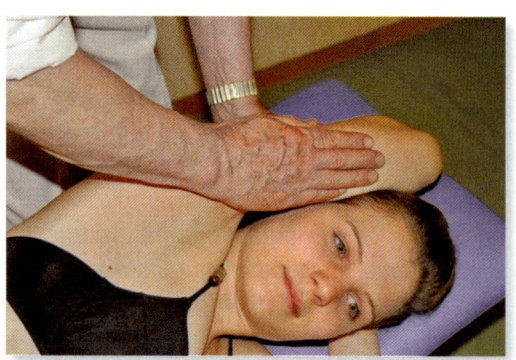

Abb. 10.28: Fasziales Ausstreichen über dem M. triceps brachii

M. deltoideus

- U.: Pars acromialis claviculae, Akromion, Spina scapulae
- A.: Tuberositas deltoidea
- F.: Pars acromialis: Schulterabduktion, Sicherung des Armes bei der Elevation
  Pars spinalis: Außenrotation, bei herabhängendem Arm Adduktion
  Pars clavicularis: Innenrotation, Abduktion
- N.: N. axillaris (Kennmuskel für das Segment C5)

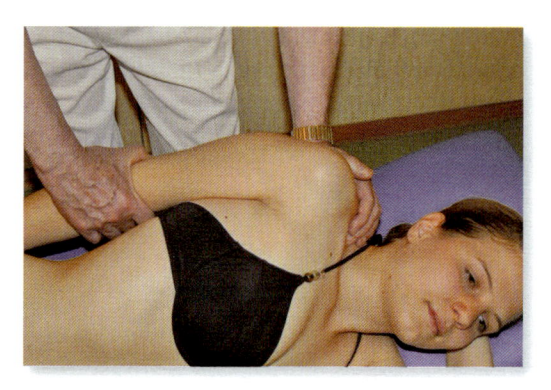

Abb. 10.29: Postisometrische Dehnung des M. deltoideus

Der Patient liegt in Seitenlage auf der Behandlungsliege. Der Therapeut steht hinter dem Patienten. Die Schulter ist adduziert. Zur Dehnung der ventralen Anteile des Muskels wird der Arm mehr in Retroflexion, zur Dehnung der dorsalen Anteile mehr in Anteflexion eingestellt. Nach dosierter isometrischer Spannung in Richtung Abduktion erfolgt die postisometrische Dehnung in Richtung Ante- bzw. Retroflexion (Abb. 10. 29).

Zur Querdehnung wird ebenfalls am Patienten in Seitenlage gearbeitet. Der zu behandelnde Arm wird unterlegt und im Schultergelenk in ca. 100°-Elevation und in Adduktion gelagert. Die Querdehnung wird mit den flächig angelegten Daumen gegen den Gegenhalt der Langfinger durchgeführt (Abb. 10.30).

Die Triggerpunkte liegen für die Pars clavicularis am ventralen Rand des Muskels dicht kaudal der Klavikula, für die Pars spinalis am dorsalen Rand 2–3 Querfinger distal des Akromions (Abb. 10.31).

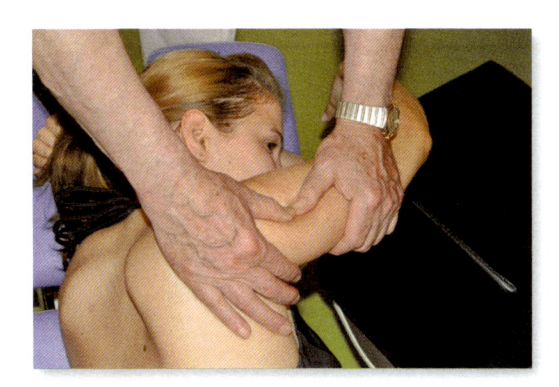

Abb. 10.30: Querdehnung des M. deltoideus

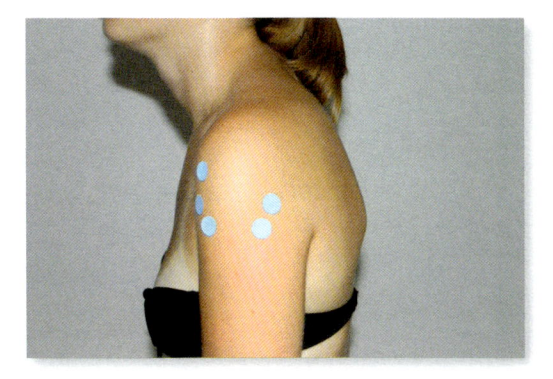

Abb. 10.31: Triggerpunkte des M. deltoideus

Rotatorenmanschette

M. supraspinatus

- U.: Fossa supraspinata
- A.: Tuberculum maius humeri
- F.: Abduktion im Schultergelenk
- N.: N. suprascapularis (C4–C6)

Der Patient liegt in Seitenlage auf der Behandlungsliege. Das oben liegende Schultergelenk wird rotationsneutral in Retroflexion und Adduktion eingestellt. Der Therapeut steht hinter dem Patienten mit Blickrichtung zur Liege. Er fasst mit seiner kopfnahen Hand in die Axilla des Patienten. Mit der fußnahen Hand umfasst er dessen distalen Oberarm. Anschließend wird der Muskel durch Traktion und geringe Verstärkung der Adduktion im Schultergelenk in Vorspannung gebracht. Nach einer dosierten Anspannung in Abduktionsrichtung erfolgt die postisometrische Dehnung durch eine weitere Verstärkung der Adduktion (Abb. 10.32).

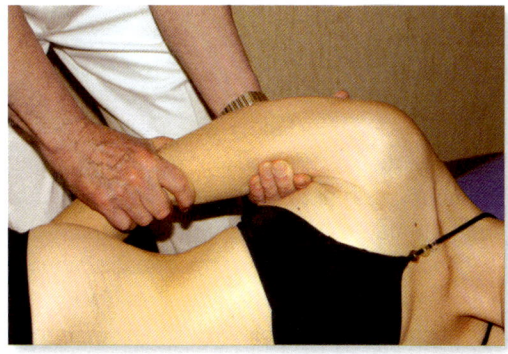

Abb. 10.32: Postisometrische Dehnung des M. supraspinatus

Zur Querdehnung des M. suprapinatus liegt der Patient in Bauchlage oder Seitenlage. Bei der Arbeit in Bauchlage legt der Therapeut seine Daumen flächig direkt an der Spina scapulae an den kaudalen Rand des Muskels und nimmt eine Dehnung nach kranial vor. Bei der Dehnung in Seitenlage lagert der hinter dem Patienten stehende Therapeut die Patientenschulter in Retroflexion und Adduktion. Die Dehnung erfolgt mit beiden, flächig angelegten Daumen von der Spina scapulae nach kranial (Abb. 10.33).

Beim Supraspinatus-Sehnensyndrom kann zusätzlich eine Querfriktion an der Ventralseite des Tuberculum maius bei verstärkter Innenrotation zum Einsatz kommen.

Die Triggerpunkte des Muskels liegen am oberen Rand der Spina scapulae ca. 2 Querfinger lateral des Margo medialis scapulae bzw. ca. 3 Querfinger medial des Akromions (Abb. 10.34). Vorsicht: der mediale Triggerpunkt kann mit

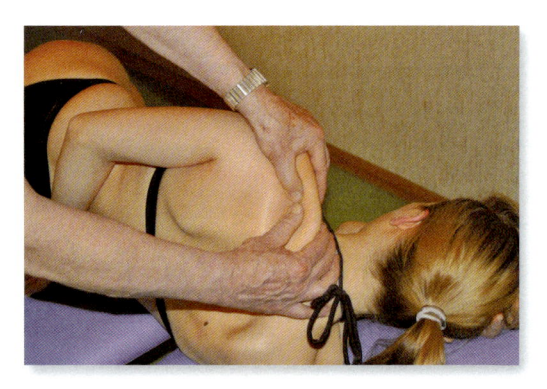

Abb. 10.33: Querdehnung des M. supraspinatus

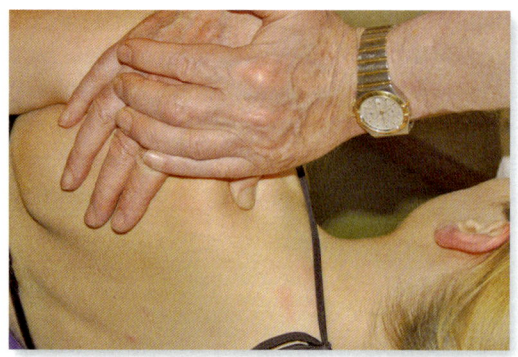

Abb. 10.34: Triggerpunktbehandlung (Pumpmobilisation) am M. supraspinatus

einer Ansatztendinose des M. levator scapulae verwechselt werden. Der laterale Triggerpunkt ist nur bei adduziertem Arm dicht unterhalb des Akromion tastbar.

M. infraspinatus

- U.: Fossa infraspinata
- A.: Tuberculum maius humeri, Schultergelenkkapsel
- F.: oberer Anteil Außenrotation, unterer Anteil Adduktion
- N.: N. suprascapularis (C4–C6)

Der Patient liegt in Rückenlage auf der Behandlungsliege, wobei der laterale Rand der Skapula mit der Seitenkante der Liege abschließt. Der Therapeut sitzt in Kopfhöhe des Patienten neben der Liege mit Blickrichtung zum Fußende derselben. Das Schultergelenk wird in einer Abduktion und Innenrotation von 80–90° eingestellt. Die tischnahe Therapeutenhand liegt auf dem Akromion und übt einen Druck nach dorsokaudal aus. Die tischferne Hand umfasst das um 90° gebeugte Ellenbogengelenk des Patienten. Die Vordehnung des Muskels erfolgt durch Innenrotation. Nach dosierter isometrischer Anspannung in Richtung Außenrotation erfolgt die postisometrische Dehnung durch eine weitere Verstärkung der Innenrotation (Abb. 10.35).

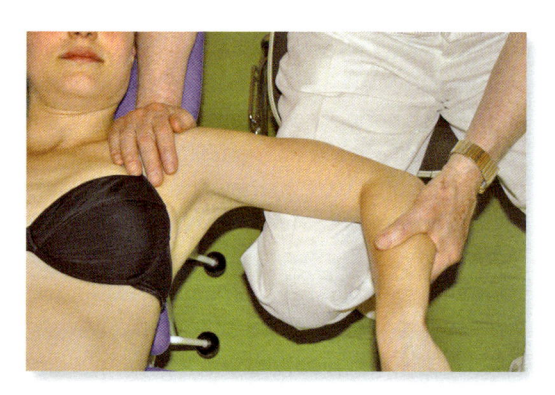

Abb. 10.35: Postisometrische Dehnung des M. infraspinatus

Für die Querdehnung des M. infraspinatus wird der Patient in Bauchlage gelagert. Der zu behandelnde Arm wird im Schultergelenk abduziert. Der Unterarm hängt bei flektiertem Ellenbogengelenk von der Kante der Liege herab. Anschließend wird mit den flächig angelegten Langfingern von der Gegenseite her Tiefenkontakt quer zum Muskel aufgenommen und quer zum Faserverlauf gedehnt (Abb. 10.36).

Eine oft gebräuchliche Variante ist die Querdehnung am Patienten in Seitenlage. Dabei

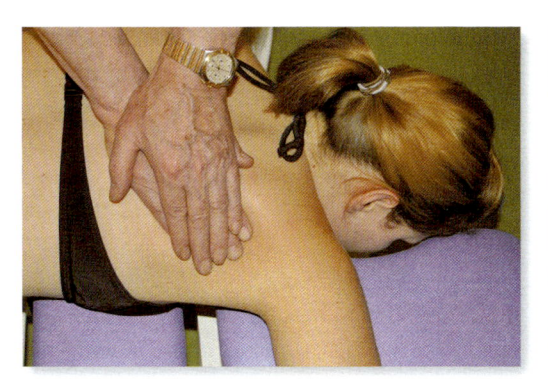

Abb. 10.36: Querdehnung des M. infraspinatus

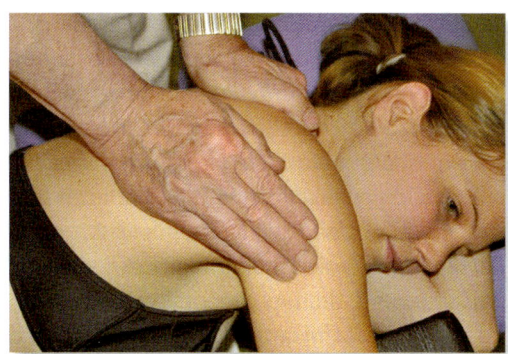

Abb. 10.37: Querdehnung des M. infraspinatus (Variante in Seitenlage)

wird der auf einem Kissen aufgelegte Patientenarm in 90°-Anteflexion und -Adduktion gelagert. Die Querdehnung erfolgt entweder mit den Langfingern (s. o.) oder mit dem Handballen der fußnahen Hand. Die kopfnahe Hand übt dabei einen kaudalisierenden Druck auf die Skapula aus (Abb. 10.37).

Die Triggerpunkte des Muskels befinden sich ca. 1 Querfinger lateral des medialen Skapularandes kaudal der Spina scapulae und dicht kaudal der Mitte der Spina scapulae (bei Schmerzausstrahlung in Schulter und Arm) bzw. dicht neben der Mitte des medialen Skapularandes (Schmerz medial der Skapula) (Abb. 10.38).

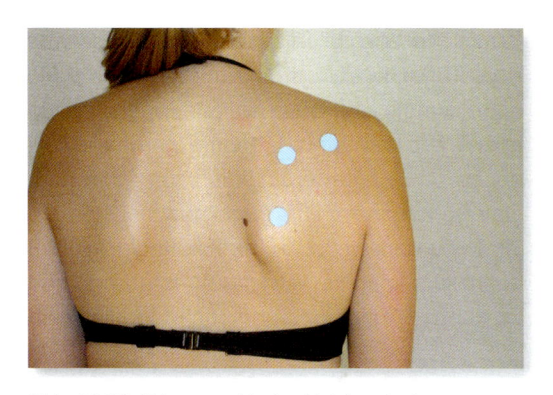

Abb. 10.38: Triggerpunkte des M. infraspinatus

M. subscapularis

- U.: Fossa subscapularis
- A.: Tuberculum minus humeri, Crista tuberculi minoris (proximaler Teil)
- F.: Innenrotation
- N.: N. subscapularis (C6–C6)

Der Patient liegt in Rückenlage auf der Behandlungsliege. Der Therapeut sitzt in Kopfhöhe auf der Behandlungsseite mit Blickrichtung zum Fußende neben der Liege. Die tischnahe Hand des Therapeuten fixiert von kranial her die auf der Liege aufliegende Skapula. Das neben dem Liegenrand positionierte Schultergelenk ist in 90°-Abduktion und -Außenrotation eingestellt, der Ellenbogen um 90° gebeugt. Die tischferne Hand umfasst den Ellenbogen.

Nach Vordehnung des Muskels in Richtung Außenrotation erfolgt die isometrische Anspannung in Richtung Innenrotation und die postisometrische Dehnung durch Verstärkung der Außenrotation (Abb. 10.39).

Für die Querdehnung wird der mit der tischfernen Hand gehaltene Arm in möglichst ma-

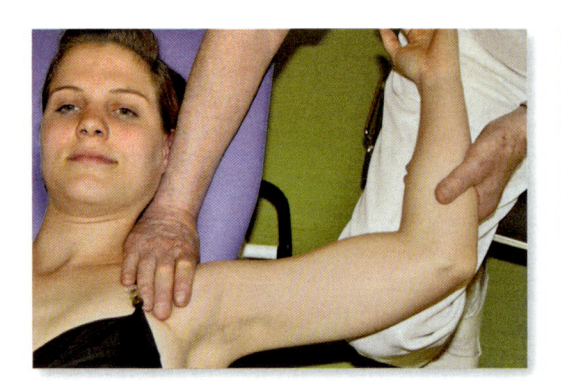

Abb. 10.39: Postisometrische Dehnung des M. subscapularis

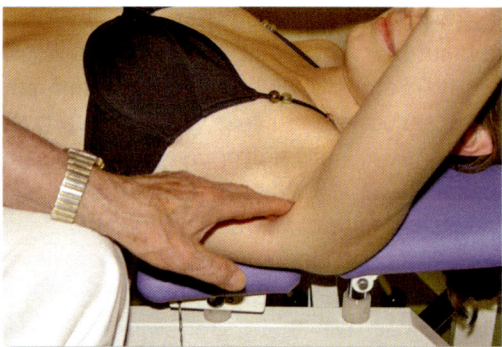

Abb. 10.40: Querdehnung und Anlage zur Triggerpunktbehandlung des M. subscapularis

ximale Anteflexion gebracht, mit den Fingerbeeren der tischnahen Hand wird in der Axilla der Rand des Muskels aufgesucht und nach medial gedehnt (Abb. 10.40).

Der wesentlichste Triggerpunkt des Muskels wird ebenfalls in der Axilla getastet.

M. teres minor

- U.: Margo lateralis scapulae
- A.: Tuberculum maius humeri (distale Facette)
- F.: Außenrotation
- N.: N. axillaris (C5–C6)

Der Patient liegt in Rückenlage auf der Behandlungsliege. Der Therapeut steht mit Blickrichtung zum Patienten in Kopfhöhe. Die Skapula liegt fest auf. Das Schultergelenk wird in 90°-Anteflexion und -Adduktion und zur Vordehnung in 90°-Innenrotation eingestellt. Das Ellenbogengelenk ist gebeugt. Die fußnahe Therapeutenhand fixiert die Skapula vom Margo lateralis her, die kopfnahe Hand fasst den distalen Oberarm und verstärkt nach der isometrischen Anspannung in Richtung Außenrotation dehnend die Innenrotation (Abb. 10.41).

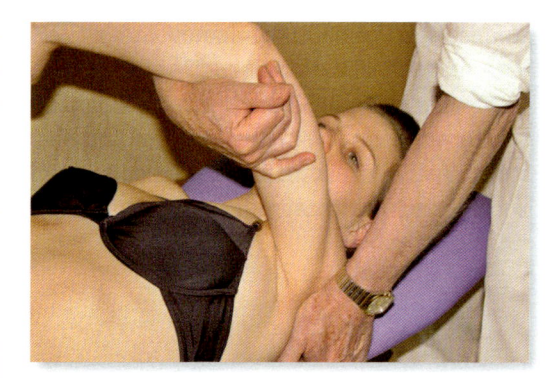

Abb. 10.41: Postisometrische Dehnung des M. teres minor

Die Querdehnung des Muskels erfolgt bei im Übrigen gleicher Einstellung der Schulter am Patienten in Seitenlage. Die Daumen des Therapeuten nehmen dabei von kranial her Kontakt am Muskelbauch auf und dehnen gegen den Gegenhalt der Langfinger. Der Patientenarm wird dabei mit einem Kissen oder einer Rolle unterlegt (Abb. 10.42).

Der Triggerpunkt liegt in der Mitte des Muskels (Abb. 10.43).

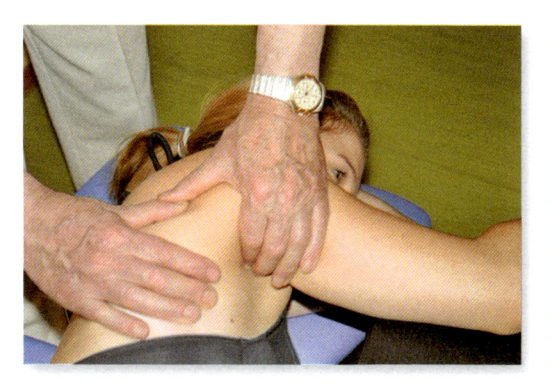

Behandlungstechniken für einzelne Muskeln bzw. Muskelgruppen (AK II)

Abb. 10.42: Querdehnung des M. teres minor

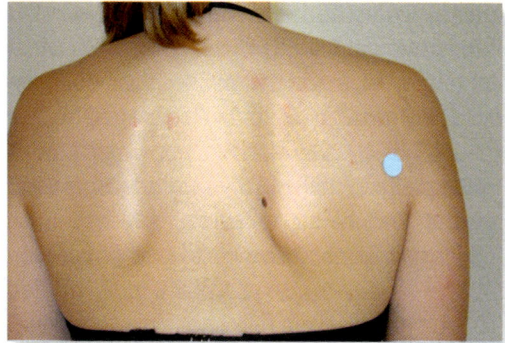

Abb. 10.43: Triggerpunkt des M. teres minor

Weitere Muskeln des Schultergürtels

M. teres maior und M. latissimus dorsi

- U.: M. teres maior: Angulus inferior scapulae; M. latissimus dorsi: hinteres Drittel der Crista iliaca, kaudale Rippen
- A.: Crista tuberculi minoris
- F.: Innenrotation, Adduktion, Extension
- N.: N. thoracodorsalis (C6–C8)

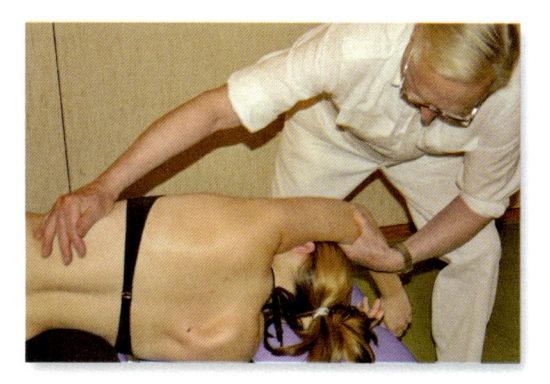

Abb. 10.44: Postisometrische Dehnung des M. teres maior und M. latissimus dorsi

Der Patient liegt in Seitenlage mit unterlagerter Taille auf der Behandlungsliege. Das auf der Liege aufliegende Bein wird gebeugt, das oben liegende Bein gestreckt. Das Schultergelenk wird in Elevation, Adduktion und leichte Außenrotation eingestellt. Der Therapeut steht in Kopfhöhe vor dem Patienten. Die kopfnahe Hand fasst den distalen Oberarm, die fußnahe Hand liegt in der Medioaxillarlinie auf den unteren Rippen. Die Vordehnung des Muskels erfolgt durch eine Verstärkung der Außenrotation. Nach dosierter isometrischer Anspannung in Richtung Innenrotation und Extension erfolgt die postisometrische Dehnung durch eine Vermehrung der Elevation (Abb. 10.44).

Die Querdehnung wird aus der gleichen Ausgangslage mit den Daumen gegen den Gegenhalt der Langfinger durchgeführt (Abb. 10.45).

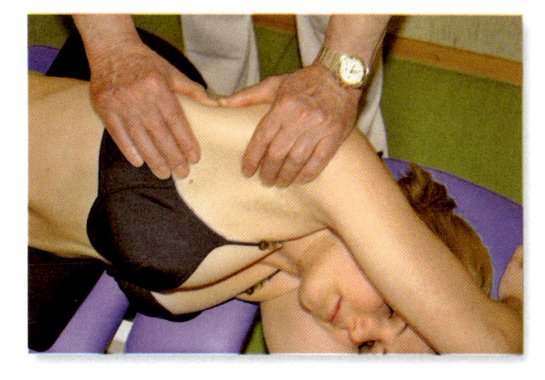

Abb. 10.45: Querdehnung des M. teres maior und M. latissimus dorsi

Aus der gleichen Ausgangslage kann mit den Handballen ein nach kaudal gerichtetes Ausziehen der Thoraxfaszie über dem M. latissimus dorsi erfolgen (Abb. 10.46).

Triggerpunkte des Muskels können an Brachialgien auf der Ulnarseite des Armes und an Schmerzen in der Flanke beteiligt sein (Abb. 10.47).

M. pectoralis maior

- U.: Pars clavicularis: mediale Hälfte der Klavikula
  Pars sternocostalis: Manubrium und Corpus sterni (Außenseite), Rippenknorpel 1–6
  Pars abdominalis: vorderes Blatt der Rektusscheide
- A.: Crista tuberculi maioris
- F.: Adduktion, Innenrotation, Anteversion; Protraktion des Schultergürtels, Unterstützung der Inspiration
- N.: Nn. pectorales mediales (C8–Th1) und laterales (C5–C7)

Der Patient liegt in Rückenlage auf der Behandlungsliege, sodass der laterale Rand der Skapula mit dem Liegenrand abschließt. Das Schultergelenk wird in Abduktion im Faserverlauf (Pars clavicularis 70–90°, Pars sternocostalis 90–120°, Pars abdominalis 120–160°), leichter Außenrotation und leichter Retroversion gelagert. Der Therapeut steht seitlich am Kopfende der Liege. Er fixiert mit dem Daumenballen der tischnahen Hand das sternale Ende der Klavikula (Pars clavicularis), das sternale Ende der 2.–5. Rippe (Pars sternocostalis) oder den sternalen Anteil der unteren Rippen (Pars abdominalis). Die tischferne Hand fasst den distalen Oberarm. Dann wird der Muskel durch endgradige Außenrotation des Patientenoberarmes in Vordehnung gebracht. Nach dosierter isometrischer Anspannung in Anteversionsrichtung erfolgt die postisometrische Dehnung in Richtung der Retroversion (Abb. 10.48).

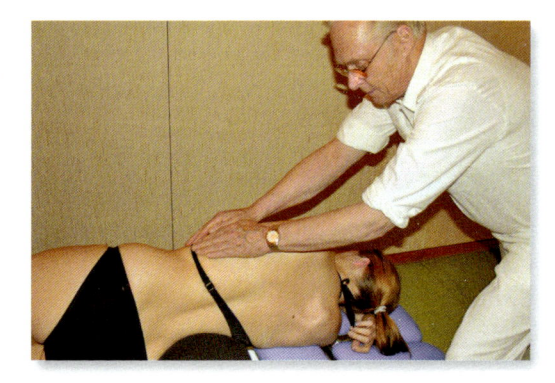

Abb. 10.46: Fasziales Ausziehen über dem M. teres maior und M. latissimus dorsi

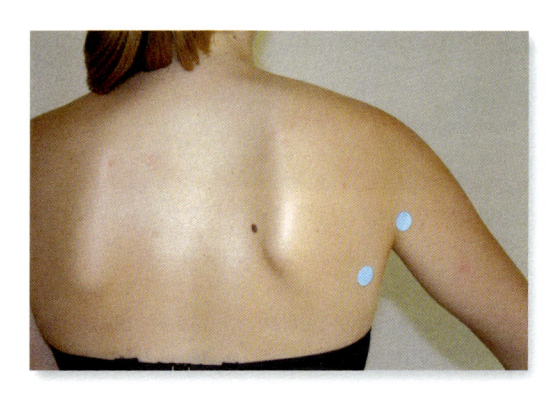

Abb. 10.47: Lage der Triggerpunkte des M. teres maior

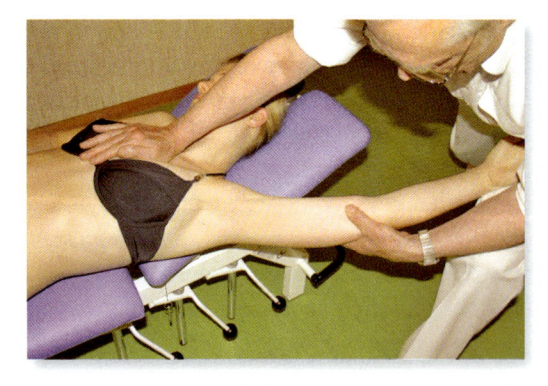

Abb. 10.48: Postisometrische Dehnung des M. pectoralis maior (Dehnungsrichtung richtet sich nach dem betroffenen Abschnitt des Muskels)

Die Querdehnung wird aus der gleichen Ausgangslagerung durchgeführt. Sie erfolgt von der vorderen Achseltasche aus mit den flächig angelegten Daumen beider Hände bei Gegenhalt mit den Langfingern, jeweils der Faserrichtung der Muskelteile angepasst (Abb. 10.49).

Bei Schmerzen im kranialen und mittleren Anteil der Vorderseite des Thorax ist an die Triggerpunkte des Muskels zu denken, die dann wie üblich mit ischämischer Kompression oder Pumpmobilisation behandelt werden (Abb. 10.50 und 10.51).

Das flächige fasziale Ausstreichen des Muskels erfolgt jeweils im Faserverlauf in Richtung der Ursprünge der einzelnen Anteile.

Abb. 10.49: Querdehnung des M. pectoralis maior

M. pectoralis minor

- U.: ventrales Ende der knöchernen Anteile der 3.–5. Rippe
- A.: Processus coracoideus
- F.: senkt und dreht (Angulus inferior nach dorsal medial) die Skapula
- N.: Nn. pectorales mediales (C8–Th1) und laterales (C5–C7).

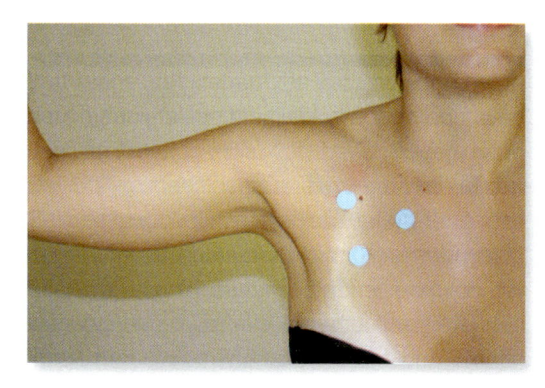

Abb. 10.50: Triggerpunkte des M. pectoralis maior (pars sternalis)

Der Patient befindet sich in Seitenlage auf der Behandlungsliege. Der Therapeut sitzt oder steht mit Blickrichtung zum Kopfende neben der Liege. Seine tischferne Hand fasst die Skapula von vorn am Akromion, die tischnahe Hand von hinten am Angulus inferior. Der Patientenarm ist seitlich an den Thorax angelegt. Die Vordehnung wird durch einen dorsokranialen Schub an der Skapula erreicht. Nach einer dosierten isometrischen Anspannung nach ventral erfolgt die postisometrische Längsdehnung durch Verstärkung der Vordehnung (Abb. 10.52).

Die Querdehnung erfolgt aus der gleichen Grundeinstellung. Die tischnahe Hand des Therapeuten führt die Skapula nach dorsokranial und stabilisiert mit dem Unterarm darüber hin-

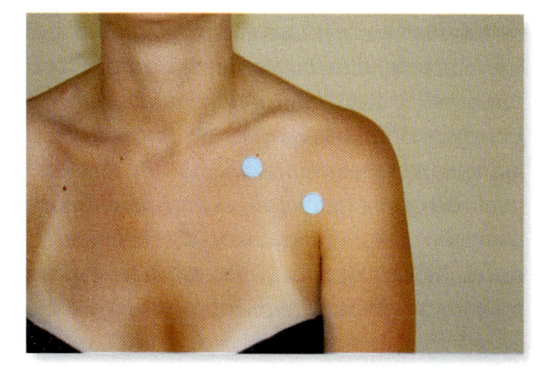

Abb. 10.51: Triggerpunkte des M. pectoralis maior (pars clavicularis)

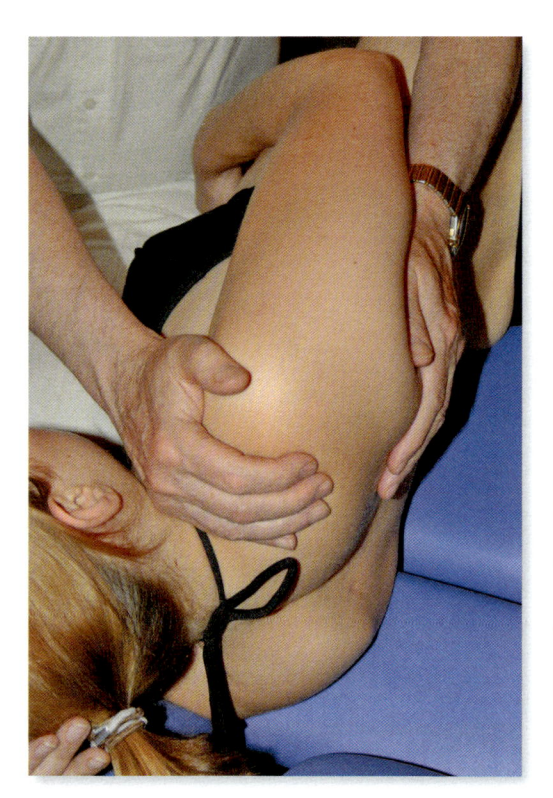

Abb. 10.52: Postisometrische Dehnung des M. pectoralis minor

aus die Wirbelsäule gegen eine unerwünschte Rotation. Anschließend legt der Therapeut die Langfinger seiner tischnahen Hand distal des Processus coracoideus an den Muskel und führt von dort aus die Querdehnung durch (Abb. 10.53).

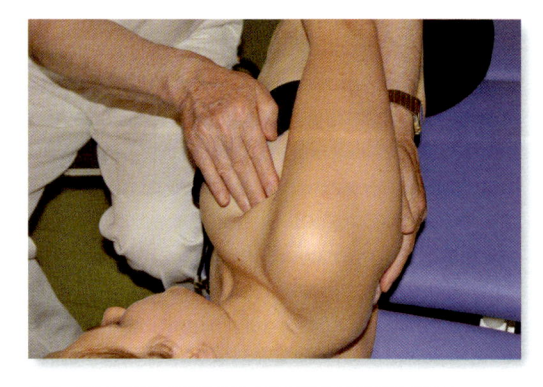

Abb. 10.53: Querdehnung des M. pectoralis minor

Die Triggerpunkte des Muskels liegen ca. 2 Querfinger kaudal des Ansatzes am Oberrand der 3. Rippe (Abb. 10.54).

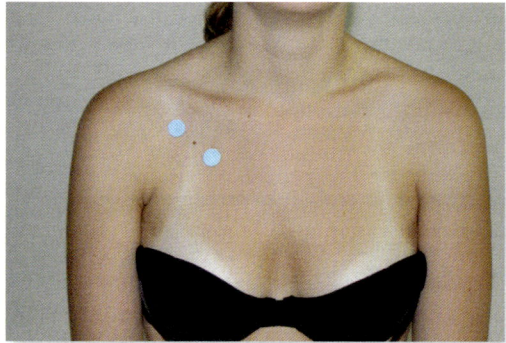

Abb. 10.54: Triggerpunkte des M. pectoralis minor

M. subclavius

- U.: kraniale Fläche der ersten Rippe an der Knorpel-Knochen-Grenze
- A.: kaudale Fläche der Klavikula
- F.: zieht die Klavikula nach kaudal-ventral, spannt die Fascia clavipectoralis (hält damit den Durchtritt für die Vena subclavia offen)
- N.: N. subclavius (C5–C6)

Der Patient sitzt auf dem Seitenrand der Behandlungsliege. Das Schultergelenk auf der Behandlungsseite wird adduziert und leicht anteflektiert, das Ellenbogengelenk stark flektiert. Der Therapeut steht auf der Behandlungsseite hinter dem Patienten und fixiert dessen Thorax mit seinem Körper. Seine patientennahe Hand fixiert den sternalen Anteil der 1. Rippe. Seine patientenferne Hand umfasst den Ellenbogen des Patienten. Die Vordehnung des Muskels erfolgt mit dieser Hand durch einen Schub nach dorsokranial (in Richtung der Oberarmlängsachse). Nach dosierter isometrischer Anspannung nach ventrokaudal erfolgt die postisometrische Dehnung durch eine weitere Verstärkung des dorsokranialen Schubes (Abb. 10.55).

Der kaudal des sternalen Endes gelegene Triggerpunkt des Muskels kann für Schmerzen an der Beugeseite des Oberarmes und an der radialen Seite des Unterarmes sowie der Hand verantwortlich sein.

10.5.2 Stammmuskulatur

M. trapezius (pars descendens)

- U.: Protuberantia occipitalis externa, Linea nuchae, Nackenband
- A.: laterales Drittel der Klavikula, Akromion, Spina scapulae
- F.: Hebung und Außendrehung der Skapula
- N.: N. accessorius, Äste des Plexus cervicalis (C2–C4)

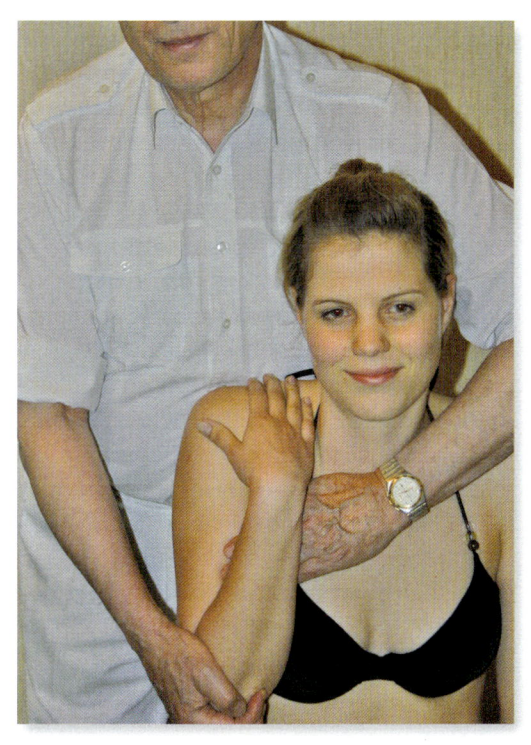

Abb. 10.55: Postisometrische Dehnung des M. subclavius

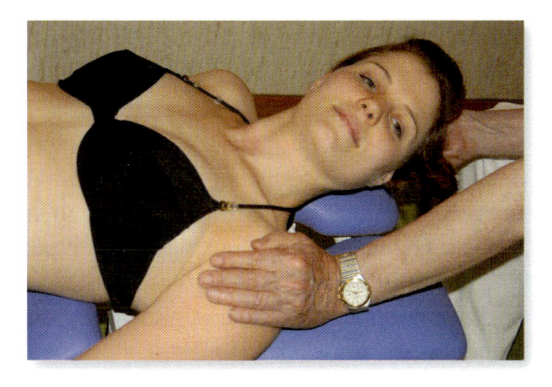

Abb. 10.56: Postisometrische Dehnung des M. trapezius (pars descendens)

Der Patient liegt in Rückenlage auf der Behandlungsliege. Sein Kopf ragt über den oberen Rand der Liege hinaus. Der Therapeut sitzt oder steht am Kopfende der Behandlungsliege und fixiert mit einer Hand die Skapula über das Akromion mit einem Gegenhalt nach kaudolateral. Die andere Hand liegt am Okziput des Patienten. Die Vordehnung des Muskels erfolgt durch Anteflexion, maximale Lateralflexion zur Gegenseite und Rotation zur Behandlungsseite sowie Längstraktion mit der am Okziput liegenden Hand. Nach einer dosierten isometrischen Anspannung zur Behandlungsseite hin erfolgt die postisometrische Dehnung über eine Verstärkung des kaudolateralen Schubes an der Skapula und der Lateralflexion zur Gegenseite (Abb. 10.56).

Für die Querdehnung dieses Muskelabschnittes liegt der Patient in Bauchlage. Das Kopfteil der Behandlungsliege ist abgesenkt. Der Patientenkopf wird in Rotation zur Behandlungsseite und Lateralflexion zur Gegenseite gelagert. Der Patientenarm auf der Behandlungsseite wird zur Stabilisierung der Skapula unter das Becken gelegt. Der Therapeut steht auf der Gegenseite und legt seine Daumen flächig parallel zum Faserverlauf an. Aus dieser Anlage heraus wird bei Gegenhalt der Langfinger die Dehnung durchgeführt (Abb. 10.57).

Aus der gleichen Ausgangslage heraus kann mit dem Handballen der fußnahen Hand von der HWS zur Schulter hin ein fasziales Ausstreichen durchgeführt werden. Die kopfnahe Hand sichert dabei die Stellung des Kopfes.

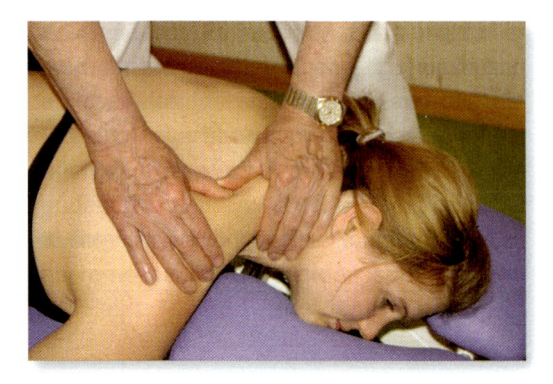

Abb. 10.57: Querdehnung des M. trapezius (pars descendens)

Die Triggerpunkte dieses Muskelanteiles liegen in der Mitte des Oberrandes und können sowohl an der Entstehung von Nacken- als auch von Schläfenkopfschmerzen beteiligt sein (Abb. 10.58).

M. levator scapulae

- U.: Tubercula posteriores der Querfortsätze des 1.–4. Halswirbels
- A.: Angulus superior scapulae
- F.: Hebung der Skapula, Beteiligung an Lateralflexion und Rotation der HWS, bei eleviertem Arm Rückführung der Skapula in die Neutralstellung
- N.: N. dorsalis scapulae, direkte Äste des Plexus cervicalis (C3–C5)

Der Patient liegt in Rückenlage auf der Behandlungsliege. Sein Kopf ragt über den oberen Rand der Liege hinaus. Der Therapeut sitzt oder steht am Kopfende der Liege und fixiert mit seiner tischfernen Hand die Skapula über den Angulus superior nach kaudolateral. Die tischnahe Hand liegt von dorsal her am Okziput des Patienten. Die Vordehnung des Muskels erfolgt durch Anteflexion, maximale Lateralflexion und leichte Rotation zur Gegenseite sowie eine Längstraktion mit der am Okziput liegenden Hand. Nach einer dosierten isometrischen An-

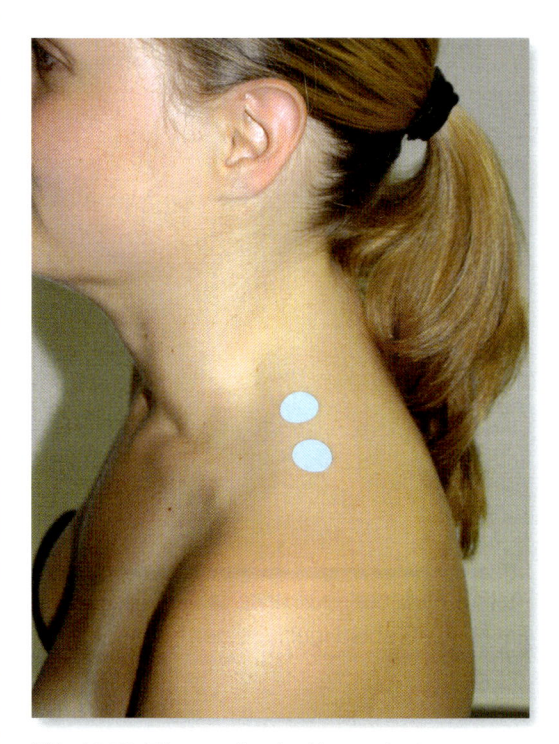

Abb. 10.58: Triggerpunkte des M. trapezius (pars descendens)

spannung in Richtung einer Lateralflexion zur Behandlungsseite und Retroflexion des Kopfes erfolgt die postisometrische Dehnung durch eine Verstärkung des kaudolateralen Schubes an der Skapula sowie eine Lateralflexion zur Gegenseite (Abb. 10.59).

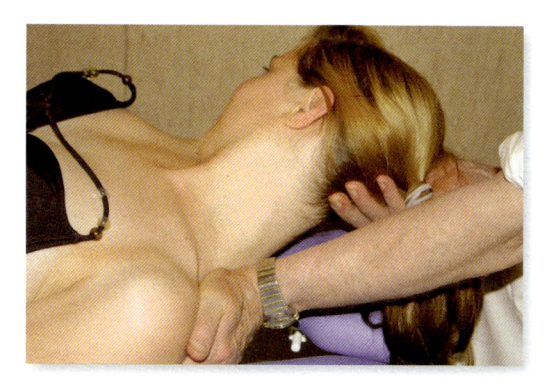

Behandlungstechniken für einzelne Muskeln bzw. Muskelgruppen (AK II)

Abb. 10.59: Postisometrische Dehnung des M. levator scapulae

Die Querdehnung wird ebenfalls am Patienten in Rückenlage durchgeführt. Der Kopf wird in Rotation und Lateralflexion zur Gegenseite gelagert. Der Therapeut steht in Schulterhöhe auf der Gegenseite mit Blickrichtung zur Behandlungsseite. Er legt seine Daumen von ventral her flächig an und dehnt gegen den Gegenhalt der Langfinger nach dorsolateral (Abb. 10.60).

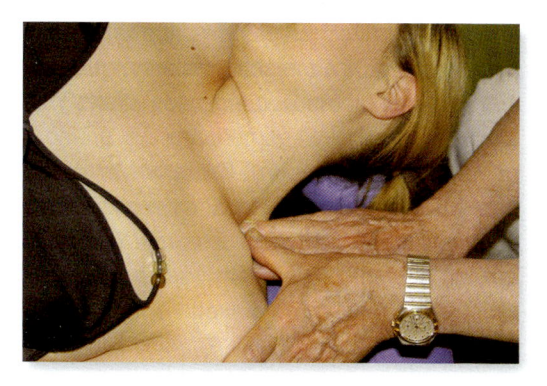

Abb. 10.60: Querdehnung des M. levator scapulae

Am sitzenden Patienten kann auch eine Kombination von Längs- und Querdehnung zum Einsatz kommen. Dabei steht der Therapeut hinter dem Patienten. Die Vordehnung des Muskels durch Lateralflexion und Rotation zur Gegenseite wird durch den patientennahen Oberarm des Therapeuten gesichert. Der Daumenballen der patientenfernen Hand fixiert den Angulus superior scapulae. Beide Daumen werden flächig von dorsal her an den Muskel angelegt. Nach dosierter isometrischer Vorspannung in Richtung Lateralflexion zur Behandlungsseite und Retroflexion wird mit Oberarm und Daumenballen die Längsdehnung und gleichzeitig mit den Daumen die Querdehnung durchgeführt (Abb. 10.61).

Die Triggerpunkte des Muskels liegen dicht kranial des Ansatzes und dicht kranial der 1. Rippe (Abb. 10.62).

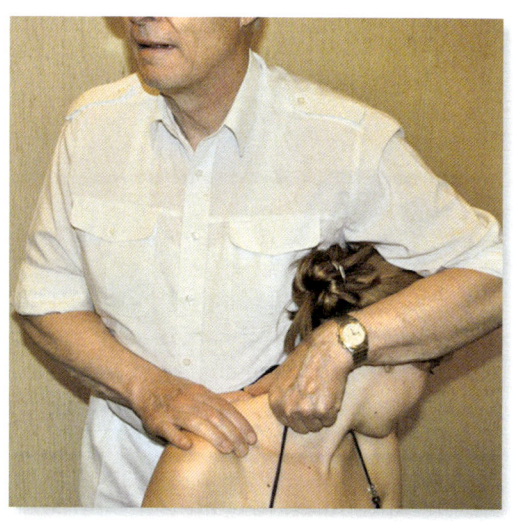

Abb. 10.61: Kombination von Längs- und Querdehnung des M. levator scapulae

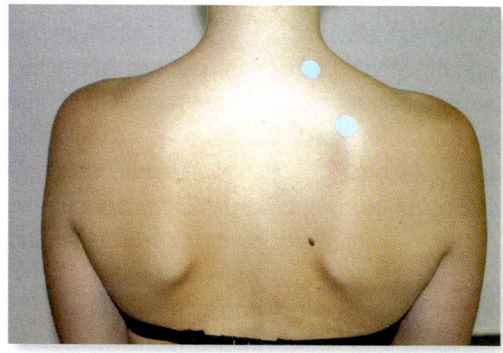

Abb. 10.62: Triggerpunkte des M. levator scapulae

M. sternocleidomastoideus

- U.: Caput sternale: Oberrand des Manubrium sterni,
  Caput claviculare: kraniale Fläche des medialen Klavikuladrittels
- A.: Processus mastoideus
- F.: Lateralflexion zur ipsilateralen Seite, Rotation zur kontralateralen Seite; bei beidseitiger Kontraktion Retroflexion in den Kopfgelenken, Anteflexion der kaudalen HWS
- N.: N. accessorius (C2–C3)

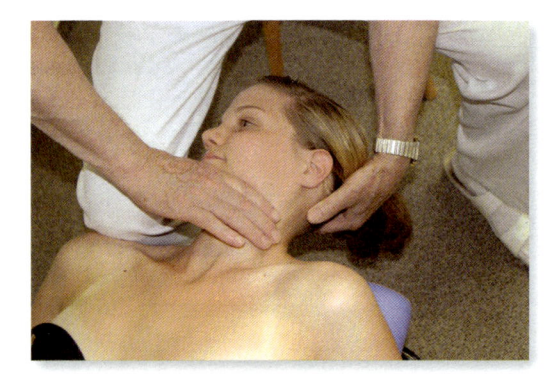

Abb. 10.63: Postisometrische Dehnung des M. sternocleidomastoideus

Der Patient liegt in Rückenlage auf der Behandlungsliege. Sein Kopf überragt den oberen Rand der Liege. Der Therapeut sitzt am Kopfende und gibt mit seinem patientenfernen Knie einen kaudalisierenden Druck über das Schulterdach auf die Klavikula. Die patientenferne Hand liegt mit der Schwimmhaut auf dem Patientenkinn, die patientennahe Hand am Okziput des Patienten. Die Vordehnung des Muskels erfolgt durch Lateralflexion zur Gegenseite, Rotation zur Behandlungsseite, Retroflexion der unteren und Anteflexion der oberen HWS sowie eine Längstraktion mit der am Okziput liegenden Therapeutenhand. Nach einer dosierten isometrischen Anspannung zur Gegenseite erfolgt die postisometrische Dehnung durch einen Dorsalschub am Patientenkinn (Abb. 10.63).

Die Querdehnung des Muskels erfolgt am Patienten in Rückenlage bei auf der Liege aufliegendem Kopf. Der Kopf wird in Rotation zur Behandlungsseite und Lateralflexion zur Gegenseite gelagert. Der Therapeut steht auf der Gegenseite mit Blickrichtung zur Liege. Er legt seine Daumen von medioventral her flächig in der Mitte des Muskels an und dehnt dosiert nach dorsolateral (Abb. 10.64). Bei Anlage am

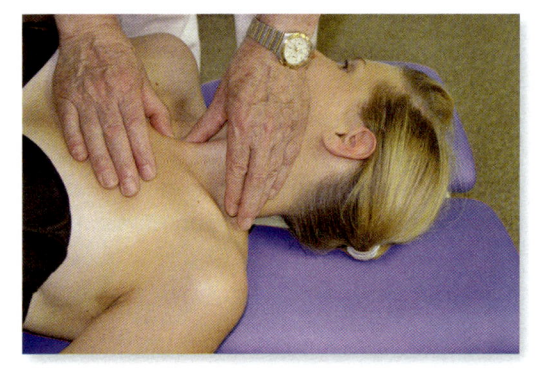

Abb. 10.64: Querdehnung des M. sternocleidomastoideus

Muskelursprung kann die Querdehnung auch getrennt für die Pars sternalis und die Pars clavicularis durchgeführt werden.

Triggerpunkte in der Pars sternalis sind im Zusammenhang mit Schmerzen um das gleichseitige Auge, am Hinterhaupt, an der Kinnspitze und auf der Schädeldecke in Erwägung zu ziehen, Triggerpunkte in der Pars clavicularis bei Stirnkopfschmerzen, retroaurikulären Schmerzen und Otalgien (Abb. 10.65).

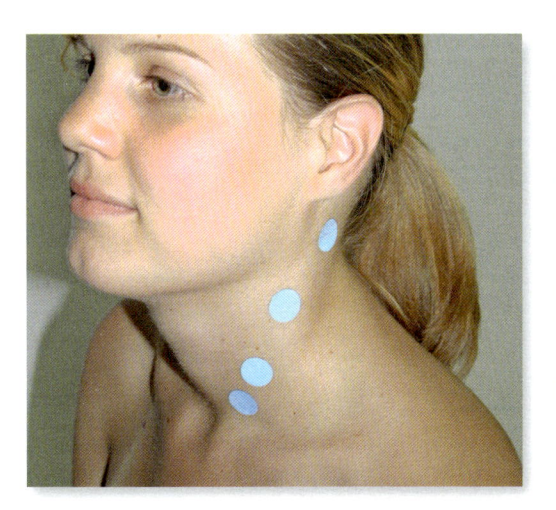

Abb. 10.65: Triggerpunkte des M. sternocleidomastoideus

M. scalenus anterior und M. scalenus medius

- U.: Scalenus anterior: Tubercula anteriora der Querfortsätze des 3.–6. Halswirbels
  Scalenus medius: Tubercula posteriora der Querfortsätze des 3.–7. Halswirbels
- A.: Scalenus anterior: Tuberculum musculi scaleni anterioris der 1. Rippe
  Scalenus medius: 1. Rippe dorsal vom Sulcus arteriae subclaviae
- F.: Hebung der 1. Rippe (Atemhilfsmuskel), Lateralflexion der HWS
- N.: Plexus cervicalis und Plexus brachialis (C3–C8)

Der Patient liegt in Rückenlage auf der Behandlungsliege. Sein Kopf überragt den oberen Rand der Liege. Der Therapeut sitzt oder steht am oberen Rand der Liege. Seine kopfnahe Hand liegt am Okziput des Patienten, die kopfferne Hand fixiert von ventrokranial her kommend die 1. Rippe mit einem Gegendruck nach kaudal. Die Vordehnung erfolgt durch Retroflexion und Lateralflexion zur Gegenseite sowie eine Längstraktion mit der am Okziput anliegenden Hand. Nach einer dosierten isometrischen Anspannung zur Behandlungsseite hin wird die postisometrische Dehnung durch eine vorsichtige Verstärkung der Lateralflexion zur Gegenseite durchgeführt. Verstärkt werden kann diese Dehnung durch eine gleichzeitige maximale Exspiration (Abb. 10.66).

Für die Querdehnung liegt der Patient in Rückenlage. Der Patientenkopf wird zur Gegenseite geneigt. Der Therapeut legt die Zeigefingerradialkante an den Muskel an und führt die Querdehnung des M. scalenus anterior nach medial, die des M. scalenus medius nach lateral durch (Abb. 10.67).

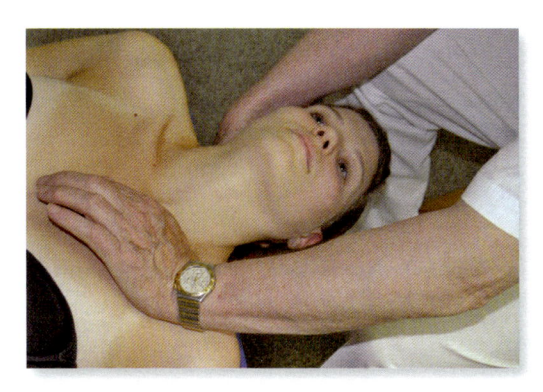

Abb. 10.66: Postisometrische Dehnung des M. scalenus anterior und M. scalenus medius

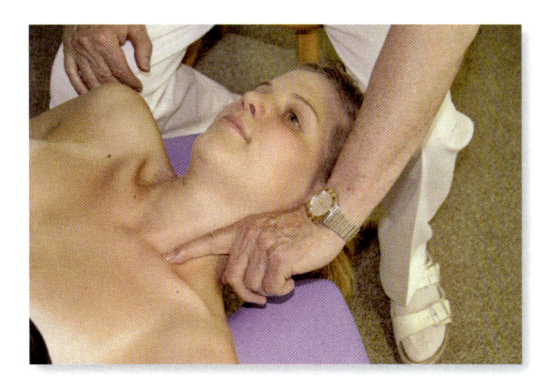

Abb. 10.67: Querdehnung des M. scalenus anterior bzw. M. scalenus medius

Die Triggerpunkte der beiden Muskeln sind bei Brachialgien, Omalgien und Schmerzen über dem M. pectoralis maior zu prüfen (Abb. 10.68).

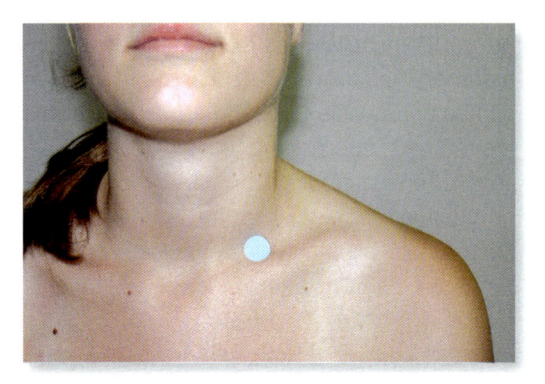

Abb. 10.68: Triggerpunkt des M. scalenus anterior

M. trapezius (pars transversa)

- U.: Processus spinosi C7–Th3
- A.: Akromion und akromiales Ende der Klavikula
- F.: zieht die Skapula nach medial
- N.: Ramus externus n. accessorii und Plexus cervicalis (C2–C4)

Der Patient liegt in Bauchlage auf der Behandlungsliege. Seine Arme hängen seitlich von der Liege herab, sein Kopf ist zur Behandlungsseite hin rotiert. Der Therapeut steht auf der Gegenseite des zu behandelnden Muskels neben der Liege mit Blickrichtung zum Patienten. Mit seiner fußnahen Hand fixiert er die Querfortsätze an der oberen Brustwirbelsäule auf der ihm zugewandten Seite. Seine kopfnahe Hand modelliert sich mit dem Daumenballen an den medialen Rand der Skapula auf der Behandlungsseite an. Die Vordehnung des Muskels erfolgt durch einen ventrolateralen Schub an der Skapula. Nach einer dosierten isometrischen Anspannung nach medial erfolgt die postisometrische Dehnung durch eine Verstärkung des ventrolateralen Schubes an der Skapula (Abb. 10.69).

Die Triggerpunkte dieses Muskelabschnittes liegen am Oberrand in der Mitte des Muskels und am Unterrand ca. 3 Querfinger neben der Dornfortsatzreihe (Abb. 10.70).

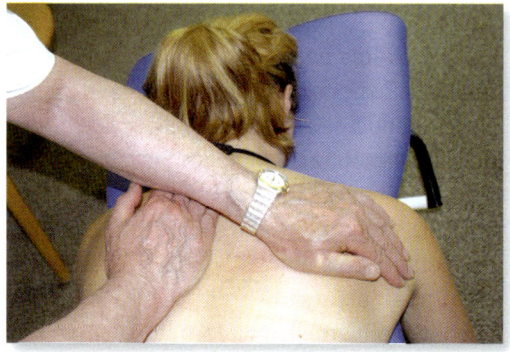

Abb. 10.69: Postisometrische Dehnung des M. trapezius (pars transversa)

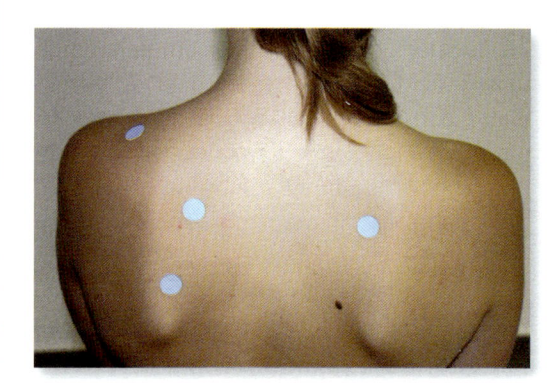

Abb. 10.70: Triggerpunkte des M. trapezius

M. trapezius (pars ascendens)

- U.: Dornfortsätze Th3–Th11
- A.: Spina scapulae (unterer Rand)
- F.: zieht die Skapula nach kaudal-medial
- N.: Ramus externus n. accessorii und Plexus cervicalis

Der Patient liegt in Bauchlage auf der Behandlungsliege. Die Arme hängen seitlich von der Liege herab, der Kopf ist zur Behandlungsseite rotiert. Der Therapeut steht auf der Gegenseite des zu behandelnden Muskels mit Blickrichtung zum Patienten. Er fixiert mit seiner fußnahen Hand die Dornfortsätze der mittleren und unteren Brustwirbelsäule auf der Gegenseite. Seine kopfnahe Hand modelliert sich mit dem Daumenballen am unteren Schulterblattwinkel an. Die Vordehnung des Muskels erfolgt durch einen kranioventralen Schub an der Skapula. Nach einer dosierten isometrischen Anspannung nach mediokaudal wird die Vordehnung in der postisometrischen Entspannungsphase verstärkt (Abb. 10.71).

Das fasziale Ausstreichen beider Muskelteile erfolgt im Rahmen des Ausstreichens der gesamten Rückenfaszie.

Mm. rhomboidei maior et minor

- U.: Dornfortsätze C6–Th6
- A.: Margo medialis scapulae
- F.: Adduktion der Skapula, Anlegen der Skapula an den Thorax
- N.: N. dorsalis scapulae (C4–C6)

Der Patient liegt in Bauchlage mit der Behandlungsseite am Liegenrand. Der Kopf ist zur Behandlungsseite rotiert und der Arm auf dieser Seite hängt von der Liege herunter.

Der Therapeut steht in Schulterhöhe auf der Behandlungsseite mit Blickrichtung zum Patienten. Seine kopfnahe Hand legt sich mit dem Daumenballen an den kranialen Teil des Margo medialis scapulae. Die fußnahe Hand liegt über den Querfortsätzen der oberen Brustwirbelsäule auf der Gegenseite. Die Vordehnung des Muskels erfolgt durch einen laterokaudalen Schub an der Skapula. Nach einer dosierten isometrischen Anspannung nach kraniomedial wird der Muskel in der postisometrischen Entspannungsphase vermehrt in die Vorspannungsrichtung hinein gedehnt (Abb. 10.72).

Aus der gleichen Ausgangslage des Patienten wird die Querdehnung mit den Langfingern durchgeführt.

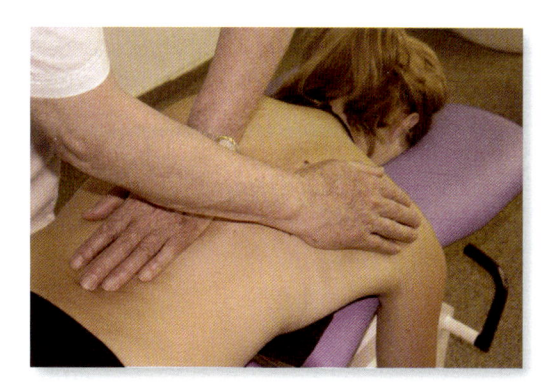

Abb. 10.71: Postisometrische Dehnung des M. trapezius (pars ascendens)

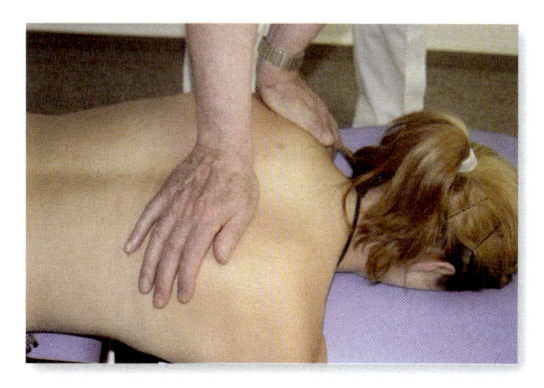

Abb. 10.72: Postisometrische Dehnung der Mm. rhomboidei maior et minor

Die Triggerpunkte beider Muskeln liegen dicht neben dem Margo medialis scapulae, wo sie an der Entstehung von Schmerzen zwischen Wirbelsäule und Skapula beteiligt sind (Abb. 10.73).

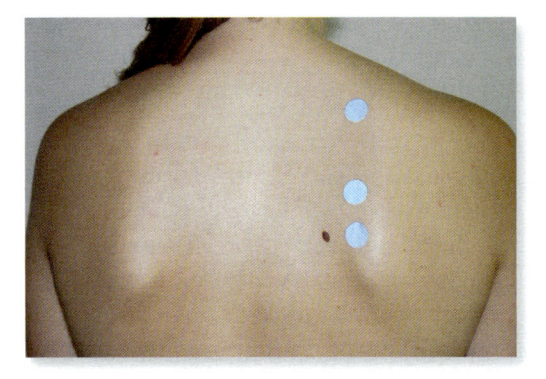

Abb. 10.73: Triggerpunkte der Mm. rhomboidei

M. serratus anterior

- U.: 1.–9. Rippe
- A.: Angulus superior scapulae, Margo medialis scapulae, Angulus inferior scapulae
- F.: fixiert die Skapula in der Transversalebene, beteiligt sich an der Elevation des Armes, Atemhilfsmuskel
- N.: N. thoracicus longus (C5–C7)

Der Patient liegt in Seitenlage auf der Behandlungsliege. Der Therapeut steht vor dem Patienten. Er fasst mit seiner kopfnahen Hand den unteren Schulterblattwinkel. Der zu behandelnde (oben liegende) Arm des Patienten wird im Schultergelenk leicht abduziert und innenrotiert, der Ellenbogen wird in die Leiste des Therapeuten eingelegt. Für die Pars cranialis wird durch Schub an der Skapula nach mediokaudal und für die Pars medialis durch Schub nach medial und für die Pars inferior durch Schub nach mediokranial die Vordehnung erreicht. Nach einer dosierten isometrischen Anspannung über den Patientenarm in Richtung der Leiste des Therapeuten (in die der Ellenbogen des Patienten eingelegt wurde) wird der Muskel durch Verstärkung des Vorspannungsschubes an der Skapula gedehnt (Abb. 10.74).

Für die Querdehnung liegt der Patient ebenfalls in Seitenlage. Der Therapeut steht vor dem Patienten und hält mit seiner fußnahen Hand die Skapula nach mediokranial. Die Langfinger der kopfnahen Hand werden flächig quer zur Faserrichtung an den Muskel angelegt und dehnen nach kaudolateral (Abb. 10.75).

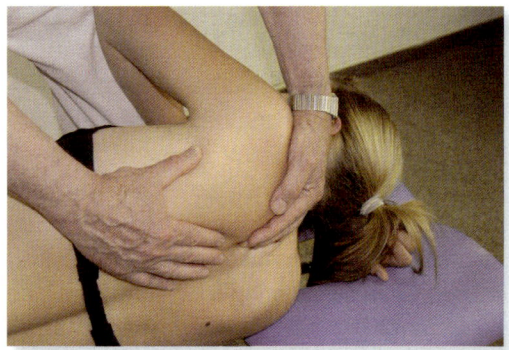

Abb. 10.74: Postisometrische Dehnung des M. serratus anterior

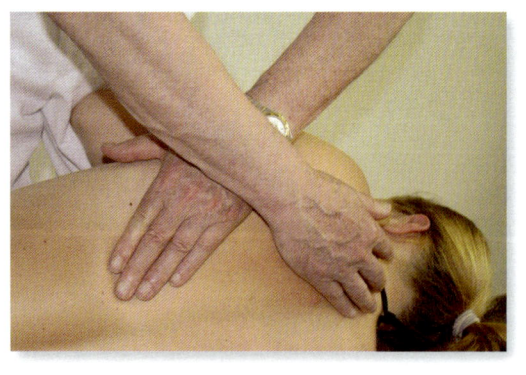

Abb. 10.75: Querdehnung des M. serratus anterior

Bei Schmerzen an der lateralen Thoraxwand ist auch an den Triggerpunkt des Muskels in der Pars medialis zu denken (Abb. 10.76).

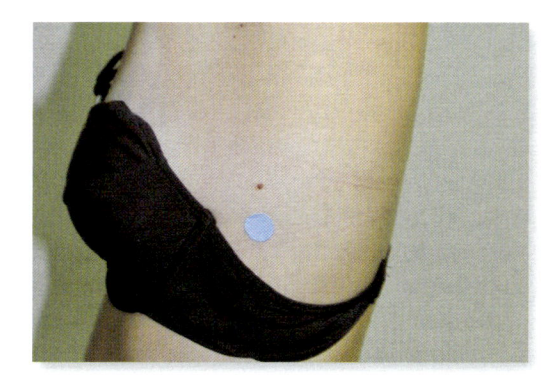

Abb. 10.76: Triggerpunkt des M. serratus anterior

M. rectus abdominis

- U.: Rippenknorpel 5–7, Processus xiphoideus
- A.: oberer Rand des Os pubis (zwischen Symphyse und Tuberculum pubicum)
- F.: Rumpfbeugung und Rumpfstabilisierung
- N.: Nn. intercostales V–XII

Der Patient liegt in Rückenlage auf der Behandlungsliege. Die Wirbelsäule ist lordosierend unterlagert. Die Arme des Patienten sind maximal eleviert. Der Therapeut sitzt seitlich neben der Liege mit Blickrichtung zum Patienten. Der Therapeut legt seine fußnahe Hand mit Spannungsaufnahme nach kranial auf den unteren Thorax des Patienten, die kopfnahe Hand legt er dicht kranial der Symphyse mit Spannungsaufnahme nach kaudal an. Anschließend lässt er den Patienten eine maximale abdominale Inspiration durchführen. Die dabei einsetzende Muskeldehnung unterstützt der Therapeut durch eine Verstärkung des Kaudal- bzw. Kranialschubes mit seinen Händen (Abb. 10.77).

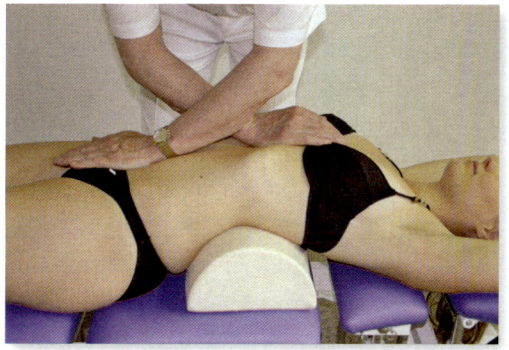

Abb. 10.77: Postisometrische Dehnung des M. rectus abdominis

Zur Querdehnung wird der Patient in gleicher Weise gelagert. Der Therapeut steht auf der Gegenseite des zu behandelnden Muskels mit Blickrichtung zum Patienten neben der Liege. Er legt seine Daumen bzw. Daumenballen neben der Rektusscheide an den Muskel an und dehnt nach lateral (Abb. 10.78).

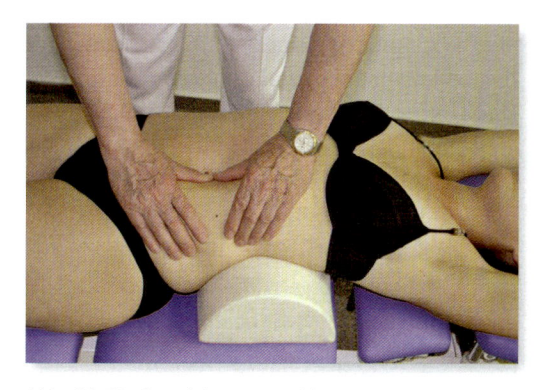

Abb. 10.78: Querdehnung des M. rectus abdominis

Die Triggerpunkte des Muskels werden dicht neben dem Processus xiphoideus und kaudal des Nabels beschrieben (Abb. 10.79). Sie werden vor allem mit Rückenschmerzen in Höhe der Triggerpunkte in Zusammenhang gebracht.

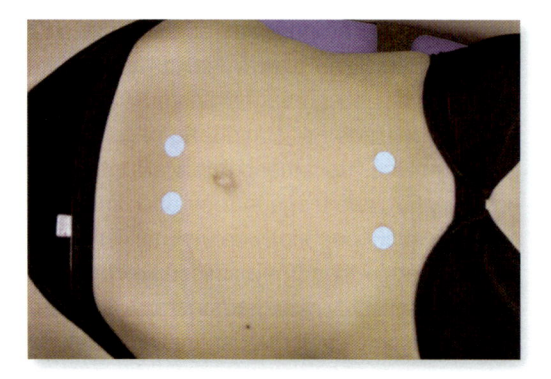

Abb. 10.79: Triggerpunkte des M. rectus abdominis

Mm. obliqui abdominis externus et internus

- U.: M. obliquus abdominis externus: Außenfläche der 5.–12. Rippe; M. obliquus abdominis internus: Linea intermedia cristae iliacae, Spina iliaca anterior superior, Fascia thoracolumbalis (tiefes Blatt)
- A.: M. obliquus abdominis externus: Labium externus cristae iliacae, Ligamentum inguinale; M. obliquus abdominis internus: 9.–12. Rippe, Rektusscheide
- F.: Beteiligung an Rumpfbeugung und -drehung, aktive Verspannung der Bauchwand („Schräggurtung"), Lateralflexion
- N.: Intercostalnerven V–XII

Der Patient liegt in Rückenlage auf der Behandlungsliege. Die Wirbelsäule ist lordosierend unterlagert. Die Beine sind gestreckt und abduziert, die Arme eleviert und abduziert. Der Therapeut steht seitlich an der Liege mit Blickrichtung zum Patienten. Seine Hände werden diagonal am gleichseitigen unteren Thorax bzw. am kontralateralen Beckenkamm des Patienten angelegt. Er nimmt mit seinen Händen eine dehnende Vorspannung auf und lässt den Patienten eine maximale abdominale Inspiration durchführen. Die dabei einsetzende Dehnung wird durch einen gleichzeitigen Schub beider Therapeutenhände in Verlängerung der Diagonale unterstützt (Abb. 10.80).

Die Querdehnung wird aus der gleichen Ausgangslage des Patienten durchgeführt. Der Therapeut steht auf der Seite des zu behandelnden Muskels mit Blickrichtung zum Patienten neben der Liege. Er legt seine Langfinger flächig quer zum Muskelfaserverlauf an und dehnt in der Exspirationsphase je nach Befund dicht an den Rippenbögen oder kranial des Ligamentum inguinale (Abb. 10.81).

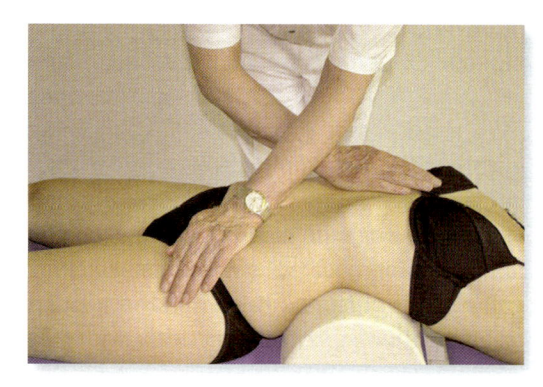

Abb. 10.80: Postisometrische Dehnung der Mm. obliqui abdominis externus et internus

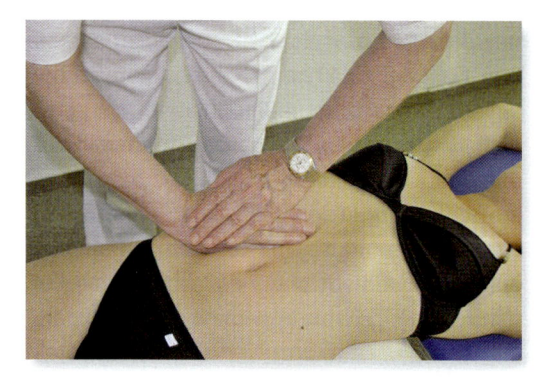

Abb. 10.81: Querdehnung des M. obliquus abdominis

M. longissimus dorsi

Dieser Muskel besteht aus langen plurisegmentalen Muskelindividuen, die durch Verschmelzung zahlreicher Myotome entstanden sind. Der längste und kräftigste Anteil ist der M. longissimus thoracis.

- U.: Os sacrum, Dornfortsätze der LWS, Querfortsätze der unteren Brustwirbel, dorsaler Teil der Crista iliaca; M. longissimus cervicis: Processus transversi Th1–5
- A.: Processus accessorii der Lendenwirbel, Processus transversi der Brustwirbel, tiefes Blatt der Fascia thoracolumbalis, unterer Rand der Rippen II–XII medial des Angulus costarum; M. longissimus cervicis: Processus costotransversarii C2–C5
- F.: Aufrichtung und Stabilisierung des Achsenskeletts
- N.: Rami dorsales nn. spinales (C2–L5)

Der Patient liegt in Seitenlage auf der Behandlungsliege. Die Beine werden in Knie- und Hüftgelenk möglichst stark gebeugt. Der Therapeut steht seitlich am Tisch mit Blickrichtung zum Patienten. Seine kopfnahe Hand fixiert die Dornfortsatzreihe der oberen Brustwirbelsäule des Patienten. Der Daumenballen seiner fußnahen Hand liegt auf der Dornfortsatzreihe des Kreuzbeins (Crista sacralis). Die Vordehnung des Muskels erfolgt durch einen Zug am Kreuzbein in ventrokaudaler Richtung. Nach einer dosierten isometrischen Anspannung in Lordosierungsrichtung wird die postisometrische Dehnung über eine Verstärkung des ventrokaudalen Zuges am Sakrum durchgeführt (Abb. 10.82). Eine Längsdehnung des M. longissimus dorsi wird natürlich auch bei jeder kyphosierenden Mobilisation an LWS und BWS erreicht.

Im täglichen klinischen Gebrauch hat sich für den M. longissimus dorsi aber die Querdehnung bewährt. Hierfür wird der Patient mit in Höhe des jeweils zu behandelnden Abschnittes unterlagerter Wirbelsäule auf die Seite gelegt. Der Therapeut steht vor dem Patienten. Er legt die Fingerbeeren beider Hände flächig von medial her an den oben liegenden M. longissimus an. Unter Gegenhalt seiner Unterarme am Thorax und am Becken des Patienten erfolgt die Querdehnung nach lateral (Abb. 10.83). Am in Bauchlage mit Unterlagerung des Lendenbereiches gelagerten Patienten kann die Querdehnung auch mit den Daumenballen erfolgen.

Im Rahmen einer pseudoradikulären Symptomatik sind auch die multiplen Triggerpunkte

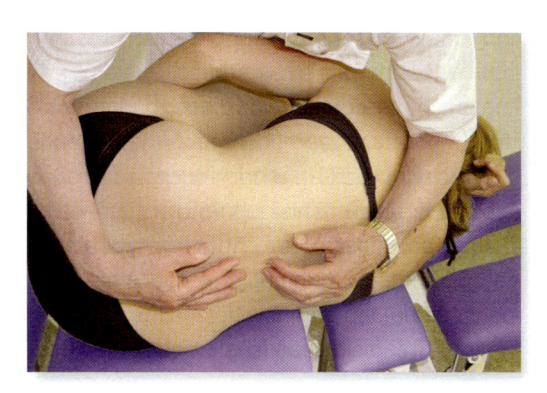

Abb. 10.82: Postisometrische Dehnung des M. longissimus dorsi

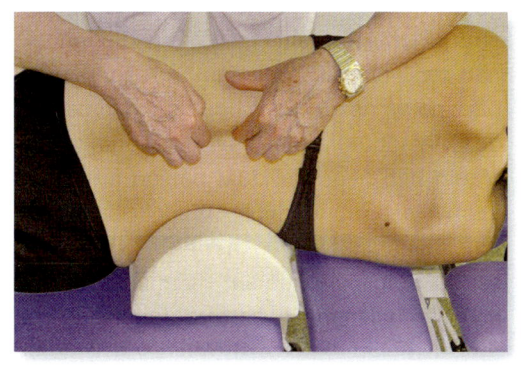

Abb. 10.83: Querdehnung des M. longissimus dorsi

der verschiedenen Anteile des M. erector spinae zu überprüfen und eventuell zu behandeln (Abb. 10.84).

Das fasziale Ausstreichen der Rückenstrecker erfolgt am Patienten in (leicht kyphosierter) Bauchlage mit den dicht paravertebral angelegten Handballen von kranial nach kaudal (Abb. 10.85).

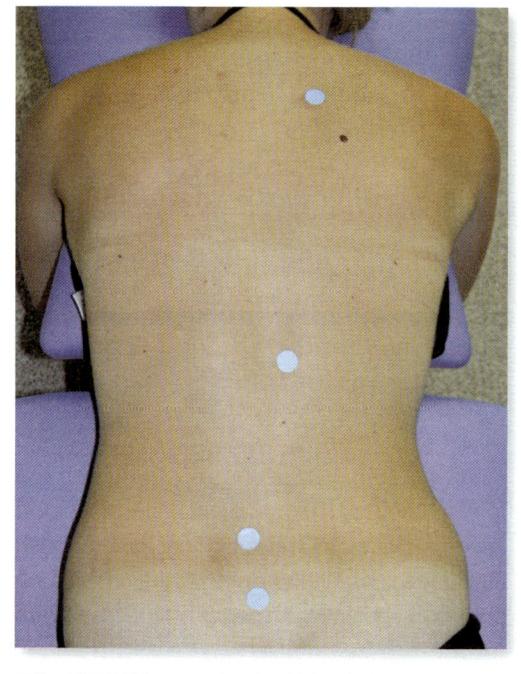

Abb. 10.84: Triggerpunkte des M. longissimus dorsi

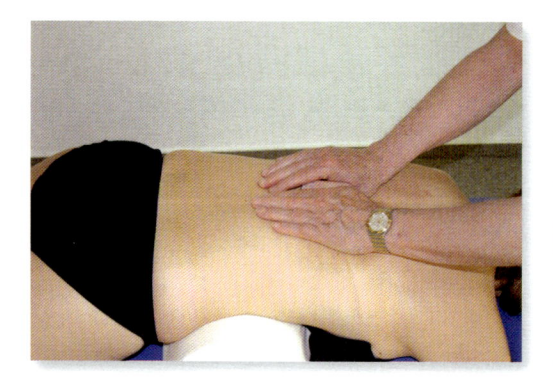

Abb. 10.85: Fasziales Ausstreichen über dem M. longissimus dorsi

M. quadratus lumborum

- U.: Crista iliaca, Ligamentum iliolumbale (dorsaler Teil), Processus costarii L3–L5 (ventraler Teil)
- A.: Processus costarii L1–L3, Costa XII (dorsaler Teil), Costa XII (ventraler Teil)
- F.: Rumpfseitneigung, kann 12. Rippe nach kaudal ziehen
- N.: N. subcostalis und Rami des Plexus lumbalis (Th12–L3)

Der Patient liegt in Seitenlage auf dem Behandlungstisch. Die Beine sind in Hüft- und Kniegelenk gebeugt. Durch Unterlagerung der aufliegenden Flanke oder entsprechende Einstellung der Behandlungsliege wird eine Flankendehnung erzeugt. Der Therapeut steht hinter dem Patienten. Seine fußnahe Hand legt er von dorsal her auf den Thorax des Patienten, seine kopfnahe Hand auf das Becken auf (Kreuzgriff). Die Vordehnung des Muskels erfolgt durch Schub am Becken nach kaudal, am Thorax nach kranial. Nach einer dosierten isometrischen Anspannung der oben liegenden Beckenhälfte nach kranial wird die postisometrische Dehnung durch eine Verstärkung der beschriebenen Vordehnung erreicht (Abb. 10.86).

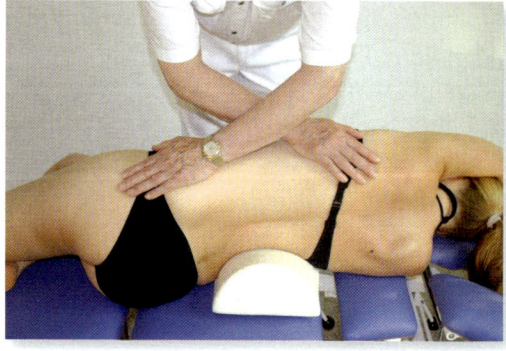

Abb. 10.86: Postisometrische Dehnung des M. quadratus lumborum

Die Querdehnung wird bei gleicher Ausgangslagerung des Patienten durchgeführt. Der Therapeut steht dabei vor dem Patienten. Die fußnahe Hand des Therapeuten hält das Becken stabilisierend nach kaudal. Anschließend an die Vordehnung führt er nach der isometrischen Anspannung mit dem Daumenballen die Dehnung nach medial durch (Abb. 10.87).

Für den M. quadratus lumborum werden je zwei oberflächliche und tief liegende Triggerpunkte beschrieben, die bei Schmerzen in der Gluäalregion und über dem Trochanter maior zu prüfen sind (Abb. 10.88 a und b).

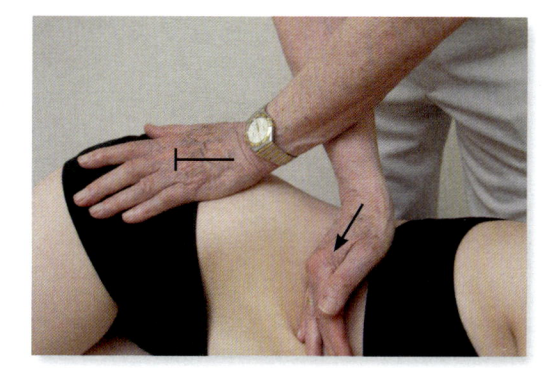

Abb. 10.87: Querdehnung des M. quadratus lumborum

M. iliopsoas

- U.: 12. Brust- bis 4. Lendenwirbel, Processus costarii der Lendenwirbel (M. psoas), Fossa iliaca, Spina iliaca anterior inferior, Lacuna musculorum (M. iliacus)
- A.: Trochanter minor
- F.: Hüftflexion, Lateralflexion des Rumpfes, LWS-Beugung (bei Punctum fixum am Femur), Lordoseförderer
- N.: N. femoralis und Plexus lumbalis (Th 12–L3)

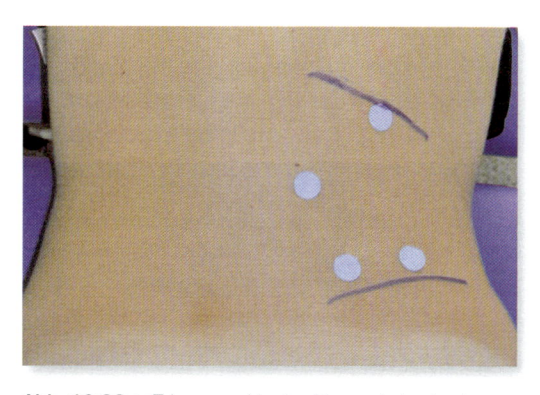

Abb. 10.88 a: Triggerpunkte des M. quadratus lumborum

Der Patient liegt in Rückenlage auf der Behandlungsliege. Sein Gesäß liegt auf dem Fußrand der Liege. In der Ausgangsstellung befindet sich das zu behandelnde Bein in Extension und leichter Innenrotation. Zur Fixation des Beckens wird das andere Bein des Patienten maximal flektiert. Der Therapeut steht neben der Liege in Höhe des zu behandelnden Beines. Mit seiner kopfnahen Hand sichert er die maximale Flexion des nicht behandelten Beines. Seine fußnahe Hand liegt auf dem distalen Oberschenkel des zu behandelnden Beines und nimmt die Vorspannung in Richtung

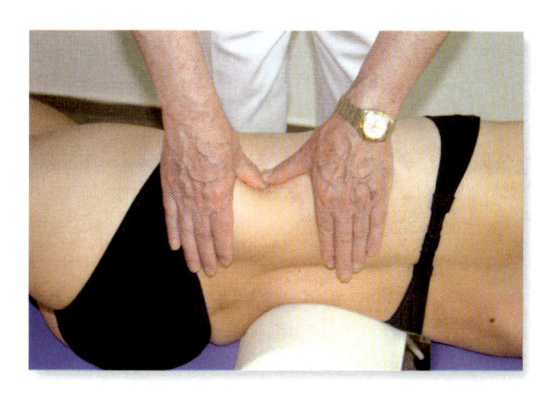

Abb. 10.88 b: Triggerpunktbehandlung des M. quadratus lumborum

Hüftextension auf. Nach einer dosierten isometrischen Anspannung durch den Patienten in Richtung Hüftflexion wird in der folgenden Entspannungsphase die Vordehnung verstärkt (Abb. 10.89).

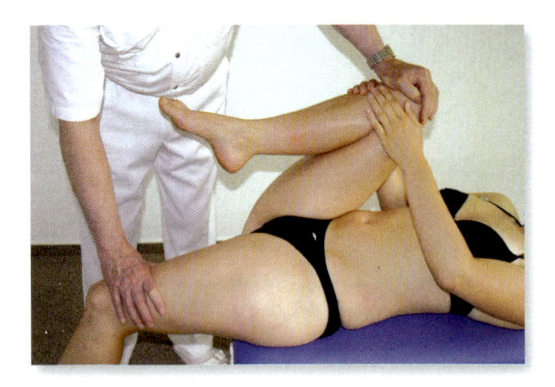

Abb. 10.89: Postisometrische Dehnung des M. iliopsoas

Auch für die Querdehnung liegt der Patient in Rückenlage auf der Behandlungsliege. Das zu behandelnde Bein wird in leichter Hüftflexion gelagert (Knie mit Rolle unterlegt). Die ulnare Handkante wird an den zu behandelnden Muskelteil angelegt, für den M. iliacus in der Fossa iliaca, für den M. psoas lateral des M. rectus abdominis. Die Querdehnung erfolgt jeweils nach medial (Abb. 10.90 a und b).

Die drei Triggerpunkte des Muskels (Abb. 10.91), die mit paravertebralen Schmerzen im Lumbalbereich und Schmerzen an der Beugeseite des proximalen Oberschenkels verbunden sind, werden in der Regel mit einer Pumpmobilisation behandelt.

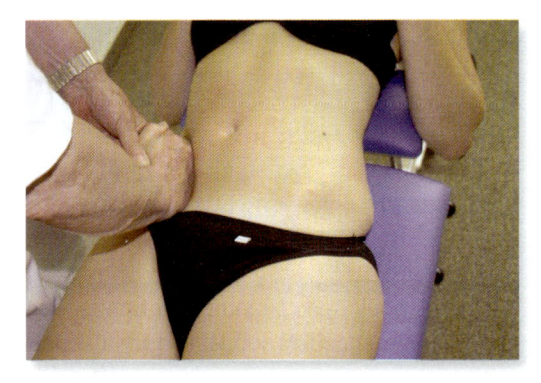

Abb. 10.90 a: Querdehung des M. iliacus

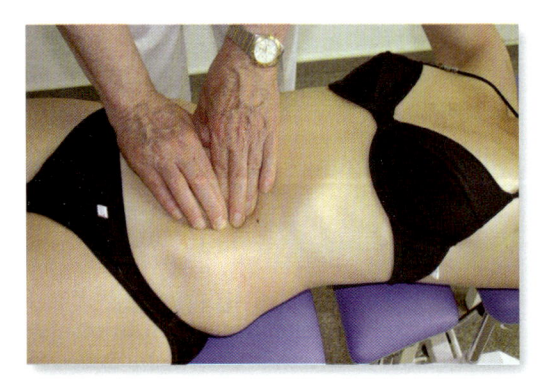

Abb. 10.90 b: Querdehung des M. psoas

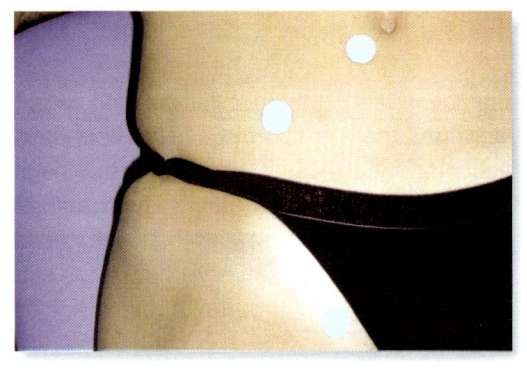

Abb. 10.91: Triggerpunkte des M. iliopsoas

Diaphragma

- U.: 3 Teile. Pars sternalis: Innenfläche des Processus xiphoideus; Pars costalis: Innenfläche der Knorpel der 7.–12. Rippe; Pars lumbalis: Ligamentum longitudinale anterius, LWK 1–3, Processus costarius L1
- A.: Centrum tendineum
- F.: Inspiration, unterstützt die Bauchpresse
- N.: Nn. phrenici (C3–C4)

Es werden verschiedene Techniken zur Behandlung am Diaphragma beschrieben. Man muss sich aber darüber im Klaren sein, dass das Diaphragma sich auch im ventralen Bereich sofort nach dem Ursprung stark nach kranial wölbt und mit den palpierenden Fingern schwerlich erreicht werden kann.

Der Patient liegt in Rückenlage auf der Behandlungsliege. Seine Knie sind mit einer Rolle unterlagert. Der Therapeut steht seitlich an der Behandlungsliege mit Blickrichtung zum Kopfende. Er legt seine Daumen beidseits kaudal des Rippenbogens an und nimmt – indem er mit diesen Daumen an der Dorsalseite des Rippenbogen eingeht – eine nach kranial gerichtete Vorspannung auf. Anschließend wird der Patient aufgefordert, gegen den Druck beider Daumen einzuatmen. In der Exspirationsphase danach werden die Daumen hinter dem Rippenbogen vermehrt nach kranial geschoben (Abb. 10.92).

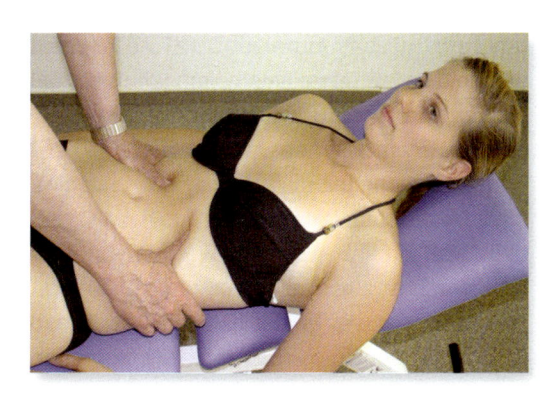

Abb. 10.92: Dehnung des Diaphragmas

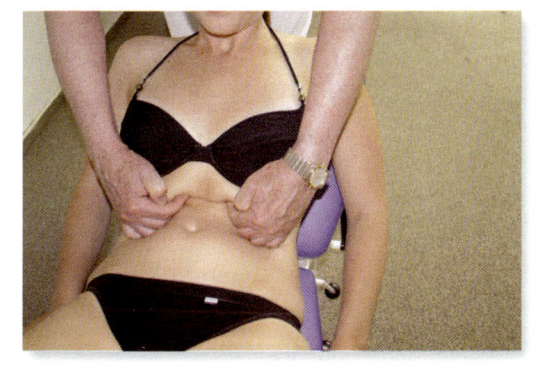

Abb. 10.93: Dehnung des Diaphragmas (Variante)

Alternativ kann der in Rückenlage befindliche Patient bei angestelltem Kopfteil der Liege mit gering aufgerichtetem Oberkörper liegen. Der Therapeut steht am Kopfende der Liege und legt statt seiner Daumen die Langfingerkuppen von dorsal her an den Rippenbogen. Danach wird entsprechend der vorgenannten Technik verfahren (Abb. 10.93).

10.5.3 Muskeln der unteren Extremitäten (einschließlich Becken)

Hüftmuskulatur oder auf das Hüftgelenk einwirkende Muskeln

M. glutaeus maximus

- U.: Facies glutaea ossis ischii, Fascia thoracolumbalis, lateraler Rand des Os sacrum und Os coccygis, Ligamentum sacrotuberale
- A.: Fascia lata, Tuberositas glutaea
- F.: Hüftstrecker, Körperaufrichter, Hüftaußenrotator
- N.: N. glutaeus inferior (L4–S1[2])

Der Patient liegt in Rückenlage auf der Behandlungsliege. Der Therapeut steht mit Blickrichtung zum Kopfende der Liege auf der zu behandelnden Seite neben der Liege. Das Patientenbein auf der zu behandelnden Seite ist in Hüft- und Kniegelenk gebeugt, das andere Bein liegt gestreckt auf der Behandlungsliege. Die tischnahe Hand des Therapeuten fixiert das gestreckte Patientenbein auf der Liege. Die tischferne Hand fasst von der Beugeseite her das Knie des gebeugten Beines. Die Vordehnung des Muskels erfolgt durch Verstärkung der Beugung, leichte Adduktion und leichte Innenrotation im Hüftgelenk. Nach einer dosierten isometrischen Anspannung in Richtung der Hüftstreckung wird die postisometrische Dehnung durch eine Verstärkung der Hüftbeugung und der Adduktion des Oberschenkels erreicht. Die Bewegung bei der Dehnung verläuft in Richtung der Mitte des adduziert auf der Liege liegenden kontralateralen Oberarmes (Abb. 10.94).

Zur Querdehnung wird der Patient auf die Seite gelegt. Das auf dem Behandlungstisch aufliegende Bein ist im Hüftgelenk gestreckt. Das oben liegende Bein wird in mittlerer Hüftflexion und in Adduktion gelagert. Der Therapeut steht vor dem Patienten. Daumen und Daumenballen des Therapeuten werden unter Gegenhalt der Langfinger von lateral her flächig an den Muskel angelegt und führen die Dehnung nach medial durch (Abb. 10.95). Die im Rahmen der Behandlung von Glutaealgien zu prüfenden Triggerpunkte des M. glutaeus maximus liegen in Höhe des unteren Poles des SIG dicht paraartikulär (entspricht in etwa dem Irritationspunkt von S3) und am kaudalen Rand des Muskels (Abb. 10.96).

zum Kopfende der Liege. Mit seiner tischnahen Hand fixiert er das Becken des Patienten. Seine fußnahe Hand legt er von lateral her an den distalen Patientenoberschenkel. Die Vordehnung des Muskels erfolgt entweder durch eine

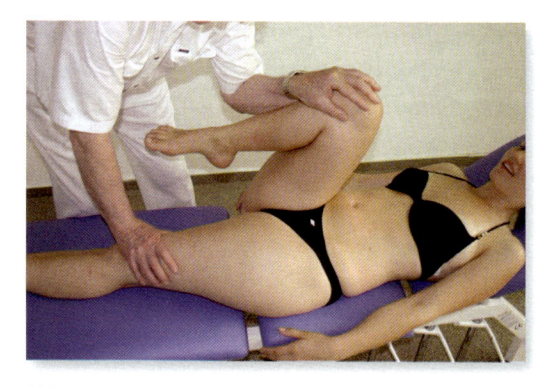

Abb. 10.94: Postisometrische Dehnung des M. glutaeus maximus

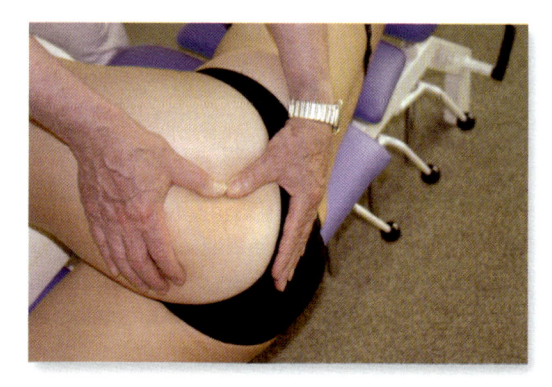

Abb. 10.95: Querdehnung des M. glutaeus maximus

M. glutaeus medius

- U.: Ala ossis ischii, Labium externum cristae iliacae
- A.: Trochanter maior (laterale Außenfläche)
- F.: Hüftabduktion (Stabilisierung des Beckens beim Einbeinstand)
- N.: N. glutaeus superior (L4–S1)

Der Patient liegt in Seitenlage auf der Behandlungsliege. Das aufliegende Bein wird in Hüfte und Knie um 90° gebeugt und durch Hüftadduktion vor dem Körper abgelegt. Die zu behandelnde Seite liegt oben. Der Therapeut steht hinter dem Patienten mit Blickrichtung

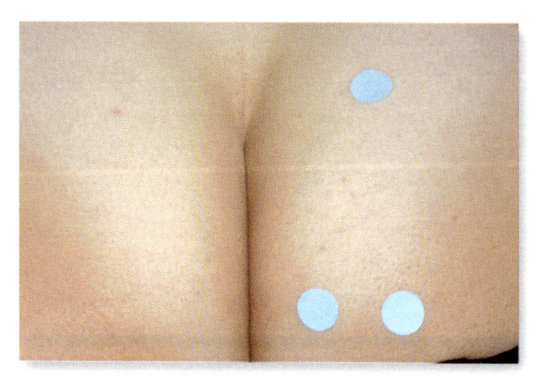

Abb. 10.96: Triggerpunkte des M. glutaeus maximus

leichte Extension (ventrolaterale Portion) oder eine leichte Flexion (dorsomediale Portion) und deutliche Verstärkung der Adduktion. Nach einer dosierten isometrischen Anspannung in Richtung Abduktion erfolgt die postisometrische Dehnung durch eine Verstärkung der Adduktion (Abb. 10.97).

Zur Querdehnung des Muskels liegt der Patient in Seitenlage mit dem Becken an der seitlichen Bankkante. Das auf der Liege aufliegende Bein wird im Hüftgelenk maximal flektiert, das Bein auf der (oben liegenden) Behandlungsseite in Extension gelagert. Zur Querdehnung des ventralen Anteils steht der Therapeut vor dem Patienten und führt mit seinen beiden Daumen die Querdehnung nach dorsal durch (Abb. 10.98). Bei der Behandlung des dorsalen Anteils steht der Therapeut hinter dem Patienten und dehnt bei gleicher Handanlage nach ventral.

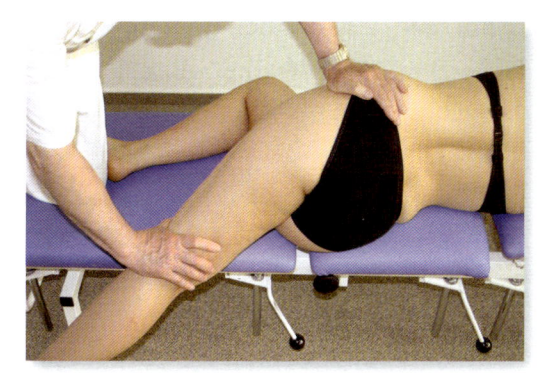

Abb. 10.97: Postisometrische Dehnung des M. glutaeus medius

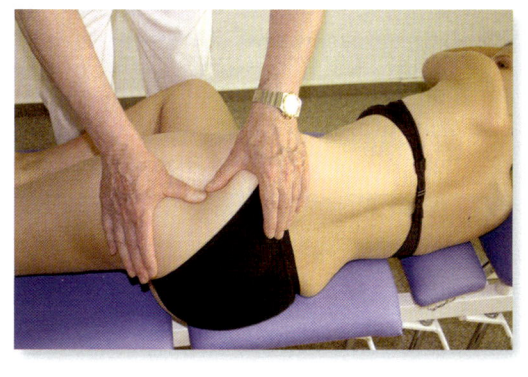

Abb. 10.98: Querdehnung des M. glutaeus medius

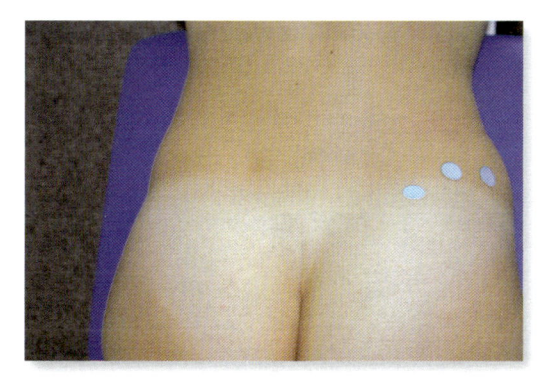

Abb. 10.99: Triggerpunkte des M. glutaeus medius

Die drei Triggerpunkte des Muskels liegen dicht kaudal der Crista iliaca (Abb. 10.99). Der mediale Triggerpunkt wird mit Schmerzlokalisationen im Bereich des dorsalen Anteils der Crista iliaca und des SIG, der zweite Triggerpunkt mit Schmerzen in der Mitte der Glutaealregion und der mediale Triggerpunkt mit Schmerzen über dem Os sacrum in Verbindung gebracht. Der M. glutaeus minimus wird bei der Behandlung des M. glutaeus medius mit erfasst.

M. quadriceps femoris

- U.: Spina iliaca anterior inferior, Hüftpfannendach (M. rectus femoris); Linea intertrochanterica, Septum intermusculare femoris mediale (M. vastus medialis); Trochanter maior, Linea intertrochanterica, Septum intermusculare femoris laterale (M. vastus lateralis); vordere und laterale Fläche des Femurschaftes (M. vastus intermedius)
- A.: Tuberositas tibiae
- F.: Kniestreckung, Hüftbeugung
- N.: N. femoralis (L2–L4)

Bei dieser Muskelgruppe finden Dehntechniken zur (isolierten) Behandlung des M. rectus femoris und zur Behandlung der restlichen Muskelgruppe ihre Anwendung.

Zur Behandlung des M. rectus femoris liegt der Patient in Rückenlage, wobei seine Kniegelenke den unteren Rand der Liege gering überragen. Das nicht zu behandelnde Bein wird in Hüft- und Kniegelenk vom Patienten selbst maximal flektiert und durch seine Hände in dieser Stellung gesichert. Der Therapeut steht oder sitzt auf der Behandlungsseite mit Blickrichtung zum Patienten neben der Liege. Das zu behandelnde Bein wird zur Vordehnung bei gestrecktem und nicht rotiertem Hüftgelenk im Kniegelenk gebeugt, die isometrische Anspannung erfolgt in Richtung der Kniestreckung. Die postisometrische Dehnung wird durch eine Verstärkung der Kniebeugung erreicht (Abb. 10.100).

Aus der gleichen Ausgangslage erfolgt die Querdehnung des Muskels. Der neben der Liege sitzende Therapeut legt seine Langfinger (Hände gedoppelt) dicht distal des Ursprunges zwischen M. sartorius und M. tensor fasciae latae an und führt von dort aus die Dehnung nach medial oder lateral aus (Abb. 10.101). Der Triggerpunkt des Muskels liegt dicht distal des Ursprunges in Höhe des Hüftkopfes und ist bei Schmerzen im Bereich der Streckseite des distalen Oberschenkels und der Patella zu prüfen (Abb. 10.102).

Zur Behandlung des restlichen Teiles dieser Muskelgruppe liegt der Patient ebenfalls in Rückenlage auf der Behandlungsliege. Der Therapeut steht oder sitzt auf der Seite des zu behandelnden Beines mit Blickrichtung zum Patienten neben der Liege. Die kopfnahe Hand des Therapeuten fasst den distalen Oberschenkel von der Streckseite her, die fußnahe Hand umfasst den distalen Unterschenkel des in Hüfte und Knie flektierten Beines. Die Vordehnung erfolgt durch Knieflexion, die postisometrische Dehnung durch Verstärkung der Knieflexion nach dosierter isometrischer Anspannung in Richtung Knieextension (Abb. 10.103). Die

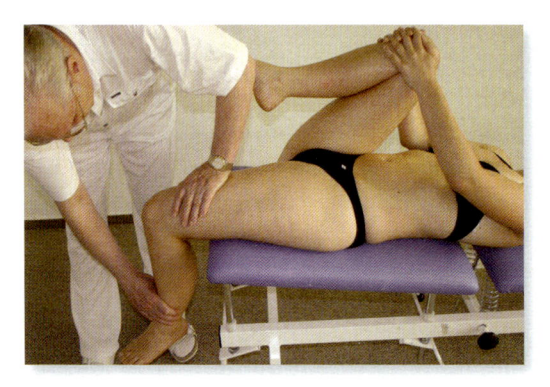

Abb. 10.100: Postisometrische Dehnung des M. rectus femoris

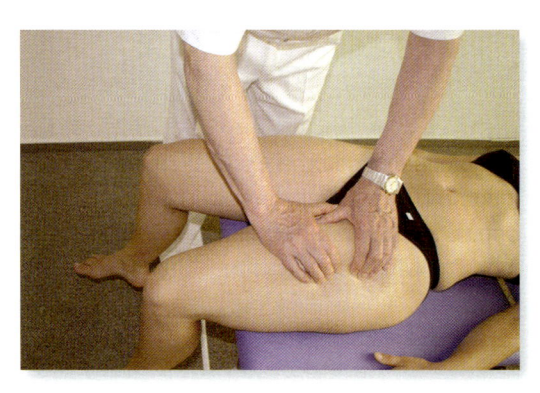

Abb. 10.101: Querdehnung des M. rectus femoris

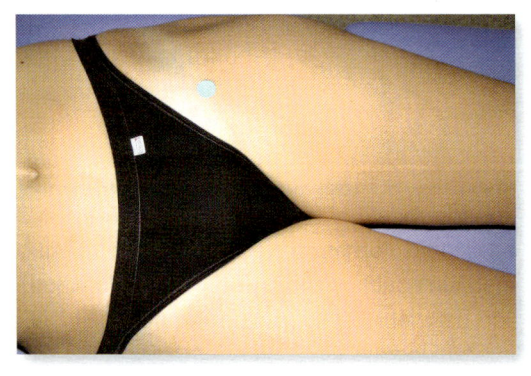

Abb. 10.102: Triggerpunkt des M. rectus femoris

Querdehnung des gesamten M. quadriceps femoris wird am in Rückenlage befindlichen Patienten durchgeführt. Die Knie ragen über das untere Liegenende hinaus. Der Therapeut sitzt auf der Behandlungsseite in Höhe des Patientenoberschenkels mit Blickrichtung zur Liege. Die Daumen werden von lateral her an den zu behandelnden Teil des Muskels angelegt und führen gegen den Gegenhalt der Langfinger die Dehnung durch (Abb. 10.104). Gerade am M. quadriceps femoris bewährt sich auch das von distal her mit den Handballen durchgeführte fasziale Ausstreichen, das auch lokal am Recessus suprapatellaris indiziert sein kann (Abb. 10.105). Die Triggerpunkte dieser Muskelgruppe sind in der Regel mit lokalen Schmerzen verbunden (Abb. 10.106).

Ischiokrurale Muskulatur

M. biceps femoris

- U.: Tuber ischiadicum, Ligamentum sacrotuberale (Caput longum des M. biceps femoris), Labium laterale lineae asperae (Caput breve des M. biceps femoris)
- A.: Caput fibulae
- F.: Kniebeugung, Hüftstreckung, Außenrotation im Kniegelenk
- N.: N. tibialis (S1–S2, Caput longum), N. peronaeus (L5–S1, Caput breve)

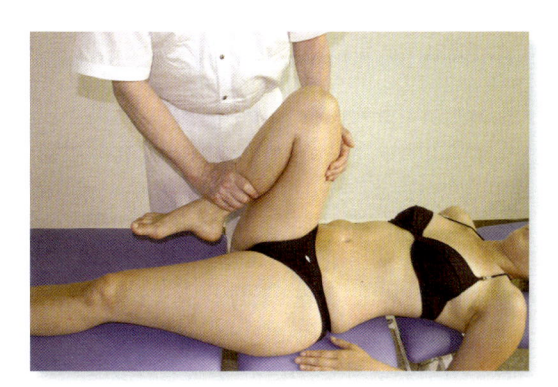

Abb. 10.103: Postisometrische Dehnung des M. quadriceps femoris

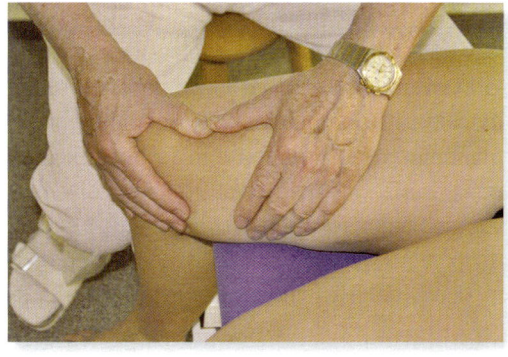

Abb. 10.104: Querdehnung des M. quadriceps femoris

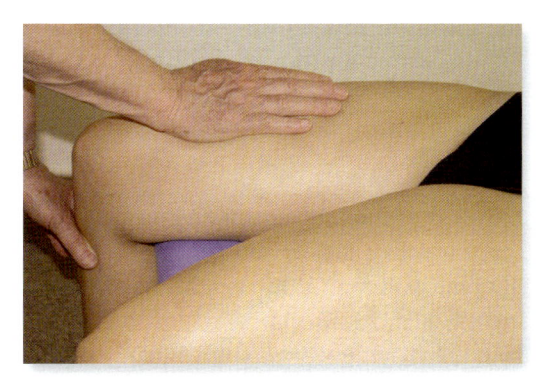

Abb. 10.105: Fasziales Ausstreichen über dem M. quadriceps femoris

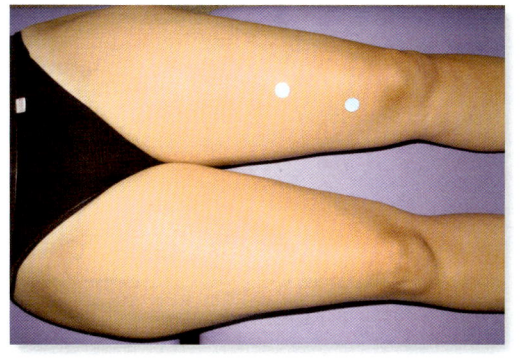

Abb. 10.106: Triggerpunkte des M. quadriceps femoris

M. semitendinosus

- U.: Tuber ischiadicum
- A.: Pes anserinus superficialis
- F.: Kniebeugung, Hüftstreckung, Innenrotation im Kniegelenk
- N.: N. tibialis (L5–S2)

M. semimembranosus

- U.: Tuber ischiadicum
- A.: Pes anserinus profundus, Condylus medialis tibiae, Faszie des M. popliteus
- F.: Kniebeugung, Hüftstreckung, Innenrotation im Kniegelenk
- N.: N. tibialis (L5–S2)

Für die Behandlung der ischiokruralen Gruppe liegt der Patient in Rückenlage auf der Behandlungsliege. Der Therapeut steht oder sitzt auf der Behandlungsseite mit Blickrichtung zum Kopfende neben der Liege. Je nach Verkürzungsgrad des Muskels (Pseudo-Lasègue) wird das betroffene Bein um ca. 90° im Hüftgelenk und um ca. 60–90° im Kniegelenk gebeugt. Das andere Bein liegt gestreckt auf der Liege. Der Therapeut legt sich das gebeugte Patientenbein über seine patientennahe Schulter. Er umgreift mit beiden Händen von ventral her den distalen Oberschenkel und führt durch eine leichte Streckbewegung im Kniegelenk die Vordehnung des Muskels aus. Nach einer dosierten Anspannung in Richtung der Kniebeugung (gegen die Schulter des Therapeuten) wird die postisometrische Dehnung durch eine Vermehrung der Kniestreckung erreicht (Abb. 10.107). Soll diese Technik vor allem auf den M. biceps femoris wirken, wird das Hüftgelenk zusätzlich innenrotiert, soll sie vor allem auf den M. semimembranosus oder den M. semitendinosus wirken, zusätzlich außenrotiert.

Für die Querdehnung wird der Patient in Seitenlage gebracht. Das zu behandelnde Bein liegt oben. Der Therapeut steht oder sitzt vor dem Patienten mit Blickrichtung zum Fußende der Liege. Das unten liegende Patientenbein ist gestreckt, das (zu behandelnde) oben liegende Bein ist im Hüftgelenk um ca. 90°, im Kniegelenk leicht (bis zur ersten Barriere) flektiert. Dieses Bein wird entweder mit einer Unterlage gesichert oder auf den Therapeutenoberschenkel aufgelegt. Die Handballen werden von lateral her an die Muskelgruppe angelegt und dehnen gegen den Gegenhalt der Langfinger (Abb. 10.108).

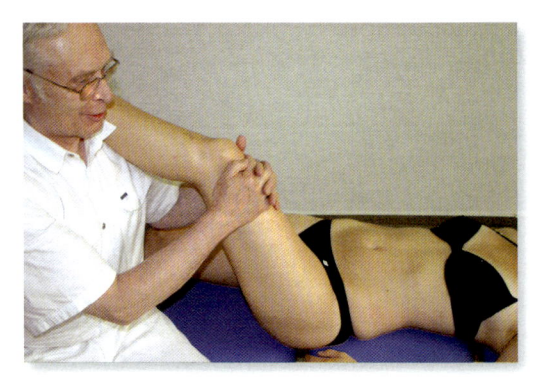

Abb. 10.107: Postisometrische Dehnung der ischiokruralen Muskulatur

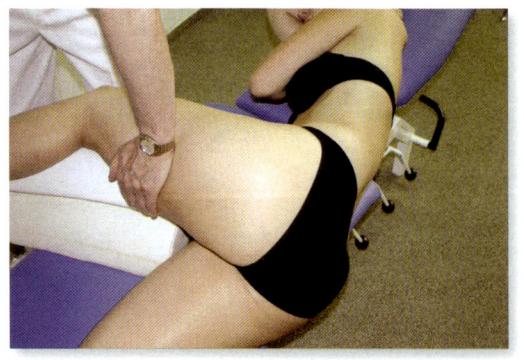

Abb. 10.108: Querdehnung der ischiokruralen Muskulatur

Aus der gleichen Ausgangslage wird mit dem Handballen auch das fasziale Ausstreichen nach distal durchgeführt (Abb. 10.109).

Die in den Mm. semitendinosus und semimembranosus beschriebenen 5 Triggerpunkte werden mit Schmerzausstrahlungen im Bereich der Glutäalfalte und des medialen Anteils der Oberschenkelstreckseite, die 4 Triggerpunkte im M. biceps femoris werden mit Schmerzen in der Kniekehle und dem lateralen Anteil der Streckseite des Oberschenkels in Zusammenhang gebracht (Abb. 10.110).

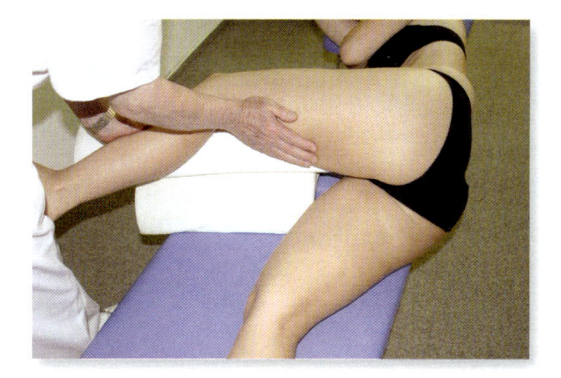

Abb. 10.109: Fasziales Ausstreichen der ischiokruralen Muskulatur

M. tensor fasciae latae

- U.: Spina iliaca anterior superior
- A.: Tractus iliotibialis
- F.: Flexion, Adduktion und Innenrotation im Hüftgelenk
- N.: N. gluteaus superior

Für die Längsdehnung des Muskels werden Techniken in Seiten- und Bauchlage beschrieben (Abb. 10.111).

Bei der Behandlung in Seitenlage wird der Patient auf die zu behandelnde Seite gelegt. Das oben liegende Bein liegt mit um 90° gebeugtem Hüft- und Kniegelenk sowie Hüftadduktion auf der Behandlungsliege. Der Therapeut steht hinter dem Patienten. Die kopfnahe Hand des Therapeuten hält das Becken von dorsal her. Seine fußnahe Hand fasst das Kniegelenk und stellt das Hüftgelenk bei flektiertem Knie in Hyperextension, Adduktion und Außenrotation ein. Nach dosierter isometrischer Anspannung in Richtung Hüftflexion und -abduktion erfolgt die postisometrische Dehnung durch Verstärkung der Vorspannungseinstellung.

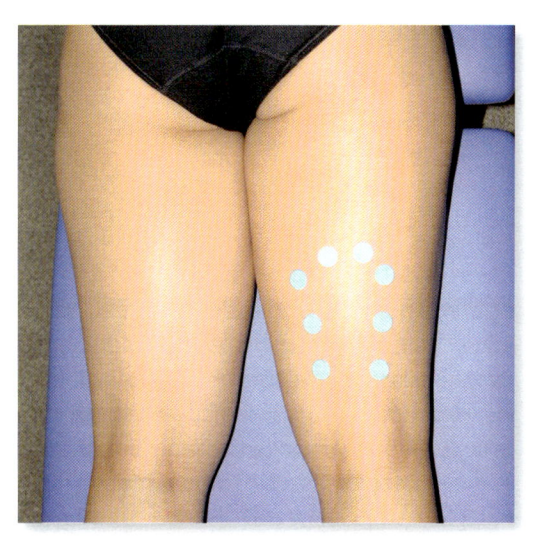

Abb. 10.110: Triggerpunkte in der ischiokruralen Muskulatur

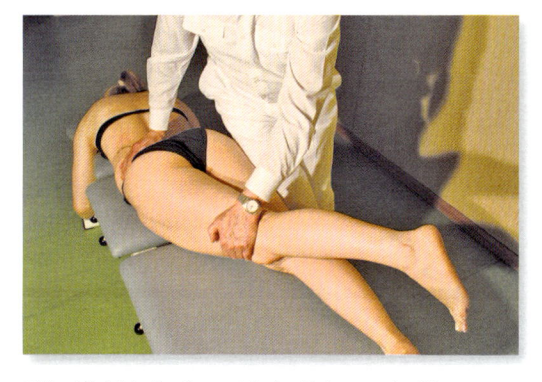

Abb. 10.111: Postisometrische Dehnung des M. tensor fasciae latae

Bei der Behandlung in Bauchlage liegt der Patient am Rand der Behandlungsliege (auf der Gegenseite des zu behandelnden Muskels). Der Therapeut steht in Höhe der Patientenhüfte seitlich am Tisch mit Blickrichtung zum Patienten. Er fixiert mit seiner kopfnahen Hand das Becken auf der zu behandelnden Seite auf der Liege. Seine fußnahe Hand legt er von ventral her an den distalen Oberschenkel auf der Behandlungsseite. Die Vordehnung des Muskels erfolgt durch Hyperextension und Adduktion in der Hüfte bei flektiertem Knie. Nach einer dosierten Anspannung in Richtung Hüftflexion und Abduktion wird die postisometrische Dehnung durch eine Verstärkung der Vordehnung erreicht. Auch der Adduktionsschergriff zur Mobilisation im Sakroiliakalgelenk führt zu einer Dehnung des Muskels.

Zur Querdehnung liegt der Patient in Rückenlage auf der Liege. Das Bein auf der zu dehnenden Seite ist im Hüftgelenk extendiert und adduziert. Das andere Bein wird zur Stabilisierung gekreuzt angestellt. Der Therapeut steht auf der Behandlungsseite mit Blickrichtung zum Patienten neben der Liege. Die fußnahe Therapeutenhand fixiert das Bein in Adduktion, die kopfnahe Hand wird von ventral her mit dem Daumenballen an den Muskel angelegt und dehnt nach dorsolateral.

Der Triggerpunkt des Muskels liegt dicht distal seines Ursprungs und wird mit Schmerzen an der Außenseite des mittleren Oberschenkels in Verbindung gebracht (Abb. 10.112).

M. sartorius

- U.: Spina iliaca anterior superior
- A.: Tuberositas tibiae
- F.: Beugung, Außenrotation und Abduktion im Hüftgelenk, Beugung im Kniegelenk, Innenrotation der Tibia im Kniegelenk
- N.: N. femoralis (L2–L3)

Der Patient liegt in Rückenlage am unteren Rand der Behandlungsliege. Sein Gesäß (Glutaealfalte) schließt am Fußende mit der Tischkante ab. Das Bein auf der Gegenseite der Behandlung wird in Hüft- und Kniegelenk maximal gebeugt und vom Patienten mit seinen Händen in dieser Stellung gehalten. Der Therapeut steht auf der Behandlungsseite mit Blickrichtung zum Patienten seitlich am Fußende des Tisches. Er fasst mit seiner kopfnahen Hand von ventral her den Oberschenkel und mit seiner fußnahen Hand von dorsal her den Unterschenkel des Patienten. Die Vordehnung des Muskels wird durch Extension, Adduktion und

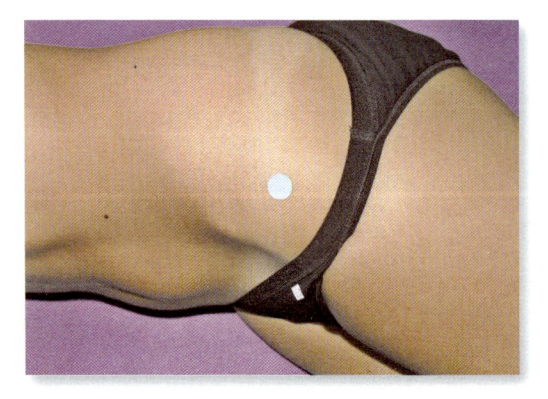

Abb. 10.112: Triggerpunkt des M. tensor fasciae latae

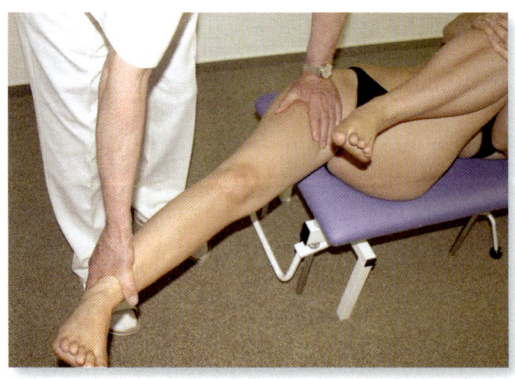

Abb. 10.113: Postisometrische Dehnung des M. sartorius

Innenrotation im Hüftgelenk sowie Extension im Kniegelenk erreicht. Nach einer dosierten isometrischen Anspannung in Richtung Hüftflexion und -abduktion wird die postisometrische Dehnung durch eine vermehrte Extension und Adduktion in der Hüfte erreicht (Abb. 10.113).

Hüftaußenrotatoren (Mm. gemelli, M. quadratus femoris, M. obturatorius externus)

- U.: Spina ischiadica, Tuber ischiadicum (Mm. gemelli); Tuber ischiadicum (M. quadratus femoris), Ramus ossis ischii, Membrana obturatoria (M. obturatorius externus)
- A.: Fossa trochanterica (Mm. gemelli, M. obturatorius externus), distaler Teil des Trochanter maior (M. quadratus femoris)
- F.: Außenrotation und Abduktion im Hüftgelenk
- N.: N. glutaeus inferior, N. obturatorius (L5–S2)

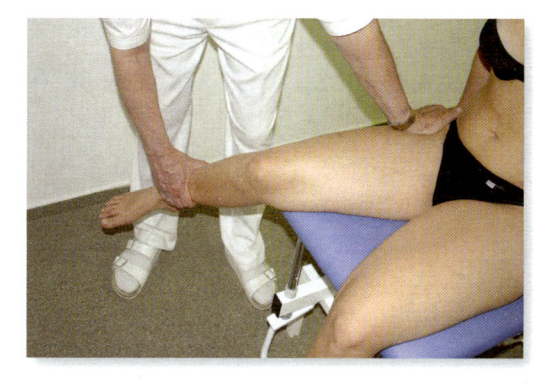

Abb. 10.114: Postisometrische Dehnung der Hüftaußenrotatoren

Für diese Muskeln wird die Dehnung in einer gemeinsamen Technik durchgeführt. Der Patient sitzt am Fußende der Behandlungsliege mit überhängenden Unterschenkeln. Der Therapeut steht auf der Behandlungsseite seitlich vor dem Patienten und fixiert mit seiner kopfnahen Hand das Becken. Mit seiner fußnahen Hand fasst er den distalen Unterschenkel. Die Vordehnung der Muskeln erfolgt durch Innenrotation und Abduktion im Hüftgelenk. Nach einer dosierten isometrischen Anspannung in Richtung der Außenrotation wird die postisometrische Dehnung über eine vermehrte Innenrotation erreicht (Abb. 10.114).

M. piriformis

- U.: Vorderfläche des Os sacrum
- A.: Trochanter maior
- F.: Außenrotation und Abduktion im Hüftgelenk, unterstützt die Retroversion des Oberschenkels
- N.: Plexus sacralis (L5–S2)

Für die Längsdehnung des Muskels liegt der Patient in Rückenlage auf der Behandlungsliege. Der Therapeut steht in Hüfthöhe des Patienten auf der Behandlungsseite. Das Patientenbein auf der Behandlungsseite wird im Hüftgelenk in Flexion, Adduktion und Innenrotation eingestellt und lateral vom ausgestreckten anderen Bein in Kniehöhe mit dem Fuß auf der Liege aufgestellt. Der Therapeut fixiert mit seiner kopfnahen Hand das Becken des Patienten auf der Unterlage, seine fußnahe Hand fasst von lateral her das Knie des Patienten. Die Vordehnung des Muskels erfolgt durch Adduktion und Innenrotation im Hüftgelenk. Nach einer dosierten isometrischen Anspannung in Abduktions- und Außenrotationsrichtung wird die postisometrische Dehnung über eine Vermehrung von Adduktion und Innenrotation im Hüftgelenk erreicht (Abb. 10.115).

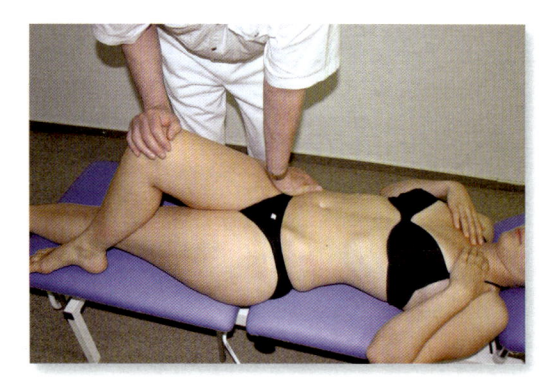

Abb. 10.115: Postisometrische Dehnung des M. piriformis

vor dem Patienten und legt zur Dehnung seine Langfinger von kaudal und seine Daumen von kranial her an den Muskel an. Die Dehnung erfolgt durch Kaudalschub mit den Daumen gegen den Gegenhalt der Langfinger (Abb. 10.116).

Aus der gleich Ausgangsstellung kann auch ein fasziales Ausstreichen mit der fußnahen Hand vom Trochanter her zum Os sacrum durchgeführt werden. Die kopfnahe Therapeutenhand fixiert dabei das Knie des Patienten.

Die Triggerpunkte des Muskels liegen zum einen dicht neben dem Os sacrum und werden mit Schmerzen im medialen Glutäalbereich in Verbindung gebracht und zum anderen 2–3 Querfinger medial des Trochanter maior, die mit Schmerzen im laterokaudalen Glutaealbereich in Zusammenhang gebracht werden (Abb. 10.117).

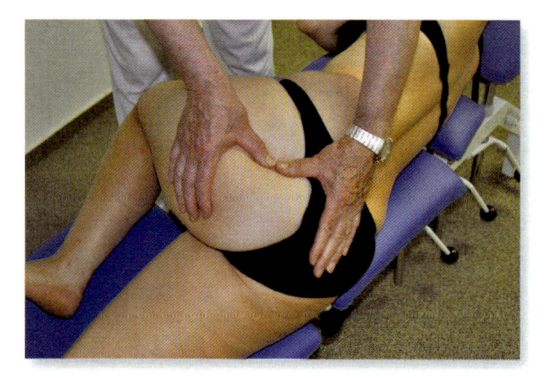

Abb. 10.116: Querdehnung des M. piriformis

Hüftadduktoren (M. adductor longus, M. adductor magnus)

M. adductor longus

- U.: Ramus superior ossis pubis, Ventralseite der Symphysis pubica
- A.: Labium mediale lineae asperae
- F.: Adduktion im Hüftgelenk, unterstützt die Hüftflexion
- N.: N. obturatorius (Ramus anterior) (L2–L4)

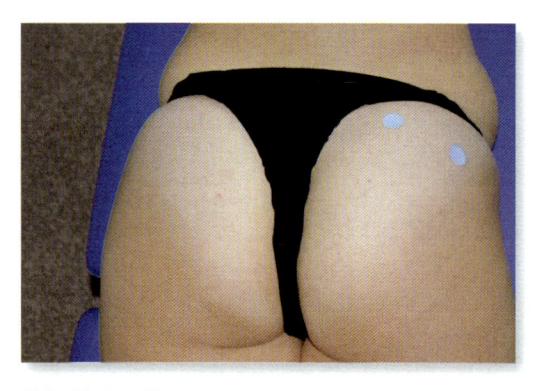

Abb. 10.117: Triggerpunkte des M. piriformis

Für die Querdehnung liegt der Patient in Seitenlage. Das auf der Liege aufliegende Bein ist ausgestreckt. Das oben liegende (zu behandelnde) Bein ist in Hüftflexion und Adduktion gelagert. Der Therapeut steht in Beckenhöhe

M. adductor magnus

- U.: Ramus inferior ossis pubis, Ramus ossis ischii, Tuber ischiadicum
- A.: Labium mediale lineae asperae, Epicondylus medialis femoris
- F.: Adduktion und Innenrotation im Hüftgelenk
- N.: N. obturatorius (Ramus posterior, L3–L4), N. tibialis (L4–L5)

Zur Adduktorendehnung liegt der Patient in Rückenlage auf der Behandlungsliege. Das Bein auf der Gegenseite der Behandlung wird zur zusätzlichen Fixation deutlich abduziert gelagert. Das Bein auf der Behandlungsseite wird ebenfalls im Hüftgelenk abduziert und gering außenrotiert. Für die Behandlung des M. adductor longus wird es zusätzlich extendiert. Der Therapeut steht in Höhe des Patientenunterschenkels neben der Liege und fasst mit der kopfnahen Hand das Kniegelenk und mit der fußnahen Hand den distalen Unterschenkel. Die Vordehnung erfolgt durch Abduktion. Nach dosierter isometrische Anspannung in Richtung der Adduktion wird die postisometrische Dehnung durch eine nachfolgende Verstärkung der Abduktion durchgeführt (Abb. 10.118).

Weiterhin besteht die Möglichkeit, den M. adductor magnus isoliert zu behandeln. Dabei liegt der Patient ebenfalls in Rückenlage, wobei das Bein auf der Gegenseite der Behandlung in der Hüfte gestreckt und abduziert wird. Das Bein auf der Behandlungsseite wird in Hüfte und Kniegelenk gebeugt und mit dem Fuß aufgestellt. Der Therapeut steht in Hüfthöhe des Patienten seitlich am Tisch mit Blickrichtung zur Liege und fixiert mit seiner kopfnahen Hand das Becken. Seine fußnahe Hand fasst von medial her das gebeugte Patientenknie. Die Vordehnung des Muskels erfolgt durch Abduktion im Hüftgelenk (Knie nach außen sinken lassen). Nach einer dosierten isometrischen Anspannung in Richtung der Hüftadduktion wird die postisometrische Dehnung über eine Verstärkung der Hüftabduktion erreicht (Abb. 10.119). Um die einzelnen Anteile des M. adductor magnus zu erfassen, wird die Hüftflexion entsprechend der zu behandelnden Anteile variiert.

Zur Querdehnung der Adduktoren liegt der Patient in Rückenlage. Das Bein auf der Behandlungsseite wird abduziert gelagert. Zur Entlastung der Lendenwirbelsäule wird das andere Bein angestellt. Der Therapeut steht auf der Behandlungsseite mit Blickrichtung zum Patienten. Die Querdehnung erfolgt mit dem Handballen der kopfnahen Hand von ventral

Abb. 10.118: Postisometrische Dehnung der Hüftadduktoren

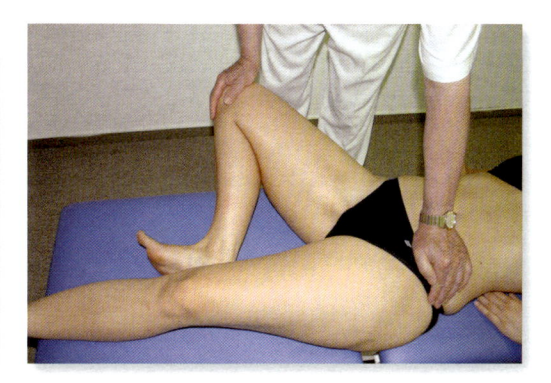

Abb. 10.119: Postisometrische Dehnung des M. adductor magnus

nach dorsal. Die fußnahe Hand fixiert dabei den Oberschenkel in mittlerer Abduktionsstellung. Zur Dehnung der extensorischen Anteile wird das Bein in ca. 45° Hüftflexion gelagert (Abb. 10.120).

Die vier wesentlichen Triggerpunkte der Adduktoren liegen im proximalen Anteil des M. adductor magnus sowie im proximalen und medialen Teil des M. adductor longus (Abb. 10.121). Erstere werden mit Schmerzen an der Beugeseite des Hüftgelenks bzw. an der Vorderfläche der Patella, Letztere mit sich ausbreitenden Schmerzen über dem Verlauf des Muskels in Verbindung gebracht. Die proximalen Triggerpunkte werden auch mit Schmerzen im Bereich des Dammes und perianal in Verbindung gebracht.

M. triceps surae (Gastrocnemius)

- U.: Caput mediale und Caput laterale dicht oberhalb der Condyli ossis femoris, Linea m. solei tibiae, Caput fibulae (M. soleus)
- A.: Tuber calcanei
- F.: Plantarflexion im Sprunggelenk, Supination, Knieflexion
- N.: N. tibialis (S1–S2)

Der Patient liegt in Rückenlage auf der Behandlungsliege. Das Knie auf der Behandlungsseite ist gestreckt. Der Therapeut steht in Höhe des Patientenunterschenkels seitlich am Tisch mit Blickrichtung zur Liege. Seine kopfnahe Hand legt er von ventral her auf die proximale Tibia des zu behandelnden Beines und fixiert es damit auf der Unterlage. Seine fußnahe Hand fasst im Untergriff den Patientenfuß (Hohlhand von dorsal her um die Ferse, Beugeseite des Unterarmes an der Fußsohle). Die Vordehnung des Muskels erfolgt über eine Dorsalflexion im Sprunggelenk. Nach einer dosierten isometrischen Anspannung in Richtung der Plantarflexion wird die postisometrische Dehnung durch eine Verstärkung der Dorsalflexion erreicht (Abb. 10.122).

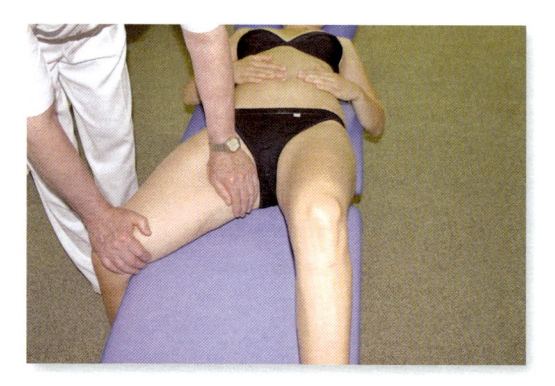

Abb. 10.120: Querdehnung der Hüftadduktoren

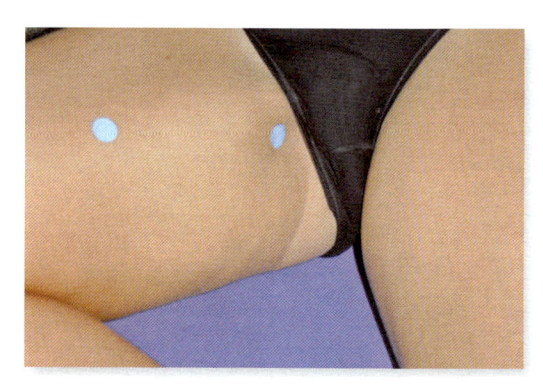

Abb. 10.121: Triggerpunkte der Hüftadduktoren

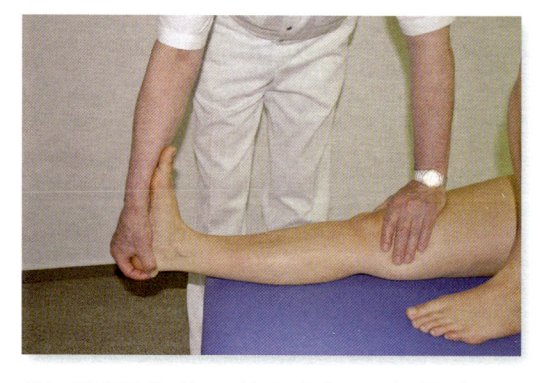

Abb. 10.122: Postisometrische Dehnung des M. triceps surae

Wenn das Knie des Patienten bei dieser Technik um ca. 70° flektiert wird (z.B. durch Unterlegen eines Würfels), erreicht man eine Dehnung des M. soleus.

Zur Querdehnung dieses Muskels wird der Patient in Bauchlage mit über den Liegenrand überhängendem Fuß gelagert. Der Therapeut steht oder sitzt seitlich neben dem zu behandelnden Bein und fixiert mit der Innenseite seines fußnahen Oberschenkels den Fuß in Neutralstellung. Die Querdehnung erfolgt mit den von lateral her flächig angelegten Daumen (Abb. 10.123).

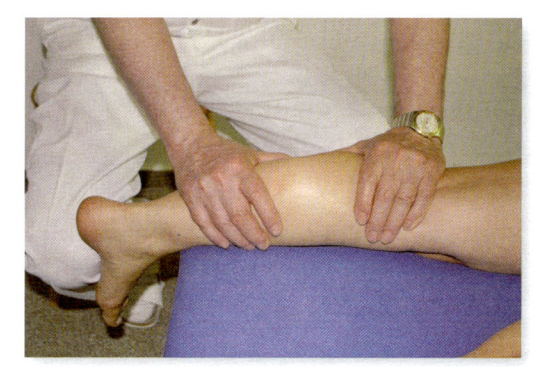

Abb. 10.123: Querdehnung des M. triceps surae

Die Triggerpunkte des M. gastrocnemius befinden sich dicht distal der Ursprünge sowie an der Grenze vom proximalen zum medialen Drittel des Muskels (Abb. 10.124). Sie führen hauptsächlich zu Schmerzausbreitungen in ihrer Umgebung. Der distale tibiale Triggerpunkt wird auch mit einer flächenhaften Schmerzausbreitung an der Dorsalseite des distalen Femur und an der tibialen Seite der Dorsalseite des Unterschenkels in Verbindung gebracht.

Im M. soleus werden vor allem zwei Triggerpunkte erwähnt: Der dicht distal des Ursprungs gelegene Triggerpunkt führt zu einer Schmerzausbreitung an der Unterschenkeldorsalseite, der dicht oberhalb der Achillessehne gelegene wird mit Schmerzen im Bereich des ipsilateralen SIG in Verbindung gebracht.

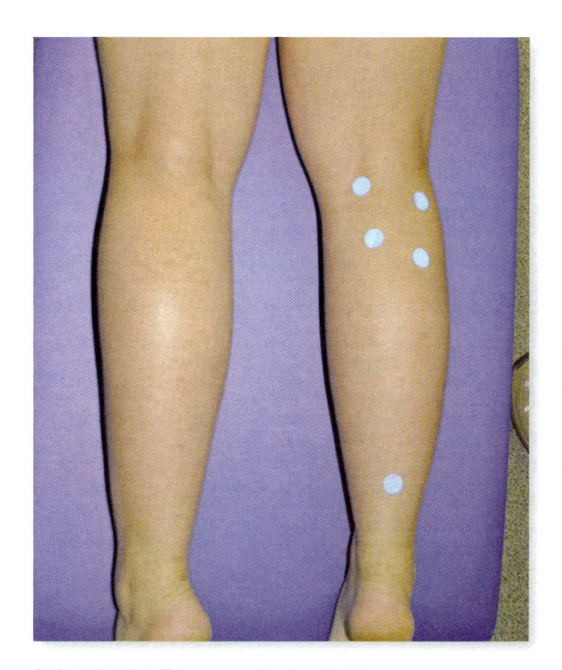

Abb. 10.124: Triggerpunkte des M. triceps surae

M. tibialis posterior

- U.: Membrana interossea cruris, Facies posterior tibiae, Facies posterior fibulae
- A.: Tuberositas ossis navicularis, Ossa cuneiformia intermedium et laterale
- F.: Plantarflexion, Supination
- N.: N. tibialis (L4–S1)

Der Patient liegt in Rückenlage auf der Behandlungsliege. Der Therapeut steht oder sitzt auf der Behandlungsseite seitlich neben der Liege mit Blickrichtung zum Patienten. Er fixiert mit seiner kopfnahen Hand den Unterschenkel des Patienten auf der Unterlage. Seine fußnahe Hand fixiert im Untergriff (Hohlhand von dorsal an die Ferse, Beugeseite des Unterarmes an der Fußsohle) den Patientenfuß. Die Vordehnung des Muskels erfolgt durch Dorsalflexion und Pronation. Nach einer dosierten isometrischen Anspannung in Richtung der Plantarflexion und Supination wird die postisometrische Dehnung durch eine Verstärkung der Dorsalflexion und Pronation erreicht (Abb. 10.125).

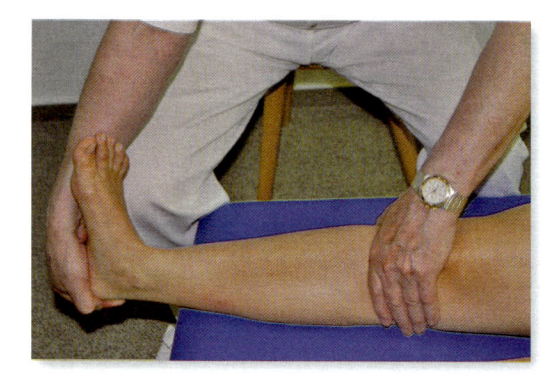

Abb. 10.125: Postisometrische Dehnung des M. tibialis posterior

Die Querdehnung des Muskels erfolgt wie beim M. gastrocnemius und M. soleus.

Der Triggerpunkt des Muskels liegt an der Grenze vom proximalen zum medialen Drittel der Unterschenkelrückseite (mittig). Er wird vor allem mit in den Bereich der Achillessehne ausstrahlenden Schmerzen in Verbindung gebracht (Abb. 10.126).

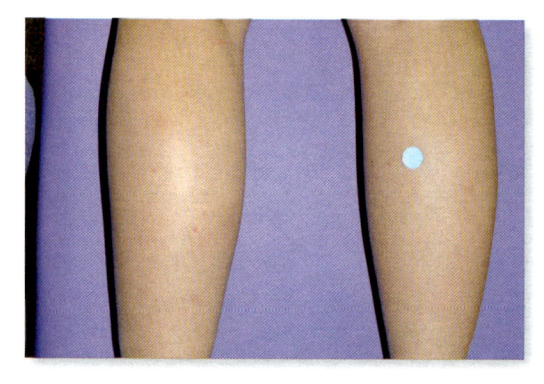

Abb. 10.126: Triggerpunkt des M. tibialis posterior

M. tibialis anterior

- U.: Facies lateralis tibiae (obere zwei Drittel), Membrana interossea cruris
- A.: Os cuneiforme mediale, Basis ossis metatarsalis I
- F.: Dorsalflexion, Supination
- N.: N. peronaeus profundus (L4–L5)

Der Patient liegt in Rückenlage auf der Behandlungsliege. Der Therapeut steht in Höhe des Patientenunterschenkels auf der Behandlungsseite seitlich an der Liege mit Blickrichtung zum Patienten. Er fixiert mit seiner kopfnahen Hand den Unterschenkel des Patienten auf der Unterlage. Seine fußnahe Hand fasst von dorsal her den Mittelfuß. Die Vordehnung des Muskels erfolgt durch Plantarflexion und Pronation. Nach einer dosierten isometrischen Anspannung in Richtung der Dorsalflexion und Supination wird die postisometrische Dehnung über eine Verstärkung von Plantarflexion und Pronation erreicht (Abb. 10.127).

Für die Querdehnung liegt der Patient in Rückenlage mit über das Fußende der Liege überhängendem Fuß. Dadurch fällt der Fuß in Plantarflexion; es stellt sich von selbst eine Vordehnung ein. Das Bein auf der anderen Seite wird in Hüfte und Knie gebeugt und auf der Liege aufgestellt. Der Therapeut steht auf der Gegenseite mit Blickrichtung zum Patienten. Er legt seine Daumen von der Tibiakante her kom-

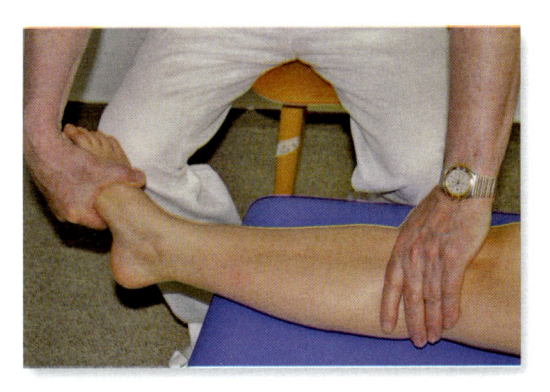

Abb. 10.127: Postisometrische Dehnung des M. tibialis anterior

mend flächig an den Muskel an und dehnt mit diesen gegen den Gegenhalt der Langfinger nach lateral (Abb. 10.128).

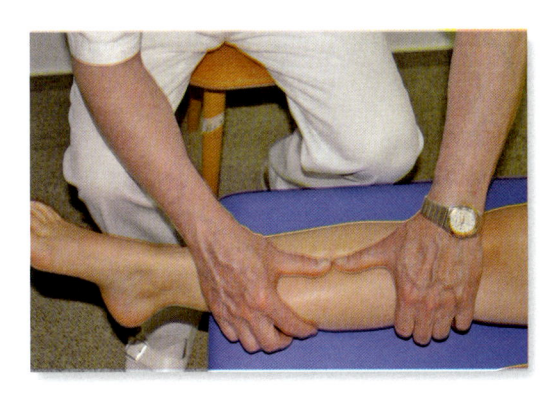

Abb. 10.128: Querdehnung des M. tibialis anterior

Der Triggerpunkt des Muskels findet sich ca. 4 Querfinger distal des Kniegelenkspalts; er wird mit Schmerzen im Bereich der 1. Zehe, aber auch im Verlauf des Muskels und seiner Ansatzsehne in Verbindung gebracht.

Peronaealmuskulatur

M. peronaeus longus

- U.: Caput fibulae, Corpus fibulae, Condylus lateralis tibiae, Kapsel der Articulatio tibiofibularis, Septa intermuscularia cruris
- A.: Os cuneiforme mediale, Basis ossis metatarsalis I
- F.: Plantarflexion, Pronation
- N.: N. peronaeus superficialis (L5–S1)

M. peronaeus brevis

- U.: laterale Fläche der Fibula, Septa intermuscularia cruris
- A.: Tuberositas ossis metatarsalis V
- F.: Plantarflexion, Pronation
- N.: N. peronaeus superficialis (L5–S1)

Der Patient liegt in Rückenlage auf der Behandlungsliege. Der Therapeut steht auf der Behandlungsseite in Höhe des Patientenunterschenkels mit Blickrichtung zum Patienten seitlich an der Liege. Er fixiert mit seiner kopfnahen Hand den Unterschenkel des Therapeuten auf der Unterlage. Seine fußnahe Hand fasst von dorsal her den Mittelfuß. Die Vordehnung erfolgt durch Dorsalflexion und Supination. Nach einer dosierten isometrischen Anspannung in Richtung Plantarflexion und Pronation wird die postisometrische Dehnung durch eine Verstärkung von Dorsalflexion und Supination erreicht (Abb. 10.129).

Zur Querdehnung liegt der Patient in Bauchlage auf der Behandlungsliege. Der Fuß ragt über das Fußende der Liege hinaus. Der Therapeut steht auf der Behandlungsseite in Fußhöhe neben der Liege und hält mit seinem fuß-

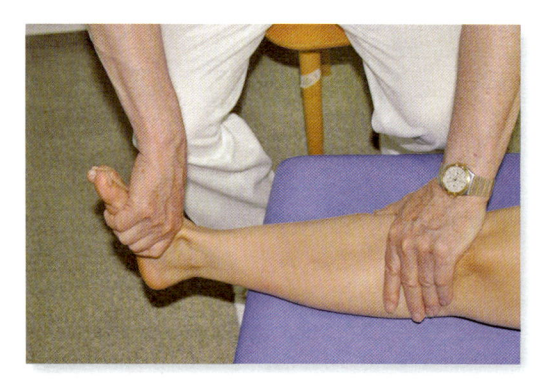

Abb. 10.129: Querdehnung der Peronaealmuskulatur

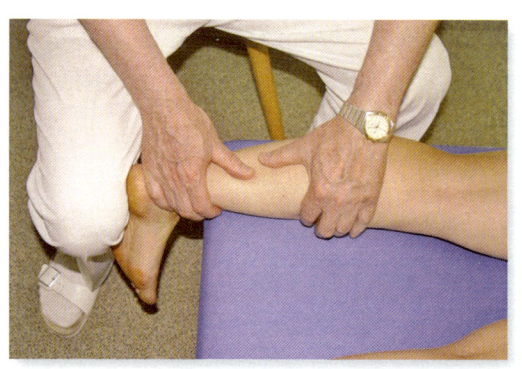

Abb. 10.130: Querdehnung der Peronaealmuskulatur

nahen Bein den Patientenfuß in Dorsalflexion und Supination. Die Querdehnung erfolgt aus dieser Einstellung heraus mit beiden Daumen gegen den Gegenhalt der Langfinger (Abb. 10.130).

Die Triggerpunkte liegen für den M. peronaeus longus ca. 3 Querfinger distal des Fibulaköpfchens und für den M. peronaeus brevis ca. 4 Querfinger proximal des Malleolus fibularis (Abb. 10.131).

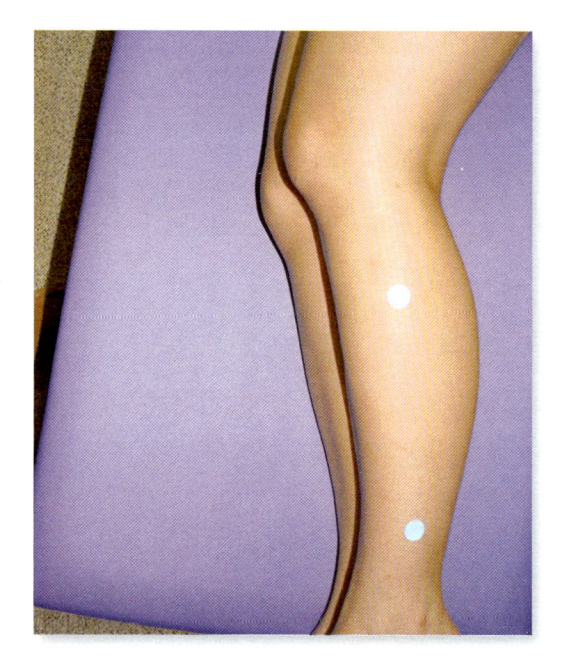

Abb. 10.131: Triggerpunkte der Peronaealmuskulatur

Viszerale Mobilisationen

Unter Mitarbeit von M. Fleischhauer und R. Galm

11.1 Grundlagen

In diesem Kapitel werden diagnostische und therapeutische Grundlagen viszeraler Behandlungsformen beschrieben, mit denen direkt oder indirekt auf die Funktion innerer Organe Einfluss genommen wird, soweit sie nicht bereits an anderer Stelle in diesem Buch dargestellt wurden. Die vertebroviszeralen und viszerovertebralen Zusammenhänge wurden schon im Einführungskapitel beschrieben.

Die Störungen sind zumeist Folge einer unwillkürlichen reflexartigen Antwort auf eine nozireaktive Afferenz (durch funktionelle, aber insbesondere auch strukturelle Pathologien) innerer Organsysteme und als Schutzreaktion zu verstehen. Die meisten inneren Organe haben über ligamentäre Strukturen strukturelle Verbindungen zu den Bewegungsorganen und tief-somatische Afferenzen zur Wirbelsäule, die über den Grenzstrang zum thorakalen Rückenmark oder über den N. vagus direkt ins Stammhirn gelangen. Beispiel hierfür ist die enge anatomische Verbindung von M. psoas und M. quadratus luborum mit dem Zwerchfell und somit auch der Leber.

Hilfreich für die segmentale Zuordnung vertebroviszeraler Wechselbeziehungen im Rahmen einer sympathischen Systemaktivierung ist die Kenntnis der Verbindungen des Ganglion coeliacum (Magen, Leber, Gallenblase, Milz, 1/2 Duodenum) zu den Segmenten Th5–9. Das Ganglion mesentericum superius (1/2 Duodenum, Pankreas, Jejunum, Ileum, Colon) ist in Verbindung zu bringen mit Th10/11 und das Ganglion mesentericum inferius (Colon, Sigmoid, Rectum) zu Th12–L2.

Humorale oder immunologische Steuerungsmechanismen erfolgen auf dem Blutweg. Sie sind zu beachten und bei der Therapie zu berücksichtigen. Bei dem Versuch, eine primär somatische von einer primär viszeralen Störung zu unterscheiden, hilft das Phänomen, dass die primär somatische Störung mit einer Einschränkung der Gelenkbeweglichkeit (Intervertebralgelenk) einhergeht, während die primär viszerale Störung eine Veränderung der Gewebskonsistenz im Segment („hartgummiartig") verursacht. Werden Störungen der Blut- und Lymphzirkulation als (Mit-)Ursache vermutet, sollten ebenfalls diejenigen Wirbelsäulenabschnitte, die die Versorgung in den entsprechenden Höhen beeinflussen, überprüft und bei Vorliegen eines relevanten Befundes in das Therapiekonzept einbezogen werden. Von osteopathischen Schulen wird bei vermuteten Störungen des Blut- und Lymphflusses auch besonderer Wert auf die Spannung des Zwerchfells, der Gewebe an der oberen Thoraxapertur und des Beckenbodens (alle drei Ebenen werden von den osteopathischen Schulen als Diaphragmen bezeichnet) gelegt. Die entsprechenden Behandlungstechniken sind bereits bei den Muskelbehandlungen (Zwerchfell) und den myofaszialen Behandlungen (obere Thoraxapertur und Beckenboden) beschrieben. Als gesichert kann gesehen werden, dass die viszeralen Mobilisationstechniken (der Ausdruck »viszerale Manipulation« ist nach den Definitionen der deutschsprachigen wissenschaftlichen Gesellschaften nicht zutreffend) zur Durchblutungsförderung, zur Detonisierung und im Bauchraum auch zur Peristaltikregulierung beitragen. Andere – von verschiedenen osteopathischen Schulen behauptete Wirkungen – sind noch umstritten. Eine besondere Rolle hinsichtlich taktiler Techniken für Diagnostik und Therapie spielen dabei die nach dem amerikanischen Osteopathen *Chapman* benannten Punkte (Chapman-Reflexpunkte). Diese liegen ventral zumeist am Periost (Rippen), dorsal zwischen den Dorn- und Querfortsätzen. Sie sind bei viszeralen Störungen Repräsentant der inneren Organe und als schmerzhafte Knötchen tastbar. Ihre diagnostische Verlässlichkeit liegt bei ca. 80 % (*Kuchera*). Am Anfang einer viszeralen Störung zeigt sich nur der lokale viszerale Reflex. Im nächsten Stadium bewirkt der viszerosomatische Reflex die paraspinale segmentale Reaktion mit der Ausbildung der Chapman-Punkte. Danach reagiert die engere und weitere Umgebung (Peritoneum, Zwerchfell, angrenzende Muskulatur). Hinsichtlich der Organbeweglichkeit werden von den Osteopathen die Begriffe Motrizität, Motilität und Mobilität unterschieden:

- Unter Motrizität versteht man alle Einwirkungen (passive Verlagerungen), die durch Einwirkungen des Bewegungssystems auf die inneren Organe entstehen.
- Unter Motilität wird in diesem Rahmen die Eigenbewegung der Organe („viszeraler Rhythmus") verstanden. Diese erfolgen normalerweise mit langsamer Frequenz und meist geringer Amplitude. Dabei wird noch zwischen intrinsischer und extrinsischer Motilität unterschieden. Als intrinsische Motilität wird die durch die embryonale Wachstumsbewegung entstandene Organbewegung bezeichnet; als extrinsische Motilität die Organbewegung, die der embryonalen räumlichen Entwicklung folgt.
- Als Mobilität wird dabei die passive Bewegung eines Organs durch die Atmung und die Herztätigkeit bezeichnet.

In die manualmedizinische Diagnostik und Behandlung innerer Organe sind Störungen wie akute und chronische Infekte, Fehlernährung, Fehlverdauung und Bewegungsmangel mit einzubeziehen.

Osteopathische Schulen sehen die motilitäts- und mobilitätsspezifischen Techniken, die sog. lymphatischen Techniken und auch die sog. ANS(autonomes Nervensystem)-spezifischen Techniken in der viszeralen Mobilisationsbehandlung als wesentlich an. Die heute verwendeten Techniken gehen im Wesentlichen auf *J. P. Barral* zurück. Es werden Techniken zur Verbesserung bzw. Normalisierung von Mobilität, Motilität und Motrizität – unter anderem rhythmische Kompressionen – eingesetzt. In die therapeutischen Überlegungen wird auch der Positionserhalt (z. B. bei Enteroptose) mit einbezogen. Deshalb werden im Rahmen der Rezidivprophylaxe auch straffe Bauchdecken angestrebt. Für die Diagnose und auch bei der Planung der viszeralen Mobilisationen spielt die Beurteilung von Gewebespannung, Organposition sowie Organaktivität (Peristaltik) eine bedeutende Rolle. Wegen der von Osteopathen hervorgehobenen Bedeutung der Diaphragmen beinhaltet die Diagnose im ersten Schritt die Prüfung derselben und dann erst die spezifische Beurteilung der Organe. Die therapeutische Reihenfolge beginnt mit der Sicherung des Lymphabflusses, d. h. der Therapie der Diaphragmen: Für die obere Thoraxapertur wird bei wechselnder Seitneigung des Kopfes die Spannung der ventralen Halsmuskeln und – soweit beurteilbar – die Spannung der restlichen Weichteile (Faszien und Ligamente) geprüft (Abb. 11.1). Die Spannung des Zwerchfells versucht man mit den beidseits des Processus xiphoideus in die Tiefe geführten Daumen oder palpierenden Langfingern zu prüfen (Abb. 11.2). Dass das bei der anatomischen Anordnung des Zwerchfells je nach Dicke und Spannung der Bauchdecke nur eingeschränkt möglich ist, versteht sich von selbst. Die Spannung des Beckenbodendiaphragmas wird entweder direkt neben dem Tuber ossis ischii beidseits oder durch eine vorsichtige Mobilisation geprüft (Abb. 11.3). Für die Bauchorgane wird Wert auf die Beurteilung des epigastrischen Winkels gelegt, der je nach Konstitution 30–50° betragen soll (Abb. 11.4). Als reflektorisch reagierende Orte werden die auf tiefen Faszien oder am Periost liegenden Chapman-Reflexpunkte benutzt, wobei sich die Punkte für die meisten Organe sowohl ventral als auch dorsal finden. An den einzelnen Organen wird versucht, Mobilität und Motilität zu beurteilen. Bei der Therapie wird eine Normalisierung bzw. Optimierung von Mobilität und Motilität angestrebt. Bezüglich der Mobilität wird das meist mittels direkter Technik mit langsamen repetitiven und rhythmischen (ca. zehn-

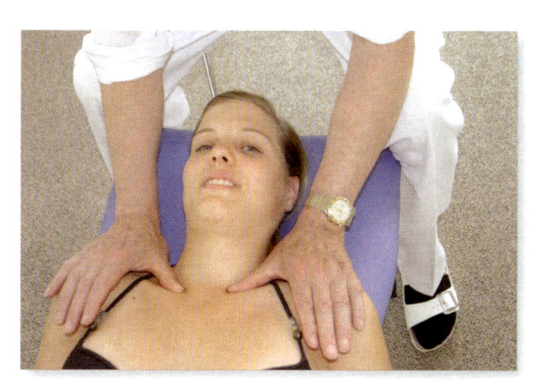

Abb. 11.1: Prüfung der Gewebespannung an der oberen Thoraxapertur

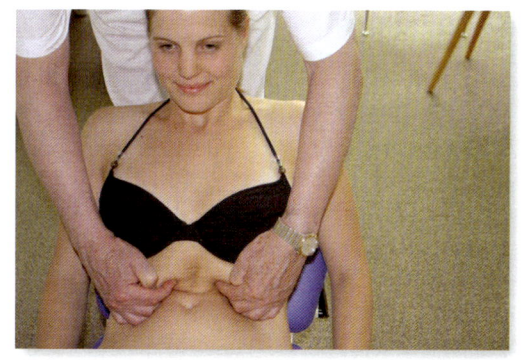

Abb. 11.2: Prüfung der Gewebespannung an der unteren Thoraxapertur

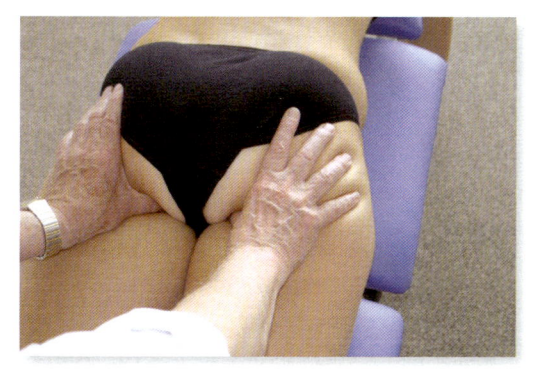

Abb. 11.3: Prüfung der Gewebespannung am Beckenboden

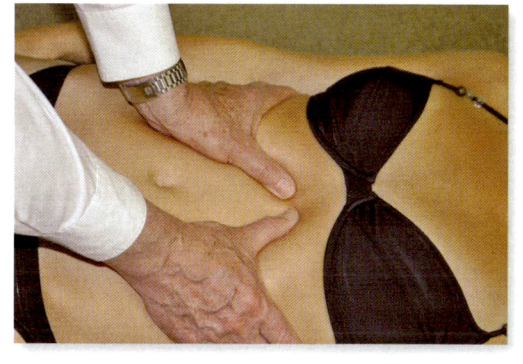

Abb. 11.4: Prüfung des epigastrischen Winkels

mal pro Minute) Anwendungen der Handgriffe versucht. Hinsichtlich der Motilität wird das mit einer ebenfalls langsam weich-rhythmisch-repetitiv in die freie Richtung mit möglichst großer Amplitude der Einzelbewegung und möglichst großflächiger Anlage der Therapeutenhand durchgeführten Mobilisation angestrebt. Außerdem ist grundsätzlich die Therapie über die zugehörigen Segmente des Stammskeletts und über die Chapman-Reflexpunkte möglich.

Beispielhaft sei hier eine Möglichkeit für ein schrittweises Vorgehen aufgezeigt:

Ausgangspunkt: rezidivierende Blockierung eines Segmentes/Wirbelsäulenabschnittes
- Verkettung artikulär/muskulär?
- Bauch-/Thoraxorgane (strukturell?, funktionell?)
- Diaphragma?
- ANS (Steuerung der Funktion?)

Diagnostische und therapeutische Möglichkeiten?

11.2 Diagnose- und Therapiebeispiele

11.2.1 Viszeraler Screening-Test für den oberen GI-Trakt

Der Patient liegt in Rückenlage auf der Behandlungsliege, der Kopf schließt mit dem Kopfteil bündig ab. Der Therapeut stellt sich vor das Kopfende, modelliert seine rechte Hand mit dem Handballen sanft über dem Epigastrium an. Nun nimmt er behutsam Tiefenkontakt auf, bis der Puls der Aorta abdominalis zu ahnen ist, der Magen ist nun zwischen Hand und Aorta sanft fixiert. Anschließend erfolgt langsam mit der linken Hand das kontinuierliche Absenken des Kopfteiles. Dabei wird die Aufmerksamkeit auf die Hand über dem Epigastrium gerichtet. Über die Rückneigung des Kopfes und der oberen BWS erfolgt ein Zug über Schlund und Ösophagus bis zum Magen. Wenn unter der Fixationshand myofasziale Spannungen wahrgenommen werden, wird das Absenken des Kopfteiles unterbrochen und der Therapeut wartet auf die Entspannung des Gewebes. Anschließend wird die Diagnostik fortgesetzt bis zur nächsten Restriktion. Im Regelfall ist ein langsames Absenken bis ca. 30° möglich. Auf die Äußerungen des Patienten wird selbstverständlich geachtet.

Klinischer Hinweis: Dieser Test ist von hohem diagnostischen und therapeutischen Wert, da hier häufig versteckte Restriktionen vorliegen, die Ursache für sternosymphyseale Belastungshaltungen, obere GI-Symptome oder CTÜ-Dysbalancen sind.

11.2.2 Leber

Der ventrale Chapman-Reflexpunkt liegt an der Knorpel-Knochen-Grenze der 6. Rippe rechts. Bei der Mobilität und Motilität der Leber wird von einem Fixpunkt am linken Leberpol ausgegangen, um den die durch die Atembewegung bedingte Organbewegung bogenförmig stattfindet. Gleichzeitig wird von einer Rotation (von kranial nach ventral, von kaudal nach dorsal) ausgegangen. Zur Untersuchung wird die Untersucherhand flächig am Unterrand des rechten Rippenbogens angelegt (Abb. 11.5). Die Behandlung kann zum einen als Druckpunkttherapie über dem Chapman-Reflexpunkt erfolgen, zum anderen können viszerale Mobilisationen in die gestörte (direkter Weg) oder die freie Richtung (indirekter Weg) vorgenommen werden. Dabei sitzt der Patient zunächst mit entspannten Bauchdecken vornübergeneigt vor dem Therapeuten. Dieser greift mit den Langfingern beider Hände unter den rechten Rippenbogen und führt langsam weich und rhythmisch-repetitiv die Mobilisation durch (Abb. 11.6). Es kann auch am Patienten in Rückenlage mit der direkt unter dem rechten Rippenbogen angelegten Hand (Ulnarkante) mobilisiert werden (Abb. 11.7). Die besonders empfindlichen und bei positivem Befund auf Druck sehr schmerzhaften Chapman-Reflexpunkte werden durch lokale sanfte Rotationen mit den Mittelfingern oder im Sinne einer Triggerpunktbehandlung durch Pumpmobilisation behandelt. Dabei wird empfohlen, die Behandlung am einzelnen Punkt nicht über 20 Sekunden auszudehnen.

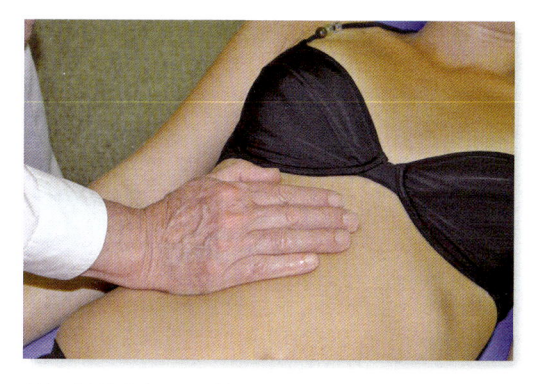

Abb. 11.5: Anlage zur Untersuchung der Leber nach osteopathischen Gesichtspunkten

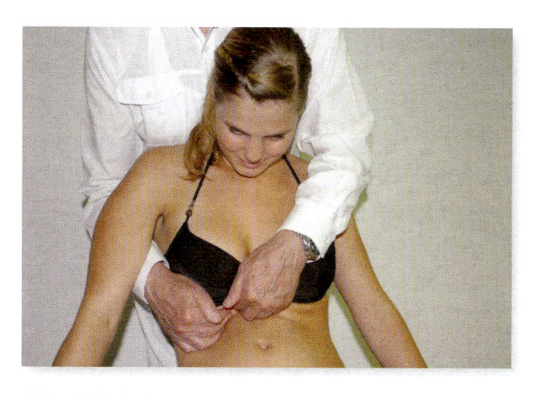

Abb. 11.6: Anlage zur Mobilisation der Leber

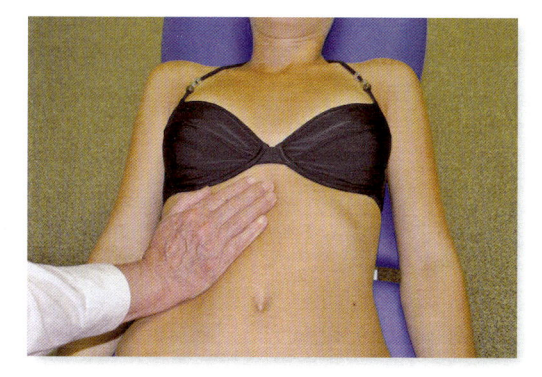

Abb. 11.7: Anlage zur Mobilisation der Leber mit der Ulnarkante

11.2.3 Dickdarm

Für den Dickdarm sind die Chapman-Reflexzonen am Tractus iliotibialis lokalisiert. Rechtsseitig liegt im oberen Drittel die Zone für die Ileozökalregion, im mittleren Drittel für das Colon ascendens und im unteren Drittel für die rechte Hälfte des Colon transversum. Linksseitig liegt im unteren Drittel die Zone für die linke Hälfte des Colon transversum, im mittleren Drittel die Zone für das Colon descendens und im oberen Drittel für das Sigmoid. Direkt über dem Kolon werden Schmerzpunkte über dem ileozökalen Übergang, über dem kranialen Anteil des Colon ascendens, über dem kranialen Anteil des Colon descendens und über dem Sigmoid angegeben. Die diagnostische Traktionsrichtung über Colon (ascendens, descendens) und Sigmoid ist jeweils zur Körpermitte hin gerichtet, an den mesenterialen Strukturen von links kaudal nach rechts kranial. Die Therapie am Kolon geht analog der Therapie an der Leber mit Druckpunktanwendungen an den Chapman-Reflexpunkten und mit Mobilisationen in die als gesperrt bzw. frei befundene Richtung vor. Die Abbildungen 11.8 a und b zeigen die Techniken für eine Mobilisation an der Ileozökalklappe, zur Optimierung der Darmmotilität und zur Mobilisation am Sigmoid.

11.2.4 Dünndarm

Die Chapman-Reflexpunkte für den Dünndarm liegen dorsal paravertebral in Höhe Th9–Th11 (entsprechend den Sell-Irritationspunkten) und ventral an der Knorpel-Knochen-Grenze der Rippen IX–XI. Besonderer Wert wird auf das „Dünndarmmaß" gelegt. Normal können 4 Querfinger zwischen dem Beckenkamm und dem Dünndarmpaket eingelegt werden (Abb. 11.9). Daneben wird noch das „Nabelmaß" angeführt. Die Ausdehnung des Dünndarms soll danach nicht weiter als 2 Querfinger lateral des Nabels reichen. Was darüber hinausgeht, wird als pathologisch angesehen. Je weiter das Nabelmaß nach lateral reicht, desto mehr spricht dies für einen schlaffen Dünndarm. Die ventralen Chapman-Reflexpunkte für den Dünndarm sind am medialsten noch tastbaren Interkostalbereich VIII–X beidseits lokalisiert. Die Therapie am Dünndarm wird ebenso wie am Dickdarm entweder reflektorisch über die Chapman-Punkte oder durch Mobilisationen in die freie Richtung (indirekt) oder die gestörte Richtung (direkt) durchgeführt (Abb. 11.10 a und b).

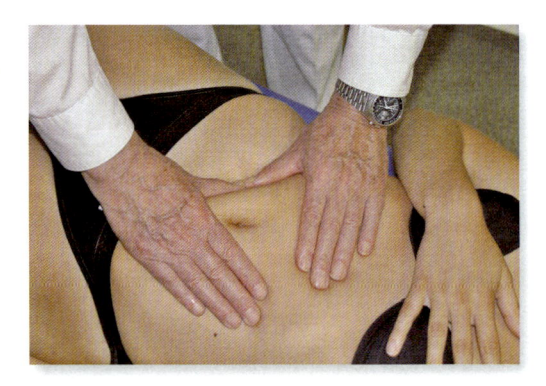

Abb. 11.8 a: Dickdarmmobilisation im Bereich der Ileozökalklappe

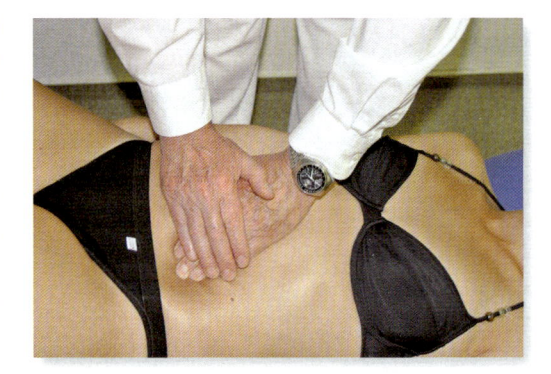

Abb. 11.8 b: Dickdarmmobilisation im Bereich des Sigmoids

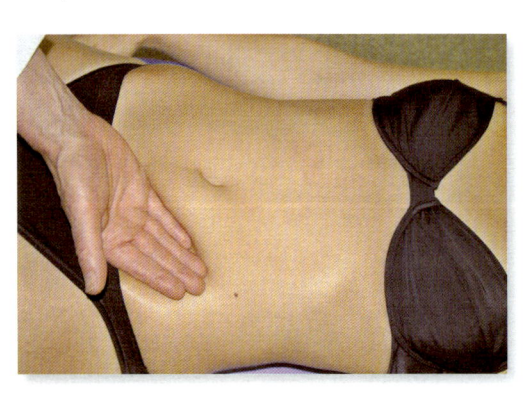

Abb. 11.9: Prüfung des „Dünndarmmaßes"

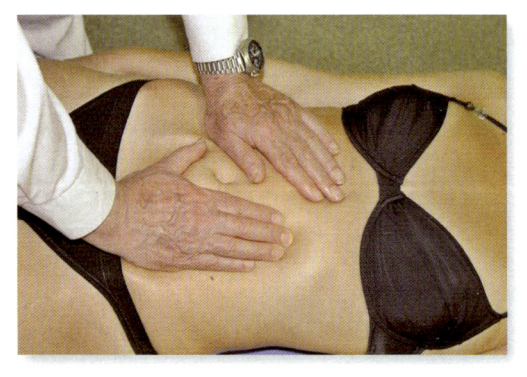

Abb. 11.10 a: Anlage zur „Dünndarmmobilisation" (Rückenlage)

gen der LWS oder des SIG sowie durch viszerale Mobilisationen erfolgen. Bei der viszeralen Mobilisation an der Blase liegt der Patient in Rückenlage mit gebeugten Hüft- und Kniegelenken. Der Therapeut steht seitlich neben der Liege mit Blickrichtung zum Patienten; mit seinem fußnahen Bein stützt er die Patientenbeine ab. Die kopfnahe Hand des Therapeuten liegt oberhalb der Symphyse auf dem Unterbauch des Patienten, seine fußnahe Hand unterfasst dessen Unterschenkel. Während der Therapeut mit der kopfnahen Hand die Blasenmobilisation durchführt, bewegt er mit der fußnahen Hand die Patientenbeine nach beiden Seiten Zur Beeinflussung der Blasenfunktion wird die gleiche Technik wie für die Beurteilung des Beckenbodendiaphragmas eingesetzt (Abb. 11.15).

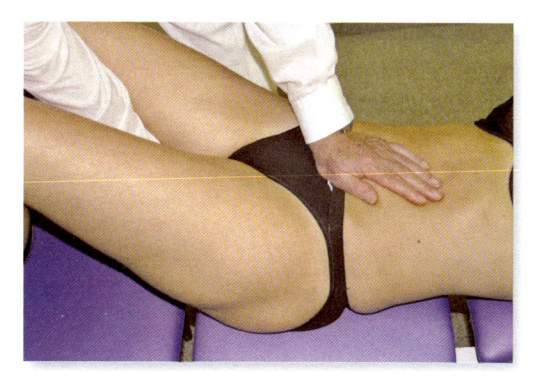

Abb. 11.15: Anlage zur Blasenmobilisation

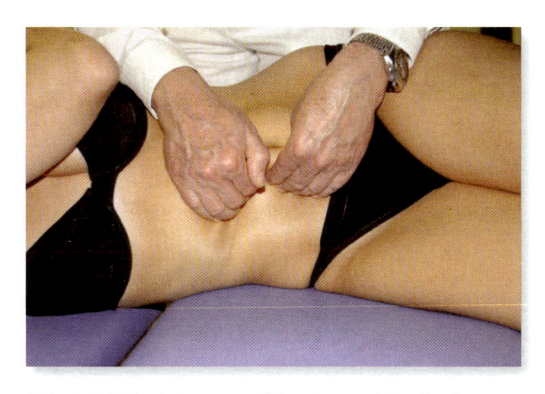

Abb. 11.10 b: Anlage zur „Dünndarmmobilisation" (Seitenlage)

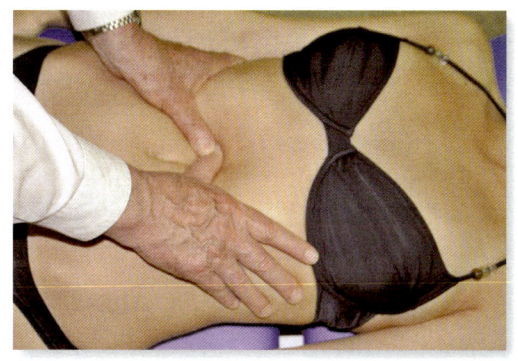

Abb. 11.11 a: Anlage zur Behandlung des Magens (Rückenlage)

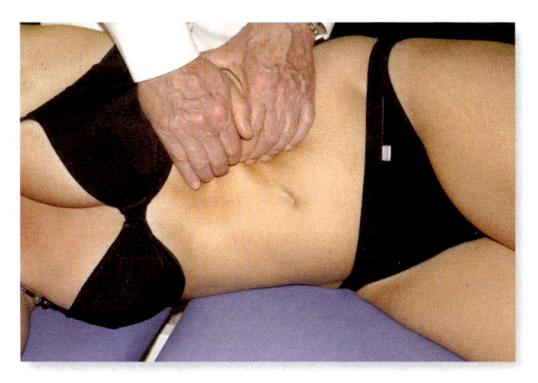

Abb. 11.11 b: Anlage zur Behandlung des Magens (Seitenlage)

11.2.5 Magen

Die ventralen Chapman-Reflexpunkte für den Magen befinden sich im medialsten Anteil der Interkostalbereiche V und VI links, wobei von *Chapman* der Interkostalraum V mehr der Beeinflussung der Säureproduktion und der Interkostalraum VI mehr der Magenperistaltik zugeordnet wurde. Die Therapie erfolgt wie bei den zuvor beschriebenen Organbehandlungen durch Chapman-Reflexpunkt-Therapie oder viszerale Mobilisationstechniken in die als frei bzw. als behindert befundete Richtung (Abb. 11.11 a und b).

11.2.6 Lunge

Die ventralen Chapman-Reflexpunkte befinden sich am Rippen-Brustbein-Übergang III und IV, die dorsalen entsprechen den Sell-Irritationspunkten Th3 und 4. Die Motilität der einzelnen Lungenlappen wird mithilfe von Weichteiltests (wie bei myofaszialen Behandlungstechniken) beurteilt. Zur Therapie stehen Mobilisationstechniken für die pleuratragenden Ligamente (Abb. 11.12 a) und die Pleura selbst zur Verfügung (Abb. 11.12 b). Daneben kann – wie an den anderen Organen auch – eine Therapie über die Chapman-Punkte oder generell über das betreffende Segment versucht werden.

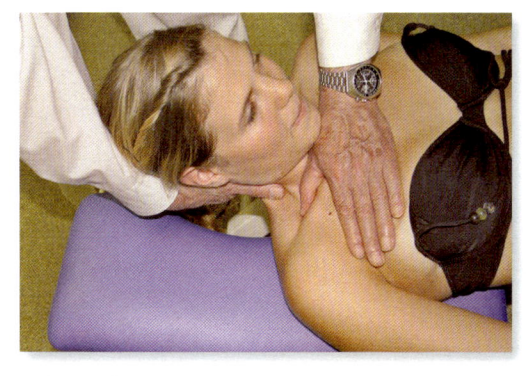

Abb. 11.12 a: Anlage zur Behandlung an den pleuratragenden Ligamenten

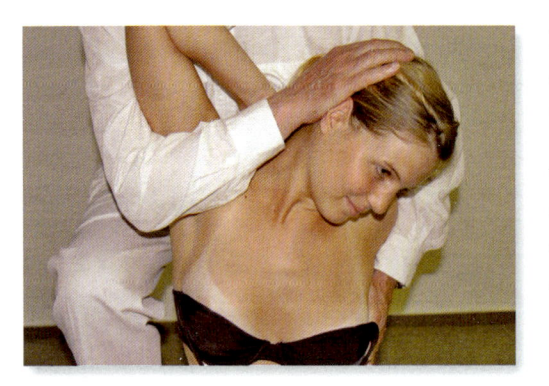

Abb. 11.12 b: Anlage zur Behandlung an der Pleura

11.2.7 Nieren

Die ventralen Chapman-Reflexpunkte für die Nieren liegen beidseits ca. 2 Querfinger kranial und lateral des Nabels, die dorsalen entsprechen dem Sell-Irritationspunkt L1 beidseits. Bei der Motilität der Niere wird von einer geringen Kaudalbewegung und größeren Bewegungen nach lateral sowie einer Rotation des äußeren Nierenrandes nach dorsal ausgegangen. Die Therapie kann über die Chapman-Punkte oder die Begleitblockierung von L1 erfolgen. Außerdem geben osteopathische Schulen eine viszerale Mobilisation auch für die Nieren an. Dabei sitzt der Patient vornübergebeugt vor dem Therapeuten. Dieser greift am Oberbauch des Patienten mit den Langfingern beider Hände möglichst weit in die Tiefe und versucht eine Anhebung des unteren Nierenpols. Mit seinem Arm auf der Behandlungsseite stützt sich der Patient an seinem Oberschenkel ab und bewegt die Schulter nach dorsokranial. Den anderen Arm stützt er auf der Liege neben sich ab und bewegt dabei seine Schulter leicht in Außenrotation (Abb. 11.13).

11.2.8 Organe des kleinen Beckens

Die ventralen Chapman-Reflexpunkte für die Blase befinden sich dicht am lateralen Unterrand des Nabels, für die Ovarien und die Urethra am Oberrand der Symphyse, für den Uterus am medialen Rand des Foramen obturatorium, für das Rektum am Unterrand des Trochanter minor und für die Prostata am lateralen Rand der Femurmitte. Die dorsalen Reflexpunkte befinden sich an den Sell-Irritationspunkten L2 (Blase), L3 (Urethra) und am oberen Sakrumpol für Vagina, Uterus und Prostata sowie am unteren SIG-Pol für das Rektum. Der Mobilitätstest für die Beckenorgane wird mit der oberhalb der Symphyse aufgelegten Hand wie bei der Testung einer myofaszialen Störung durchgeführt (Abb. 11.14). Die Therapie kann in der bereits beschriebenen Weise über die Chapman-Punkte, über die Begleitblockierun-

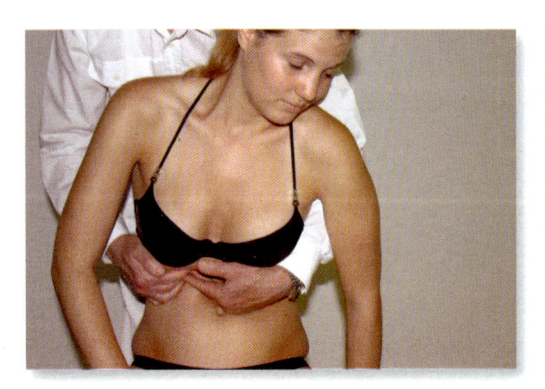

Abb. 11.13: Anlage zur Mobilisation der Niere

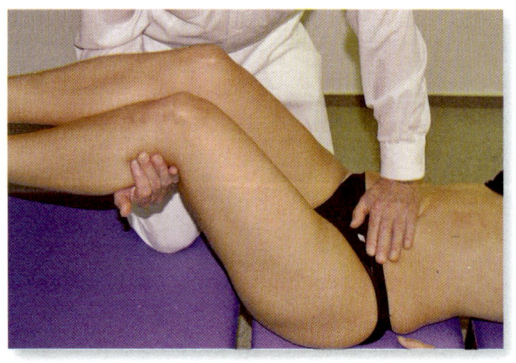

Abb. 11.14: Anlage zum Mobilitätstest und zur Mobilisation für die Beckenorgane

Ergänzende bildgebende Diagnostik der Wirbelsäule

Anwendung der bildgebenden Diagnostik als Ergänzung der klinisch funktionellen Untersuchung der Wirbelsäule

Die Untersuchung mit bildgebenden Verfahren dient dem Manualmediziner neben einer erweiterten Diagnostik vor allem zum Ausschluss von Kontraindikationen oder zur Erkennung von Gefahrenmomenten. Insbesondere Röntgenfunktionsaufnahmen der Hals-, seltener auch der Lendenwirbelsäule werden zur Erkennung von hyper- oder hypomobilen Störungen auch im einzelnen Segment zu Rate gezogen. Eine große Anzahl einschlägiger Veröffentlichungen (*Arlen, Berghoff, Decking, Gutmann, Jirout, Kamieth, Lewit*) zeigt nicht nur das Interesse der Manualmediziner an dieser speziellen Form der Diagnostik, sondern auch das der mit ihnen zusammenarbeitenden Radiologen. Die meisten dieser Arbeiten befassen sich mit der Halswirbelsäule, die einer radiologischen Funktionsdiagnostik und deren Vergleich mit klinischen Befunden am besten zugänglich ist. Durch die zunehmende Bedeutung des Strahlenschutzes und die Vorgabe der Röntgenverordnung ist jedoch die Frage nach der rechtfertigenden Indikation sehr sorgfältig zu prüfen.

Letztendlich hat dies auch dazu geführt, dass inzwischen vonseiten der Deutschen Gesellschaft für Manuelle Medizin (DGMM) die Forderung einer zwingenden Röntgendiagnostik vor Manipulationsbehandlung an der HWS nicht mehr aufrechterhalten wird. Vielmehr unterliegt die Entscheidung zu einer Röntgenaufnahme auch vor geplanter Manipulation an der Halswirbelsäule den allgemeinen Regeln der rechtfertigenden Indikation entsprechend den Vorgaben der Röntgenverordnung. Insofern sollte eine Röntgenuntersuchung nur erfolgen, wenn sich aus der ausführlichen Anamnese, körperlichen Untersuchung und Chirodiagnostik Hinweise für ein erhöhtes Risiko einer Manipulationsbehandlung ergeben.

Die Vorteile der konventionellen Röntgenuntersuchung liegen in ihrer allgemeinen und schnellen Verfügbarkeit, den geringen Untersuchungskosten und der einfachen Durchführbarkeit. Es muss jedoch auch beachtet werden, dass die Sensitivität häufig gering ist und die Veränderungen erst spät im Erkrankungsverlauf erkennbar sind. Relativierend ist diesbezüglich jedoch anzumerken, dass bei fehlender Darstellung einer Veränderung in der Regel auch die Knochensubstanz noch nicht wesentlich destruiert und die Stabilität insofern noch nicht wesentlich reduziert ist. Somit ist durch eine solche Läsion auch noch nicht von einem erhöhten Risiko bei einer Manipulationsbehandlung auszugehen. Entsprechend dienen CT, MRT und Szintigraphie speziellen erweiterten Fragestellungen und sind für die Indikationsstellung zur manualmedizinischen Behandlung von untergeordneter Bedeutung.

Um Fehler bei der Beurteilung zu vermeiden, sollten grundsätzlich anfertigendes Institut, Patientenname, Geburts- und Aufnahmedatum kontrolliert werden, ebenso Standards wie Seiten- und Zusatzbezeichnungen (stehend/liegend), Strahlengang sowie Strahlenqualität.

12.1 Röntgenfunktionsuntersuchung der HWS

Die Grundlage einer Beurteilung von Röntgenfunktionsaufnahmen ist natürlich auch an der Halswirbelsäule die Kenntnis der normalen Röntgenanatomie, die in Abbildung 12.1–12.3 orientierend dargestellt ist. Auch für die Übersichtsaufnahme der Halswirbelsäule ist ein Format zu wählen, das die Einstellung in Normalposition erkennen lässt. Ansonsten läuft man Gefahr, später keine wirklich vergleichbaren Kontrollaufnahmen anfertigen zu können oder aber aus geringen Abweichungen in der Einstellung besonders im Kopfgelenkbereich auf Fehlstellungen zu schließen. In der Kopfgelenkregion täuschen geringe Abweichungen in der Kopfrotation oder auch nur angedeutete Seitneigungen dem Betrachter Fehlstellungen vor, wenn nicht durch entsprechende Bezugspunkte (absteigende Unterkieferäste, Mastoidspitzen, harter Gaumen) die Abweichung sichtbar wird.

Bereits die Standardaufnahmen in zwei Ebenen ergeben nicht nur wichtige strukturelle Befunde, sondern auch zahlreiche funktionelle Hinweise. Von den strukturellen Befunden sind es Änderungen in der Knochenstruktur wie Osteopenie, tumorartige oder entzündliche Veränderungen und gerade an der Halswirbelsäule auch Übergangsstörungen im okzipitozervikalen Bereich (Os odontoideum, Klippel-Feil-Syndrom, basiläre Impression), eine erweiterte atlantodentale Distanz oder eine eingesetzte Palacos- oder Sulfix-Plombe, die eine Kontraindikation für manuelle Behandlung bedeuten. Andere strukturelle Befunde, wie zum Beispiel eine ausgeprägte Unkarthrose, weisen auf eine

Abb. 12.1: Normale Röntgenanatomie der mittleren und unteren HWS im A.-p.-Strahlengang
(A: Proc. uncinatus, B: Bogenwurzel, D: Proc. spinosus)

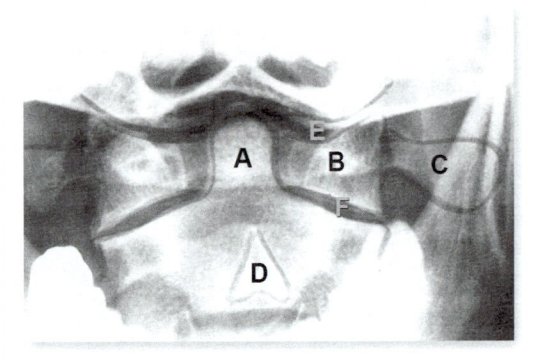

Abb. 12.2: Normale Röntgenanatomie der Kopfgelenke im A.-p.-Strahlengang;
A: Dens axis, B: Massa lateralis atlantis,
C: Proc. transversus atlantis, D: Proc. spinosus axis, E: Gelenkspalt des oberen Kopfgelenkes, F: Gelenkspalt des unteren Kopfgelenkes

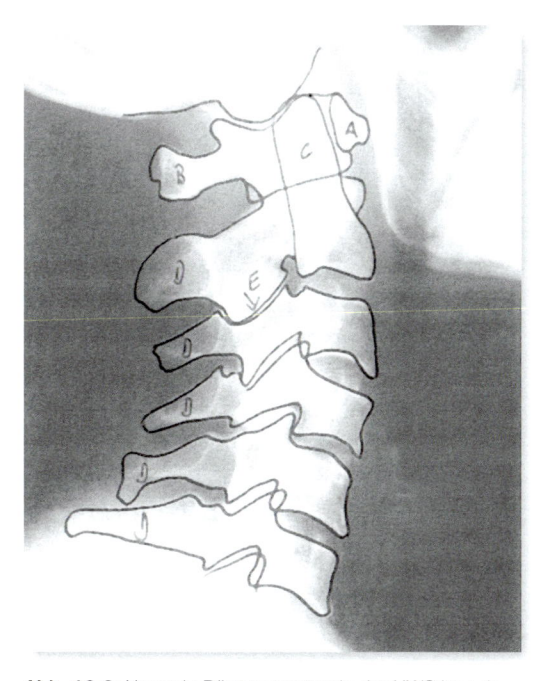

Abb. 12.3: Normale Röntgenanatomie der HWS im seitlichen Strahlengang;
A: vorderer Atlasbogen, B: hinterer Atlasbogen,
C: Dens axis, D: Proc. spinosus, E: Wirbelgelenkspalt

potenzielle Gefährdung der Arteria vertebralis hin und zwingen zu besonderer Vorsicht, wenngleich sie keine Kontraindikation darstellen. Eventuelle Schrägaufnahmen geben Auskunft über die Foramina intervertebralia, die insbesondere in den unteren HWS-Segmenten bei deutlichen degenerativen Veränderungen eine Einengung erfahren und somit Indikator für eine mögliche Nervenwurzelirritation sind. Eine Steilstellung, eingeschaltete Kyphose, Stufenbildung oder seitliche Fehlhaltung sind häufig auch Zeichen für funktionelle Störungen. Es ist auch besonders auf Zeichen für eine Rotation in einzelnen Segmenten zu achten (Abb. 12.4). Als Zeichen einer Rotation darf nicht nur die asymmetrische Stellung des Dornfortsatzes gewertet werden. Vielmehr sind auch die Stellung der Bogenwurzeln (bei Rechtsrotation projiziert sich die rechte Bogenwurzel naturgemäß mehr medial, die linke mehr lateral) und die Stellung der Processus uncinati zu bewerten. Hinsichtlich der HWS-Lordose ist zu beachten, dass sie

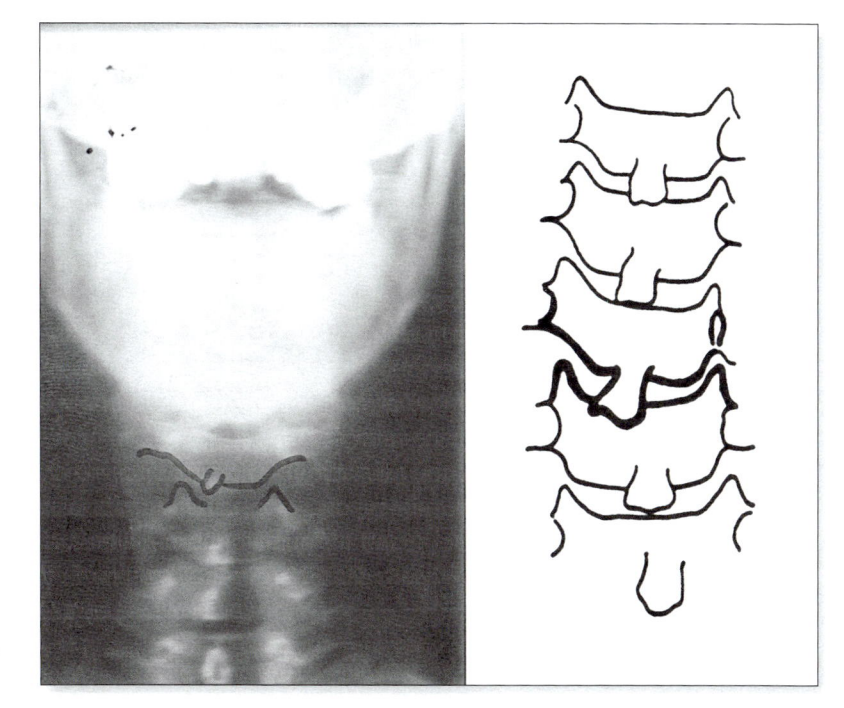

Abb. 12.4:
Rotationszeichen an der HWS (nach *Lewit*)

im Wesentlichen auch aus der Brustkyphose resultiert. Das bedeutet, dass wirklich vergleichbare Röntgenaufnahmen nur bei gleicher Haltung im BWS-Bereich möglich sind. Die eigentlichen Röntgenfunktionsaufnahmen der Halswirbelsäule werden als Ante- und Retroflexionsaufnahmen angefertigt. Auch für diese gilt, dass eine – auch nur leichte – Kopfrotation zu vermeiden ist. Mit der Röntgenfunktionsdiagnostik der Halswirbelsäule haben sich in den letzten Jahrzehnten zahlreiche Autoren befasst. Beispielhaft seien hier *Buetti/Bäuml* (1954), *Arlen* (1979), *Gutmann* (1981) und *Kamieth* (1986) genannt. Den besten Überblick gibt die Monographie von *Kamieth*. Er stellt nicht nur die bisher beschriebenen Möglichkeiten kritisch dar, sondern auch die Probleme, die sich bei der Auswertung solcher Aufnahmen ergeben, und warnt zu Recht vor einer Überinterpretation der Befunde (Abb. 12.5 a und b). *Kamieth* weist völlig zu Recht darauf hin, dass keines der bisher veröffentlichten Auswertungssysteme alle Aspekte der Funktionsstörungen an der Halswirbelsäule erfasst. Es ist auch auf den keinesfalls zu vernachlässigenden Unterschied zwischen der Aufnahme einer vom Patienten aktiv vorgenommenen Bewegung sowie passiv geführten und abgestützten Aufnahmen hinzuweisen (Abb. 12.6). Bei einer nur vom Patienten durchgeführten Bewegung ist die Möglichkeit der willkürlichen Beeinflussung vor allem bei gutachterlichen Fragestellungen zu berücksichtigen. Außerdem ergeben sich abweichende Befunde aufgrund der auch beim selben Patienten im Lauf des Tages und unter Belastung (auch psychischer) wechselnden Muskelspannung. Davon kann sich jeder Anwender der Auswertungsmethode nach *Arlen* an zu verschiedenen Tageszeiten angefertigten Aufnahmen desselben Patienten überzeugen. Es sind deshalb mehr Faktoren zu beachten, als die einzelnen Auswertungssysteme einbe-

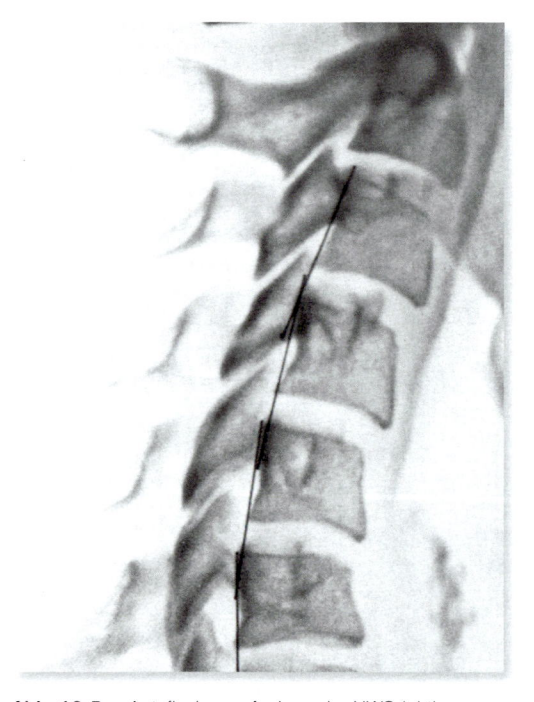

Abb. 12.5 a: Anteflexionsaufnahme der HWS (aktive Anteflexion)

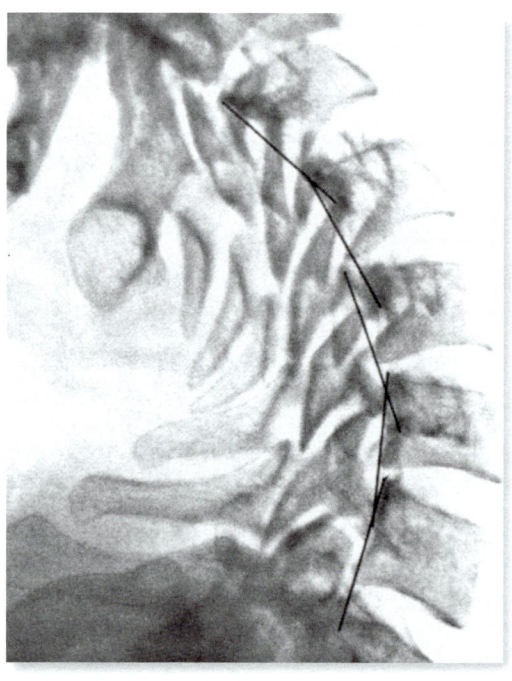

Abb. 12.5 b: Retroflexionsaufnahme der HWS (aktive Retroflexion)

Röntgenfunktionsuntersuchung der HWS

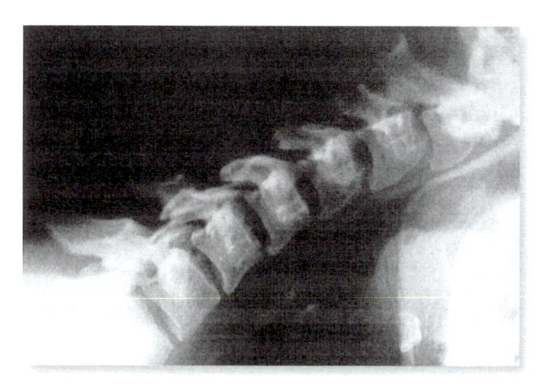

Abb. 12.6: Anteflexionsaufnahme der HWS (passiv geführte und abgestützte HWS); segmentale Instabilität C2/3

ziehen. Auf den Ante- und Retroflexionsaufnahmen sind folgende Faktoren zu berücksichtigen (Abb. 12.7):
- harmonischer und unharmonischer Verlauf der Kyphose bzw. Lordose
- Änderung des Winkels der einzelnen Wirbelkörper-Hinterkanten zueinander
- Änderung des Dornfortsatzabstandes
- Änderung der Gelenkspaltweite
- mono- oder multisegmentales Auftreten einer dorsalen oder ventralen Stufenbildung
- Änderung von Weite und Form der einzelnen Zwischenwirbelräume
- Kranial- oder Kaudalgleiten des vorderen Atlasbogens an der Vorderfläche des Dens axis bzw. Eintreten einer Kippstellung (sog. obere oder untere Kontaktschwäche)
- Änderung der atlantodentalen Distanz
- Zeichen einer Ausweichrotation bei Ante- oder Retroflexion.

Festgestellte Einschränkungen oder Ausweitungen der Gesamt- oder segmentalen Beweglichkeit sagen nicht unbedingt etwas über deren Ursache aus. Sie können genauso durch anatomisch-strukturelle Veränderungen sowie durch reine Funktionsstörungen im Sinne der Blockierung oder der Hypermobilität oder aber auch durch muskuläre Dysbalancen anderer Ursache bedingt sein. Auch das Funktionsröntgenbild ist immer nur ein mehr oder weniger bedeutender Beitrag zur Diagnose, seine Bedeutung erlangt es erst im Zusammenhang mit Anamnese und klinischem Befund. Besondere Aussagekraft besitzen die Ante- und Retroflexionsaufnahmen hinsichtlich der Kopfgelenkregion. Eine messbare Zunahme der atlantodentalen Distanz bei der Anteflexion deutet auf eine Instabilität und damit eine Kontraindikation zur manuellen Therapie hin. Ein mangelndes Kaudal- oder Kranialgleiten des vorderen Atlasbogens am Dens axis ist ebenso wie eine Verkippung („obere oder untere Kontaktschwäche" nach *Caviezel*) ein Zeichen für eine hypomobile Funktionsstörung (Abb. 12.8).

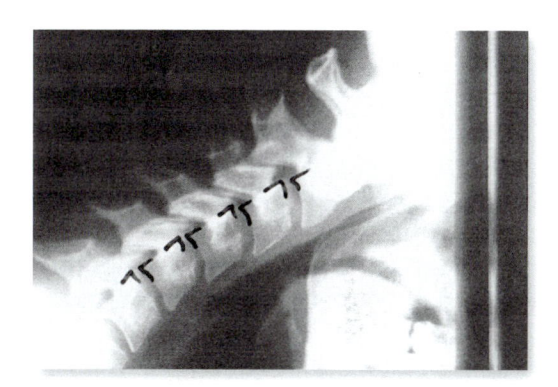

Abb. 12.7: Anteflexionsaufnahme

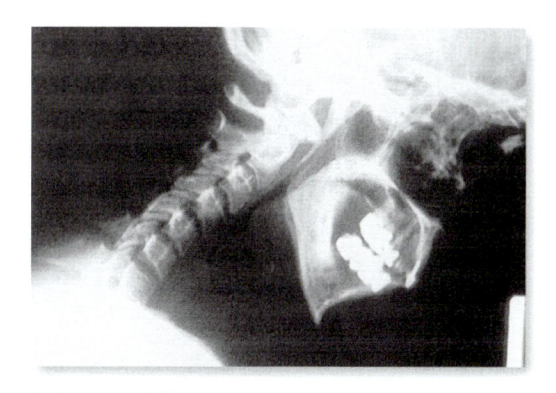

Abb. 12.8: HWS-Anteflexion bei Atlasblockierung (mangelndes Kaudalgleiten des vorderen Atlasbogens und fehlende Annäherung des hinteren Atlasbogens an das Okziput)

12.2 Röntgenfunktionsdiagnostik an der Lendenwirbelsäule

Auch die Röntgenfunktionsdiagnostik an der Lendenwirbelsäule bedient sich vor allem der Ante- und Retroflexionsaufnahme. Die Seitneigungsaufnahmen wurden im Wesentlichen durch modernere bildgebende Verfahren wie Computer- oder Kernspintomographie abgelöst. Voraussetzung ist auch hier die Kenntnis der normalen Röntgenanatomie der Lendenwirbelsäule in zwei Ebenen (Abb. 12.9 und 12.10). Bereits die Standardaufnahme der Lendenwirbelsäule in zwei Ebenen gibt zahlreiche funktionelle Hinweise, wenn sie am stehenden Patienten durchgeführt wird. Eine Gelenküberlastung bei hyperlordotisch eingestelltem lumbosakralem Übergang kommt ebenso zur Darstellung wie eine Fehlstreckhaltung bei möglicherweise vorliegendem Bandscheibenvorfall oder aktivierter Spondylarthrose. Eine unilaterale lumbosakrale Übergangsstörung gibt einen Hinweis auf eine konservativ nicht immer dauerhaft zu beeinflussende Schmerzursache (Abb. 12.11). Auf Verkippungen ist ebenso zu achten wie auf die bereits bei der Halswirbelsäule beschriebenen Rotationszeichen. Eine dorsale Stufenbildung in mehreren Segmenten kann als Hinweis auf das Vorliegen einer Instabilität gelten. Im Bereich des dorsolumbalen Überganges wird besonderes Augenmerk

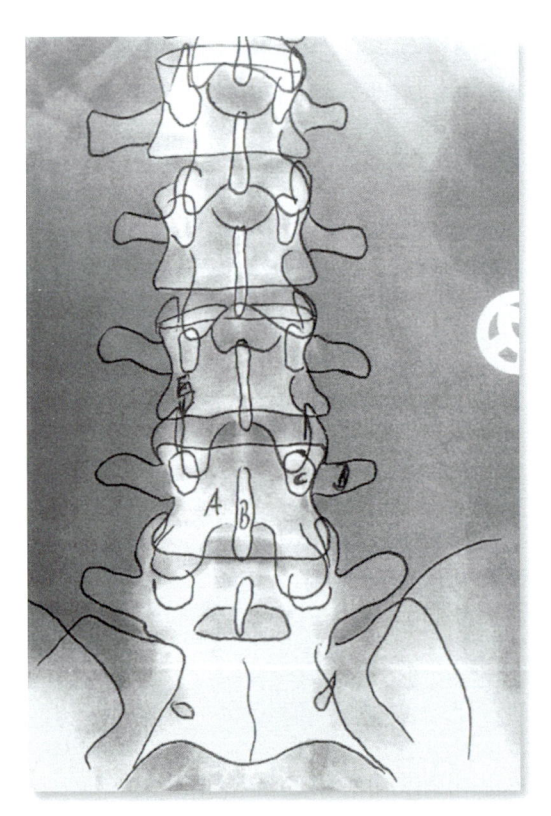

Abb. 12.9: Normale Röntgenanatomie der LWS im A.-p.-Strahlengang; A: Wirbelkörper, B: Dornfortsatz, C: Bogenwurzel, D: Querfortsatz, E: Wirbelgelenk

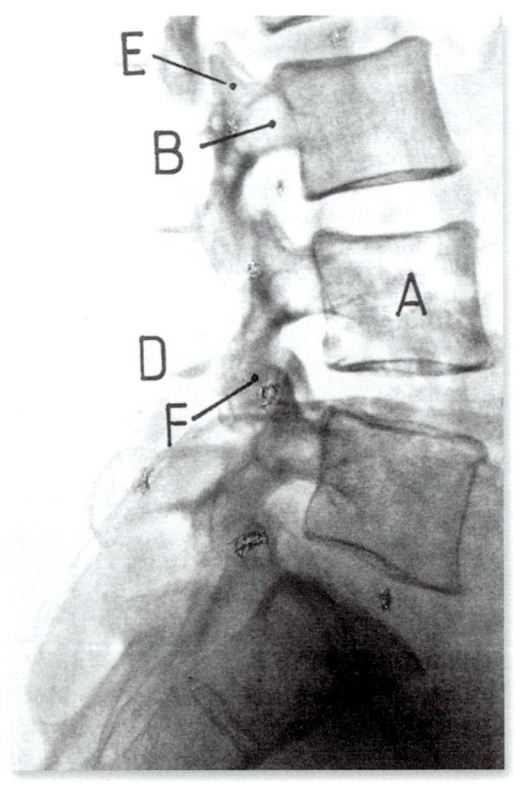

Abb. 12.10: Normale Röntgenanatomie der LWS im seitlichen Strahlengang; A: Wirbelkörper, B: Bogenwurzel, D: Querfortsatz, E: oberer Gelenkfortsatz, F: unterer Gelenkfortsatz

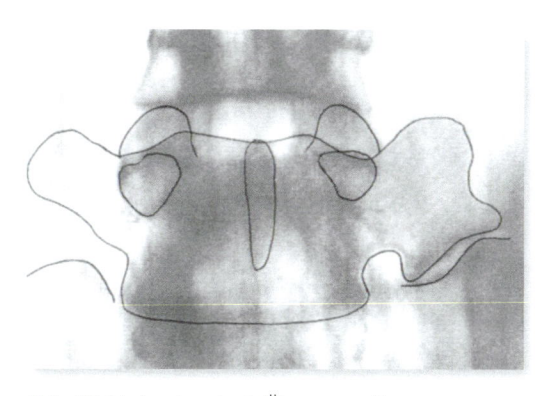

Abb. 12.11: Lumbosakrale Übergangsstörung

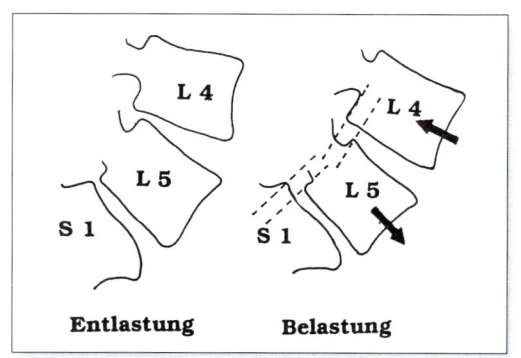

Abb. 12.12: Funktionsaufnahme der LWS in Ante- und Retroflexion bei Instabilität (Röntgenpause)

auf den Gelenktyp gelegt. Wirbelsäulen, die in einer Segmenthöhe auf der einen Seite einen thorakalen Gelenktyp, auf der anderen Seite aber schon einen lumbalen Gelenktyp aufweisen, erscheinen besonders gefährdet hinsichtlich blockierungsbedingter lokaler oder pseudoradikulärer Schmerzsyndrome. Die Ante- und Retroflexionsaufnahme der Lendenwirbelsäule wird vor allem zur Überprüfung der Stabilität bzw. Instabilität einer echten oder Pseudospondylolisthese eingesetzt (Abb. 12.12 und 12.13). Auf folgende Faktoren ist besonders zu achten:
- Veränderung der Distanz benachbarter Dornfortsätze
- Verformung des Zwischenwirbelraumes
- dorsales oder ventrales Wirbelgleiten
- eventuelle Ausweichrotation.

Die genannten Kriterien sind Indikatoren für das Ausmaß und teilweise auch die Ursachen einer Bewegungsstörung eines Wirbelsäulenabschnittes oder einzelner Segmente. Ausdrücklich betont werden muss jedoch, dass die bildgebenden Verfahren nur Teil des diagnostischen Mosaiks sind und dass es unzulässig ist, nur auf der Grundlage der Ergebnisse bildgebender Verfahren eine Indikation zur manuellen Behandlung zu stellen. Auch beim Einsatz zur Beurteilung gutachterlicher Fragestellungen ist immer der „Untersuchung von Hand"

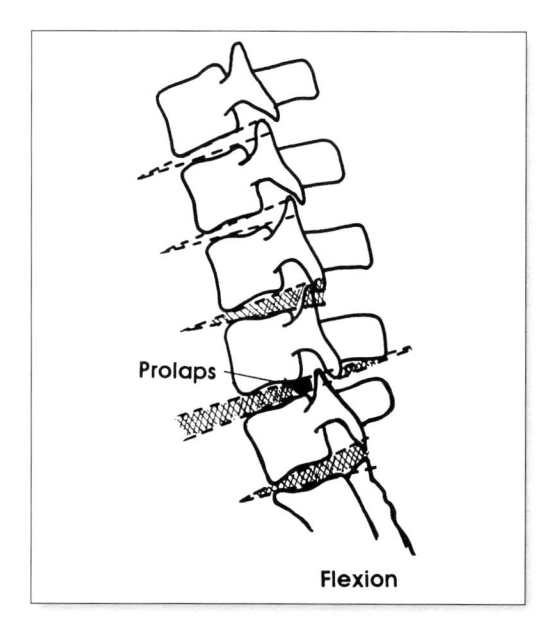

Abb. 12.13: Inklinationsaufnahme bei BSV L 4/5

(*Hinz* und *Plaue*, *Erdmann*) Vorrang zu geben. Wer sich oft mit der Beurteilung von Funktionsstörungen beschäftigt, bekommt unwillkürlich einen Eindruck von der großen individuellen Schwankungsbreite von noch als physiologisch einzuordnenden Befunden. Vor allem ist es immer wieder erstaunlich, was alles in Röntgenfunktionsaufnahmen, z. B. nach HWS-Distorsionen, hineininterpretiert wird. Allerdings überrascht es gerade in diesen Fällen, wie oft durch das Unterlassen von Schrägaufnahmen Gelenkfortsatzfrakturen oder wegen des Unterlassens von passiv geführten und abgestützten Funktionsaufnahmen segmentale Instabilitäten, möglicherweise posttraumatisch bedingt, übersehen werden.

12.3 Besonderheiten bei Kindern

Bei der Geburt sind für die einzelnen Wirbel drei primäre Knochenkerne angelegt, die erst im weiteren Wachstum vollständig verknöchern. Besonderheiten finden sich an Atlas und Steißbein. Der ventrale Knochenkern des Atlas entwickelt sich erst im Lauf des ersten Lebensjahres, er ist zum Zeitpunkt der Geburt nur zu ca. 20 % vorhanden. Der Knochenkern des Steißbeins entwickelt sich variabel zu einem noch späteren Zeitpunkt. Während des Wachstums erfolgt der knöcherne Wirbelbogenschluss zunächst in der Lumbalregion im ersten bis zweiten Lebensjahr und dauert an der Halswirbelsäule teilweise bis zum vierten Lebensjahr an. Im dritten bis siebten Lebensjahr vollzieht sich die Verschmelzung von Dens und Corpus axis. Während dieses Zeitraumes schließt sich auch die Wirbelbogenepiphyse, an der Brustwirbelsäule beginnend und zuletzt lumbosakral (*Brossmann*). Entsprechend der Skelettentwicklung ist anfangs aufgrund der fehlenden knöchernen Strukturen die Aussagekraft einer konventionellen Röntgenaufnahme stark limitiert und es besteht die erhöhte Gefahr einer Fehlinterpretation. Eine seitliche Röntgenaufnahme der Halswirbelsäule wird z. B. erst ab etwa dem dritten Lebensjahr aussagekräftig. Da gleichzeitig im Kindes- und Jugendalter die Strahlenempfindlichkeit am größten ist, ist die Indikation für eine Röntgenaufnahme streng zu stellen. Eine Röntgenaufnahme zur alleinigen Bestimmung von Therapiemodalität oder Therapierichtung ist dementsprechend als obsolet anzusehen.

Injektionsverfahren 13

Es erweist sich im Allgemeinen – vor allem im Rahmen der Rezidivprophylaxe – als sinnvoll, die Manuelle Medizin auch mit Injektionsverfahren zu kombinieren oder dadurch zu ergänzen.

Dabei kommen vor allem neuraltherapeutische Verfahren und Methoden der therapeutischen Lokalanästhesie zur Anwendung. In den letzten Jahren findet auch die Proliferationstherapie (kurz: Prolotherapie, Injektion bindegewebsproliferationsfördernder Medikamente) in Deutschland eine immer weitere Verbreitung.

Die gängigsten Injektionsverfahren, die begleitend zur Manuellen Medizin eingesetzt werden, sind:
- Quaddeltherapie
- sog. muskuläre Überflutung (therapeutische Lokalanästhesie größerer verspannter muskulärer Bezirke)
- Infiltrationstherapie bei Ansatz- und Ursprungstendinosen
- Infiltrationstherapie bei Ligamentosen (Wirbelsäule, Sakroiliakalgelenke, periphere Gelenke)
- therapeutische Lokalanästhesie der Wirbelgelenke (Facetteninfiltration) und Sakroiliakalgelenke
- Infiltrationsbehandlung bei entzündlicher Reizung der Nervenwurzeln
- epidurale Infiltration (Kaudalanästhesie)
- Prolotherapie (Injektion bindegewebsproliferationsfördernder Medikamente in den Bandapparat der Wirbelsäule, der Sakroiliakalgelenke oder der peripheren Gelenke).

Voraussetzung für infiltrative Maßnahmen sind die Beherrschung der möglichen Komplikationen (z. B. anaphylaktische Reaktion, Pneumothorax, Kollaps) sowie steriles Arbeiten. Sinnvoll erscheint auch die Durchführung gewisser infiltrativer Maßnahmen in einem eigens hierfür apparativ ausgestatteten „aseptischen" Raum. Die Hygienestandards auch hinsichtlich der Hautdesinfektion sind einzuhalten. Eine Einwirkzeit bei Sprühdesinfektion von ca. 30 Sekunden sollte nach derzeitigen Erkenntnissen eingehalten werden. Für bestimmte Injektionstechniken wie die Infiltrationsbehandlung bei entzündlicher Reizung der Nervenwurzeln sowie epiduraler Infiltration sind Überwachung (mit Zugang), EKG-Monitoring sowie Pulsoxymetrie obligatorische Leistungsinhalte bei Abrechnung nach EBM. Zur Vermeidung einer versehentlichen intravasalen oder intrathekalen Injektion wird heute die Probeaspiration in drei verschiedenen Positionen der Nadelspitze („mercedessternförmige Aspiration") als sichere Maßnahme empfohlen.

Das Tragen von Handschuhen bei intraartikulären Injektionen wird derzeit in Fachkreisen kontrovers diskutiert. Die Autoren sind ebenso wie *Strohmeier* der Meinung, dass die Infektionsgefahr bei Injektionen ohne Spritzenwechsel durch alleinige Händedesinfektion (ohne Handschuhe) ausreichend minimiert wird. Bei Spritzenwechsel ist das Tragen steriler Handschuhe obligat.

13.1 Quaddeltherapie

Die technisch einfachste und auch interdisziplinär am weitesten verbreitete Form der Injektionsbehandlung ist die Quaddeltherapie. Hierbei werden mit einem Lokalanästhetikum oder einem Neuraltherapeutikum eine oder mehrere intrakutane Quaddeln gesetzt. Der Erfolg der Therapie über das Dermatom – gleichgültig, ob über eine Head-Zone, eine McKenzie-Zone, Akupunkturpunkte oder Triggerpunkte gearbeitet wird – ist abhängig von der streng intrakutanen Injektion. Eine versehentliche subkutane Injektion führt auch nicht annähernd zu einer vergleichbaren Reizantwort. Am besten wird mit einer Injektionsnadel Nr. 20 sehr flach eingestochen. Bei optimaler Technik entsteht eine typische Quaddel (Abb. 13.1). Besonders bei paraspinöser Quaddelung hat sich auch das Setzen einer ganzen »Quaddelstraße« bewährt. Wenn sich Anhaltspunkte dafür ergeben, dass eine Narbe als sog. Störfeld das Krankheitsbild negativ beeinflusst, so wird in diesem Bereich

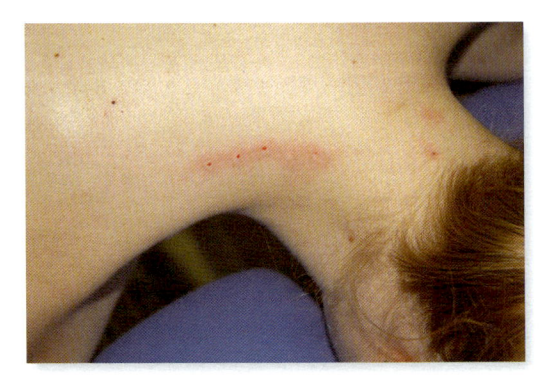

Abb. 13.1: Korrekt gesetzte Quaddeln in der Nacken-Schulter-Region

nach den von *Groß* angegebenen Richtlinien verfahren. Die theoretischen Grundlagen der Quaddeltherapie, die in erster Linie zu einer Lösung von muskulären Verspannungen und Gefäßspasmen sowie einer vegetativen Umschaltung führen soll, sind besonders bei *Groß* sowie *Eder* und *Tilscher* nachzulesen.

13.2 Muskuläre Überflutung

Die therapeutische Lokalanästhesie größerer verspannter muskulärer Bezirke kommt dann zur Anwendung, wenn ein schmerzhafter Hypertonus größerer Abschnitte des M. erector trunci oder z. B. der Hüftadduktoren oder des M. piriformis selbst eine mobilisierende Behandlung oder sogar die Anwendung der neuromuskulären Techniken unmöglich macht oder zumindest deutlich behindert.

Ebenso bewährt sie sich in den Fällen, in denen sich nach zunächst erfolgreicher manipulativer oder mobilisierender Deblockierung der sich in sehr seltenen Fällen schnell wieder aufbauende muskuläre Hypertonus zum Rezidiv führt. Der dann meist länger anhaltende Erfolg der muskulären Überflutung darf aber nicht dazu verführen, die Aufklärung der Rezidivursache zu vernachlässigen.

Wird die muskuläre Überflutung zur Vorbereitung einer dann meist mit den neuromuskulären Techniken vorgesehenen Manualtherapie eingesetzt, ist der sorgfältige Ausschluss von eventuellen Kontraindikationen absolute Voraussetzung und die Behandlung erst nach dem Abklingen der direkten Wirkung des Lokalanästhetikums durchzuführen. Zur technischen Durchführung werden 20–40 ml eines 0,5%igen Lokalanästhetikums leicht fächerförmig, in etwa der Längsrichtung des Muskels folgend, infiltriert (Abb. 13.2).

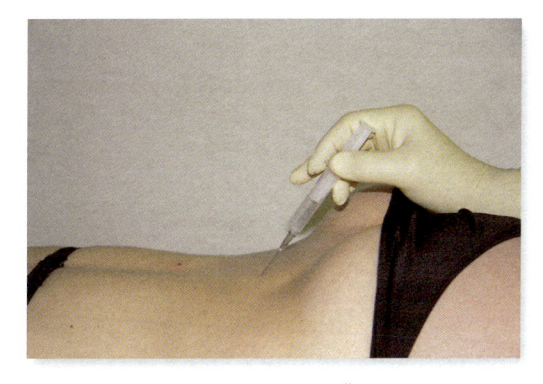

Abb. 13.2: Einstich zur „muskulären Überflutung" im LWS-Bereich

13.3 Infiltrationstherapie bei Ansatz- und Ursprungstendinosen

Diese Injektionstechniken finden vor allem bei pseudoradikulären Syndromen mit ihren peripheren myotendinotischen Veränderungen ihre Anwendung. Hierbei ist vor allem zu beachten, dass in einem Teil der Fälle (z. B. Epicondylopathia humeri radialis) direkt in das myotendinotisch veränderte Gewebe injiziert wird, während das in einem anderen Teil der Fälle (z. B. Supraspinatussehnensyndrom) zu vermeiden ist. Nicht immer ist bei diesen Indikationen die Injektion von Kortikoidkristallsuspension (z. B. Triamcinolon) erforderlich. Mit der Injektion eines Neuraltherapeutikums wird oft dasselbe Ziel erreicht. In der Regel kann für die gezielte Injektionsbehandlung von Insertionstendinosen eine Injektionsnadel Nr. 12 benutzt werden, die Verwendung einer 70 mm langen Kanüle wird nur bei mehr in der Tiefe liegenden Insertionen (z. B. Trochantertendinosen bei SIG-Blockierungen oder Ansatztendinosen der Hüftadduktoren) erforderlich. In der Folge werden einige der häufigsten Beispiele beschrieben.

13.3.1 Hals- und Brustwirbelsäule

Im Zusammenhang mit Wirbelgelenkblockierungen oder intradiskalen Blockierungen sind es im HWS-Bereich vor allem bei zervikozephalen Syndromen die Injektionen an die Insertionen der Nackenmuskulatur an der Linea nuchae, die meist im Bereich des schmerzhaften Insertionspunktes mit einer geringen Menge eines 1%igen Lokalanästhetikums oder der entsprechenden Menge eines Neuraltherapeutikums durchgeführt werden. Besondere Sorgfalt erfordert die Injektion an den Umlenkpunkt vom M. obliquus capitis inferior zum M. obliquus capitis superior am Atlasquerfortsatz. Der Atlasquerfortsatz wird durch den Tastbefund wesentlich zu groß eingeschätzt. Diese große Knochenfläche wird durch die Weichteildecke vorgetäuscht. Die Orientierung am anatomischen Präparat zeigt, welch kleine Fläche hierbei getroffen werden muss. Eine Fehlinjektion mit einer zu langen Kanüle kann verheerende Folgen haben. Eine Kanüle Nr. 20 reicht in aller Regel aus, den Atlasquerfortsatz zu erreichen, und führt beim Verfehlen desselben nicht zu nennenswerten Zwischenfällen. Es wird mit der Kanüle direkt von lateral her in Richtung auf den Atlasquerfortsatz eingegangen (Abb. 13.3). Der Anfänger sollte dieses zunächst unter der Anleitung eines erfahrenen Therapeuten tun.

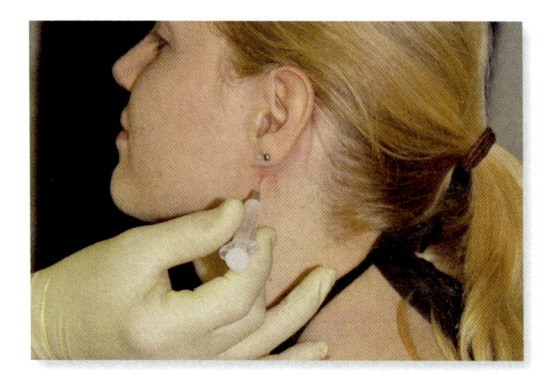

Abb. 13.3: Infiltration am Atlasquerfortsatz

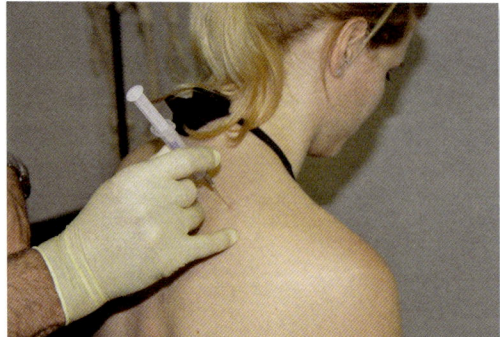

Abb. 13.4 a: Infiltration bei Levator-scapulae-Ansatztendinose

Im Gefolge oder auch als Ursache von lokalen oder pseudoradikulären Syndromen am Bereich der oberen und mittleren Halswirbelsäule treten oft Insertionstendopathien des M. levator scapulae sowohl an der skapularen Insertion als auch an seinen Ursprüngen in Höhe C1– C4 auf. Die Infiltrationstherapie wird in der weitaus größeren Zahl der Fälle an der skapularen Insertion durchgeführt. Bei nicht korrekter Injektionsrichtung – wenn die Kanüle über den oberen Skapularand hinweggleitet – droht die Entstehung eines Pneumothorax. Deshalb sind vor dieser Injektion sowohl der obere Skapularand als auch der Muskelansatz palpatorisch genau zu lokalisieren (Abb. 13.4 a und b).

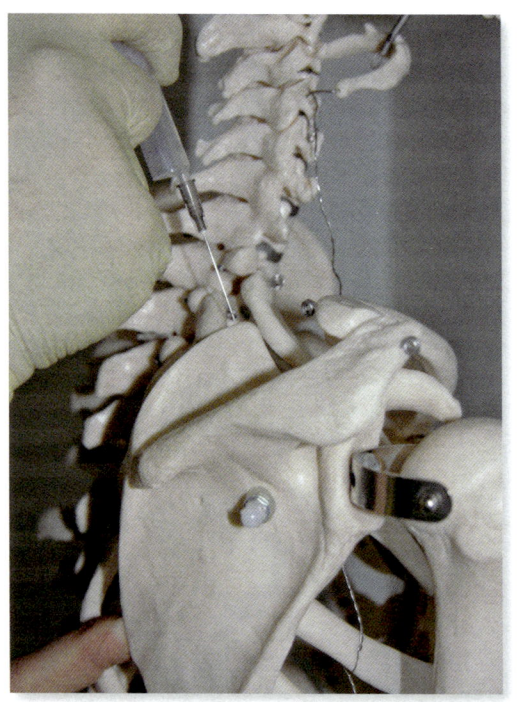

Abb. 13.4 b: Infiltration bei Levator-scapulae-Ansatztendinose

13.3.2 Obere Extremitäten

Bei einem mit Blockierungen in der unteren Hals- oder auch der oberen Brustwirbelsäule (*Zwack*) kombinierten Supraspinatussehnensyndrom kommt sowohl die Infiltration an der Insertion am kranialen Rand der Spina scapulae als auch die Infiltration des wichtigsten Nebengelenkes der Schulter, des subakromialen Gleitweges, infrage. Bei letzterer Technik ist eine Injektion in die Rotatorenmanschette – insbesondere bei Verwendung eines kortisonhaltigen Präparates – unbedingt zu vermeiden. Sie wird bei mehrfacher Infiltration nicht zu Unrecht als Ursache einer iatrogenen Rotatorenmanschettenruptur angeschuldigt. Die Injektion ist also entweder in den subakromialen Gleitweg direkt oder bei entsprechendem Befund in eine Bursa zu verabfolgen. Der Zugang kann entweder von lateral, ventral oder dorsal erfolgen (Abb. 13.5 a und b). Die Lage der Kanüle kann auch hier zum Teil sonographisch kontrolliert werden. Vereinfacht wird der Zugang durch Zug am hängenden Arm über ein in der Hand des Patienten befindliches Gewicht (z. B. kleiner Wasserkanister). Im Zusammenhang mit diesen Beschwerden werden oft Reizungen der langen Bizepssehne, vor allem im Verlauf der Sehnenscheide, festgestellt. Hier bewährt sich nach sorgfältiger Palpation die Injektion von ventral her (Abb. 13.6 a und b). Bei Benutzung eines Kortisonoids kann die Sehnenscheide mit einem wasserlöslichen Präparat umflutet werden. Bewährt haben sich auch hier die Neuraltherapeutika.

Im Zusammenhang mit einem Blockierungsgeschehen sind es an den oberen Extremitäten weiterhin vor allem die Epicondylopathia humeri radialis und – wesentlich seltener – die Epicondylopathia humeri ulnaris, die neben den Maßnahmen der manuellen Therapie an der Wirbelsäule und lokal (ebenso physikalischen Maßnahmen) eine Indikation zur lokalen Injektionstherapie darstellen. Insbesondere die wesentlich häufigere Epicondylopathia humeri radialis ist hinsichtlich ihrer Zusammenhänge

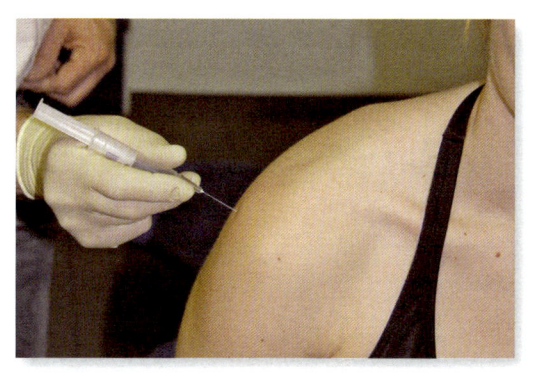

Abb. 13.5 a: Infiltration des subakromialen Gleitweges von lateral

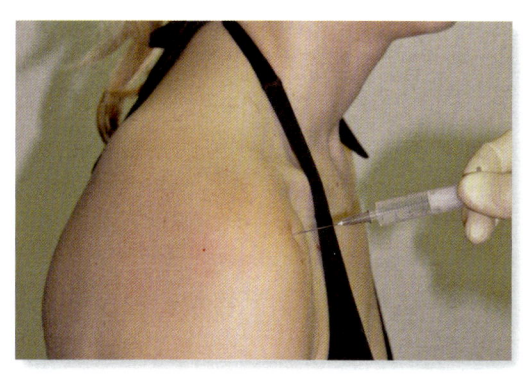

Abb. 13.5 b: Infiltration des subakromialen Gleitweges von ventral

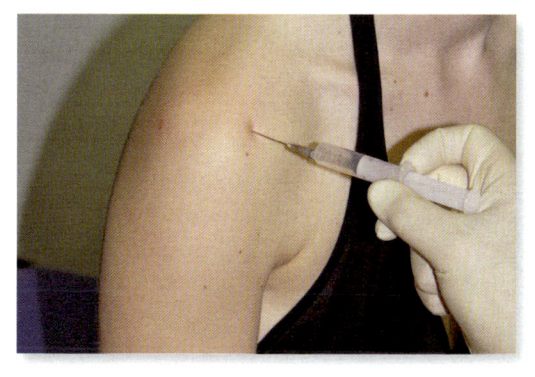

Abb. 13.6 a: Infiltration bei Bizepssehnensyndrom

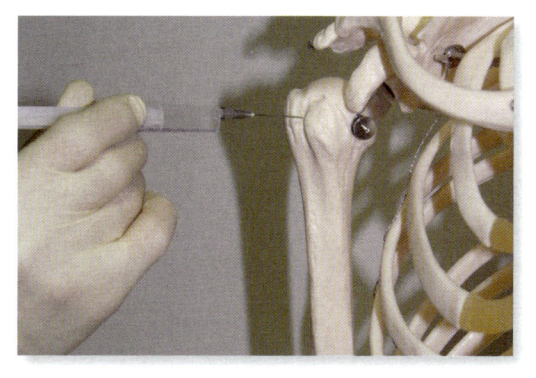

Abb. 13.6 b: Infiltration bei Bizepssehnensyndrom

mit einem Blockierungsgeschehen genauer untersucht worden. Hier sind nicht nur die von der unteren HWS mit Schwerpunkt in Höhe C6 ausgehenden pseudoradikulären Syndrome (*Bischoff*), sondern auch solche aus der mittleren BWS mit Schwerpunkt in Höhe D6 (*Steinrücken*) oder im Zusammenhang mit Störungen in den Sternoklavikulargelenken (*Schneider*) zu nennen. Ganz gleich, ob im Bereich der Epikondylen mit einer Infiltration oder mit physikalisch-therapeutischen Maßnahmen wie Ultraschall, niederfrequenten Strömen oder Querfriktionen (*Cyriax*) gearbeitet wird, ist zur Rezidivprophylaxe immer auch die Behandlung der anderen Komponente erforderlich. Das ist unabhängig davon, ob die Funktionsstörung an der Wirbelsäule Ursache oder Folge der Insertionstendinose ist. Voraussetzung für den Erfolg einer Injektion ist wiederum die genaue palpatorische Festlegung des maximalen Schmerzpunktes am Epicondylus humeri radialis (ulnaris) sowie der besonderen druckschmerzhaften Anteile der Extensorenursprünge. Die Injektion wird mit einer schräg von distal her geführten Kanüle Nr. 12 verabfolgt. Die Infiltration im myotendinotisch veränderten Gewebe wird am besten leicht fächerförmig mit Stichelung am Sehnen-Periost-Übergang durchgeführt. Gerade die Injektionsbehandlung der Epikondylopathie ist auch heute noch eine Domäne der Kortisonbehandlung, die aber eine besonders korrekte Lokalisation des Medikamentendepots verlangt. Eine Injektion in das Subkutangewebe führt zu den als Weichteileinziehungen oder Hautverfärbungen zu beobachtenden nekrotischen Veränderungen. Die Vorgehensweise bei der Epicondylopatia ulnaris ist entsprechend. Auch Beschwerden im Sinne eines Karpaltunnelsyndroms können mit einem Blockierungsgeschehen im Bereich des zervikothorakalen Überganges oder der oberen (besonders 1. und 2.) Kostotransversalgelenke in Zusammenhang stehen. In den Fällen, in denen es sich nicht um Begleitblockierungen bei echten Karpaltunnelsyndromen handelte, konnten wir aber mit Messungen der Nervenleitgeschwindigkeit nie ein echtes Karpaltunnelsyndrom nachweisen. Dann erübrigt sich in der Regel eine Infiltrationstherapie. Dabei kann sehr gut mit Iontophoresen oder Ultraphonophoresen (niedrige Dosierung) gearbeitet werden. In Fällen eines echten Karpaltunnelsyndroms können wir die mancherorts geäußerte Skepsis gegen eine konservative Therapie mit lokalen Injektionen nicht ohne deutliche Einschränkung teilen. Die genannten Komplikationsraten beruhen auf der auch von uns abgelehnten Verwendung von Kristallsuspensionen.

13.3.3 Untere Extremitäten

Im Bereich der unteren Extremitäten sind es vor allem die Insertionstendinosen im Bereich des Trochanter maior, die Insertionstendinosen der Hüftadduktoren, die Tendinosen an der Patella (Patellaspitzen- und Patellabasissyndrom) sowie die Tendinosen am Pes anserinus, die im Zusammenhang mit manualtherapeutischen Fragestellungen interessieren. Es dürfen allerdings auch die selteneren Tendinosen im Bereich der Fußwurzel nicht außer Acht gelassen werden.

Tendinosen im Bereich des Trochanter maior treten besonders bei Funktionsstörungen im Bereich der Sakroiliakalgelenke, des lumbosakralen Überganges, der oberen Lendenwirbelsäule und auch der Hüftgelenke auf. Wie bereits im Abschnitt über die pseudoradikulären Syndrome betont, ist es immer notwendig, diese pseudoradikulären Syndrome von beiden Polen her anzugehen. Das Treffen der vorher palpatorisch genau zu bestimmenden Maximalpunkte am Trochanter maior erweist sich technisch nicht immer als einfach. Es wird eine 70 mm lange Kanüle verwendet. Die Richtung der Injektion ergibt sich aus der Lage des vorher palpatorisch bestimmten Maximalpunktes. Am Trochanter maior erweist sich häufig auch die Anwendung eines Neuraltherapeutikums als ausreichend. Unterstützend bewährt haben sich die therapeutische Anwendung des Ultraschalls sowie auch einfache Anwendungen aus dem Spektrum der Thermotherapie. Die Infiltration der Ursprünge der Hüftadduktoren kommt nicht nur bei der Koxarthrose zum Einsatz, sondern auch bei Insertionstendinosen dieser Muskeln im Rahmen pseudoradikulärer Syndrome, die in den SIG oder der Lendenwirbelsäule ihren Ursprung haben, sowie bei Überlastungssyndromen bei Sportlern. Anders als bei der „muskulären Überflutung" der insgesamt deutlich hypertonen Adduktoren kommt es bei der Insertionstendopathie darauf an, wirklich den Sehnen-Periost-Übergang zu treffen. Dabei wird man oft nicht mit einer 70 mm langen Nadel ans Ziel kommen, sondern eine 120 mm lange Kanüle verwenden müssen (Abb. 13.7). Auch die insbesondere mit funktionellen Störungen im Bereich der mittleren LWS kombinierten Patellaspitzen- und Patellabasissyndrome (vor allem in Höhe L3 und L4) stellen seltener eine Indikation für eine lokale Infiltrationstherapie dar. Dabei sollte zunächst die Umgebung der Quadrizepssehne mit einem Lokalanästhetikum infiltriert werden, da der Einstich der Kanüle direkt in die Sehne ausgesprochen schmerzhaft ist. Es wird mit einer Kanüle Nr. 12 (Nr. 20) gearbeitet und von lateral her an der Patellabasis oder an der Patellaspitze eingestochen (Abb. 13.8). Wenn im Zusammenhang mit einer funktionellen Störung an der Wirbelsäule

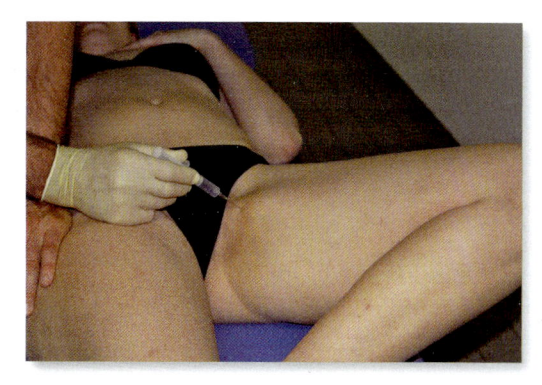

Abb. 13.7: Infiltration an den Adduktorenursprüngen

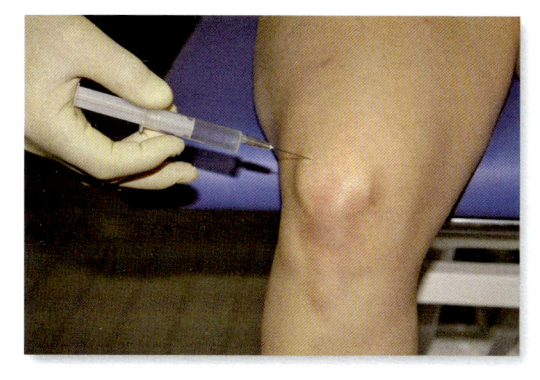

Abb. 13.8: Infiltration bei Patellabasissyndrom

ein solches mit einem Hypertonus des M. quadrizeps verbundenes peripatelläres Schmerzsyndrom entsteht, ist durch den vermehrten Anpressdruck naturgemäß in der weiteren Folge auch die Entstehung einer Chondropathia patellae möglich. Deshalb erscheint ein rechtzeitiges physiotherapeutisches Eingreifen angeraten.

13.4 Infiltrationstherapie bei Ligamentosen

Eine ligamentäre Beteiligung ist immer dann zu erwarten, wenn der Bandapparat der Wirbelsäule oder der Sakroiliakalgelenke durch Zug oder Druck, der auch im Rahmen eines Blockierungsgeschehens entstehen kann, einem länger anhaltenden Reiz ausgesetzt ist. Besonders die Nozizeptoren an den Übergängen vom Band zum Knochen verursachen oder unterhalten bei entsprechend vermehrter Aktivität häufig lokale oder öfter pseudoradikuläre Wirbelsäulen- oder SIG-Syndrome. An der Wirbelsäule sind es meist die Ligamenta interspinosa und das Ligamentum supraspinale, die zum Gegenstand einer begleitenden oder ergänzenden Infiltrationstherapie werden. Während die Umflutung oder Infiltration des Ligamentum supraspinale kein Problem darstellt, ist die Technik bei der Infiltration der Ligamenta interspinosa in jedem Wirbelsäulenabschnitt entsprechend der Neigung der einander zugewandten Dornfortsatzflächen zu variieren. Es kommt dabei besonders darauf an, jeweils an der kaudalen Fläche des kranialen bzw. der kranialen Fläche des kaudalen Nachbardornfortsatzes den Band-Knochen-Übergang zu treffen (Abb. 13.9). Meist reicht hier auch an der Lendenwirbelsäule eine Kanüle Nr. 12 aus. Den besten Effekt erreicht man, wenn an die Bandansätze an der kaudalen oder kranialen Fläche der Dornfortsätze jeweils 3–4 Injektionen mit 0,3 ml eines 1%igen Lokalanästhetikums oder eines Neuraltherapeutikums gesetzt werden. Aber auch in diesen Fällen ist das vorsichtige Vortasten mit der Nadel erforderlich, da die Ober- und Unterkanten der Dornfortsätze deutlich schmaler sind, als man aufgrund des Palpationsbefundes gemeinhin annimmt. Technisch wesentlich einfacher gestaltet sich die Infiltration an den Ansätzen des Ligamentum iliolumbale und dem dorsalen Bandapparat des Sakroiliakalgelenkes (Abb. 13.10). Dazu wird eine 70-mm-Kanüle benutzt. Die Infiltration erfolgt möglichst wieder im Bereich des besonders rezeptorenreichen Band-Knochen-Überganges.

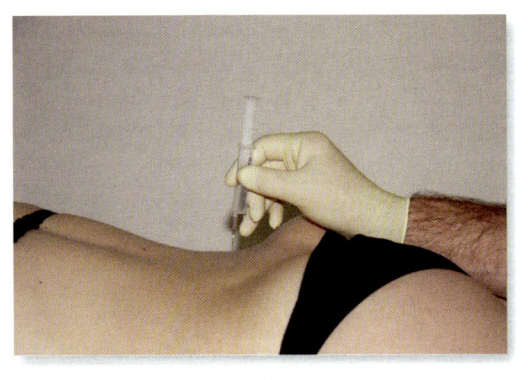

Abb. 13.9: Infiltration in das Ligamentum interspinosum im LWS-Bereich

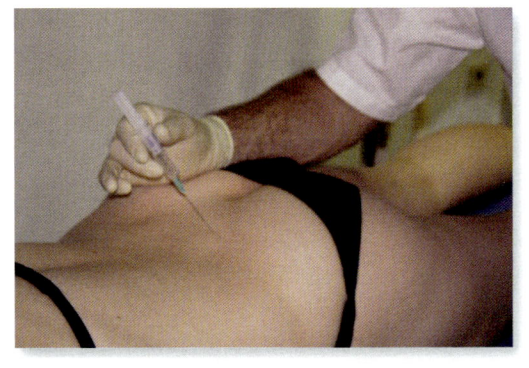

Abb. 13.10: Infiltration des dorsalen Bandapparates am SIG

13.5 Therapeutische Lokalanästhesie der Wirbelgelenke

Diese im Zusammenhang mit manueller Therapie relativ häufig oder auch als selbstständige Behandlungsmethode geübte Technik erfordert eine klare Indikationsstellung und eine den jeweiligen anatomischen Verhältnissen angepasste Technik, um Verletzungen der Nervenwurzeltaschen (intrathekale Injektion, Liquorunterdrucksyndrom), der Arteria vertebralis oder einen Pneumothorax zu vermeiden. Letzterer wird jedoch – wenn überhaupt – als seltene Komplikation bei einer Infiltrationsbehandlung des Levator-scapulae-Syndroms oder bei einer Injektionsbehandlung der Kostotransversalgelenke beschrieben. Die für die therapeutische Lokalanästhesie der Wirbelgelenke im HWS-Bereich häufig beschriebene Injektionsrichtung von dorsolateral her birgt die Gefahr einer Verletzung der Arteria vertebralis oder einer intrathekalen Injektion, insbesondere für den Anfänger. Das lässt sich bei normalen anatomischen Verhältnissen durch eine streng ventrale Injektionsrichtung sicher vermeiden, wenn mit der Kanüle 1,5–2 cm paraspinös (in Höhe des Interspinalraumes) senkrecht zur Oberfläche eingegangen wird (Abb. 13.11). Dann trifft die Nadel auf einen geschlossenen Knochenschild (Abb. 13.12). Nach Erreichen des Knochenkontaktes sucht der injizierende Arzt durch eine geringe Änderung der Nadellage das sog. elastische Kapselgefühl des Wirbelgelenks und kann dann seine therapeutische Lokalanästhesie setzen. Bei aktivierter Spondylarthrose bewährt sich der Zusatz eines Kortisonoids. Auch der Zusatz von Hydroxycobalamin zeigt gute Erfolge. Bei chronifizierten pseudoradikulären Syndromen aufgrund von Nozizeptorenaktivitäten aus den Wirbelgelenken wird ebenso wie an den anderen Wirbelsäulenabschnitten die serielle therapeutische Lokalanästhesie zur „Löschung des Schmerzgedächtnisses" der betroffenen Strukturen empfohlen.

Im Bereich der Brustwirbelsäule wird am Patienten in Bauchlage (leicht kyphosiert) 1 cm lateral der Oberkante des Dornfortsatzes senkrecht in die Tiefe zum Wirbelgelenk eingegangen (Abb. 13.13). Während man an der Hals-

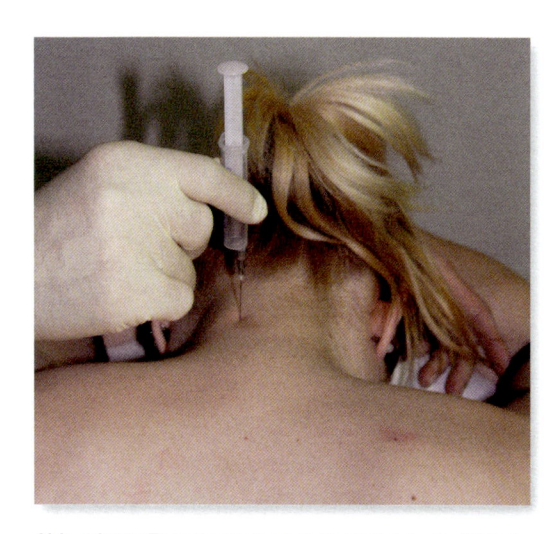

Abb. 13.11: Therapeutische Lokalanästhesie der Wirbelgelenke im HWS-Bereich

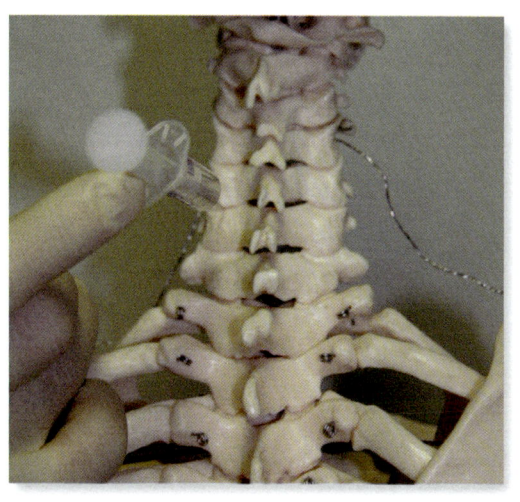

Abb. 13.12: Therapeutische Lokalanästhesie der Wirbelgelenke im HWS-Bereich

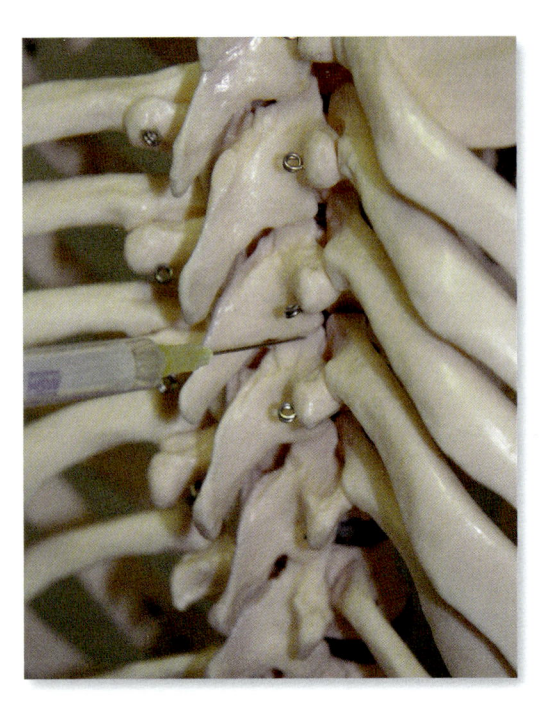

Abb. 13.13: Therapeutische Lokalanästhesie an BWS-Gelenken

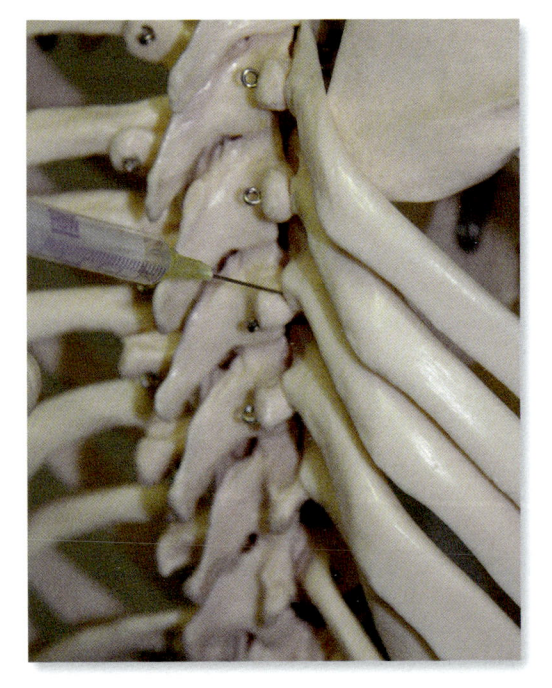

Abb. 13.14: Therapeutische Lokalanästhesie der Kostotransversalgelenke unter Beachtung des Gelenkverlaufes

wirbelsäule in der Regel mit der Kanüle Nr. 12 zum Ziel kommt und nur bei kräftigen Hälsen eine 60 mm lange Nadel braucht, wird diese an der Brustwirbelsäule bei kräftigeren Patienten meist benötigt. Das sollte zunächst unter der Kontrolle eines erfahrenen Therapeuten oder unter Verwendung eines Röntgenbildverstärkers (auch eines Sonographiegerätes) erfolgen, um auf jeden Fall die Entstehung eines Pneumothorax zu vermeiden. Der erfahrene Chirotherapeut kann meist an der Brustwirbelsäule durch Palpieren des periartikulären Irritationspunktes den Zielpunkt der Injektion bestimmen. Auch an der Brustwirbelsäule ist auf jeden Fall zunächst der Knochenkontakt zu suchen. Im Thorakalbereich gilt das Interesse nicht nur hinsichtlich der manuellen Therapie, sondern auch hinsichtlich der Infiltrationstherapie, sowohl den Kostotransversalgelenken als auch den Wirbelgelenken. Bezüglich der Nadellänge gilt das bereits bei der Brustwirbelsäule Gesagte. Zunächst wird der Rippenverlauf palpiert und gegebenenfalls markiert. Dann wird in der vorgesehenen Höhe ca. 3 Querfinger lateral der Dornfortsatzreihe in einem Winkel von ca. 20° nach medioventral eingegangen (der genaue Winkel bestimmt sich nach der Dicke der darüber liegenden Weichteile). Die Kenntnis des Gelenkspaltverlaufs (Abb. 13.14) ist für diese Injektionsform unabdingbar. Vorteilhaft ist auch hier das Arbeiten unter Röntgenkontrolle. Ein zu weit laterales oder direkt sagittales Eingehen birgt die Gefahr der Erzeugung eines Pneumothorax. Besonders schwierig gestalten sich die Kapselinfiltration und noch mehr die intraartikuläre Injektion der Kostotransversalgelenke XI und XII, selbst unter Monitorkontrolle. Im Lendenwirbelsäulenbereich bieten sich für die therapeutische Lokalanästhesie der Wirbelgelenke zunächst zwei technische Alternativen an. Entweder wird die Nadel 2 cm lateral des Interspinalraums direkt senkrecht in die Tiefe geführt oder von einer 2–2,5 Querfinger lateral der Dornfortsatzreihe gelegenen Einstichstelle in einem Winkel von 20–25° zur Mittellinie. Bei L5/S1 kann auch die Technik nach *Locher* verwendet werden; hierbei wird eine gedachte Linie zwischen dem Dornfortsatz L4 sowie der Spina iliaca posterior superior halbiert und senkrecht auf das Gelenk L5/S1 eingegangen. Die Nadellänge beträgt 60–100 mm. Durch Aspiration ist bei dieser Technik insbesondere eine intrathekale, aber auch eine intravasale Injektion auszuschließen. Es wird zunächst auf den Wirbelbogen oder auf den Querfortsatz vorgegangen. Von dort geht man durch entsprechende Änderung der Nadellage in Richtung des Wirbelgelenkes vor, bis unter der Nadelspitze das derb-elastische Kapselgefühl spürbar wird. Bei periartikulärer Infiltration wird die Nadel um 1–2 mm zurückgezogen. Bei beabsichtigter intraartikulärer Injektion wird in die Kapsel hineingegangen. Es ist aber zu berücksichtigen, dass es sich um ein sehr kleines Gelenkvolumen handelt.

13.6 Therapeutische Lokalanästhesie der Sakroiliakalgelenke

Während – wie bereits dargestellt – die ligamentäre Infiltration im SIG-Bereich keine großen Schwierigkeiten bereiten sollte, gehört die intraartikuläre Injektion eines Sakroiliakalgelenkes zu den schwierigsten intraartikulären Injektionen überhaupt. Wenn die Injektion in das obere Drittel des SIG erfolgt, ist auch bei klarer intraartikulärer Lage der Kanüle keine Verteilung des Medikaments in die Gelenkhöhle zu erwarten, da dieses Drittel zum größten Teil durch ein intraartikuläres Band gefüllt ist. Der Arzt muss sich über den Verlauf des Gelenkspaltes sowie die durch das Os ilium und die untere Lendenwirbelsäule gegebenen Zugangsschwierigkeiten im Klaren sein. Am besten wird diese Injektion unter Röntgenkontrolle durchgeführt und ist deshalb – wie alle anderen unter dieser Kontrollmaßnahme ausgeführten Injektionen auch – einer strengen Indikationsstellung unterworfen. Das gilt insbesondere auch deshalb, weil sich gerade im Bereich des SIG eine periartikuläre Infiltration in der Regel als ausreichend erweist. Zur periartikulären Infiltration genügt zumeist eine Nadellänge von 70 mm, zur intraartikulären Injektion eine Nadellänge von 120 mm. Der Zugang ist nur von kraniomediodorsal nach kaudolateroventral möglich (Abb. 13.15). Der Geübte merkt deutlich, wie er in den Gelenkspalt hineinfällt, wobei auch er feststellen muss, dass dies nicht regelhaft gelingt und er sich auf die Infiltration des periartikulären Bandapparates und der Kapsel beschränken muss. Der Patient wird für diese Injektion wie für die therapeutische Lokalanästhesie der LWS-Gelenke im LWS-SIG-Bereich leicht kyphosiert gelagert. Während andere Autoren (*Krämer*, *Hedtmann*) die Injektion am sitzenden Patienten empfehlen, bevorzugen wir bei der therapeutischen Lokalanästhesie der Wirbelgelenke sowie der SIG die Injektion am

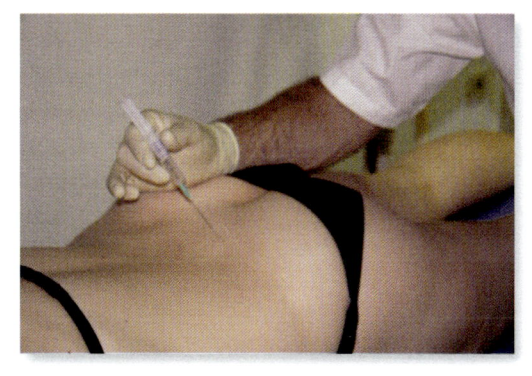

Abb. 13.15: Therapeutische Lokalanästhesie am SIG

entspannt in Bauchlage gelagerten Patienten. Hinsichtlich der zur Anwendung kommenden Medikamente und der zu beachtenden Sterilitätsrichtlinien sind dieselben Fakten zu beachten wie bei allen anderen intraartikulären Injektionen auch (wie eingangs erwähnt). Bei der Anwendung von Kortisonoiden ist wie bei den intraartikulären Injektionen auch an die mögliche Anwendung von Depotpräparaten in öliger Emulsion zu denken.

13.7 Infiltrationstherapie bei entzündlicher Reizung der Nervenwurzeln

Eine Indikation zu einer solchen Maßnahme ergibt sich im Zusammenhang mit manueller Therapie (z. B. bei Begleitblockierungen im Rahmen radikulärer Syndrome) weit überwiegend im LWS-Bereich, der deshalb an dieser Stelle besprochen wird. Es werden dazu 120 mm bzw. (sehr selten!) bei sehr kräftigen Patienten 150 mm lange Kanülen benutzt. Für die Nervenwurzeln L1–3 erfolgt der Einstich 4 cm paraspinös der Oberkante des darunter liegenden Dornfortsatzes, senkrecht auf den Querfortsatz zu. Nach Zurückziehen der Nadel wird diese in 15° medialer und 20° kaudaler Richtung vorgeschoben. Für die Nervenwurzeln L4, L5 und S1 dient die Oberkante von L5 als Orientierungspunkt; 4 cm lateral davon senkrechtes Eingehen auf den Querfortsatz L5, Zurückziehen der Nadel, für L4 zeigt nun die Stichrichtung 20° nach medial und 15° nach kranial, für L5 20° nach medial und 15° nach kaudal, für S1 ca. 30° nach kaudal und 20° medial. Nach Vorinjektion von 2 ml eines 1%igen Lokalanästhetikums bis zum Wurzelkontakt, den der Patient sofort registriert, wird die Kanüle ca. 3 mm zurückgezogen und nach Ausschluss einer Injektion in den Liquorraum die Nervenwurzelumflutung mit ca. 5–10 ml eines 1%igen Lokalanästhetikums, eventuell kombiniert mit einem Kortisonoid, durchgeführt. Diese Injektion wird meist am sitzenden Patienten durchgeführt, da am liegenden Patienten der Liquordruck nicht ausreicht, um nach Abnahme der Injektionsspritze durch Liquoraustritt auf eine versehentliche intrathekale Nadellage aufmerksam zu werden. Bei Benutzung eines Kortisonoids entschließen wir uns im Gegensatz zu *Bernau* zu einem wasserlöslichen Präparat, um die Bildung von kristallinduzierten Granulationen oder gar Wurzelscheidenfibrosen zu vermeiden.

Derzeit ist der Gebrauch von Kortison ein „off label use" (lediglich Triam 40 hat die Zulassung zur Anwendung an Nerven). Hier sollte bei aktuell reger Diskussion die aktuelle Rechtslage beachtet werden!

13.8 Epidurale Infiltration (Kaudalanästhesie)

Vor allem im Rahmen der Behandlung von Postnukleotomiesyndromen, in denen die manuelle Deblockierung von Begleitblockierungen im SIG und die therapeutische Lokalanästhesie der Wirbelgelenke oder an den SIG nicht den gewünschten Erfolg bringen, wird die Epiduralanästhesie über den Hiatus sacralis (Kaudalanästhesie) eingesetzt. Weitere Indikationen für diese Technik sind radikuläre Syndrome aus den unteren LWS-Segmenten oder Kokzygodynien. Weiter gefasst kann die Indikation auch beim sakralen Tumorschmerz, bei akuter Lumbago oder nicht klar differenzierten chronischen Kreuzschmerzen als Form der Schmerztherapie gestellt werden.

Kontraindikationen der Kaudalanästhesie sind wie auch bei anderen infiltrativen Maßnahmen Gerinnungsstörungen sowie Antikoagulantien-Therapie, lokale Infektionen bzw. ekzematöse Hautveränderungen, bekannte Medikamentenunverträglichkeit (Allergie) sowie auch generalisierte Infektionen mit Temperaturerhöhung. Anomalien, seien sie posttraumatisch oder Normvarianten, können unter Umständen die Durchführung einer Kaudalanästhesie erschweren bzw. unmöglich machen. Bei dieser Technik wird von kaudal her über den Hiatus sacralis ein Lokalanästhetikum in den Periduralraum injiziert. Wir arbeiten am Patienten in Bauchlage, wobei das Becken mit einer Halbrolle unterlegt wird. Die anatomische Orientierung erfolgt an den Cornua sacralia, die den Zugang zum Hiatus sacralis jeweils lateral begrenzen. Die mediale Begrenzung ist durch die knapp proximal der Cornua sacralia auslaufende Crista sacralis vorgegeben. Nach sorgfältiger Desinfektion (Schutz der Anal- und Genitalschleimhäute durch einen in der Rima ani liegenden Tupfer) erfolgt nun zunächst die Lokalanästhesie des Injektionsortes mit ca. 1 ml Lokalanästhetikum. Nach nochmaliger Desinfektion wird die Injektionsnadel (in der Regel 70 mm lang) in der Mittellinie, knapp distal des Hiatus sacralis, in einem Winkel von ca. 70° bis zum Knochenkontakt eingeführt. Danach wird durch leichtes Zurückziehen und kaudales Absenken der Nadel der Hiatus sacralis zwischen den Cornua sacralia aufgesucht. Der Widerstand der Membrana coccygea wird überwunden und die Kanüle ca. 3–4 cm in den Sakralkanal vorgeschoben (maximal bis zum Übergang S2/3; Abb. 13.16 a und b). Vor der Injektion wird durch Aspiration das Austreten von Blut oder Liquor ausgeschlossen. Bei Liquoraustritt ist die Punktion abzubrechen. Eine falsche Nadellage – z. B. in den dorsalen Weichteilen – wird durch Auflegen der flachen Hand auf das Sakrum über dem vermeintlichen

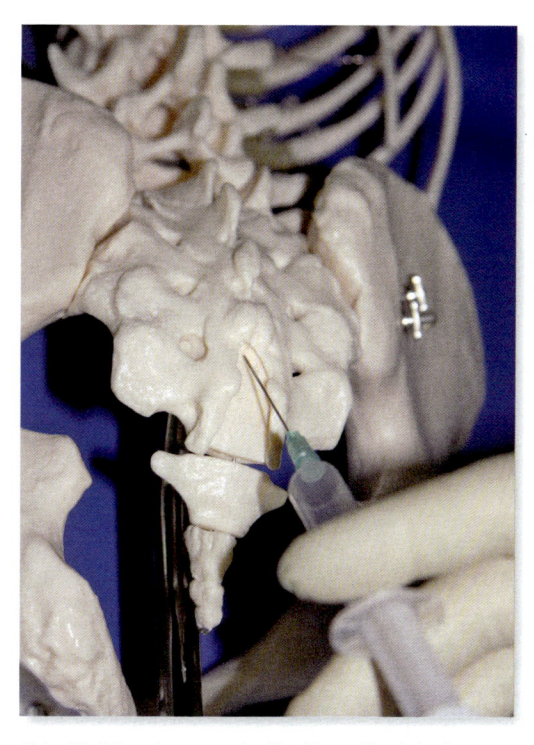

Abb. 13.16 a: Ansetzen der Kanüle zur Kaudalanästhesie

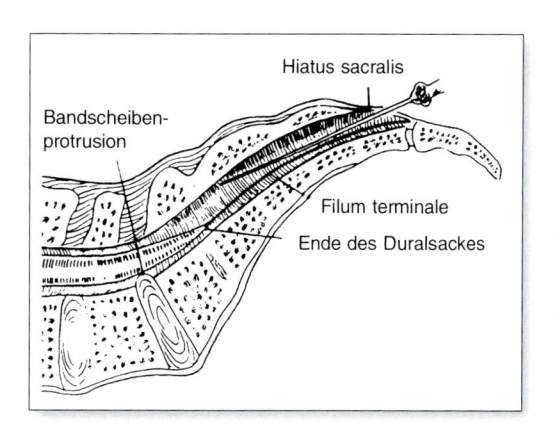

Abb. 13.16 b: Lage der Kanüle im Sakralkanal (nach *Cyriax*)

Nadelende und Injektion einer geringen Menge eines Lokalanästhetikums ausgeschlossen. Bei korrekter Nadellage lässt sich die Injektion ohne wesentlichen Widerstand durchführen. Zur Injektion verwenden wir üblicherweise ca. 15–20 ml eines 1%igen Lokalanästhetikums, für den Gebrauch eines Kortisonpräparates gelten die obigen Ausführungen (mit Zusatz eines kristallinen oder wasserlöslichen Kortisonoids). Nach erfolgter Injektion und sterilem Verband der Injektionsstelle werden sowohl die Kreislaufsituation als auch der Wirkungseintritt überwacht. Eine Entlassung aus der Überwachung erfolgt erst nach gesichertem Abklingen eventueller lokalanästhesiebedingter neurologischer Defizite.

13.9 Prolotherapie

Beim Vorliegen einer mono- oder polysegmentalen Hypermobilität oder Instabilität als Ursache für lokale oder pseudoradikuläre Wirbelsäulen- oder SIG-Syndrome gewinnt die früher als Sklerosierungstherapie bezeichnete Prolotherapie (eigentlich Proliferationstherapie) zunehmend an Bedeutung. Hier gilt es, die ligamentäre Insuffizienz therapeutisch anzugehen. Ligamente bestehen aus dichtem Bindegewebe mit, im Gegensatz zu Sehnen, nicht nur parallel gebündelten Kollagenfasern. Dadurch sind Belastungen im dreidimensionalen Raum möglich. Die zwischen den Kollagenfasern eingelagerten Fibroblasten synthetisieren ihrerseits neue Kollagenmoleküle, was letztlich proliferative, reparative und regenerative Vorgänge direkt vor Ort ermöglicht. Die Prolotherapie dient dazu, diesen Prozess in Gang zu bringen. Wenn die Ligamente aufgrund einer durch degenerative Vorgänge, durch Dauerstress hervorgerufene oder anlagebedingte Laxizität ihre Aufgabe – die Sicherung der Gelenkstabilität – nicht gewährleisten können, ist die Prolotherapie ein Weg, um die Rehabilitation der Ligamente zu fördern. Gerade an der Wirbelsäule tritt eine durch degenerative Veränderungen hervorgerufene Laxizität des Bandapparates dann ein, wenn die Höhenminderung der Bandscheiben schneller voranschreitet, als es die Kompensationsfähigkeit der Ligamente ausgleichen kann. Das führt dann zur segmentalen Instabilität mit der Folge des Zuges an Muskelansätzen und -ursprüngen, vermehrten Wirbelblockierungen, Zug an Gelenkkapseln und Pressdruck auf den Gelenkknorpel in unphysiologischer Gelenkstellung. Daraus resultiert meist ein rezidivierendes oder chronisches Schmerzsyndrom. Die Therapie richtet sich vor allem nach dem Grad der Instabilität sowie dem Alter und dem Allgemeinzustand der Patienten. Bei jüngeren Patienten mit ausreichender körperlicher Trainierbarkeit wird zunächst ein stabilisierender krankengymnastischer Aufbau versucht. Bei rein stabilisierendem Aufbau wird damit den Ligamenten Gelegenheit gegeben, sich zu straffen. Ligamente sind „trainierbar", was sowohl in Bezug auf Festigkeit als auch auf Funktion im Tierversuch nachgewiesen wurde. Für Fälle, bei denen das nicht zum Ziel führt und eine Spondylodese oder SIG-Arthrodese noch nicht dringend indiziert erscheint, bietet sich die Prolotherapie als sinnvolle und Erfolg versprechende Erweiterung der therapeutischen Palette an. Bei der Prolotherapie werden die Proliferation des Bindegewebes fördernde Substanzen in den insuffizienten Bandapparat injiziert. Das Verfahren wurde erstmals 1956 von *George Hacket* veröffentlicht. In Deutschland wurde es bereits seit ca.1965 in der Klinik für manuelle Therapie in Hamm und seit 1975 in der Argentalklinik in Isny-Neutrauchburg durchgeführt und weiterentwickelt. Als proliferationsfördern-

de Substanzen werden in Deutschland vor allem Glukose und hypertone Kochsalzlösung als hyperosmolare Substanzen verwendet. In der Literatur werden als irritierende Substanzen noch Phenol, Glyzerin und Sodiummorrhuat genannt. Deren Anwendung ist in Deutschland jedoch nicht üblich. Für eine heute verwendete ideale proliferationsfördernde Substanz wurden in den USA folgende Kriterien genannt:
- minimale Exsudatbildung nach der Injektion
- geringe Nebenwirkung (lokal)
- keine systemische Reaktion
- keine Gewebeschädigung
- maximal stimulierte Proliferation des injizierten Gewebes.

Die in die insuffizienten Ligamente injizierten Medikamente lösen zunächst eine ca. 3 Tage andauernde inflammatorische Reaktion aus. In einer zweiten, ca. 10 Tage andauernden Phase kommt es zur Einwanderung von Makrophagen und Monozyten und zur humoralen Stimulierung der Fibroblasten. In der dritten, 2–3 Wochen andauernden Phase kommt es dann zur Produktion neuen Kollagens durch die stimulierten Fibroblasten. Die Neubildung von Kollagen am Bindegewebe mit Verbesserung der Belastbarkeit der Ligamente wurde durch die Arbeiten von *Liu* und seiner Arbeitsgruppe (1983) sowie von *Maynard* und seiner Arbeitsgruppe (1985) nachgewiesen.

Injektionstechnik

Im Bereich der Wirbelsäule raten wir zur Verwendung einer Kanüle Nr. 12 für die meistens durchgeführte Prolotherapie an den Ligamenta interspinosa und am Ligamentum supraspinale. Wenn sich radiologisch und/oder klinisch Zeichen der Hypermobilität in einem einzelnen Segment zeigen, hat es sich bewährt, sowohl das kaudale als auch das kraniale Nachbarsegment in die Therapie einzubeziehen. Die von anderen Anwendern dieser Methode vorgeschlagene Kanülenlänge von 70 mm wird nur im Bereich des SIG oder bei Mitbehandlung des wirbelgelenknahen Bandapparates benötigt. Auch im Bereich der Fußwurzel, des OSG und des Kniegelenkes, wo erste positive Erfahrungen verzeichnet werden, kommt man mit der kürzeren Kanüle aus. *Leedy* empfiehlt die Anwendung der Prolotherapie praktisch für jedes Körpergelenk, wenn die Ligamente „insuffizient" und deshalb schmerzhaft und/oder ödematös verändert sind. Im Bereich der interspinösen Ligamente wird technisch wie im Abschnitt „Infiltrationstherapie bei Ligamentosen" beschrieben, vorgegangen (Abb. 13.17). Die Injektionsnadel wird bei Knochenkontakt am Processus spinosus 1–2 mm zurückgezogen, es werden an 3–4 Injektionspunkten je Dorn-

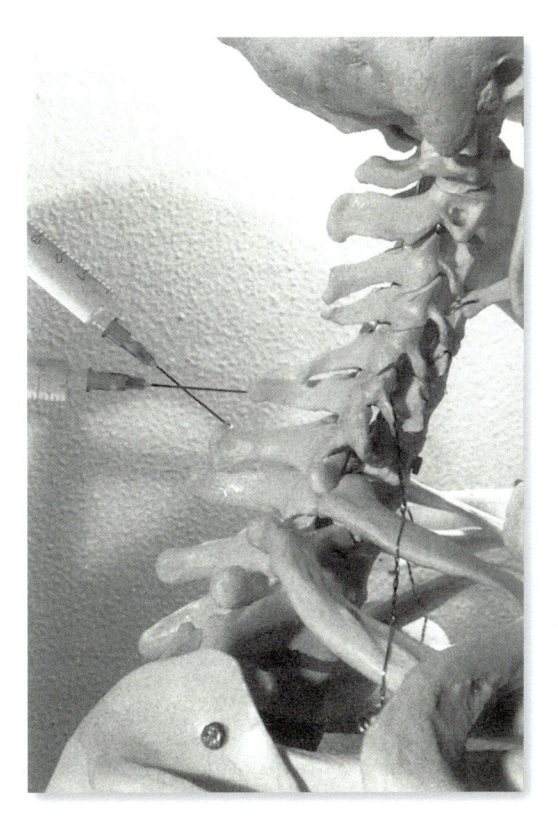

Abb. 13.17: Prolotherapie an der HWS

fortsatzunterfläche und -oberfläche 0,2 ml der jeweiligen Proliferationslösung injiziert. Bei der Verwendung von Glukose wird folgendes Schema empfohlen:
- 1. Injektion: 12 % Glukose in 1%igem Lokalanästhetikum
- 2. Injektion: 14 % Glukose in 1%igem Lokalanästhetikum
- 3. Injektion: 16 % Glukose in 1%igem Lokalanästhetikum
- ab 4. Injektion: 18 % Glukose in 1%igem Lokalanästhetikum.

Die Verwendung von 20 % Glukose wird nur bei Fällen mit sehr geringer lokaler Reaktion empfohlen. Es reichen in der Regel 3–5 Injektionen aus. Dabei ist aber zu beachten, dass die Länge der einzelnen Injektionsserien von der Substanz, dem Ausmaß der Instabilität und der bei der Injektion feststellbaren Gewebereaktion abhängig ist. Als zeitlicher Abstand zwischen zwei Injektionen wird allgemein ein Zeitintervall von 7 Tagen empfohlen. Zumindest sollte aber vor einer erneuten Injektion das Ende der inflammatorischen Phase abgewartet werden (mindestens 3 Tage). Beim Sakroiliakalgelenk werden die Ligamenta sacroiliacale, supra- und interspinale sowie das distale Ligamentum iliolumbale infiltriert. Von einem Zugang über den Dornfortsatz S1 aus (proximale Crista sacralis) wird fächerförmig nach lateral bis zum Knochenkontakt am medialen Iliumrand vorgegangen und der dort inserierende Anteil des Ligamentum sacroiliacale infiltriert. Wird die Nadel nach lateral-kranial gerichtet, erreicht man die distalen Anteile des am Ilium inserierenden Ligamentum iliolumbale. Bei senkrechtem Eingehen werden das supra- und das interspinale Band von S1/2 erreicht. *Weingart* misst der Infiltration des Ligamentum sacroiliacale dorsale eine besondere Bedeutung bei. Dieses Band wird durch einen Zugang einen Zentimeter kaudal und lateral der Spina iliaca posterior superior erreicht, von dort aus wird die Nadel etwas nach medial gerichtet bis zum Knochenkontakt vorgeschoben. Eine fächerförmige Infiltration des Ligaments ist hierbei möglich. Am Kniegelenk besteht die Hauptindikation für die Prolotherapie bei posttraumatisch und arthrotisch bedingten, medialen bzw. lateralen Bandlaxizitäten. Eine vorherige diagnostische Lokalanästhesie sichert die Indikation. Die betroffenen Bandstrukturen bzw. Retinakula werden mit Glukoselösungen aszendierender Konzentration in bereits bekannter zeitlicher Abfolge und Häufigkeit infiltriert. Das am Sprunggelenk am häufigsten betroffene Ligament ist sicherlich das Ligamentum fibulotalare anterius, aber auch medialseitige Bandstrukturen wie das Deltaband mit seinem fächerförmigen Verlauf sind der Prolotherapie zugänglich. Ausführlich werden diese Methoden im Handbuch der Proliferationstherapie (*J. R. Weingart*, Haug-Verlag 2002) abgehandelt. Komplikationen lassen sich durch eine streng sterile Injektionstechnik und den Ausschluss einer intravasalen Injektion minimieren. Allergische Reaktionen sind bei Verwendung moderner Lokalanästhetika, Glukose oder Kochsalz äußerst selten.

Durch die Proliferationstherapie hervorgerufene Schmerzen im Injektionsgebiet können analgetisch mit Novaminsulfon, Paracetamol oder in Ausnahmefällen mit einem Morphinpräparat im Bedarfsfall gemindert werden. Auf keinen Fall darf ein NSAR oder Kortisonpräparat verwendet werden. Dies würde dem gewünschten Inflammationsprozess entgegenwirken.

Grundlagen der Manuellen Medizin bei Kindern 14

„Will ein Arzt ein Kind wirkungsvoll behandeln, so hat er nicht nur dessen Körper, sondern seine ganze Persönlichkeit und seinen sozialen Raum zu kennen und zu verstehen."
(J. Lutz)

Die Behandlung von Kindern erfordert vom Therapeuten ein sehr hohes Maß an Geduld, Einfühlungsvermögen und Erfahrung. Die Manuelle Medizin bei Kindern setzt bereits Routine in der Diagnostik und Behandlung Erwachsener voraus. Allerdings sind viele klassische manualmedizinische Behandlungstechniken nicht vom Erwachsenen auf Kinder übertragbar. Sowohl der körperliche als auch der seelische Entwicklungsstand des Kindes sind im Einzelfall zu berücksichtigen. Das diagnostische und therapeutische Vorgehen haben sich am jeweiligen Alters- und Entwicklungsstand des Kindes zu orientieren.

Grundlegend unterscheidet sich auch die Behandlung des Säuglings und Kleinkindes von der Diagnostik und Therapie des Kindergarten- und Schulkindes sowie des Heranwachsenden.

Zusammengefasst ergeben sich folgende Voraussetzungen für die manuelle Diagnostik und Therapie bei Kindern:
- ausreichende Erfahrung in der Diagnostik und Anwendung der Grifftechniken beim Erwachsenen
- absolut atraumatisches Arbeiten sowohl in Diagnostik als auch in Therapie
- Kenntnis der Anatomie, der altersphysiologischen Merkmale sowie der Normvarianten des Bewegungsorgans des Kindes
- Berücksichtigung des neurophysiologischen Entwicklungsstandes sowie der pathologischen Abweichungen
- Beachtung der Psyche und der Mentalität in den verschiedenen Entwicklungsphasen des Kindes
- in Abhängigkeit des Alters (in der Regel ab dem Schulkindesalter) sollte das Kind in Anamnese, diagnostisches und therapeutisches Vorgehen einbezogen werden.

Kinder sind verletzlich – sowohl seelisch als auch körperlich! Voraussetzungen für die Behandlung sind ausreichend Zeit, Geduld und Einfühlungsvermögen.

14.1 Kindliche Entwicklung

Organreifung und Gestaltwandel

Bis zum Erreichen des Erwachsenenalters durchläuft das Kind abwechselnd mehrere Fülleperioden sowie Streckphasen. Hieraus leitet sich auch die Forderung nach spezifischen Untersuchungs- und Behandlungstechniken in den einzelnen Entwicklungsabschnitten ab. Mentalität und Psyche sind einem Entwicklungs- und Reifeprozess unterworfen, der durch Beobachtung der Umwelt, Lernen und Erfahrung sowie außerdem durch eine große Verletzlichkeit gekennzeichnet ist (Abb. 14.1).

- **1.–4. Lebensjahr (1. Fülleperiode):** Anfänglich undifferenzierte Gefühlsäußerungen (Schreien, Schlafen) zeigen rasch eine zunehmende Differenzierung (Schreck, Abwendung, Zuwendung). Es entwickelt sich die explorative Gestaltwahrnehmung durch Greifen und optisches Fixieren. Das erste Fragealter tritt mit dem 3. Lebensjahr ein.
- **5.–7. Lebensjahr (1. Streckphase):** Die schöpferische Fantasie hat sich bis zum 5. Jahr entwickelt (Rollenspiele, Malen, Kneten). Die Feinmotorik ist ebenfalls weitgehend entwickelt (gebundene Schrift). Die Fantasiewelt wird zunehmend der realen Welt angepasst.
- **8.–10. Lebensjahr (2. Fülleperiode):** Sie ist gekennzeichnet durch zunehmende Konzentrationszeit sowie geordneten Umgang mit Zahlen (Rechnen).
- **11.–15. Lebensjahr (2. Streckphase):** Diese Phase ist gekennzeichnet durch zunehmende Selbstständigkeit und Verzicht auf elterliche Hilfe. Ausbildung des abstrakten Denkens, Entwicklung des Interesses an sozialen Problemen und des sozialen Empfindens. Die zweite Streckphase mündet in der Pubertät mit dem schmerzhaften Übergang ins Erwachsenenalter.
- **16.–20. Lebensjahr (dritte Fülleperiode).**

Sensomotorische Programmierung

Mit der Reifung des ZNS, das sich im heranwachsenden Alter durch eine erhebliche Neuroplastizität auszeichnet, geht eine Differenzierung sensomotorischer Programme für die Stütz- und Zielmotorik (Körperwahrnehmung und -kontrolle, Geschicklichkeit vor allem der Handmotorik) einher (Abb. 14.2).

- Während der 1. Streckphase (ca. 6 Jahre) sind die Basisprogramme für Grob- und Feinmotorik entwickelt.
- Zwischen dem 8. und 10. Lebensjahr zeigen sich eine zunehmende Komplexität und Variabilität der grob- und feinmotorischen Bewegungssteuerung.
- In der Pubertät ist die hormonelle Umstellung verantwortlich für die Ausbildung geschlechtsspezifischer Merkmale. Das motorische Verhalten sowie die Körperproportionen nähern sich denen des Erwachsenen an.

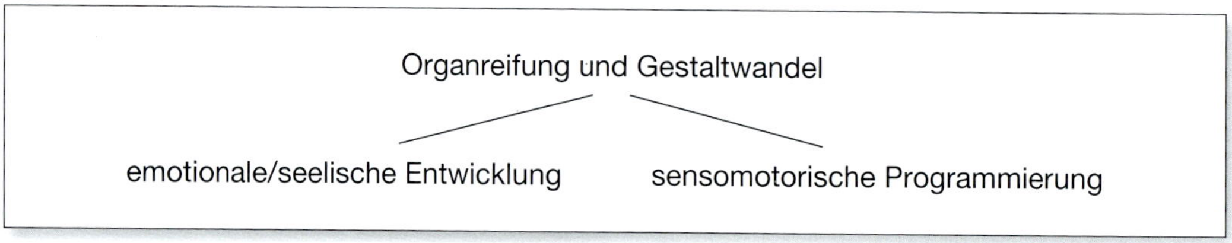

Abb. 14.1: Phasen der kindlichen Entwicklung

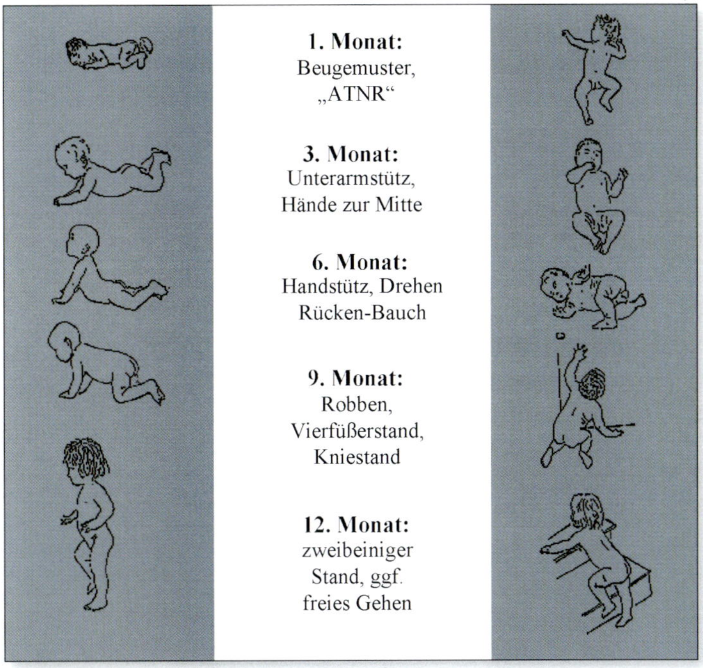

Abb. 14.2:
Sensomotorische Programmierung (posturale Entwicklung)

1. Monat: Beugemuster, „ATNR"

3. Monat: Unterarmstütz, Hände zur Mitte

6. Monat: Handstütz, Drehen Rücken-Bauch

9. Monat: Robben, Vierfüßerstand, Kniestand

12. Monat: zweibeiniger Stand, ggf. freies Gehen

14.2 Anwendungsgebiete der Manuellen Medizin bei Kindern

Neben den klassischen manualmedizinischen Indikationen wie funktionell bedingte Schmerzen der Bewegungsorgane, posttraumatische funktionelle Beschwerden sowie in Prävention und Rehabilitation stellt die entwicklungsneurologische Indikation (bei infantilen Zerebralparesen, Stoffwechselerkrankungen, sensomotorischen Integrationsstörungen sowie neuromotorischen Entwicklungsstörungen im Säuglingsalter) besondere Anforderungen an den Therapeuten.

Funktionell bedingte Schmerzen der Bewegungsorgane

- Kopfschmerzen bei Funktionsstörungen der Kopfgelenke beziehungsweise der HWS, Schulkopfschmerz, Begleitblockierungen bei kindlicher Migräne
- Schmerzen im Bereich des zervikodorsalen Überganges mit zum Teil pseudoradikulärer Ausstrahlung in den Arm bei funktionellen Störungen von unterer HWS, oberer BWS oder erster Rippe
- Schmerzen der Lenden-Becken-Hüft-Region bei SIG-Blockierungen, Beckenverwringungen
- Begleitblockierungen bei Hüfterkrankungen wie Coxitis fugax, Morbus Perthes oder Hüftdysplasie
- peripatelläres Schmerzsyndrom bei Funktionsstörungen der mittleren LWS, lateraler Kniegelenkschmerz bei Blockierung des proximalen Tibiofibulargelenkes

Posttraumatische funktionelle Störungen mit zum Teil neurologischer Begleitsymptomatik

- posttraumatische Blockierungen an Wirbelsäule und Extremitäten
- funktionelle Störung nach HWS-Distorsion mit vegetativer Symptomatik wie Schwindel, Übelkeit sowie Ohrgeräuschen oder Konzentrations- und Schlafstörungen
- reaktiv funktionelle Störungen bei Paresen der oberen oder unteren Extremitäten

Prävention und Rehabilitation

- funktionelle Störungen bedingt durch Haltungsinsuffizienz
- funktionelle Störungen von vor allem BWS und Rippen bei Adoleszentenkyphose (Morbus Scheuermann) sowie idiopathischer Skoliose
- Fehlstatik, zum Teil reaktiv bedingt durch muskuläre Dysbalance oder auch primär funktionell
- Blockierungen bei Erkrankungen des stomatognathen Systems

14.3 Manualmedizinische Diagnostik bei Kindern

Je jünger das Kind ist, umso spärlicher und ungenauer sind die Angaben über Schmerzcharakter, Lokalisation, Dauer und Intensität. Hier sind in der Regel die Angaben der Eltern bzw. Begleitpersonen relevant. Im Gegensatz zu Erwachsenen, wo nicht selten Aggravation oder Verharmlosung von Beschwerden vorgefunden wird, ist beim Kind in jedem Fall ein Schonungs- oder Vermeidungsverhalten bzw. eine auch noch so unspezifische Schmerzäußerung ernst zu nehmen und weiter klinisch bzw. erweitert mit bildgebenden Verfahren oder auch labortechnisch abzuklären. Nach der Inspektion, die sich zielgerichtet auf das Erkrankungsgebiet konzentriert, erfolgt die Untersuchung, hier zunächst vor allem der folgenden sensorischen Schlüsselregionen:

- Kopfgelenkregion (C0–C2) sowie C2/3
- zervikodorsaler Übergang (C7/TH1) mit erster Rippe
- mittlere Thorakalsegmente (TH5/6)
- dorsolumbaler Übergang
- lumbosakraler Übergang mit den Sakroiliakalgelenken.

Es schließen sich die Funktionsprüfung der Extremitätengelenke sowie eine orientierend neurologische Untersuchung an (Zehen-/Hackengang, Einbeinstand, einbeiniges Hüpfen, Langsitz, Muskeleigenreflex, Pyramidenbahnzeichen sowie Bauchhautreflex). Der Untersuchungsgang bei Säuglingen unterscheidet sich aufgrund der neurophysiologischen Besonderheiten, der emotional seelischen Entwicklung sowie der sensomotorischen Programmierung erheblich von dem bei älteren Kindern. Die Diagnostik und Therapie erfordert besondere Kenntnisse der Entwicklungsstufen des Säuglings und Kleinkindes sowie pathologischer Bewegungsmuster. Beispielhaft wird nachfolgend das Untersuchungsprogramm (Villinger-Schema) bei Säuglingen aufgezeigt:

- Beurteilung der Kopf- und Körperhaltung in Rücken- und Bauchlage
- orthopädischer Status
- frühkindliche Reaktionen (1.–8. Woche), Beurteilung der autonomen Motorik bis zur 56. Woche
- Labyrinth-Stellreaktion (LSR), Halsstellreaktion (HSR), Kopfseitneigetest (SNT)
- manualmedizinische Exploration der sensorischen Schlüsselregionen
- myofasziale Diagnostik von Kopf, Rumpf und Extremitäten

- neurologische Untersuchung
- neurokinesiologische Untersuchung nach *Vojta*
- Bestimmung des Entwicklungsalters im Vergleich zum chronologischen Alter (Körperkontrolle, Handmotorik)
- Drei-Zeichen-Test nach *Coenen*.

14.4 Manualmedizinische Behandlungsmethoden im Kindesalter

Folgende Grundsätze gelten bei der manualmedizinischen Behandlung im Kindesalter:
- einzelne Grifftechniken der Kurse I–VI lassen sich gewöhnlich ab dem 7. Lebensjahr auch bei Kindern einsetzen (abhängig vom Alter und Reifezustand des Kindes)
- absolut sanfte und nicht traumatisierende Griffanlage und Grifftechnik
- Diagnostik und Therapie erfordern mehr Geduld und Einfühlungsvermögen als beim Erwachsenen
- Voraussetzungen sind Erfahrung in der Behandlung Erwachsener sowie die Beherrschung der Grifftechniken.

Im Einzelnen kommen folgende Methoden zur Anwendung:
- manipulative Techniken am Bewegungssegment
- mobilisierende Techniken an Wirbelsäule und Extremitätengelenken
- myofasziale Techniken
- Muskelenergietechniken und Strain-/Counterstrain-Techniken in Abhängigkeit von der Kooperation
- Atlastherapie nach *Arlen* (Abb. 14.3).

Im Folgenden sind exemplarisch einige Grifftechniken zur Durchführung bei Kindern ab dem Schulalter dargestellt (Abb. 14.4–14.8).

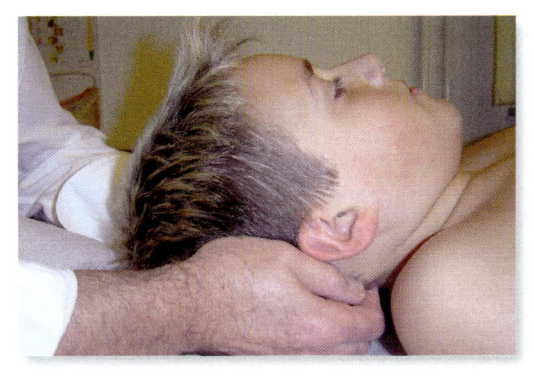

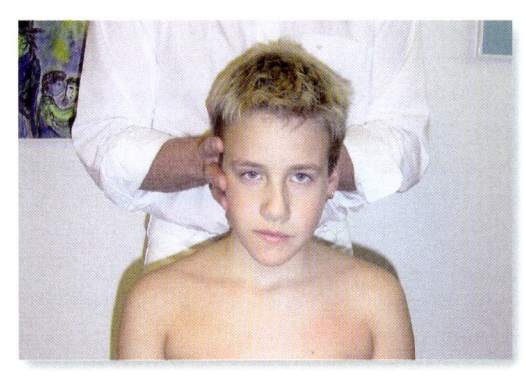

Abb. 14.3: Sensorische Schlüsselregionen (Übergangszonen) – Kopfgelenke; *links:* myofasziales Lösen des zervikookzipitalen Überganges; rechts: Atlastherapie nach *Arlen* mit röntgenologisch ermittelter individueller therapeutischer Impulsrichtung (Sonderkurs Kinder!)

Grundlagen der Manuellen Medizin bei Kindern

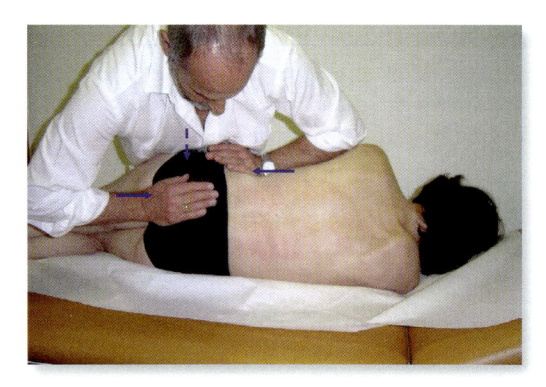

Abb. 14.4: SIG-Manipulation: Manipulation Ilium nach kaudal, Sakrum nach kranial, ggf. Pektoralisimpuls auf das Ilium transversal

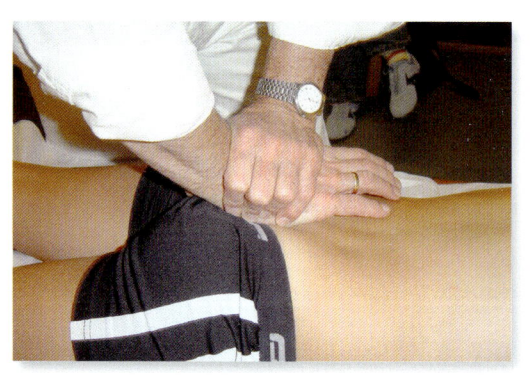

Abb. 14.5 a: Sakroiliakalgelenk: Manipulation über S3 aus Mittelstellung

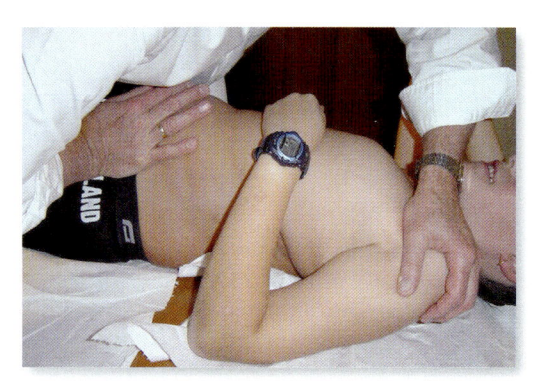

Abb. 14.5 b: Sakroiliakalgelenk: Rotationsmanipulation

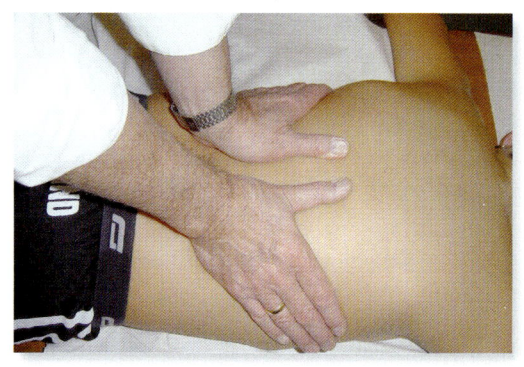

Abb. 14.6: Dorsolumbaler Übergang: myofasziales Lösen der Fascia thoracolumbalis (unspezifischer „Point of Entry" nach *Ward*)

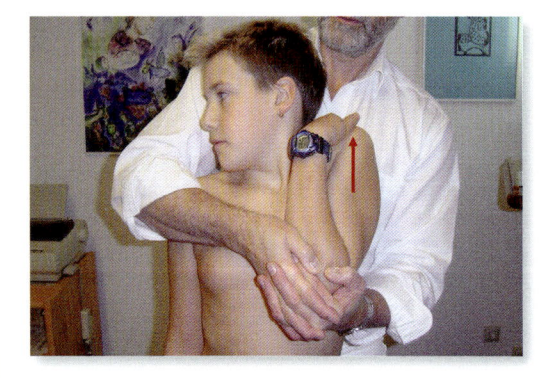

Abb. 14.7: Erste Rippe: Manipulation mit „Halb-Pharao-griff"

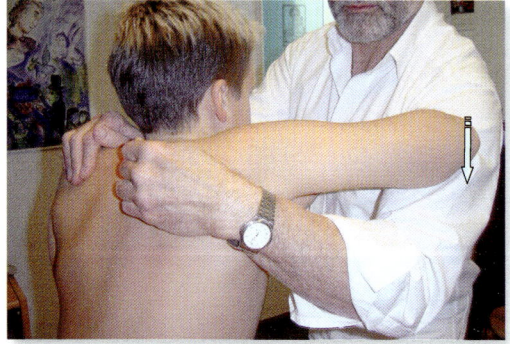

Abb. 14.8: Zervikodorsaler Übergang: repetitive Mobilisation BWK 1 (2/3): manuelle Fixierung des Wirbeldornfortsatzes in Mobilisationsrichtung, während der Patient seinen Ellbogen rhythmisch nach kaudal gegen den Oberarm des Therapeuten bewegt

Rezidivprophylaxe – Verkettungssyndrome

Während bei akut aufgetretenen Blockierungen, z. B. nach sportlicher Überanstrengung, schnellen ruckartigen Bewegungen oder leichten Verhebetraumen, die manuelle Deblockierung meist zum Dauererfolg führt, ist bei rezidivierenden und/oder chronischen Schmerzsyndromen auf Sekundärblockierungen, muskuläre Dysbalancen, Faszienfehlspannung, vertebroviszerale Wechselbeziehungen, Fehlstatik, Fehlbelastung im Beruf oder beim Sport, Entwicklung von Verkettungssyndromen etc. zu achten. Rezidivprophylaxe beginnt mit der Ursachenforschung. Zu der Bedeutung von Fehlstatik, Fehlbelastung, Hypermobilität, vertebroviszeralen Wechselbeziehungen und psychischen Einflüssen wurde das Wesentliche bereits in den Grundlagenkapiteln gesagt. Die für die derzeitigen Beschwerden im Vordergrund stehende segmentale oder artikuläre Dysfunktion kann auch Folge einer nicht ganz korrekt als „klinisch stumm" bezeichneten Blockierung sein. „Klinisch stumm" bedeutet in diesen Fällen, dass sie dem Patienten zwar keine lokalen Beschwerden bereitet, sie aber trotzdem durch den segmentalen Irritationspunkt nachweisbar ist. Man muss sich auch bei allen diesen Wechselwirkungen darüber im Klaren sein, dass es sich nicht um „Einbahnstraßen" handelt. Das gilt auch für die von einigen heute so hoch gehandelte CMD (Craniomandibuläre Dysfunktion) oder die dorsolumbale Faszie.

Bezüglich des Zusammenspiels von Blockierungen an verschiedenen Wirbelsäulenabschnitten, Gelenkspielstörungen in peripheren Gelenken und myotendinotischen Reaktionen sowie ligamentären Störungen gilt das Wort von *Martin Schönberger*, dass dann der ganze Mensch „von oben bis unten und von unten bis oben" mit den Möglichkeiten der Manualmedizin zu behandeln ist. Dabei ist aus der Geschichte der Manuellen Medizin klar, dass die Forderung nach einer ganzheitlichen Behandlung uralt und keine Erfindung des 19. oder 20. Jahrhunderts ist.

Wenn es zu dem genannten Zusammenspiel gekommen ist, werden auch die später hinzugekommenen Störungen als sich verselbstständigende Sekundärzentren zu Rezidivpotenzialen.

Für dieses Zusammenwirken eines komplexen Blockierungsgeschehens an der Wirbelsäule mit peripheren artikulären und myotendinotischen Sekundär- oder Primärstörungen wurde der Begriff der Verkettungssyndrome geschaffen. Streng genommen sind auch die Zusammenhänge mit inneren Organen als vertebroviszerale bzw. viszerovertebrale Verkettungen anzusehen.

Bezüglich der Entstehung von Sekundärblockierungen im Nahbereich ist auch an die im Kapitel über pseudoradikuläre Syndrome genannten vertikalen Ausbreitungsmöglichkeiten der Erregung im Rückenmarkshinterhorn zu denken.

15.1 Verkettungssyndrome

Die Behandlung von festgestellten Verkettungssyndromen wird an zwei Beispielen dargestellt. Man muss sich aber darüber im Klaren sein, dass ein vom Atlas ausgehendes Verkettungssyndrom ebenso in die Gelenke und Muskeln der unteren Extremitäten eingehen kann, wie sich ein z. B. vom SIG ausgehendes Verkettungssyndrom bis in den Bereich der Kopfgelenke oder der Kiefergelenke ausbreiten kann. Auch von peripheren Strukturen ausgehende Störungen, wie z. B. eine Metatarsalgie oder eine Epikondylopathie, können über Muskelketten Verknüpfungen auslösen, die bis in das Stammskelett hineinwirken und von dort aus gegebenenfalls wieder nach peripher. Das bedeutet, dass man bei Verkettungssyndromen immer alle Strukturen (Wirbelsäule, Gelenke, Muskeln, Faszien), die daran beteiligt sind, feststellen und ggf. therapieren muss.

Beispiel 1: Eine Blockierung am oberen Pol des Sakroiliakalgelenkes führt über einen reaktiven Hypertonus des M. quadratus lumborum zu einer Störung des Kostotransversalgelenkes XII. Gleichzeitig setzt der Muskel das Ligamentum iliolumbale unter einen Dauerstress, der zur Ligamentose führt. Die Blockierung des Rippengelenkes ruft ihrerseits eine Folgeblockierung im Bereich des dorsolumbalen Überganges hervor. Diese hängt über die Muskelkette (M. iliopsoas, M. tensor fasciae latae) mit einer hypomobilen Störung des Tibiofibulargelenkes zusammen.

In diese Muskelkette wirkt die SIG-Blockierung auch über den M. piriformis, die Adduktoren und die ischiokrurale Muskulatur hinein. Damit ist bereits das Hüftgelenk beteiligt. Über das Tibiofibulargelenk und direkt über den M. tensor fasciae latae werden die Mm. peronaei involviert. Über den Ansatz des M. peroneus longus wird auf das Tarsometatarsalgelenk I eingewirkt und damit letztlich noch der M. tibialis anterior – der zusammen mit dem M. peroneus longus einen Steigbügel bildet – beteiligt. Es ist aber nochmals darauf hinzuweisen, dass es sich dabei um keine „Einbahnstraßen" handelt, sondern auch in genau entgegengesetzter Richtung verlaufen kann, was in Abbildung 15.1 dargestellt ist.

Bei Verkettungen im Bereich der unteren Körperhälfte sind naturgemäß noch andere Kombinationen und Wege möglich, z. B. bei Blockierungen im mittleren LWS-Bereich über den M. rectus femoris zur Patella und reaktiv auch zu anderen Teilen des Kniegelenkes und von dort wieder in dort ansetzende Muskeln hinein.

Die Therapie solcher Verkettungssyndrome fordert ein komplexes Vorgehen. Im vorliegenden Fall wäre die Manipulation oder Mobilisation am SIG, am dorsolumbalen Übergang (z. B. Hakelzug in Kyphosierungslagerung I), sowie am Kostotransversalgelenk XII (gezielte Manipulation in Seitenlage) zu kombinieren mit Gelenkmobilisationen am Hüftgelenk, Tibiofibulargelenk und Tarsometatarsalgelenk I sowie Muskelbehandlungstechniken am M. quadratus lumborum, am M. iliopsoas, am M. piriformis, an den Hüftadduktoren, an der ischiokruralen Muskulatur, am M. tensor fasciae latae, an

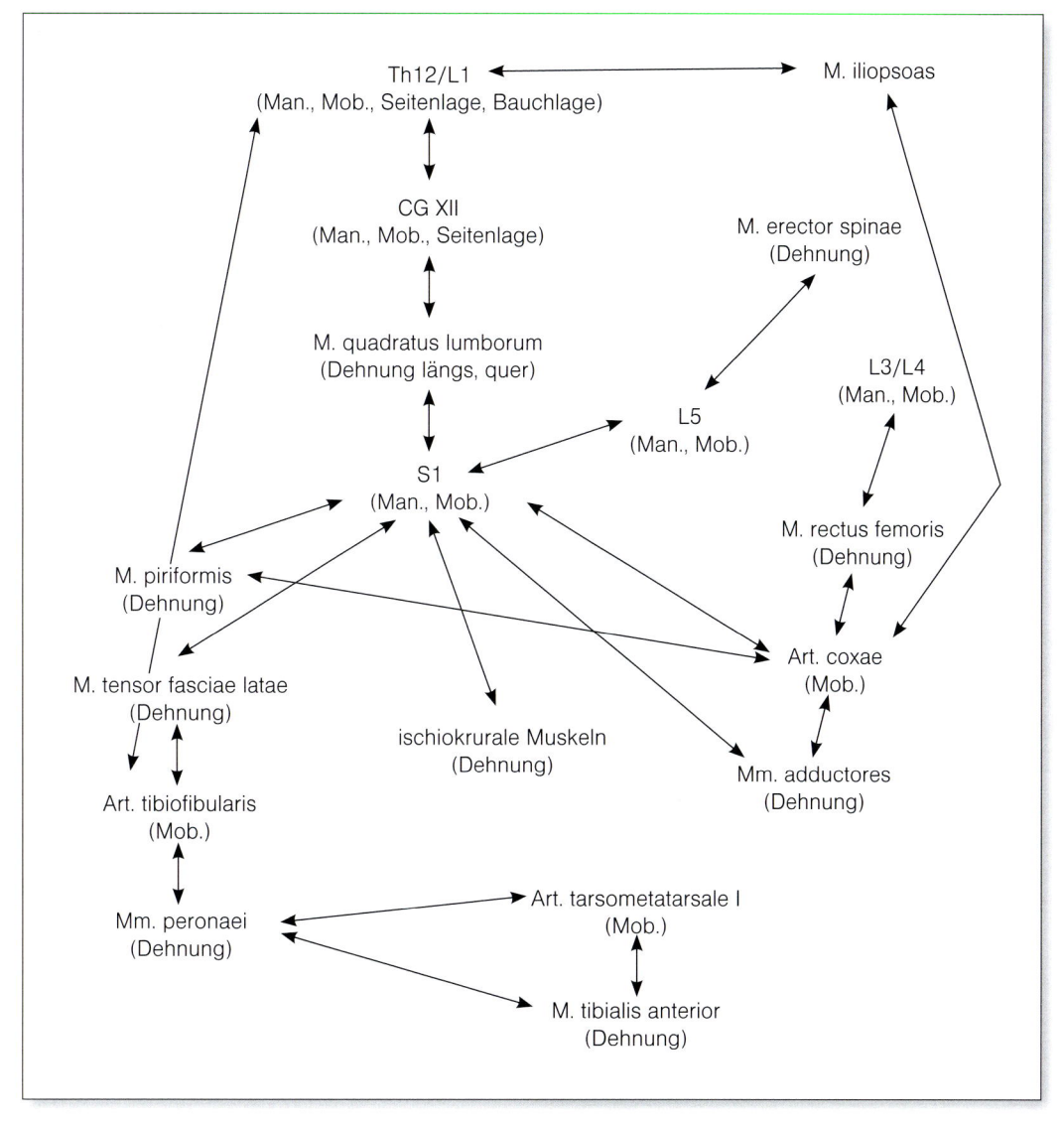

Abb. 15.1: Verkettungssyndrome in der LBH-Region (Man.: Manipulation, Mob.: Mobilisation)

den Mm. peronaei und dem M. tibialis anterior. Beim Vorliegen von Trochantertendinosen wären außerdem lokale Infiltrationen oder Ultraschallbehandlungen anzuraten.

Beispiel 2: Eine Blockierung im oberen und mittleren HWS-Bereich ist häufig mit Ursprungs- und Ansatztendinosen des M. levator scapulae vergesellschaftet. Diese wiederum können zu einem Hypertonus der das Schultergelenk führenden Muskulatur führen. Von dort aus können über Muskelketten myogene Blockierungen im Bereich der oberen Brustwirbelsäule entstehen. Letztere sind ohnehin häufig die erste Station auf dem Weg zur Entstehung von

Verkettungssyndromen bei zervikozephalen Syndromen.

Von dort aus wird wiederum die mittlere Brustwirbelsäule beteiligt, die wiederum dann – genauso wie bei Blockierungen in der unteren Halswirbelsäule – zu einem Hypertonus der von den Humerusepikondylen entspringenden Extensoren und Flexoren führt. Im Bereich des zervikothorakalen Überganges ist oft auch das Kostotransversalgelenk I beteiligt. Von der Schulter-Nacken-Muskulatur, besonders der Pars descendens des M. trapezius, führt der Weg ebenso wie von der oberen Brustwirbelsäule oft zu einer Beteiligung des Schultergelenkes, in die dann neben dem AC- und SC-Gelenk auch die Rotatorenmanschette und hier wiederum besonders der M. supraspinatus einbezogen werden. Das muskuläre Ungleichgewicht zwischen dorsaler und ventraler Halsmuskulatur führt auch zu einer Beteiligung des M. sternocleidomastoideus (und damit wiederum zu einer Beteiligung des SC-Gelenkes), der Kau- und Zungenbeinmuskulatur und damit auch der Kiefergelenke.

Auch hier ist zur Rezidivprophylaxe die Einbeziehung aller betroffenen Komponenten erforderlich. Das wären im vorliegenden Fall neben der Manipulation und Mobilisation an der Halswirbelsäule, der oberen Brustwirbelsäule und der ersten Rippe die Mobilisation am Schulter-, Ellenbogen- und proximalen Radioulnargelenk, am AC- und SC-Gelenk und Kiefergelenk sowie die Anwendung von Muskelbehandlungstechniken am M. levator scapulae, an der Pars descendens des M. trapezius, am M. sternocleidomastoideus, am M. supraspinatus und auch an den Extensoren und Flexoren am Unterarm (Abb. 15.2). Indikationen zur lokalen Infiltrationstherapie wären am Ansatz des M. levator scapulae, an den Humerusepikondylen und evtl. im subakromialen Gleitweg zu überprüfen.

Die gemachten Aussagen gelten auch für alle anderen Verkettungssyndrome. In chronischen Fällen begegnen wir immer wieder Verkettungssyndromen, die sowohl die obere als auch die untere Körperhälfte betreffen. Davon betroffene Patienten werden dem manualmedizinisch tätigen Arzt oftmals unter der (Fehl-)Diagnose „Fibromyalgiesyndrom" vorgestellt, wobei dann nach unserer Erfahrung fast immer auch die sog. Kontrollpunkte positiv sind. Wenn die Patienten dann nicht durch Erkennen der Genese ihrer Beschwerden einer Komplextherapie im geschilderten Sinne zugeführt werden, wird der Chronifizierung mit all ihren auch psychischen Folgen weiterer Vorschub geleistet, da diese Beschwerden in diesen Fällen nicht auf die üblichen Therapien eines Fibromyalgiesyndroms ansprechen.

Verkettungssyndrome

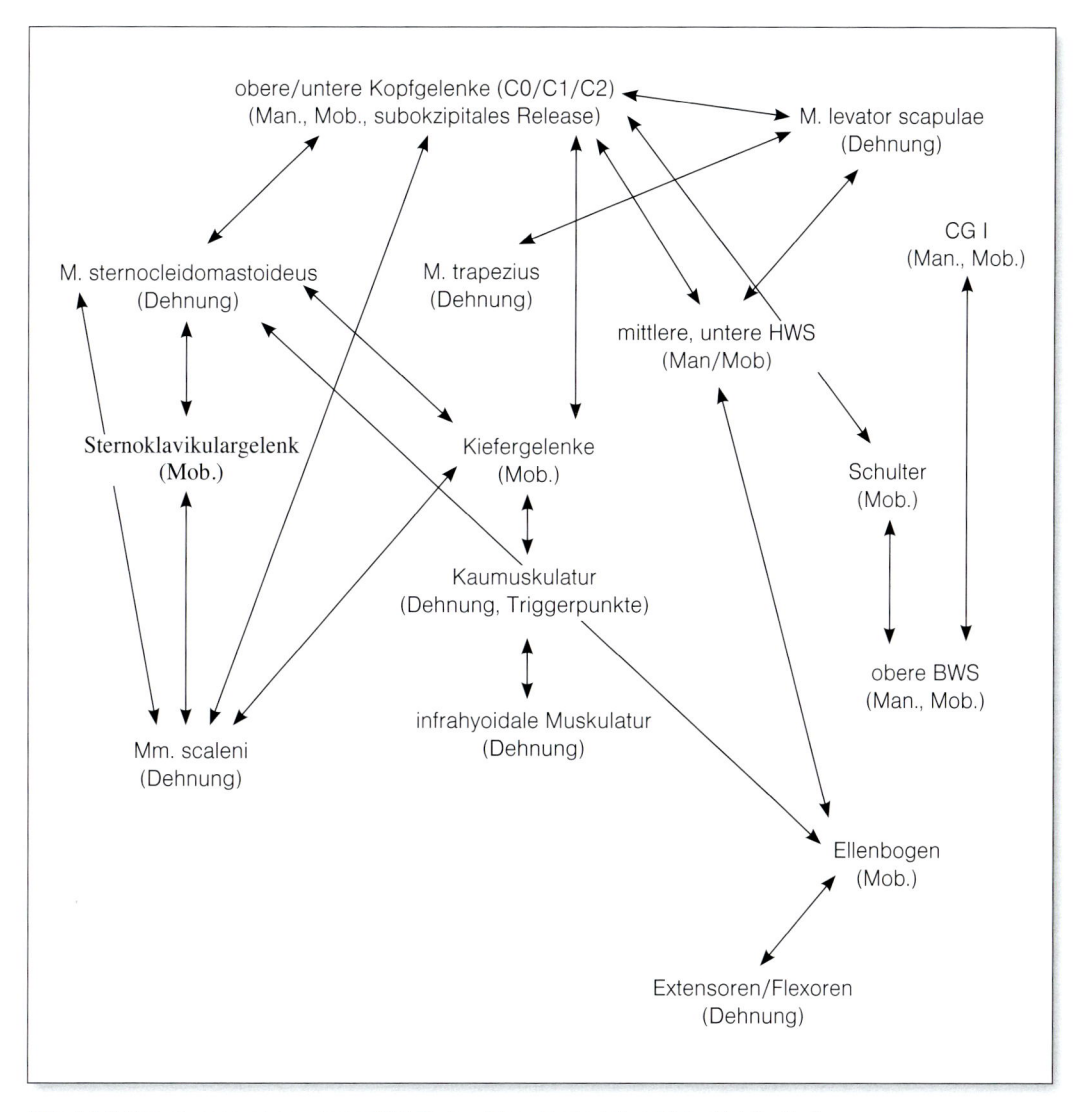

Abb. 15.2: Verkettungssyndrome in der HSA-Region (Man.: Manipulation, Mob.: Mobilisation)

Schlusswort

Die Neuauflage betont noch mehr als die Vorauflagen die Gesamtheit und Einheit der Manuellen Medizin (die auch die osteopathischen Techniken umfasst) mit ihrer Behandlung des ganzen Menschen. Die mit der neuen Weiterbildungsordnung in die Grundweiterbildung einbezogenen Inhalte bewirken das ohnehin. Nur wer alle Facetten des zu behandelnden Krankheitsbildes berücksichtigt, wird ein erfolgreicher Manualmediziner werden.

Die wiederum sehr ausführlich geschilderten Techniken sollen die Lernenden noch mehr in die Durchführung sanfter atraumatischer Techniken – zu denen auch die korrekt durchgeführten Manipulationen an der Wirbelsäule gehören – einweisen. Der Ausschluss der Kontraindikationen wurde noch stärker betont, da auch für den Manualmediziner selbstverständlich das „nil nocere" gilt.

17 Wichtige Prüfungsfragen

Grundlagen

Nr.	Frage	Lösung
1	Was ist Manuelle Medizin?	
2	Was sind die Indikationen für manuelle Behandlungen?	
3	Was versteht man unter einer Blockierung?	
4	Welche Kontraindikationen für die manuelle Behandlung gibt es?	
5	Was ist eine Hypermobilität?	
6	Was sind die Unterschiede zwischen einer funktionellen und einer strukturellen Störung?	
7	Welche diagnostischen Schritte unternehmen Sie bei Rückenschmerzen?	
8	Wie baut sich die Drei-Schritt-Diagnostik auf?	
9	Was ist der Irritationspunkt?	
10	Was versteht man unter Nozizeption und Nozireaktion?	
11	In welchen muskulären Strukturen an der Linea nuchae liegen die Sell-Punkte?	
12	Was ist bei der Anamnese vor einer Manipulation zu erfragen?	
13	Welche bildgebenden Verfahren sind ggf. anzuraten?	
14	Was ist bei der Durchführung einer manuellen Behandlung zu dokumentieren?	
15	Woran erkennt man die blockierte und die freie Richtung?	
16	Über welche Risiken ist vor einer Manipulationsbehandlung an der Halswirbelsäule aufzuklären?	
17	Was beinhaltet die peripher-neurologische Untersuchung?	Sensibilität, Motorik, Reflexverhalten
18	Wie differenzieren Sie radikuläre und pseudoradikuläre Syndrome?	

Wichtige Prüfungsfragen

Nr.	Frage	Lösung
19	Welche manuellen Behandlungsmöglichkeiten gibt es?	
20	Was versteht man unter Muskelenergietechniken?	Mobilisation (oder Manipulation) nach vorhergehender dosierter Anspannung durch den Patienten.
21	Was ist der Unterschied zwischen Manipulation und Mobilisation?	
22	Was ist der Unterschied zwischen einer homonymen und einer heteronymen Technik?	
23	In welchen Schritten gehe ich bei einer WS-Manipulation vor?	
24	Wie soll der manuelle Impuls beschaffen sein?	
25	Was versteht man unter Verriegelung und wie wird sie hergestellt?	
26	Was versteht man unter einem Kontrarotationspaar?	
27	Welche Weichteiltechniken kommen in der Manuellen Medizin zum Einsatz?	
28	Wie geht man zur Rezidivvermeidung vor?	
29	Welche Möglichkeiten der manuellen Muskelbehandlung gibt es?	
30	Was versteht man unter Triggerpunkten (Definition, Klinik)?	
31	Was versteht man unter Verkettungssyndromen?	
32	Was sind vertebroviszerale bzw. viszerovertebrale Verkettungen?	

Halswirbelsäule

Nr.	Frage	Lösung
33	Beschreiben Sie die manuelle Diagnostik an der HWS.	
34	Welche anamnestischen und klinischen Anhaltspunkte für eine Schädigung der A. vertebralis gibt es?	
35	Erklären Sie das Vorgehen bei Anamnese und Untersuchung bei Störungen im Kopfgelenkbereich.	Differenzialdiagnose des Nacken-Hinterkopfschmerzes Gefäßdissektion, Hochdruckkrise, TIA, Meningitis, Enzephalitis, Sinusthrombose, Blockierung

Wichtige Prüfungsfragen

Nr.	Frage	Lösung
36	Welche Manipulationstechniken kommen an der HWS zum Einsatz? (Unterschiede beschreiben)	
37	Wie verläuft die A. vertebralis, wie ist sie bei einer HWS-Manipulation zu schützen?	
38	Welche Zusammenhänge gibt es zwischen HWS-Blockierung und Kiefergelenksaffektionen?	
39	Welches sind die Besonderheiten der rheumatischen HWS?	Instabilität (Bandapparat, vergrößerte atlantodentale Distanz, Stufenleiterphänomen mittlere HWS)
40	Erklären Sie mögliche Zusammenhänge zwischen Schwindel und HWS-Blockierung.	
41	Wann und wie darf man bei HWS-Trauma behandeln?	
42	Was versteht man unter vertebragenem Kopfschmerz? (Anamnese, Untersuchung, Behandlung)	

Thorakalbereich

Nr.	Frage	Lösung
43	Beschreiben Sie die manuelle Diagnostik im Thorakalbereich (BWS, Rippen) 3 Schritte.	
44	Was muss man differenzialdiagnostisch beim akuten Thoraxschmerz erwägen?	Herzinfarkt, Lungeninfarkt, Pleuritis, Trauma, Blockierung
45	Beschreiben Sie die manuelle Untersuchung und Behandlung der 1. Rippe.	

LWS/SIG

Nr.	Frage	Lösung
46	Beschreiben Sie die manuelle Diagnostik an der LWS (3 Schritte).	
47	Beschreiben Sie die manuelle Diagnostik am SIG (3 Schritte).	
48	Welche Bewegungen finden im SIG statt? (Maße)	
49	Welche Behandlungstechniken kommen am dorsolumbalen Übergang zum Einsatz?	
50	Beschreiben Sie die Differenzialdiagnose des Kreuzschmerzes.	

Nr.	Frage	Lösung
51	Erklären Sie die Untersuchung, Behandlung, Ursachen der variablen Beinlängendifferenz.	
52	Welche unspezifischen Techniken kommen am SIG zum Einsatz?	

Extremitäten

Nr.	Frage	Lösung
53	Was versteht man unter Gelenkspiel?	
54	Was ist das Kapselmuster? (Beispiele)	
55	Erklären Sie die Konkav-Konvex-Regel.	
56	Welche differenzialdiagnostischen Erwägungen sind beim Schulterschmerz zu beachten?	Hier wurden auch Herzinfarkt und Gallenblase sowie Beteiligung an Verkettungssyndromen gefragt
57	Beschreiben Sie Aufbau und Funktion der Rotatorenmanschette.	
58	Beschreiben Sie die Anatomie der Handwurzel.	
59	Wie ist das Daumensattelgelenk aufgebaut und wie kann es manuell behandelt werden?	
60	Welche differenzialdiagnostischen Erwägungen sind beim Hüftschmerz anzustellen?	
61	Wie ist das Chopart-Gelenk aufgebaut und wie kann es manuell behandelt werden?	
62	Was ist differenzialdiagnostisch beim Vorfußschmerz zu beachten und wie kann manuell behandelt werden?	
63	Morton-Neuralgie, (teil-)kontrakter Spreizfuß, rheumatoide Arthritis, Arthropathia urica, M. Köhler Behandlung.	

Über die Autoren

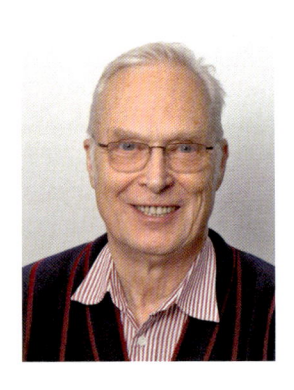

Dr. med. Hans-Peter Bischoff

Facharzt für Orthopädie und Rheumatologie
Facharzt für Physikalische und Rehabilitative Medizin

Von 1968 bis 1971 Chirotherapieausbildung bei Dr. Karl Sell

Ab 1972 Nachfolger von Dr. Sell als Chefarzt in Isny-Neutrauchburg
Bis 2000 Chefarzt der Argentalklinik

1975 bis 2006 Ausbildungsleiter der MWE

Definierte den Irritationspunkt, führte die Drei-Schritt-Diagnostik, die 3K-Regel u.a. in das Lehrgebäude des Dr. Karl-Sell-Ärzteseminars ein

Ehrenmitglied der DGMM, der MWE, der ÖAMM, des BVOU und der DAAO

Träger der goldenen Ehrennadel der MWE

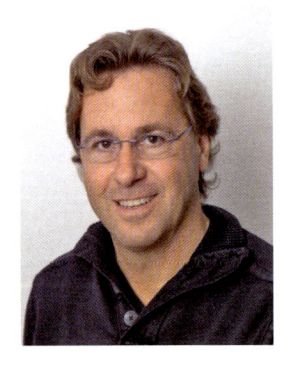

Dr. med. Horst Moll

Jahrgang 1958

Facharzt für Orthopädie und Unfallchirurgie/Rheumatologie, Chirotherapie, Spezielle Schmerztherapie

Facharzt für Physikalische und Rehabilitative Medizin

Langjähriger Oberarzt an der Argentalklinik Isny-Neutrauchburg unter der Leitung von Chefarzt Dr. Bischoff

Seit 1998 in einer orthopädisch-unfallchirurgischen Gemeinschaftspraxis niedergelassen

Seit 2006 Ausbildungsleiter des Dr. Karl-Sell-Ärzteseminars

Mitautor des „Lehrbuch der Manuellen Medizin"
seit der 5. Auflage

Literatur

Arlen, A.: Biometrische Funktionsdiagnostik an der Halswirbelsäule. Fischer, Heidelberg 1979

Banks, A. R.: A rationale for prolotherapy. J. Orthop. Med 13 (1991) 54-59

Baumgartner, H., Dvorak, J., Graf-Baumann,T., Terrier, B. (Hrsg.): Grundbegriffe der manuellen Medizin. Springer, Berlin – Heidelberg 1993

Berger, M., Gerstenbrand, F., Lewit, K.: Schmerz und Bewegungssystem. Gustav-Fischer-Verlag, Stuttgart 1984

Bischoff, H.-P.: Der Kreuzschmerz aus der Sicht des Manualtherapeuten. Man. Med 13 (1975) Heft 3

Bischoff, H.-P.: Das pseudoradikuläre Syndrom in der manuellen Medizin. Orthop. Prax. 2 (1983) 127–131

Bischoff, H.-P.: Vertebrale Syndrome nach Bandscheibenoperationen. Ihre Beurteilung und Behandelbarkeit. In: *Hohmann, D., Kügelgen, D. (Hrsg.)*: Neuroorthopädie 2, Springer Berlin – Heidelberg 1984

Bischoff, H.-P.: Segmentale Diagnostik an der Wirbelsäule als Voraussetzung der gezielten Manipulationstherapie. In: *Frisch, H. (Hrsg.)*: Manuelle Medizin heute. S. 21–27, Springer Berlin Heidelberg-New York-Tokio 1985

Bischoff, H.-P.: Prinzipien und Technik der Manipulationsbehandlung an der Wirbelsäule. In: *Frisch*: Manuelle Medizin heute. S. 145–149. Springer Berlin – Heidelberg – New York – Tokio 1985

Bischoff, H.-P.: Die physikalische Therapie der Arthrose. Orthopäde 15 (1986) 188–193

Bischoff, H.-P.: Verlaufsbeobachtung während einer seriellen Manualtherapie unter klinisch-stationären Bedingungen bei Patienten mit chronischen Wirbelsäulenbeschwerden. Man. Med. 26 (1988) 1–4

Bischoff, H.-P.: Die konservative Therapie des Lumbalsyndroms. In: *Springorum, H.-W., Katthagen, B.-D.*: Aktuelle Schwerpunkte der Orthopädie 32-36, Thieme, Stuttgart – New York 1990

Bischoff, H.-P.: Konservative Therapie bei funktionellen Störungen der Halswirbelsäule. In: *Springorum, H.-W., Katthagen, B.-D.*: Aktuelle Schwerpunkte der Orthopädie 4, S. 39–44. Thieme, Stuttgart – New York 1993

Bischoff, H.-P.: Komplikationen in der Manuellen Medizin. In: *Wirth, C.-J., Mutschler, W., Bischoff, H.-P. Püschmann.H., Neu, J. (Hrsg.)*: Komplikationen in Orthopädie und Unfallchirurgie. Thieme, Stuttgart – New York 2010

Bischoff, H.-P.: Manuelle Medizin. In: *Stein, V., Greitemann, B. (Hrsg)*: Rehabilitation in Orthopädie und Unfallchirurgie, 2. Aufl. 2015, Springer, Berlin – Heidelberg, 2015

Böhni, U., Lauper, M., Locher, A. H.: Manuelle Medizin 1, 2. Aufl. Thieme, Stuttgart – New York 2015

Brossmann, J.: Wirbelsäule. Allgemeiner Teil. In: *Brossmann, J., Czerny, C., Freyschmidt, J.*: Freyschmidt´s „Köhler/Zimmer" Grenzen des Normalen und Anfänge des Pathologischen in der Radiologie des kindlichen und erwachsenen Skeletts, S. 524–529. Thieme, Stuttgart – New York 2001

Brügger, A.: Pseudoradikuläre Syndrome. Acta Rhcum. 19 (1962)

Brügger, A.: Die Erkrankungen des Bewegungsapparates und seines Nervensystems. Fischer-Verlag, Stuttgart – New York 1977

v. Büdingen, H.-J.: Orthopädische Probleme bei Erkrankungen des zentralen Nervensystems. In: *Wirth, C.-J., Bischoff, H.-P.* (Hrsg): Praxis der Orthopädie. Thieme, Stuttgart – New York 2001

Buran, I., Novak, J.: Der psychische Faktor bei schmerzhaften vertebragenen Syndromen. Seine klinischen und elektromyographischen Erscheinungsformen. Man. Med. 22 (1984) 5–8

Butler, D., Grood, E. S., Noye, F. R.: Biomechanics of ligaments and tendons. Exerc. Sport Sci. Rev. 6 (1979) 125

Caviezel, H.: Entwicklung der theoretischen Grundlagen der manuellen Medizin. Schweiz. Rdsch. Med. (Praxis) 63 (1974) 829–868

Caviezel. H.: Klinische Diagnostik der Funktionsstörung an den Kopfgelenken. Schweiz. Rdsch. Med (Praxis) 65 (1976) 1037–1042

Coenen, W.: Manuelle Medizin bei Kindern – eine entwicklungsneurologische Indikation. Man. Medizin 39 195–201

Coenen, W.: Koordinations- und Konzentrationsstörungen im Kindesalter. Möglichkeiten der Manuellen Medizin. Man. Medizin. 40 352–358

Coenen, W.: Neurologische und manuelle Standarduntersuchungen bei Säuglingen mit Bewegungsstörungen. Man. Medizin. 42 293–303

Cramer, A., Doering, J., Gutmann, G.: Geschichte der manuellen Medizin. Springer Berlin – Heidelberg – New York 1991

Cramer, A.: Lehrbuch der Chiropraktik der Wirbelsäule, Haug, Ulm 1955

Cramer, A.: Sakroiliakalmechanik, Asklepios 6 (1965) 261–263

Decking, D., ter Steege, W.: Röntgenologische Parameter der Halswirbelsäule im seitlichen Strahlengang, Hippokrates, Stuttgart 1975

Derbolowsky, U.: Chirotherapie. Eine psychosomatische Behandlungsmethode Haug, Ulm 1953

Derbolowsky, U.: Medizinisch-orthopädische Propädeutik für manuelle Medizin und Chirotherapie. Fischer, Heidelberg 1976

Dvorak, J., Dvorak, V.: Neurologie der Wirbelgelenke. Man. Med. 20 (1982) 77–84

Dvorak, J., Dvorak, V.: Manuelle Medizin – Diagnostik, 4. Aufl. Thieme, Stuttgart 1991

Eder, M., Tilscher, H.: Zur Pathogenese und Klinik pseudoradikulärer Schmerzbilder. Man. Med. 19 (1981) 54–57

Eder, M., Tilscher, H.: Schmerzsyndrome der Wirbelsäule. Hippokrates, Stuttgart 1982

Emminger, E.: Die Anatomie und Pathologie des blockierten Wirbelgelenkes. Hippokrates 38 (1967)

Erdmann, H.: Grundzüge einer funktionellen Wirbelsäulenbetrachtung. Man. Med. 6 (1968), 32–38.

Ernst, A., Meyer-Holz, J., Weller, E.: Manuelle Medizin an der Halswirbelsäule. Thieme, Stuttgart – New York 1998

Evjent, O., Hamberg, J.: Muskeldehnung. Remed-Verlag, Zug 1981

Frisch, H.: Strukuranalyse als diagnostisches System. In: *Frisch, H.* (Hrsg.): Manuelle Medizin heute. Springer, Berlin – Heidelberg – New York 1985

Frisch, H.: Programmierte Untersuchung des Bewegungsapparates 4. Aufl. Springer, Berlin – Heidelberg 1991

Frölich, E.: Vom Knochensetzen zum gezielten Gelenkdeblockieren. Mt. Ärztl. Fortb. 33 (1983) 60-66

Frühwirt, J., Lackner, R., Höllerl, G.: Postoperative manuelle Medizin. Man. Med. 30 (1992) 35-37

Graf-Baumann, T., Bischoff, H.-P.: Aufklärung und Arzthaftung bei chirotherapeutischen Eingriffen an der HWS. Man. Med. Akt. (1993) XXI-XXVI

Greenman, P. E.: Eingeschränkte Wirbelbewegung. Man. Med. (1984) 15-22

Greenman, P. E.: Lehrbuch der osteopathischen Medizin. Haug Heidelberg 1998

Grim, M., Christ, B.: Zur Innervation der langen Nackenmuskeln in Bezug auf die Sellschen Irritationspunkte. Man. Med. 31 (1993) 30-33

Gutmann, G.: Beitrag zur quantitativen und qualitativen Analyse des Röntgenbildes der Halswirbelsäule im seitlichen Strahlengang. Man. Med. 9 (1971) 49-54

Gutmann, G.: Funktionelle Pathologie und Klinik der Wirbelsäule. Fischer, Stuttgart - New York 1982

Hacket, S.: Ligament and tendon relaxation trated by prolotherapy. Springfield, Illinois 1956

Hedtmann, A.: Konservative Therapie bei Wirbelsäulenerkrankungen - Therapeutische Lokalanästhesie. In: *Springorum, H.-W., Katthagen, B.-D.*: Aktuelle Schwerpunkte der Orthopädie 4 45-47. Thieme, Stuttgart - New York 1993

Hellpapp, W.: Zur Geschichte und Entwicklung manipulativer Heilmethoden. In Wirbelsäule in Forschung und Praxis. Bd. 13, 69-77. Hippokrates, Stuttgart 1959

Hinz, P.: Die Verletzung der Wirbelsäule durch Schleuderung und Abknickung. Hippokrates, Stuttgart 1970

Janda, V.: Die Motorik als reflektorisches Geschehen und ihre Bedeutung in der Pathogenese vertebragener Störungen. Man. Med. 5 (1967) 2-6

Janda, V.: Muskelfunktionsdiagnostik, Muskeltest. Untersuchung verkürzter Muskeln, Untersuchung der Hypermobilität. 2. Aufl. Volk und Gesundheit, Berlin 1986

Jirout, J.: Studien der Dynamik der Halswirbelsäule in der frontalen und horizontalen Ebene. Fortschr. Rö. 106 (1967) 236

Jones, L. H.: Strain and Counterstrain. American Academy of Osteopathie, Colorado 1981

Kaltenborn, F.: Manuelle Therapie der Extremitätengelenke, 7. Aufl. Olaf Norlis, Oslo 1985

Kamieth, H.: Röntgenfunktionsdiagnostik der Halswirbelsäule. Hippokrates, Stuttgart 1986

Kapandji, J. A.: Funktionelle Anatomie der Gelenke. Enke, Stuttgart 1985

Kissling, R. O.: Zur Arthrographie des Iliosakralgelenkes. Z. Rheumatol. 5 (1992) 181-187

Klein, R. C., Dorman, T. A., Johnson, C. E.: Proliferant injections for low back pain: histological changes of injected ligaments and objective measurrments of lumbar spine mobility before and after treatment. J. Neurol Orthop med Surg 10 (1989) 123-126

Krämer, J.: Bandscheibenbedingte Erkrankungen, 4. Aufl. Thieme, Stuttgart 1997

Krieger, D., Leibold, M., Bruckmann, H.: Dissektionen der Arteria vertebrais nach zervikalen chiropraktischen Manipulationen. Dtsch. Med. Wochenschr. 115 (1990)

Kubis, E.: Iliosakralverschiebung und Muskelfunktion im Beckenbereich als Diagnostikum. Vortrag beim 2. Kongress der FIMM, Salzburg 1968 Man. Med. 7 (1969) 52-54

Kunert, W.: Wirbelsäule und innere Medizin Enke, Stuttgart 1975

Lackner, R.: Manual therapy in discorders of the vertebral spine. International Orthopedic Conference Kairo 1986 (Kongressband)

Lackner, R.: Manuelle Medizin am operierten Patienten. Man. Med. 26 (1988) 61-62

Lackner, R., Kröll, W., Hinghofer-Szalkay, H.: Manualtherapie bei Singultus. Man. Med. 26 (1988) 117-118

Lackner, R., Rauchenwald, M., Schaffer, M.,Tscheliessnigg, K.-H.: Möglichkeiten der manuellen Medizin in der Betreuung Herzoperierter. Acta Chir. Austr. 1986 (Kongressband)

Lang, J.: Klinische Anatomie der Halswirbelsäule, Thieme, Stuttgart – New York 1991

Lewit, K.: Manuelle Medizin, 7. Aufl. Johann Ambrosius Barth, Heidelberg 1997

Maigne, R.: Wirbelsäulenbedingte Schmerzen und ihre Behandlung durch Manipulationen. Hippokrates, Stuttgart 1970

Maynard, J. A., Pedrini, V. A. et al: Morphological and biochemical effects of sodium morrhuate in tendons. J. Orthop. Res. 3 (1985) 236–248

Mink, A. J., ter Veer, H. J., Vorselaars, J. A.: Manuelle Therapie der Extremitäten. Jungjohann, Neckarsulm – Lübeck – Ulm 1996

Naegeli, O.: Nervenleiden und Nervenschmerzen. Ihre Behandlung und Heilung Handgriffe. Nachdruck. Haug, Ulm 1954

Nazikul, H.: Thorakale Blockaden und Wirkung der Neuraltherapie in Kombination mit manueller Therapie. Man. Med. 2010 329–338

Neumann, H.-D.: Manuelle Medizin, 6. Aufl. Springer Berlin – Heidelberg – New York 2003

Niethard F.-U., Rompe, G.: Das lumbale Facettensyndrom. Man. Med. 19 (1981) 45–48

Ongley, M. J., Klein, R. G. et al: A new approach to the treatment of chronic low back pain. Lancet 18 (1987) 143–146

Palmer, S. G.: The subluxation specific. Davenport, Iowa 1933

Pap. J.: Persönliche Mitteilung

Prantl, K.: Halswirbelsäulen-Röntgen-Untersuchungen mit Funktionsanalyse. Man. Med. 19 (1982) 112–122

Rothwell, D. M., Bondy, S. J., Williams, J. I.: Chiropractic manipulation and stroke – a population-based control-study. Stroke 32 (2001) 1054–1060

Rubinstein, S. M., Peerdeman, S. M., van Tulder, M. W., Riphagen, I., Haldeman, S.: A systematic review of the risk factors for cervical artery dissection. Stroke 36 (2005) 1575–1580

Sachse, J.: Extremitätengelenke, 7. Aufl. 2005 Urban und Fischer, München

Sandkühler, J.: Die neurogene Neuroinflammation – Pathogenese und klinische Relavanz in der Schmerztherapie. Vortrag auf der MWE-Tagung in Isny 2017

Saxler, G., Schopphoff, E., Quitmann, H., Quint,U.: Chirotherapie der Halswirbelsäule und Gefäßdissektionen. HNO 53 (2005) 563–567

Schildt-Rudloff, K., Sachse, J., Harke, G.: Wirbelsäule, 6. Aufl. 2016 Urban und Fischer, München

Schimek, J. J., Mohr, U.: Die Bedeutung der manuellen Behandlung bei chronischen Kopfschmerzzuständen. Man. Med. 22 (1984) 41–45

Schmitt, H. P.: Risiken und Komplikationen der Manualtherapie aus neuropathologischer Sicht. Nervenarzt 59 (1988) 32–35

Schneider, G. H.: Manualmedizinische Diagnostik und Therapie der Extremitätengelenke von Sportlern. Kongressband Deutscher

Sportärztekongress, Saarbrücken 1980

Schneider, G. H.: Manualmedizinische Diagnostik und Therapie der Extremitätengelenke. Kongressband Erfahrungsheilkunde, Baden-Baden 1982

Schirmer, K.-P.: Die Lateralflexionsaufnahme der Lendenwirbelsäule und ihre klinische Bedeutung. Man. Med. 22 (1989) 25–28

Schwarz, H.: Zur konservativen Behandlung frischer Weichteilverletzungen der Halswirbelsäule. Man. Med. 25 (1987) 116–119

Sell, K.: Spezielle manuelle Segment-Technik als Mittel zur Abklärung spondylogener Zusammenhangsfragen Man. Med. 7 (1969) 99–102

Sollmann, A. H.: Fünftausend Jahre manuelle Medizin. Marczell, Puchheim 1974

Steinrücken, H.: Chirotherapeutisch beeinflussbare Krankheitsbilder. Hippokrates, Stuttgart 1980

Stoddard, A.: Lehrbuch der osteopathischen Technik an Wirbelsäule und Becken. Hippokrates, Stuttgart 1961

Strohal, R.: Manuelle Therapie bei Wirbelsäulenerkrankungen. Urban & Schwarzenberg, München – Berlin – Wien 1973

Sutter, M.: Wesen, Klinik und Bedeutung spondylogener Reflexsyndrome. Schweiz. Rdsch. Med. (Praxis) 64 (1975) 1351–1357

Symons, B. P., Leonhard T., Herzog, W.: Internal forces sustained by the vertebral artery during spinal manipulative therapie. J. Manipulative Physiol. Ther. 25 504–510

Tilscher, H., Eder, M.: Die Rehabilitation von Wirbelsäulengestörten. Springer, Berlin – Heidelberg 1983

Tilscher; H., Eder, M.: Infiltrationstherapie, 2. Aufl. Hippokrates, Stuttgart 1991

Tilscher, H., Eder, M.: Manuelle Medizin, 5. Aufl., Maudrich, Wien 2008

Weingart, J., Bischoff, H.-P.: Doppler-sonographische Untersuchung der A. vertebralis unter Berücksichtigung chirotherapeutisch relevanter Kopfpositionen. Man. Med. 30 (1992) 62–65

Weingart, J., Bischoff, H.-P.: Rekonstruktive Ligamenttherapie. Minimal invasive Medizin 7/4 (1996) 145–150

Weingart, J., Klinghardt, K.: Einführung in die Sklerotherapie. Erfahrungsheilkunde 11 (1989) 774–776

Wolff, H.-D. (Hrsg.): Neurophysiologische Aspekte der manuelen Medizin, 2. Aufl. Springer, Heidelberg – Berlin 1983

Zuckschwerdt, L.: Chiropraxis, In: *Hansen* (Hrsg.): Therapeutische Technik, 4. Aufl. 563–551. Thieme, Stuttgart

Zwack, L., Lauser, G., Biskupek, H.: Häufigkeit und therapeutische Wertigkeit von segmentalen Funktionsstörungen im HWS/BWS-Bereich beim Impingement-Syndrom der Schulter. Vortrag auf dem Deutschen Orthopäden-Kongress. München, 1993

Sachregister

A
Abduktionsmobilisation, Schulter 242, 249
Achillessehne 262
Adduktorendehnung 322
ÄMM 17
Afferenz, noziszeptive 21, 101
Agonistentechnik 175, 276
Akromioklavikulargelenk 209, 212
Algodystrophie 234
Amobilität 33
Amphiarthrose 68
Anamnese 45
Angulus costae 144
Ansatztendinosen 349
Anspannungsphase 276
Antagonistentechnik 175, 276
Anteflexionsaufnahme 342
Arteria vertebralis 171
Arteria vertebralis, Dissektion 172
Arthritis, rheumatoide 29
Articulatio subtalaris 258
Articulatio talocalcaneonavicularis 258
Atlasquerfortsatz 162, 171, 178, 258
Aufklärung 61
Ausstreichen, fasziales 278
Axisdornfortsatz 162

B
Bänderzeichen 71
Bagatellsache 37, 62
Bandscheibenprotrusion 115
Bandscheibenvorfall 62, 118
Barriere 28, 117, 118
Beckenbodendiaphragma 104
Beckenorgane 336
Beckenstatik 63
Beckenschwung, elastischer 81
Beckenverwringung 63, 365
Befunddokumentation 46
Begleitblockierung 37
Behandlung, myofasziale 129, 145, 198
Behandlungsrichtung 60
Beinlängendifferenz, variable 68, 99
Beweglichkeit
- aktive 26
- passive 26
Bewegungsendgefühl 26, 205
Bewegungsprüfung segmentale 56, 105
Bindegewebszone 57
Blase 337
Blockierung 22, 34
- Aetiopathogenese 36, 276
- myogene 36
- spondylogene 36
- viszerogene 36
Blockierungsgeschehen, komplexes 44, 363
Blockierungsgrade 35
Bogen, schmerzhafter 238
Brustwirbelsäule 131 f.

C
Caput mandibulae 200
Chapman-Punkte 78, 330
Chiropraktik 14

Chirotherapieliege 53
Chopart-Gelenk 256
Colon 333
Counterstrain-Punkte 78
Craniomandibuläre Dysfunktion 199 f.

D
Daumensattelgelenk 207, 215 f.
Daumenschub, heteronymer 180
Dehntechniken 25, 277
DGMM 16
Diaphragma 312
Diaphragma pelvis 324
Dickdarm 333
Discus articularis 200
Distanz, atlantodentale 340
Distorsion 29, 257, 366
Divergenzreaktion 47
Dokumentation 17,61
Dokumentationsmängel 62
Dokumentationsrichtlinien 62
Domfortsatz C7 51, 133
Dorsalmobilisierung, skaphoid 225
Drehgleiten 207
Drei-Schritt-Diagnostik 55, 93 f., 206
Drei-Stufen-Hyperextensionstest 65
Druckpunkttechniken 25, 78, 121, 181
Dünndarm 334
Dünndarmmaß 334
Dysbalance, muskuläre 275
Dysphonie, zervikale 203

E
Efferenz, nozireaktive 101
Einfingertechnik 178
Ellenbogenhang 185
Ellenbogenhangtechnik, modifizierte 189
Endanschlag 205, 228
Entspannungseffekt 277
Entwicklungsstand, neurophysiologischer 363
Epikondylopathie 232 f.
Erlösergriff 96
Exspirationsempfindlichkeit 149

Extremitätengelenke 104 f.

F
FAC 15
Fallventralisierung
- vibrierende 90
- Schwebesitz 92
- Thoraxaufschlag 91
Faszienbehandlung 275
Federungstest 69
Fehlbelastung 37
Fehlstatik 37, 278
Fibromyalgiesyndrom 372
Fibulaköpfchen 263
Fingerbodenabstand 105
Fingerendgelenke 211
Fingergrundgelenke 214 f.
Fingermittelgelenke 214
Fingerpolyarthrose 214
Funktionsaufnahme 339 f.
Funktionsbewegung 26, 205
Funktionsuntersuchung LWS 105
Fuß 249 f.
Fußquergewölbe 252
Fußwurzel 256

G
Ganglion coeliacum 329
Ganglion mesentericum 329
Gefäßdissektion 61, 171f.
Gegennutation 71, 79
Gelenkbinnendruck 210
Gelenkspiel 26, 205
Gelenktrophik 210
Gesamtkonzept, therapeutisches 24
Gewebepalpation, schichtweise 101
Gleitebene, skapulothorakale 235
Gleiten, translatorisches 205, 207
Gleitmobilisation, dorsoventrale 234
Gleitweg, subakromialer 234
Glenohumeralgelenk 234, 244
Globusgefühl 203
Großzehengrundgelenk 250

H

Hackengang 106
Hakelzug, interspinöser 126
Hakelzugtechnik 122
Halluxarthrose 250
Halswirbelsäule 161 f.
Handglisson 173
Hand-Kreuz-Technik 137
Handstandtechnik 90
Handwurzel 219 f.
Hangtraktion, BWS 136, 139
Hangtraktion, LWS 120
HIO-Technik 187
Horner-Syndrom 172
Hüftadduktoren 322
Hüftaußenrotatoren 321
Hüftgelenk 271
Humeroradialgelenk 228
Humeroulnargelenk 228
Hyperadduktionsschergriff 76
Hypermobilität 31, 109, 134, 166
Hypomobilität 33

I

Impression, basiläre 30, 340
Impuls, manipulativer 29, 58
Indikationsstellung 60
Infiltrationstherapie 347
Innervation, reziproke 167
Insertionspunktdiagnostik 42, 56
Insertionstendinose 349
Inspirationsempfindlichkeit 149
Instabilität 35
Irritationspunkt, segmentaler 21, 46
Irritationspunktdiagnostik 54, 74, 111
Irritationssyndrom 21, 45
Irritationszone 48

K

Kalkaneus 258
Kapsel-Band-Apparat 209
Kapselmuster 206
Karpaltunnelsyndrom 352
Kaudalanästhesie 358
Kaudasyndrom 29
Kaumuskulatur 201
Kehlkopf 203
Kibler-Falte 54
Kiefergelenk 199
Kinderbehandlung, manuelle 363 f.
Kinn-Sternum-Abstand 161
Kniegelenk 265 f.
Kokzygodynie 98
Komplikation 61
Kompression, ischämische 277
Kompressionstest 161
Konkav-Konvex-Regel 207
Kontraindikation 29
Kontrarotationspaar 47, 138
Konvergenzreaktion 47
Kopfgelenke 162
Kostotransversalgelenk 147
Kostotransversalgelenk I 156
Kostovertebralgelenk 147
Koxarhrose 271
Kranialisierungsempfindlichkeit 74
Kyphosierungslagerung 127 f.

L

Labyrinthstellreaktion 366
Längsdehnung 277
Längstraktion BWS 236
Läsion, osteopathische 16
Lagerung 28, 57
Lateralflexion LWS 107
Leber 332
Lendenwirbelsäule 105 f.
Levator-scapulae-Syndrom 42
Ligamentose 335
Ligamentum iliolumbale 71
Ligamentum sacrospinale 72
Ligamentum sacrotuberale 72
Linea nuchae 167
Lisfranc-Gelenk 254
Lösen 209
Lokalanästhesie 355

Lunge 335

M
Magen 335
Malleolengabel 261
Malleolus fibularis 262
Malleolus tibialis 262
Mandibula 200
Manipulation 28
Manipulation n. Pap 154
Manipulation, sanfte atraumatische 182
Manipulationstherapie 57
Massage 25
Mediokarpalgelenk 220
Membrana atlantooccipitalis 180, 188
Metakarpalköpfchen 219
Metatarsalköpfchen 252
Minimalimpuls 29, 57
Mittelfuß 252
Mittelstrecke 105
Mobilisation 25
- HWS, dorsoventrale 176
- HWS, laterolaterale 174
- Kopfgelenke 177
- viszerale 329
Mobilität 330
Motilität 330
Morbus Baastrup 119
Motrizität 330
Muskeldehnung 277
M. adductor longus 322
M. adductor magnus 323
M. biceps femoris 317
M. brachialis 287
M. brachioradialis 287
M. deltoideus 290
M. digastricus 201
M. erector spinae 309
M. extensor carpi radialis 283
M. extensor carpi ulnaris 285
M. extensor digitorum 284
M. extensor pollicis longus 285
M. flexor carpi radialis 279

M. flexor carpi ulnaris 280
M. flexor digitorum profundus 282
M. flexor digitorum superficialis 281
M. flexor pollicis longus 282
M. glutaeus maximus 313
M. glutaeus medius 314
M. iliopsoas 311
M. infraspinatus 292
M. latissimus dorsi 295
M. levator costae 148
M. levator scapulae 300
M. longissimus dorsi 309

P
Probemobilisation, diagnostische 29, 58
Processus articularis 162
Processus spinosus C2 162
Programmierung, sensomotorische 364
Prolotherapie 360
Pronationsmobilisation 258
Protuberantia occipitalis externa 227
Pumpmobilisation 277

Q
Quaddeltherapie 349
Querdehnung 277
Querfortsatz, therapeutischer 114, 125, 143

R
Radiokarpalgelenk 220
Radioulnargelenk
- distales 226
- proximales 227
Radiusköpfchen 228
Referenzzone 278
Relaxation, postisometrische 277
Retroflexionsaufnahme 342
Rezeptorenschmerz, gerichteter 34
Rezidivpotential 275
Rezidivprophylaxe 23, 369
Rhizarthrose 217
Richtung, freie 28, 59, 75
Rippenmanipulation 151

Sachregister

Rippenmobilisation 148,150
Rippenwirbelgelenk 148
Risiken, eingriffspezifische 171
Risikoaufklärung 61
Rotationsgleiten 207, 211
Rotationsmobilisation LWS 117
Rotationsquadrant 114
Rotationstraktion
- BWS 141,144
- HWS 182
- LWS 118, 123
Ruhestellung 210

S
SÄMM 16
Sakroiliakalgelenk 81, 357
- Behandlung in Seitenlage 94
- heteronyme Kombinationsgriffe 85
- homonyme Kombinationsgriffe 89
Schiefhals, akuter 191
Schmerzsyndrom, peripatelläres 365
Schober-Zeichen 103
Schulkopfschmerz 365
Schultergürtel 234
Schutzreflex 20
Schwitzkastentechnik 193
Schwungkyphosierung LWS 128
Schwungtraktion, SIG kaudalisierende 82
Screening-Test, viszeraler 332
Segment, hypermobiles 30
Segmenttabelle, empirische 40
Seitneigungsfedem 269
- Ellenbogengelenk 231
- Kniegelenk 269
Seitneigungsmanipulation, Ellenbogengelenk 232
Seitneigungsprüfung, LWS 107
Sekundärblockierung 64
Skapulothorakale Gleitebene 234
Spannungsgleichgewicht, segmentales 32
Spinalkanal, enger 106
Spine-Test 67
Spontandissektion 30,61

Spreizfuß 252
Sprunggelenk
- oberes 260
- unteres 258
Sprunggelenksdistorsion 260
Stellung, verriegelte 210
Stemoklavikulargelenk 235
Straffen 209
Strahlarthrose 217
Subakromialer Gleitweg 234
Syndrom, pseudoradikuläres 48 f.
Synergistentechnik 175
System
- inhibitorisches 22
- limbisches 20
Systemaktivierung, sympathische 22, 48

T
Tarsometatarsalgelenk I 254
Technik, myofasziale 100, 129
Thalamus 19
Therpapeutenhand 53
Thorakalsyndrom 131
Thoraxapertur, obere 147, 329
Tibiakopf 270
Tibiofibulargelenk 263
Tiefenkontakt 27,57
Tiefenmassage, kraniokaudale 54
Tractus spinothalamicus 19
Tragus 200
Traktion 206, 208
Traktion, postisometrische 248
Traktionsmanipulation
- Kopfgelenke 187
- oberes Sprunggelenk 260
- Humeroradialgelenk 233
- Humeroulnargelenk 233
- kyphosierende 136
Traktionsstufen 209
Triggerpunkt 277
Triggerpunktbehandlung 277
Trochanter major 84, 273
Trochantertendinosen 371

U

Überflutung, muskuläre 348
Übergang
- dorsolumbaler 120
- okzipitozervikaler 43
- zervikothorakaler 192
Übungsstabilität 206
Unkarthrose 340
Ursprungstendinosen 189, 340

V

Ventralschub S1 97
Ventralschub Os. ilium 95
Verkettungssyndrom 370
Verriegelung 27, 123
Versetzungsquadrant 114,186
Vertebra prominens 133
Vibrationstraktion
- HWS 179
- Hüftgelenk 271
- SIG 80
Viererzeichen 65

Vorlaufphänomen 67,107
Vorspannung 29,58
Vorspannungsstrecke 95,119

W

WDR-Neuronenpool 19 f.
Wechselwirkung, psychovertebrale 38
Wechselwirkung, viszerovertebrale 39, 329
Winkel, epigastrischer 331
Wirbelgelenke, TLA 335
Wirbelsäulensyndrom, generalisiertes 38
Wirbelsäulentopographie 133

Z

Zehengang 106
Zeltstocktechnik 219, 252
Zugmobilisation, vibrierende 80
Zungenbeinmuskulatur 201, 203
Zusatzbezeichnung 16
Zuständigkeit, ärztliche 60
Zwangsrotation 165
Zwerchfell 329

Kompakt und praxisnah – Fachbücher von Spitta

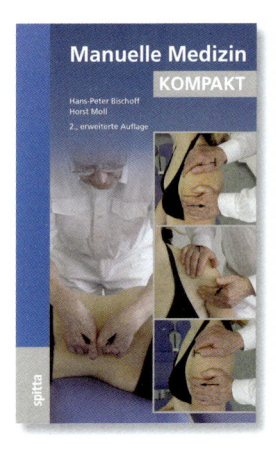

Bischoff, Hans-Peter / Moll, Horst
Manuelle Medizin KOMPAKT
2., erweiterte Auflage 2018
Broschur im Kitteltaschenformat, 11 x 17 cm
224 S., 160 farbige Abb.
17,80 Euro [D] / 18,00 Euro [A] / 20,70 CHF
Alle Preisangaben in CHF (Schweizer Franken) sind unverbindliche Preisempfehlungen
ISBN 978-3-946761-73-0

Begleitend zu Grundlagenwerk „Lehrbuch der Manuellen Medizin" und basierend auf den Inhalten der Grundweiterbildungs- und Refresherkurse bietet die Kurzübersicht einen schnellen Zugriff auf die häufigsten diagnostischen und therapeutischen Techniken, die Therapeuten in ihrer täglichen Praxis benötigen.

Das handliche, kleine Buchformat können Ärzte und Therapeuten stets griffbereit in der Kitteltasche tragen. Eine Technik wird auf jeweils einer Doppelseite mit farbigen Fotos beschrieben.

Die 2. Auflage des Kompendiums wurde von den Autoren stark überarbeitet und um 75 Seiten erweitert.

Zielgruppe: Chirotherapeuten, Ärzte, Pysiotherapeuten

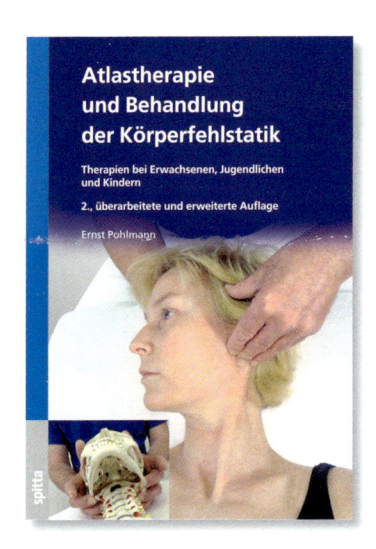

Pohlmann, Ernst
Atlastherapie und Behandlung der Körperfehlstatik
Therapien bei Erwachsenen, Jugendlichen und Kindern
2. überarbeitete und erweiterte
Auflage, 2017
Hardcover, 416 S., 831 farb. Abb.
64,80 € [D] 66,70 € [A] 73,90 CHF
Alle Preisangaben in CHF sind
unverbindliche Preisempfehlungen
ISBN 978-3-946761-63-1

Das Buch beschreibt verschiedenen Techniken von der Befunderhebung bis zur Korrektur der Körperfehlstatik. Im Vordergrund des Buches steht die Atlastherapie, doch auch andere Behandlungen werden ausführlich beschrieben, wie z.B. die Korrektur eines Beckenschiefstandes oder Behandlungen im Knie- und Fußbereich.

In Körperteilen vom Kiefergelenk bis zu den Füßen geht das Buch detailliert auf die Behandlung etlicher Körperfehlstatiken ein: Die Beschreibungen der Behandlungskonzepte erfolgen von kranial nach kaudal.

Zielgruppe: Physiotherapeuten, Mediziner, Masseure

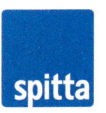

Spitta GmbH
Ammonitenstraße 1
72336 Balingen
Tel.: 07433 952-0
Fax: 07433 952-111

**Mehr Informationen und Leseproben
finden Sie im Internet unter www.spitta-medizin.de**